Aesthetic Rejuvenation of the Face and Neck

面颈部年轻化美容整形技术

主　编　[美]　**Bruce F. Connell, MD, FACS**

Clinical Professor of Plastic Surgery

University of California–Irvine

Private Practice, Plastic Surgery

Laguna Beach, California

[美]　**Michael J. Sundine, MD, FACS, FAAP**

Aesthetic Plastic Surgeon

Sundine Center for Plastic Surgery

Newport Beach, California

主　审　祁佐良　王佳琦

主　译　王太玲

◎山东科学技术出版社

图书在版编目（CIP）数据

面颈部年轻化美容整形技术 /（美）布鲁斯 F.
康奈尔（Bruce F. Connell），（美）迈克尔 J. 桑代
恩（Michael J. Sundine）主编；王太玲主译 . —济南：
山东科学技术出版社，2019.7

ISBN 978-7-5331-9828-2

Ⅰ . ①面… Ⅱ . ①布… ②迈… ③王… Ⅲ . ①
面 – 美容 – 整形外科手术②颈 – 美容 – 整形外科手
术 Ⅳ . ① R622

中国版本图书馆 CIP 数据核字 (2019) 第 110386 号

面颈部年轻化美容整形技术
MIANJINGBU NIANQINGHUA MEIRONG
ZHENGXING JISHU

责任编辑：李志坚
装帧设计：侯　宇

主管单位：山东出版传媒股份有限公司
出 版 者：山东科学技术出版社
　　　　　地址：济南市市中区英雄山路 189 号
　　　　　邮编：250002　电话：（0531）82098088
　　　　　网址：www.lkj.com.cn
　　　　　电子邮件：sdkj@sdpress.com.cn
发 行 者：山东科学技术出版社
　　　　　地址：济南市市中区英雄山路 189 号
　　　　　邮编：250002　电话：（0531）82098071
印 刷 者：山东彩峰印刷股份有限公司
　　　　　地址：潍坊市福寿西街 99 号
　　　　　邮编：261031　电话：（0536）8216157

规格：大 16 开（210mm×285mm）
印张：22　字数：400 千　印数：1~2000
版次：2019 年 7 月第 1 版　　2019 年 7 月第 1 次印刷
定价：260.00 元

编 者

Taiba Alrasheed, MD, FRCSC
Fellow
Division of Plastic & Reconstructive Surgery
University of Toronto
Toronto, Ontario, Canada

Lawrence S. Bass, MD, FACS
Private Practice
Bass Plastic Surgery, PLLC
New York, New York

Thomas A. B. Bell, MD
The Toronto Institute of Aesthetic Plastic Surgery
Toronto, Ontario, Canada

Trevor M. Born, MD, FRCSC
Cosmetic Plastic Surgeon
Clinical Lecturer
Department of Surgery
Division of Plastic Surgery
University of Toronto
Toronto, Ontario, Canada
Department of Plastic Surgery
Lenox Hill Hospital
New York, New York

William P. Chen, MD
Clinical Professor of Ophthalmology
University of California Los Angeles School of
   Medicine
Los Angeles, California
Senior Surgical Attending
Eye Plastic Surgery Service
Harbor-UCLA Medical Center
Torrance, California
Clinical Associate Professor of Surgery (WOS)
Institute for Aesthetic Plastic Surgery
University of California at Irvine College of
   Medicine
Irvine, California

Ramsey J. Choucair, MD
Assistant Clinical Professor
Southwestern Medical School
University of Texas
Dallas, Texas

Bruce F. Connell, MD, FACS
Clinical Professor of Plastic Surgery
University of California-Irvine
Private Practice, Plastic Surgery
Laguna Beach, California

Christopher R. Costa, MD, MPH
Resident
Department of Plastic Surgery
University of Texas Southwestern
Southwestern Medical Center
Dallas, Texas

Brian C. Drolet, MD
Resident
Brown University
Department of Plastic Surgery
Providence, Rhode Island

Dino R. Elyassnia, MD, FACS
Plastic Surgeon
Marten Clinic of Plastic Surgery
San Francisco, California

Fred G. Fedok, MD, FACS
Surgeon
The McCollough Plastic Surgery Clinic
Gulf Shores, Alabama
Adjunct Professor
Department of Surgery
The University of South Alabama
Mobile, Alabama
Professor
Facial Plastic and Reconstructive Surgery
Otolaryngology/Head & Neck Surgery
The Hershey Medical Center
The Pennsylvania State University
Hershey, Pennsylvania

Robert S. Flowers, MD
Surgeon
The Flowers Clinic
Birmingham, Alabama

Bryan G. Forley, MD, FACS–extension
Clinical Assistant Attending
Mount Sinai Beth Israel
New York, New York

M. Douglas Gossman, MD
School of Medicine Division of Plastic Surgery
University of Louisville
Louisville, Kentucky

Yifan Guo, MD
Resident in Plastic Surgery
Department of Plastic Surgery
Brown University
Providence, Rhode Island

Steven M. Hamilton, MD
Private Practice
Houston, Texas

Garo Kassabian, MD
Private Practice
Lift MD Aesthetics
Beverly Hills, California

Timothy J. Marten, MD, FACS
Founder and Director of the Marten Clinic of Plastic
   Surgery
Marten Clinic
San Francisco, California

E. Gaylon McCollough, MD FACS
President
McCollough Plastic Surgery Clinic
Adjunct Professor
Department of Surgery
Facial Plastic and Reconstructive Surgery
University of South Alabama
Gulf Shores, Alabama

Scott R. Miller, MD, FACS
Clinical Associate Professor of Plastic Surgery
San Diego School of Medicine
University of California
San Diego, California
Founder and Director, Attending Surgeon
Miller Cosmetic Surgery Center at Scripps Hospital
La Jolla, California

John Nassif, MD
Oculoplastic & Facial Plastic Surgeon
Facial Sculpting Center
Naples, Florida

G. Hunt Neurohr, MD
Aesthetic Plastic Surgeon
Dallas, Texas

Nicholas Nikolov, MD
Private Practice
The Nikolov Center for Plastic Surgery
Beverly Hills, California

Jason N. Pozner, MD, FACS
Adjunct Clinical Faculty
Department of Plastic Surgery
Cleveland Clinic Florida
Weston, Florida
Boca Raton, Florida

Ahmad N. Saad, MD
Resident
Division of Plastic Surgery
Division of Plastic & Reconstructive Surgery
University of California San Diego
San Diego, California

Paul Schembri, MD, FRCS(C)
Surgeon
University of Alberta
Edmonton, Alberta, Canada

Patrick K. Sullivan, MD
Associate Professor
Brown University Department of Plastic Surgery
Providence, Rhode Island

Michael J. Sundine, MD, FACS, FAAP
Aesthetic Plastic Surgeon
Sundine Center for Plastic Surgery
Newport Beach, California

Woffles T. L. Wu, MD
Surgeon
Camden Medical Centre
Singapore

主　审　祁佐良　王佳琦

主　译　王太玲

副主译　吴乐昊

译　者（按姓氏笔画排序）

王千文　王佳琦　卢建建　田　佳

朱　珊　李　芯　李无言　李杉珊

李秀琪　邹　翀　宋维铭　张　畅

周　宇　周　璐　房　林　赵思纯

侯典举　都　乐　郭　鑫　臧梦青

致 Helmut G. Wagner，50 余年来你作为手术助手、译者和朋友，给了我大量的无私帮助，没有你的奉献就不会有这本书的问世。

——— Bruce F. Connell, MD

我将本书献给我终生挚爱——我美丽的妻子 Toni。从认识你的那一刻起，你就照亮了我整个人生。感谢你在我因为需要完成本书而离开的日子里所表现出的耐心。

同时，我将本书献给我的两个"小债主"乖女儿 Candace 和 Lauren，是你们使得我每天的生活丰富多彩。希望你们能对爸爸这本书的出版感到骄傲。

最后，我将本书献给我的挚友和导师 Dr. Connell，你的学识和远见使得本书的出版成为可能。

——— Michael J. Sundine, MD

致　谢

编者感谢所有为本书的出版做出无私奉献，并牺牲大量个人时间的作者们。我们同时也真心感谢 Thieme 出版社相关团队的辛勤工作与无私奉献：Timothy Hiscock，Elizabeth Palumbo，Haley Paskalides 和 Mohammed Ibrar。

前　言

创作这本书目的非常简单：为整形外科医生提供必要的知识，让他们能够在面颈部年轻化手术中获取更好的效果。Connell 医生教导过我们，面颈部年轻化手术的原则包括细致的术前评估、精确的个体化设计和精细的手术操作。我们希望这些原则在本书每一章节当中都有所体现。

本书将普及关于面颈部老化的治疗，所涉及的范围很广，包含了面颈部老化的解剖学、病例分析以及手术 / 非手术治疗等多个领域。

作者希望能将最先进和效果最好的面颈部美容手术技术展现给大家，而且在内容上更注重手术的安全性和远期效果。当前，类似"微创除皱""午餐除皱"等市场化整形概念随处可见，与之相伴的糟糕的远期手术效果、瘢痕等缺点不容忽视。在这种环境下，学习实实在在的高质量手术技巧和理念显得尤为重要。显然，如果想要达到最佳的美容整形效果，需要有更多的整形医生掌握这些知识，这也是本书所期待达到的目的。

本书最大的特色在于集结了一大批各有特点的作者来撰写各个章节。以往的教科书基本上是在重复一些千篇一律的观点。相比之下，本书主创人员的教育背景和观点更富有多样性，包括副主编 Sundine 医生在内的大部分作者都曾经跟随主编 Connell 医生学习、工作过。本书的主编 Connell 教授是全世界面颈部年轻化美容整形外科最出色的专家之一。事实上，他也是目前全世界文献记录中做面颈部除皱手术例数最多的美容整形外科医生。本书总结了多位作者跨度长达 50 年的面颈部美容外科手术的成功经验，这些作者都是国际公认的美容整形外科专家。书中所展示的病例，在应用这些先进的技术进行手术后，容貌能年轻 15~20 年，并且保持了原先的个性和特点，手术的安全性也得到了充分保障。

本教程可以作为面颈部美容外科手术教学的工具书，同时对学习重建、再造手术也不无裨益，对于整形外科、耳鼻喉科、口腔科、眼科、皮肤科及创伤外科的执业医师和助理执业医师也会有所帮助。希望本书能为有志于从事面颈部年轻化美容整形外科的执业医师提供必要的理论指导，也可以供上述各科室的住院医师培训使用，医学生如对美容整形外科感兴趣也有参考价值。我们希望这些内容在各位的职业生涯中有所助益，也希望大家能喜欢这本书。

中译序一

面颈部年轻化手术是我国开展最为普遍的整形美容手术，我国的整形外科医生在此领域进行了辛勤耕耘，取得了非常丰富的经验。但是，我国现代整形美容外科发展时间较短，受过系统整形美容外科训练的医师数量有限，这就更需要国内的整形外科医生团队不断学习，了解学科进展，掌握先进技术，做到精益求精。

目前，整形美容外科与市场的关系日益紧密，让各类整形手术、美容手段被越来越多的人所接受，为广大求美者带来了福音；但是市场化的一些不良风气，如"微创""快速""午餐手术""无痕手术"等概念的过度炒作，使得部分医师舍本逐末，追求快速的经济效益，而丢弃了对面颈部解剖的深入理解、基本的手术技能、术前术后患者管理等一系列作为一名合格外科医师的基础。

王太玲教授团队翻译的这本书，不仅系统讲解了面颈部解剖基础，还系统介绍了面颈部年轻化手术的主流术式，并阐述了作者多年的临床心得。诚然，由于人群种族和东西方美学文化差异，以及个人习惯的不同，术中某些手术方法并不一定适用于东亚人群，但作为一种理念和方法也是值得我们借鉴参考的。本书既可以成为各级医院和美容机构整形外科专业住院医师的培训用书，同时对有一定实践基础的医师而言也会有较大的参考价值，值得推荐。

中译序二

面颈部年轻化和抗衰老一直都是整形外科的临床热点，其理论和实践一直在不断变化和发展中。在当今这样一个信息爆炸、创新频出的年代，越来越多的医生热衷于学习并开展某些微创、有效、安全、持久的面颈部年轻化治疗技术和手术，因此很多经典的术式少有开展，取而代之的是注射、埋线等快速、简单的治疗方式。然而，无论考察任何一种理论和手术方式，我们都应该首先熟悉其对应部位的解剖基础，了解相关治疗和手术方式的沿革，比较这些术式的优劣，合理选择适应证。

本书作者们在面颈部年轻化治疗方面有着丰富的经验，在整形外科领域享有很高的知名度。术中内容从面颈部解剖入手，强调术前查体和评估，倡导有针对性地选择治疗和手术方式，对各类手术和非手术治疗都进行了详细的介绍，全面而具体地引导读者学习和理解相关的内容，是一本不可多得的教科书式的专著。

很多读者在学习、开展整形外科手术时，对于某项手术的术式、操作技巧和效果往往很感兴趣，但对术者选择某一术式、采用某一操作方法并能完成相关操作技巧的原因却不甚关心，加之很多时候没有机会参与术前的评估和查体，因此不能了解手术者对手术方式选择上的考量，而这些遗憾可以在阅读本书时得以弥补。本书像其他很多经典著作一样，在介绍手术方法的同时也展示了大量珍贵的临床病例资料，在仔细琢磨手术示意图和病例照片之外，详细阅读图例和正文中的相关分析，一定可以把握住作者思路的脉络，理解每种治疗和手术的特点和效果。另外，术后随访也是学习和提高的必由之路，很多时候整形外科医生想要获得长期随访都比较困难。作者用他们数十年的经验和积累，为读者提供了可靠的术后长期随访病例，这无疑是本书最珍贵的信息财富。

王太玲教授和她的同事们克服了诸多困难，以严谨求实的治学态度，将这本优秀著作翻译成中文，以飨读者。读过译文后，可以看出译者们除了在翻译上面用心颇多，也能体会到他们对面颈部年轻化治疗的理解和经验。希望在面颈部年轻化的事业中，也有更多年轻的医生参与，而经验丰富的高年资医生也能不断学习，在治疗理念和技术上一直保持"年轻化"。

目 录

1 面颈部除皱术安全性的应用解剖学 ……………………………………………… 1

2 面部提升手术的术前评估 ……………………………………………………… 15

3 颈部的分析与评估 ……………………………………………………………… 20

4 面部老化 ………………………………………………………………………… 26

5 治疗面部老化的光电类设备 …………………………………………………… 34

6 神经毒素的面部塑形作用 ……………………………………………………… 48

7 软组织填充剂 …………………………………………………………………… 55

8 面颈部提升术的 50 年进展 …………………………………………………… 78

9 男性与女性面部提升术的差异 ……………………………………………… 110

10 额部整形术：认识与治疗上面部老化 ……………………………………… 121

11 内镜眉上提术 ………………………………………………………………… 139

12 面颈部表浅肌肉腱膜系统（SMAS）首次除皱术 ………………………… 149

13 颏下整形 ……………………………………………………………………… 174

14 面部除皱联合脂肪移植术 …………………………………………………… 187

15 中面部除皱 …………………………………………………………………… 218

16 个性化除皱术：基于循证医学的面部年轻化术式的转变 ………………… 224

17 二次除皱术 …………………………………………………………………… 248

18 除皱术并发症的预防 ………………………………………………………… 261

19 自体脂肪填充眶周年轻化 …………………………………………………… 276

20 中面部年轻化技术的比较 …………………………………………………… 284

21 上睑成形术 …………………………………………………………………… 291

22 下睑成形术 …………………………………………………………………… 313

23 下睑成形术后并发症的预防与处理 ………………………………………… 319

24 泪沟畸形的治疗 ……………………………………………………………… 327

25 眶外侧区老化的处理 ………………………………………………………… 335

1 面颈部除皱术安全性的应用解剖学

编写：Dino R. Elyassnia   翻译：吴乐昊   校对：王太玲   张畅

1.1 引言

要获得良好的面颈部除皱效果，手术安全是头等要务，它需要术者对面颈部三维解剖结构的全面掌握。在除皱术中，最核心的目标是充分松解和游离需要再定位的组织，并在此过程中保留所有的重要解剖结构。要想做到安全游离，首先要掌握面颈部解剖结构中需要保留的关键部位，还需要明了它们与重要结构的关系。面部除皱术的首要解剖学原则：面部软组织是由一系列同心圆样的层次所构成的。这种分层方式不仅利于系统性理解和归纳面部解剖知识，也为逐层解剖表浅肌肉腱膜系统（SMAS）来进行面部提升的手术操作提供了实用方法。逐层解剖的优点在于可以分别处理皮肤和 SMAS，这也为分别调整各层组织的移位、方向和张力提供了可能，从而达到自然而且彻底的面部年轻化效果，最大限度地减少术后畸形的发生。

本章将分步介绍整形外科医生在进行高位 SMAS 分离时会涉及的相关解剖学知识，这些内容也是完成各类面部提升术所必须掌握的基础。

1.2 皮瓣解剖的注意事项

尽管皮下组织的厚度根据年龄和体重因人而异，但在分离皮瓣时仍需选择合适的厚度，尤其是在浅层解剖过程中。在进行面颊部皮瓣分离时，皮瓣要相对薄一些，以免切取 SMAS 纤维，使得 SMAS 瓣过薄而失去作用。在正确的层次中进行分离时，皮瓣下表面的脂肪组织将呈粗糙的鹅卵石样，透亮观察下皮瓣会看得更清楚（图 1.1）。

分离层次过深会使皮瓣下表面的脂肪组织看起来更光滑并带有白色条纹，透亮观察下皮瓣会显得较厚，呈云雾状。特别要注意的是，在分离耳后区皮瓣时，其上部和前部的皮肤和筋膜间的皮下脂肪较少，难以准确分辨皮下层次；越向下向后分离，皮下脂肪越多，也越容易准确分辨皮下层次。这一要点对于分离耳后和侧颈部的皮瓣是有帮助的。然而与分离面颊部不同的是，取面颊部皮瓣时要稍薄一些，而取颈部皮瓣时要稍厚一些，以免过度切除颈部组织[1]。

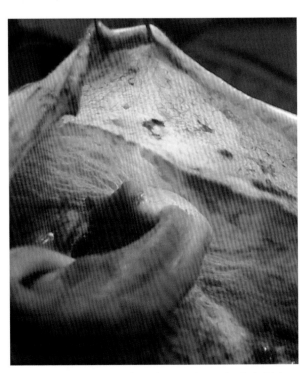

图 1.1 面颊部皮瓣透亮观察下的外观。如分离层次正确，皮瓣下表面的脂肪组织呈现粗糙的"鹅卵石样"外观

1.2.1 耳大神经

在颈部侧上方的皮肤分离过程中，要注意保护耳大神经（图 1.2）。耳大神经是发自颈丛的感觉神经，支配耳垂和侧颊部的感觉，它起于胸锁乳突肌的后腹，斜向走行至耳垂。耳大神经的体表标志是胸锁乳突肌中部，骨性外耳道下方 6.5 cm 处[2]。最易损伤耳大神经的部位是神经从

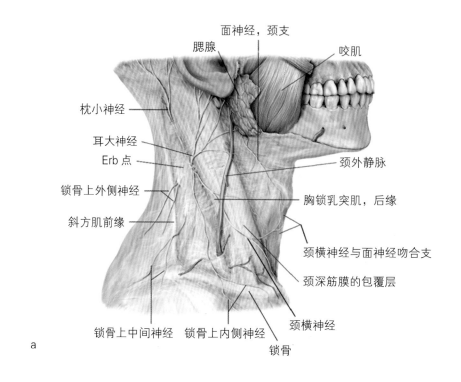

面神经，颈支
腮腺
咬肌
枕小神经
耳大神经
Erb 点
颈外静脉
锁骨上外侧神经
胸锁乳突肌，后缘
斜方肌前缘
颈横神经与面神经吻合支
颈深筋膜的包覆层
锁骨上中间神经　锁骨上内侧神经
颈横神经
锁骨
a

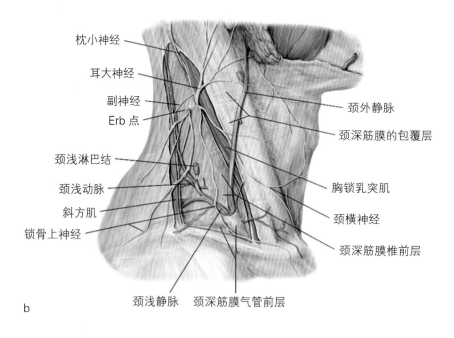

枕小神经
耳大神经
副神经
颈外静脉
Erb 点
颈深筋膜的包覆层
颈浅淋巴结
颈浅动脉
斜方肌
胸锁乳突肌
锁骨上神经
颈横神经
颈深筋膜椎前层
颈浅静脉　颈深筋膜气管前层
b

图 1.2 耳大神经位于胸锁乳突肌中部，骨性外耳道下方 6.5 cm 处（引自 THIEME Atlas of Anatomy, 2nd ed., General Anatomy and Musculoskeletal System, ©Thieme 2005, illustrations by Karl Wesker. ）

胸锁乳突肌后缘穿出处，损伤通常发生在进行外侧皮下分离时。因此，避免神经损伤的关键是在皮下层次中分离，不要破坏覆在胸锁乳突肌表面的颈浅筋膜（SMAS 和颈阔肌的延续），要在此筋膜浅面操作，不显露肌肉可有效保护耳大神经。

多数情况下，耳大神经在分离皮瓣的深面，不易看到。然而，在面部组织菲薄或二次除皱的病例中，皮下脂肪较少时，需要特别注意切勿损伤耳大神经。

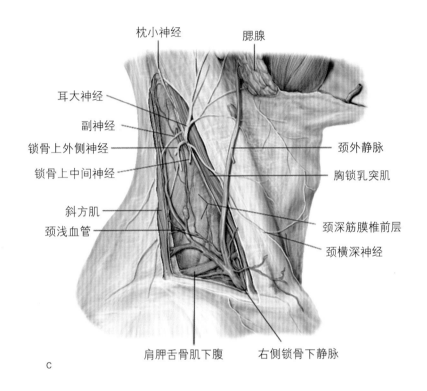

c

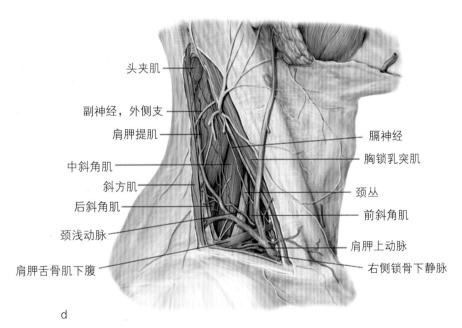

d

图 1.2（续）

1.2.2 支持韧带

要想正确地完成皮瓣重置，就需要对面部支持韧带有充分了解（图1.3）。这些韧带是一种垂直排列的，穿过面部各个同心水平层面，并对这些层面起支持作用的纤维束[3, 4]。Furnas最早提出，支持韧带分为两种：①真性骨皮韧带（起于骨膜，止于真皮层），由颧弓韧带和下颌骨韧带组成；②支持韧带，是由面部深—浅筋膜联合构成的纤维连接，起于深部结构（如腮腺和咬肌），垂直贯穿并止于真皮层，如腮腺和咬肌皮韧带。腮腺皮韧带贯穿腮腺整个表面；咬肌皮韧带由一系列纤维束带组成，沿咬肌前缘走行，起于颧区，向下延伸至下颌边缘。

基于以上对面部支持韧带的了解，下面介绍皮瓣提拉和韧带松解（图1.4）。在做面颊部皮瓣提拉时，首先会遇到与腮腺紧密连接的纤维组织，即腮腺皮韧带。在此处分离会比较困难，需要做腮腺皮韧带的松解。一旦打开腮腺前部和颧骨下部的韧带，后续的剥离会更容易。当向上剥离至颧骨隆突时，会遇到颧弓韧带，这条粗壮的韧带连接颧脂肪垫和深面的颧骨隆突。为了更好地上提皮瓣，有必要松解颧弓韧带。另外需要注意的是，分离时不要武断地去做全面部剥离。在做薄层SMAS瓣剥离时，保留口周脸颊区和下颌区的颈阔肌与皮肤之间的连接，将有助于通过提拉SMAS瓣来获得更好的提升效果（图1.5）。此外，保留该部位皮肤和SMAS间的连接，还可以保护面颊部皮瓣的重要穿支血管，从而减少皮瓣危象的发生[5]。

要想彻底地提升颈部皮瓣，需要从侧方和颌下切口一起进行广泛分离。要获得适当的皮肤重置和平滑的颏下颌轮廓线，就需要松解颏下沟（submental crease）和下颌韧带（图1.5）。下颌韧带是一系列独立的纤维束，连接真皮与下颌骨。尽管分离这条韧带时常有出血，但并不会影响操作。如果能充分分离皮肤，并在相应的部位松解支持韧带，重置后的皮肤会比较平整且无张力。同时还需要保护一些重要结构，如耳大神经和深层SMAS，这样随后的分离和重置才能取得最佳的年轻化效果。

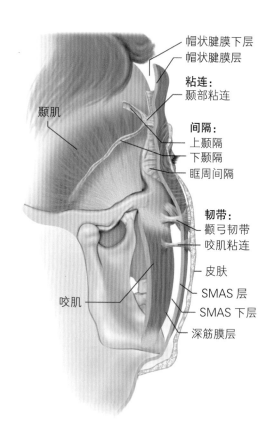

帽状腱膜下层
帽状腱膜层

粘连：
颞部粘连

颞肌

间隔：
上颞隔
下颞隔
眶周间隔

韧带：
颧弓韧带
咬肌粘连
皮肤
SMAS层
SMAS下层
深筋膜层

咬肌

图1.3 支持韧带的三维图解。SMAS，表浅肌肉腱膜系统

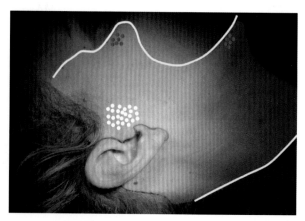

图1.4 皮瓣提拉和需要松解支持韧带的部位。黄色阴影区表示皮瓣分离的范围，蓝点表示颧弓韧带和下颌骨韧带，白点表示腮腺皮韧带

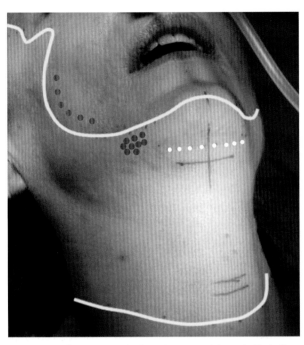

图 1.5 为获得适当的皮肤提升和平滑的颏下颌轮廓线，颏下沟（白点）和下颌骨韧带（蓝点）就必须被松解；然而，保留在口周脸颊区和下颌区的颈阔肌与皮肤之间的连接（红点），将有助于通过对表浅肌肉筋膜系统（SMAS）瓣的提拉来获得更好的提升效果

1.3 SMAS 瓣解剖注意事项

与皮肤不同，SMAS 是一层没有弹性的组织，它的作用在于为深部下垂的组织提供支撑。这就是在手术时需要进行逐层分离，将 SMAS 层单独分离和重置的原因。皮瓣提升时，掀起 SMAS 瓣的基本目的是充分释放皮瓣以达到理想效果的同时保留重要的解剖结构。这就需要对面部解剖结构非常熟悉，了解 SMAS 层与支持韧带、深筋膜层和其他重要结构（如面神经、腮腺导管等）的关系。

SMAS 是面颈部连续的表浅筋膜。在下颈部，SMAS 延续为颈浅筋膜；在颧弓上方，它演变为颞顶筋膜，并进一步向上延伸为头皮的帽状腱膜[6]。SMAS 的厚度在各个位置都不尽相同，在腮腺处最厚且致密，这也是外科医生手术展示 SMAS 的最佳位置；向内侧走行，在咬肌和颊脂垫处 SMAS 逐渐变薄且不大明显；在颧骨部位，SMAS 也一样变薄，并且最终与上唇提肌的外膜融合。SMAS 的深层是腮腺—咬肌筋膜（深筋膜）。在颊部，这层深筋膜是由腮腺表面覆盖的腮腺鞘构成的，向前延续为咬肌表面的筋膜层。腮腺—咬肌筋膜的重要意义在于面神经在颊部的分支通常位于这层筋膜深面。所以要充分认识其重要性，手术时要注意在腮腺—咬肌筋膜的浅面操作，安全且广泛地分离 SMAS。

1.3.1 面神经

面神经自茎乳孔发出之后立即被腮腺包裹。在腮腺中，面神经分为上、下干，之后再进一步分为 5 条主要分支：颞支、颧支、颊支、下颌缘支和颈支（图 1.6）。这些分支穿出腮腺后紧贴咬肌表面和腮腺咬肌筋膜深面走行。在咬肌内侧，这些分支走行于颊脂垫表面，与腮腺导管和面血管同一深度。这些分支随后从深面支配表情肌（除了部分深层肌肉：颏肌、提口角肌、颊肌）。在颧突部位掀起 SMAS 瓣时，通常可见颧大肌和颧小肌；看到这些标志物时，就要注意分离的层面应该保持在这些肌肉的浅面，因为这样可以有效避开面神经分支。

在面部提升手术中，最需要注意的面神经分支是颞支和下颌缘支。因为颧支和颊支有许多交通支互相连接，即使损伤了某一条神经，也不至于引起明显的临床症状。然而颞支和下颌缘支则不同，颞支一般从耳屏前一直走行到眉外上方 1.5 cm 处[7]。另一体表标志是：所有颞支的分支穿过颧弓上缘时，与外耳道或耳屏的距离都在 0.8~3.5 cm 范围内[8]。不同于其他面神经分支都位于深筋膜深面，颞支在颧弓上水平穿出深筋膜后在颞顶筋膜下走行。因此，在分离 SMAS 时，分离层面应该在腮腺—咬肌筋膜浅面；而在分离颞顶筋膜时，如果分离在颞支穿出深筋膜的这一层面进行，则会导致颞支损伤。在颧弓上方分离 SMAS 瓣时，可以往"高处"走，因为颞支在这

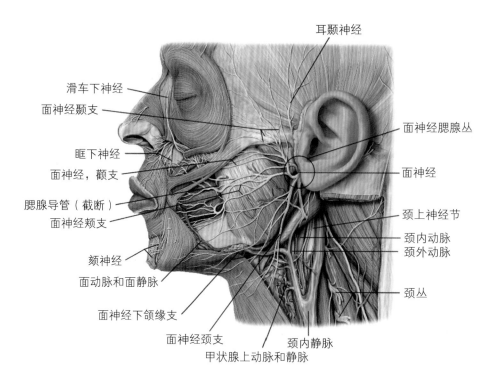

图 1.6　面神经分支（引自 THIEME Atlas of Anatomy, 2nd ed., General Anatomy and Musculoskeletal System, ©Thieme 2005, illustrations by Karl Wesker.）

个水平还是处于 SMAS 的深面[9, 10]。基于这一区域较为复杂的解剖关系，任何面部或颞部除皱操作，都需要对这里的三维结构有充分的理解。

下颌缘支约在耳垂以下 4 cm 近下颌角的位置从腮腺穿出。它通常沿下颌骨下缘上方走行；而且，如果下颌缘支走行在面血管穿过下颌骨边缘的前方时，下颌缘支一定是沿下颌骨下缘上方走行。19% 的下颌缘支可能在面血管后方，下颌骨缘下方 2 cm 处[11]，这时神经从浅面跨过面血管，并继续沿下颌骨下缘上方走行。面血管可以在咬肌的前缘被触及，通过这些血管可以定位下颌缘支。同时，因为表面覆盖的颈阔肌和浅筋膜逐渐变薄，下颌缘支比血管的位置更为表浅，这个点也是下颌缘支最容易受损的位置。此外，在进行颈阔肌下分离时，应当注意在下颌角避免损伤下颌缘支。

1.3.2　SMAS 瓣分离过程中支持韧带的松解

整形外科医生通常把 SMAS 分为两个部分：可移动部分和不可移动部分。不可移动部分或者说固定部分的 SMAS 紧密覆盖在腮腺表面，并且因为深、浅筋膜的附着，形成了腮腺韧带。可移动 SMAS 位于腮腺前方，只有充分游离和提拉这一部分 SMAS，才能获得良好的效果。所以，术中进行分离时，一定要将这部分的 SMAS 充分掀起。如果要进行 SMAS 的折叠或切除，那么在缝合时要将 SMAS 可移动部分重置，并且牢固地锚定在 SMAS 固定部分上。

在设计高位 SMAS 瓣切口时，上缘的标记是从眶下缘至耳屏上缘前 1 cm 的连线，这样做可以使皮瓣上缘高于颧弓，使得下颊部和下颌袋，以及中面部和眶下区均获得理想的提拉效果（图1.7）。在这个水平，面神经颞支位于SMAS深层，剥离很安全。皮瓣上缘切口向下行至腮腺耳前部分，在耳垂下方转向后，到达胸锁乳突肌前缘。设计这样一个转角，是为了避开下颌角并保护下颌缘支，创建一个安全区域。切开后，从腮腺部位开始分离皮瓣。通常，分离范围应该集中在下颊区域，并且可以向颧骨和中上面部扩展，这样做是为了松解这个区域的支持韧带和充分提拉SMAS瓣。由于SMAS和腮腺筋膜的连接十分紧密，在掀起腮腺表面的SMAS瓣时，通常需要用到刀和剪，以松解腮腺皮韧带的深部。这两层筋膜结合紧密，导致两层之间界限并不十分明显。有时在分离SMAS瓣的过程中，部分的腮腺筋膜可能被一同掀起，显露浅表的腮腺小叶。即使这样，也不会引起明显的临床后遗症，因为面神经走行在浅表腮腺腺体的下方。但是，在接下来的操作过程中，术者应注意分离的层次要稍浅一些，以保护腮腺筋膜。当分离到腮腺前缘时，打开腮腺皮韧带就能到达一个疏松的平面。接下来，用简单的钝性分离就能将SMAS-颈阔肌瓣与下方的咬肌筋膜分离。该处的深筋膜较薄而且透明、

反光，覆盖在咬肌表面，经常可以看到面神经分支从下方穿过。在腮腺咬肌筋膜表面分离是比较安全的，一定注意不要深于这个层次，因为面神经分支和腮腺导管就分布在这个层次深面。一旦下颊部的主要支持韧带被松解且到达SMAS的可移动部分时，则进一步的分离已无必要；如果继续向前分离，可以无阻力地到达咬肌前缘处咬肌皮韧带的纤维隔，松解下颊部的这些韧带，但并不会通过提拉SMAS瓣带来更明显的临床效果。

颧部SMAS的分离与下颊部一致。当分离操作向内侧进行并越过腮腺上部时，因为SMAS有一部分会演变为提上唇肌，所以它会逐渐变薄，变得不那么明显。如前所述，安全的分离平面是在颧大肌的浅面，因为面神经的颧支位于颧大肌的深面。对于一些较瘦的求美者，他们的肌纤维清晰可见，因此最好在颧大肌上保留部分SMAS下脂肪。此外，因为颧弓韧带就在颧大肌的起始点，所以需要着重松解。这条骨—皮韧带十分致密，通常需要锐性分离，而部分内侧的韧带通常可以通过钝性分离打开。打开颧弓韧带后，分离便进入最后的步骤。颧大肌起始点的内下方，是颧弓韧带和咬肌皮韧带上部的移行区，这个区域是SMAS分离过程中最困难、最危险的区域。首先，这个区域的SMAS较薄，分离时很容易发生穿孔。其次，这个区域的SMAS主要由脂肪构成，上下都是脂肪，因此很难确定具体的层次。术者在这个区域分离过深时，很有可能会损伤面神经颧支。最后，在这个部位，分辨咬肌皮韧带和神经分支有时会比较困难，但是如果想让SMAS获得较好的活动度，至少需要在这里离断部分咬肌皮韧带（图1.8）。尽管从解剖学角度来看，在分离时应该尽可能地充分松解相关支持韧带，但是手术操作不等同于解剖，当分离到能够通过轻拉SMAS瓣而使鼻翼、人中、口角、眶下区和下睑组织有轻微活动时，韧带的松解效果就基本上令人满意了。相反，如果没有看到提拉效果，那么术者则需要进一步松解颧弓和咬肌皮韧带剩余

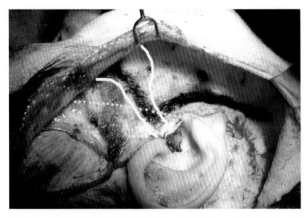

图 1.7　高位表浅肌肉筋膜系统（SMAS）瓣的设计。瓣上界，即亚甲蓝标记的上界，位于颧弓上缘。提拉该部位不仅可以影响下颊部和下颌袋，中面部和眶下区也可以获得不错的提拉效果。在分离该平面时，颞支（黄点）处于SMAS深层，因此十分安全

的附着纤维。"提拉试验"可以用来提示最终的分离范围。总之，分离 SMAS 瓣的目的是要让腮腺皮韧带、颧弓皮韧带、咬肌皮韧带的上部完全松解，解剖层面应位于腮腺咬肌筋膜和表情肌浅筋膜的浅面，以防损伤面神经。完成 SMAS 不可移动部分的松解后，提拉效果可以轻易地传递到 SMAS 的可移动部分且临床效果满意，那么分离就可以停止了。

1.4 颞区手术的解剖注意事项

进行面部提升手术时，在颞区可选择发际内头皮切口或沿鬓角和颞部发际线的切口。如果选择颞部头皮切口，通常需要切开颞顶筋膜，并达到覆盖颞肌的颞深筋膜层面。在这里很容易通过钝性分离，向前到达颞融合线，向下到达面神经颞支附近。此外，由于这种方法是在一个更深的平面进行剥离，可以保护颞部毛囊免受损伤。这种剥离将在颞部深层剥离区和颊部皮下剥离区之间形成组织桥，称为颞中筋膜（图 1.9a）。基于面神经颞支的解剖结构，颞中筋膜不能被彻底分离，因为颞支的各分支走行于其中，并从深层走行至颞顶筋膜下。但是在颞部发际线以后的部位，

颞中筋膜是可以被分离开的，因为颞支是走行于颞部发际线前的（图 1.9b）。另一个有用的解剖标志是颞浅动脉的额支，这条血管位于颞中筋膜，并且总是走行在面神经颞支的外上侧。若分离时遇到了该血管，可以放心结扎，但是对颞中筋膜的分离应该在此处停止，因为面神经颞支就在其前方。这种部分分离的方式，会让两个不同的分离层面在外侧汇合，使得面部除皱术中颞区 SMAS 的解剖和重置更加容易。

如果将切口选在发际线，和颊部一样是从皮下层面掀起皮瓣，不存在过渡平面，并且分离层次在颞浅筋膜之下、颞部血管和面神经颞支的浅面，因此非常安全。

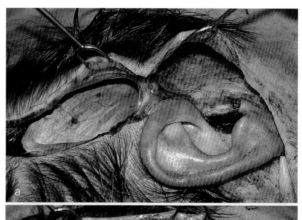
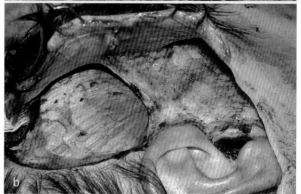

图 1.9 颞中筋膜。（a）此求美者可见在颞区深层分离区和颊部皮下分离区之间形成组织桥，被称为"颞中筋膜"。（b）部分分离颞中筋膜后可见被烧灼的颞浅动脉额支的断端，而面神经的颞支总是位于颞浅动脉额支的内下方

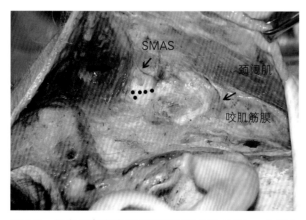

图 1.8 彻底分离表浅肌肉筋膜系统（SMAS）。大箭头指向颧大肌，两个小箭头指向面神经分支，蓝点指示颧弓韧带被分离的位置，黑点指示上咬肌皮韧带被分离的位置

1.4.1 颞区的支持韧带

如果在面部除皱的基础上，加做颞部除皱或眉外侧上提术，就需要对颞区支持韧带的解剖有充分的了解（图1.10）。不管是选择开放冠状切口还是小切口进行额部整形，手术的目标是提升下垂的眉外侧部分和颞部，并且保持眉内侧位置不变[12]。眉外侧有多条附着带，学者们对它们的命名也各不相同[13, 14]。因为它们并不穿过骨或深筋膜止于皮肤，所以这些结构只能算作粘连而不是真性韧带，但最终起到的效果其实与真性韧带类似。眉外侧1/3是靠颞区韧带样粘连所固定，这条粘连带一直向后延伸，沿颞嵴延伸至颞融合线（颞上间隔）；向内侧，其沿眶上神经走行并形成眶上韧带样粘连；向外侧，其自眶上缘向颧弓后部走行，形成颞下间隔。在眶上缘，眶周间隔形成了一条致密粘连带，维持眉的位置。眶周间隔从眶上延续到眶外侧缘，这一逐渐变致密的区域被称为眶周间隔的眉外侧致密带。这条致密带继续沿着外眦水平上方的眶外侧走行，形成了眶周间隔的眶外缘致密带。对这些致密带的充分游离，是重新定位眉外侧的关键，其中最重要的分离区域是颞融合线（颞上间隔）、颞区韧带样粘连带、颞下间隔和外上眶部的眶周间隔。同时，因为面神经颞支在颞下间隔的内下方，所以操作时要注意这一结构。这个间隔将颞区分为两个部分：间隔之上没有重要的结构，分离较为轻松；间隔之下有颞支，在颞顶筋膜下平行走行。另外，前哨静脉和颧颞感觉神经支也在此间隔的深面。由内向外游离进行到眶外侧缘时，要记住一个2 cm的"安全带"，它位于颧弓水平的眶外侧缘的外侧，这个区域略向上对着外上眶缘（图1.11）。在"安全区"内，松解眶周韧带可相对无须担心损伤颞支。另外，在颞融合线（颞上间隔）内侧，要注意保护眶上神经的深支，它在帽状腱膜和骨膜之间，自眶上神经主干发出向颞融合线走行，通常位于前额正中颞融合线内侧0.5~1.5 cm处。

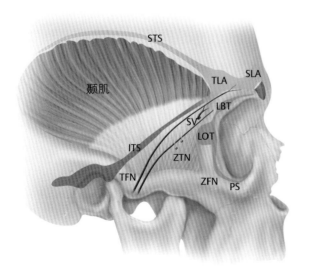

图1.10 颞区韧带示意图。ITS，颞下间隔；LBT，眉外侧致密带；LOT，眶外侧致密带；PS，眶周间隔；SLA，眶上韧带样粘连带；STS，颞上间隔；TFN，面神经颞支；TLA，颞区韧带样粘连带；ZFN，颧面神经；ZTN，颧颞神经

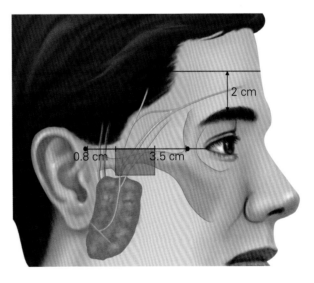

图1.11 眶外侧分离的安全区

1.5 颏下手术分离的注意事项

传统的颈部提升手术并没有充分认识到下颏衰老变化的各个方面，多数情况下只是简单地将颈阔肌前的脂肪切除，根据情况再决定是否去除耳后的皮肤，这一方法对面颈部年轻化手术来说并不是最佳方案。对于许多求美者来说，颈阔肌下的脂肪堆积、颌下腺的"脱垂"以及二腹肌肥大，都是造成颈部衰老特征的重要因素，这些问题也需要通过手术来解决[15]。外科医生要解决这些问题，必须对颈阔肌下、颈部深层次的解剖十分了解。具体来说，从解剖学上讲，这一区域可以划分为颏下三角和下颌下三角（图1.12）。颏下三角的三条边，分别由二腹肌前腹的左、右缘和舌骨构成，这一区域内有颈阔肌下脂肪垫。颌下三角由二腹肌前腹、后腹和下颌骨边界所构成，

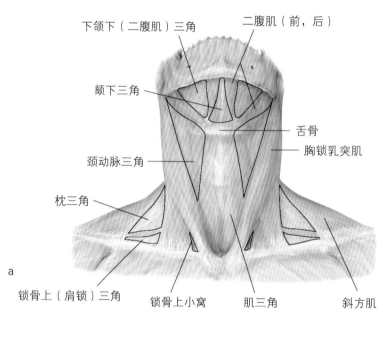

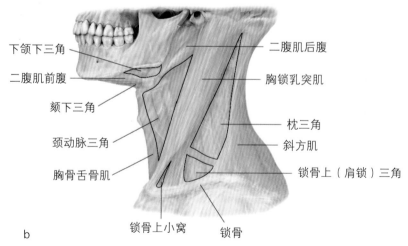

图 1.12 颏下和下颌下三角。颏下三角的三边，分别由二腹肌前腹的左、右缘和舌骨构成。颌下三角由二腹肌前腹、后腹和下颌骨边界所构成（引自 THIEME Atlas of Anatomy, 2nd ed., General Anatomy and Musculoskeletal System, ©Thieme 2005, illustrations by Karl Wesker.）

这一区域内有颌下腺和面部血管。如果术前评估发现颈阔肌下有明显的脂肪堆积、二腹肌肥大，或是不确定颈阔肌下的情况，术中探查这个区域就显得尤为重要。

颈部探查通常采用颏下切口。从皮下层掀起皮瓣，注意将大部分的颈阔肌浅层脂肪留在颈阔肌表面；如果接下来需要对脂肪进行切除和塑形，这样做相对于要从颈部皮瓣下方切除脂肪显然更为方便和容易一些。与分离颊部皮瓣不同，在分离颈部时，一定要注意皮瓣不要太薄，分离时层次可以稍微深一些，以保留一定厚度的皮下脂肪。因为这样一来，可以避免术后颏颈部看起来僵硬或过矫，使整个颈部深层的解剖结构过度显露。掀起皮瓣后，在两侧颈阔肌内缘中间的浅筋膜做切口，开始在颈阔肌筋膜下进行分离，这一层筋膜与面部的浅筋膜相连续。用组织剪钝性和锐性分离相结合的方式分离两侧肌肉边缘后提紧，越过位于颈阔肌之下的二腹肌前腹，继续向外侧分离。如果分离得足够仔细，还可以观察到一个相对无血管区。在分离过程中可能会遇到一些小的交通支，特别是在肌肉内侧缘，需要仔细分离并结扎。掀起颈阔肌之后，颈部的深层结构则一览无遗，可以开始后续的处理。

1.5.1 颈阔肌下脂肪

要想获得理想的颈部年轻化效果，就需要对颏下部位的脂肪分布有充分的了解。颈部脂肪分布在三个非常明确的解剖层面：颈阔肌浅面、颈阔肌深面和二腹肌间。多数情况下，颈部脂肪的切除只针对前两个位置较浅的脂肪层。

在多数接受颈部年轻化手术的求美者中，大部分的脂肪堆积都出现在颈阔肌深面，颈阔肌浅层的脂肪通常无须切除或仅需少量去除。随着年龄的增长，脂肪堆积通常会逐渐从颈阔肌浅面转移至深面，为使颈部看起来柔和、年轻、美观，皮下的脂肪还是需要有所保留。

与二腹肌前腹相切的平面可作为去除颏下脂肪的标记。理论上来说，为了获得最佳效果，在这一平面浅面的脂肪都应该被去除。但从实际操作来看，这一平面是连接下颌骨边缘、二腹肌前腹的一个曲面，因此需要结合整个颈部的线条来分析去除的脂肪量。如果手术中没有处理较大的颌下腺或是二腹肌前腹，那么在去除颏下脂肪时就应该相对保守些。另外，不要过于武断地切除舌骨前区域的脂肪，特别是对女性求美者，否则会使得术后喉颈部看起来过于男性化。当然，如果术中处理了突出的颌下腺和二腹肌，颏下脂肪的切除量也可以稍大一些。

位于正中的颈阔肌下脂肪是一个明显的三角形脂肪垫，这一脂肪垫的底边紧靠舌骨，角对着颏（图 1.13）。颏下脂肪的去除量，应该根据二腹肌的体积和颌下腺的位置来决定。脂肪的切除切勿过于武断，应当密切观察去除一定组织量后的颈部曲线是否美观。在切除颏下脂肪过程中，有可能会遇到气管前的一些小血管分支，要利用电凝并配合吸引器充分止血。此外，通常无须处理颈筋膜下方的深部脂肪。

1.5.2 颌下腺

对颌下腺的术前评估非常重要，因为这一腺体是造成整个颈部外观臃肿、饱满的重要因素之一。触诊颌下腺会发现，它是一个位于下颌三角外侧、质韧、边界清、有活动性的包块。腺体通常位于二腹肌前腹外侧和同侧下颌骨缘内侧之间。如果颌下腺位于下颌骨下缘和同侧二腹肌前腹平面之上，并且不影响颈部曲线时，可不予处理。但是，在切除颈部脂肪、提紧颈阔肌和切除多余皮肤后，腺体仍然凸出于该平面之下时，则需要部分切除腺体。沿着在颈阔肌下平面向外分离至二腹肌前腹时，通常就可以看到明显的腺体（图 1.14）。腺体呈粉色或棕色的包块状，外覆一层光滑的包膜。部分切除这一腺体，可以从包膜的内下侧即二腹肌的前腹外侧部位切开，这样就可以显露完整的分叶状颌下腺。抓住腺体的下

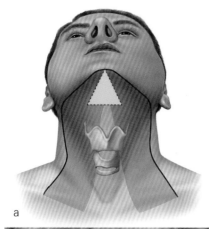
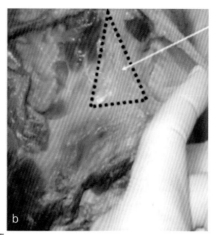
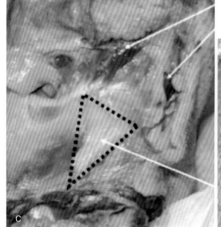
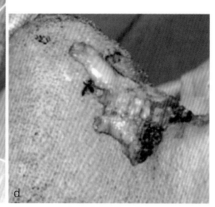

图1.13 颏下脂肪。（a）三角形的颏下脂肪垫，角对着颏，底边紧靠舌骨。（b）颏下脂肪的标本解剖。箭头所示为颏下脂肪（虚线标记范围）。右侧颈阔肌已去除，并用手指牵开左侧颈阔肌。（c）颏下脂肪的标本解剖。上方的两个箭头示二腹肌的前腹，下方箭头示向下翻开的颏下脂肪，二腹肌之间的空隙可见舌骨，上方两个箭头之间还可以看到少量颈深部脂肪。（d）手术中切除的颈阔肌下脂肪。照片中，求美者下颌在上方，颈部在右侧

部，在包膜内用钝头剪刀小心地将腺体与相邻组织分离并剪除腺体下叶。即使所有的重要结构都位于腺体包膜之外，但在腺体外上侧进行操作时还是要小心，下颌后静脉和面神经的下颌缘支就在邻近区域。另外，在切除多余腺体时，为避免大出血，腺体内的血管也要注意止血处理。

1.5.3 二腹肌

小部分求美者的二腹肌前腹比较发达，这样会导致颏下近正中线处看起来过于饱满。对于之前已经去除了大量颈部—下颏脂肪的求美者，这一现象最为常见。颏下多余的脂肪或松弛的颈阔肌通常会掩盖二腹肌的问题，在一期手术中没有

很好处理这一点，会使术后效果不尽理想。对这些求美者而言，可以考虑行二腹肌次全切除（图1.15）；但一定要等其他的辅助手段治疗效果均不佳之后，才能做出切除决定。二腹肌前腹切除术可以选颏下切口，在直视下打开颈阔肌筋膜下间隙，游离颈阔肌，适当切除间隙内多余脂肪，必要时去除部分凸出的下颌腺体后进行。去除二腹肌的量，可以通过用扁桃体夹持钳尖按压肌腹来评估，在下颌骨和舌骨区域分离肌肉，多余部分可用剪刀或电刀切除。需要注意的是，关闭切口前，应该反复确认颈部的外观较之前是否有所改善。一般来说，二腹肌切除量为1/2~3/4时，可以达到较好的术后效果。

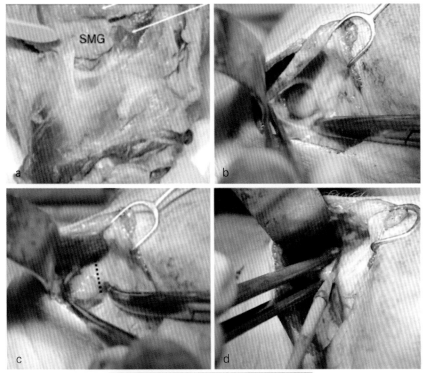

图 1.14 颌下腺部分切除示意图。（a）下颌三角标本示意图。颌下腺的多余部分（SMG）向下凸出于二腹肌（下箭头）和颌下颌骨边缘（上箭头）的平面。（b）术中照片显示颌下腺的显露过程。颏下切口位于颏下沟后1 cm，沿颈部皮下进行分离。右侧的颈阔肌已经由皮拉钩和双爪钩掀开，可见腺体明显凸起且位于同侧二腹肌前腹的外侧（剪刀尖所示即为二腹肌）。将表面包膜从内下切开，钝性分离，完整显露腺体。（c）腺体多余部分切除前的术中照片。腺体被轻柔地向下方牵拉，虚线示腺体下部即将被切除的部分。（d）术中照片，示准备切除多余的腺体。注意要沿着二腹肌前腹和同侧下颌骨边缘的平面用电刀进行切除。（e）术中照片，示切除的部分颌下腺被放置在皮肤上对应的部位

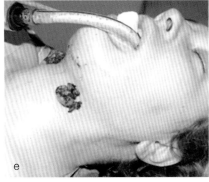

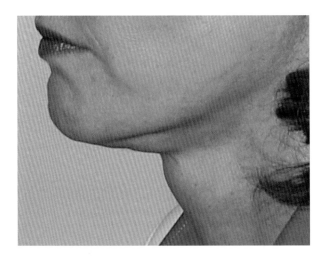

图 1.15 凸起的二腹肌前腹。此求美者之前接受过一次面颈部提升术，二腹肌在颏下正中造成臃肿感，从而影响了手术的整体效果。通常在一期手术时，手术医生会因为过于关注颈部脂肪和松弛的颈阔肌而忽略了二腹肌凸起的问题

参考文献

[1] Marten TJ. Facelift: planning and technique. Clin Plast Surg 1997; 24: 269-308

[2] McKinney P, Katrana DJ. Prevention of injury to the great auricular nerve during rhytidectomy. Plast Reconstr Surg 1980; 66: 675-679

[3] Furnas DW. The retaining ligaments of the cheek. Plast Reconstr Surg 1989; 83: 11-16

[4] Stuzin JM, Baker TJ, Gordon HL. The relationship of the superficial and deep facial fascias: relevance to rhytidectomy and aging. Plast Reconstr Surg 1992; 89: 441-449, discussion 450-451

[5] Marten TJ. Lamellar high SMAS face and midface lift. In: Nahai F, ed. The Art of Aesthetic Surgery. St. Louis, MO: Quality Medical Publishing; 2005: 1110-1192

[6] Stuzin JM, Wagstrom L, Kawamoto HK, Wolfe SA. Anatomy of the frontal branch of the facial nerve: the significance of the temporal fat pad. Plast Reconstr Surg 1989; 83: 265-271

[7] Pitanguy I, Ramos AS. The frontal branch of the facial nerve: the importance of its variations in face lifting. Plast Reconstr Surg 1966; 38: 352-356

[8] Zide BM, ed. Surgical Anatomy around the Orbit. Philadelphia: Lippincott Williams & Wilkins; 2006

[9] Agarwal CA, Mendenhall SD III, Foreman KB, Owsley JQ. The course of the frontal branch of the facial nerve in relation to fascial planes: an anatomic study. Plast Reconstr Surg 2010; 125: 532-537

[10] Trussler AP, Stephan P, Hatef D, Schaverien M, Meade R, Barton FE. The frontal branch of the facial nerve across the zygomatic arch: anatomical relevance of the high-SMAS technique. Plast Reconstr Surg 2010; 125: 1221-1229

[11] Dingman RO, Grabb WC. Surgical anatomy of the mandibular ramus of the facial nerve based on the dissection of 100 facial halves. Plast Reconstr Surg Transplant Bull 1962; 29: 266-272

[12] Marten TJ. Open foreheadplasty. In: Knize D, ed. The Forehead and Temporal Fossa: Anatomy and Technique. Philadelphia: Lippincott Williams & Wilkins; 2001

[13] Moss CJ, Mendelson BC, Taylor GI. Surgical anatomy of the ligamentous attachments in the temple and periorbital regions. Plast Reconstr Surg 2000; 105: 1475-1490, discussion 1491-1498

[14] Knize DM. An anatomically based study of the mechanism of eyebrow ptosis. Plast Reconstr Surg 1996; 97: 1321-1333

[15] Marten TJ, Elyassnia D. Secondary deformities and the secondary facelift. In: Neligan PC, Warren RJ, eds. Plastic Surgery. 3rd ed. Philadelphia: Elsevier; 2012

2 面部提升手术的术前评估

编写：Michael J. Sundine，Bruce F. Connell 　翻译：吴乐昊 　校对：王太玲 　张畅

术前对求美者面部情况的充分评估是后续治疗的根本。术前评估要全面，并且要和求美者充分交流，以明确并尽可能多地去满足他们的要求。

根据每位求美者的需要来量身定制面颈部年轻化的个体化治疗方案是非常重要的。不少医师希望能找到一个菜单样的治疗流程来替代个体化治疗方案，但事实上，菜单样的治疗流程通常会导致治疗效果不甚理想。

显然，倾听求美者对于自身容貌的看法是最重要的。临床工作中，较为常见的主诉是希望改善眼睛和颈部的外观。我们可以让求美者拿出一张 15 年前他们认为自己看起来很好看的照片，并且以此为参照向求美者解释面部老化所造成的具体变化和治疗的预期目标。

要仔细询问求美者的病史，包括详尽的手术史。因为有些药物会导致术中出血，所以需要了解包括非处方药物在内的全部用药情况。询问求美者是否服用过非处方中草药，因为其中的某些成分也会导致出血、麻醉意外和变态反应。吸烟史、饮酒史和吸毒史也很重要，因其会影响麻醉效果和皮瓣成活。

我们首先要对求美者的面部特点作一个综合评估，然后针对所发现的问题逐一跟求美者交流，让他们能够理解后续的治疗步骤，并且说明有些问题是无法解决的。评估求美者肤色和光损伤的情况是非常必要的。光损伤严重的求美者，皮肤弹性下降，更易出现术后复发，这一点须明确告知求美者[1]。另外一些可导致皮肤弹性下降的因素包括：人类免疫缺陷病毒或艾滋病毒（HIV）感染，使用药物、皮质激素，以及减肥史。对有这些危险因素的求美者，需要告知他们可能会有短期内再次手术的风险。

接下来是评估面部的整体外观。漂亮的脸型应该可以均分为"三等份"：下颏中点到鼻下点，鼻下点到眉间，眉间到发际线（发际中点）[2]。所有求美者的脸多少会有一些不对称：一侧脸大另一侧小，一只眼大一只眼小，一侧眼睛稍高于另一侧等。还有一些不对称可能出现在眉、鼻部和下颌（图 2.1）。要向求美者指出这些不对称，并且说明没有一张漂亮的脸是完全对称的。有一些不对称需要手术纠正，但如果把整张脸调整到完全对称，反而会使得面部看起来不自然，甚至有些奇怪。

当求美者决定做二次面部提升时，要注意之前手术瘢痕的位置和性质。需要仔细评估发际线，观察有无移位；如果有，为了避免进一步移位，那么这次手术的颞部切口就应该选择发际线切口。

对发际线的评估应从前额开始，先测量眉上缘到发际线的距离，测量结果有助于决定眉上提手术的切口位置和形态。评估颞部发际线要看外眦到发际线的距离，以及头发的生长方向。年轻人外眦到颞部发际线的距离通常约为三个手指宽（4.5 cm）。同时，还要注意比较面部皮肤和颞部头皮、皮肤的颜色。有的求美者这两个区域的皮肤颜色不一致，在做发际线切口时会表现颜色上的拼接。如果颞部的头发向前或是向下生长，可以掩盖这个拼接区；如果头发是向后生长，这个区域就会暴露出来，可以通过在瘢痕上行毛发移植来掩盖。

下一个需要评估的是眉和前额。前额的评估主要取决于额肌相关的横行皱纹，而眉间评估需检查与皱眉肌相关的纵行皱纹，评估鼻额角主要看与降眉间肌和降眉肌作用有关的鼻根部横行皱纹。

根据 Westmore 等[3] 对眉形审美的描述：女性眉的内侧起始于经鼻翼外侧缘的垂线，整个眉在眶上缘上方形成一条柔和的曲线，最高点位于内 2/3 与外 1/3 的交界处。眉的外侧终点落在鼻翼和外眦连线的延长线上，并与起始点在同一水平。眉弓的最高点位于外侧缘的垂线上。男性的眉弧度较小，位于眶上缘水平。眉外侧朝下会让脸表现悲伤、疲惫的外观；若眉内侧相对外侧低，则会让脸表现恼怒和生气的外观。医生评估时，首先应让求美者端坐，静态下用眉笔标记相对于眶缘的眉内侧、中间、外侧三点；接下来让求美者对着镜子，医生调整眉的位置，当求美者觉得满意时，再分别标记新的内侧、中间、外侧点，测量并记录新旧两点的位置和距离。

接下来是上睑和下睑。将眉上移至刚才所标记的满意位置，然后观察上睑松弛的皮肤和中间、内侧疝出的脂肪。通过上睑缘与虹膜上缘的位置关系，来判断是否存在上睑下垂。下睑可以通过下睑牵拉试验或回弹试验来进行评估[4]。表浅肌肉筋膜系统（SMAS）对下睑有支撑作用，如果在行面部提升术的同时也准备行下睑整形术，建议对下睑松弛的求美者同时行下睑收紧术。另外，还要评估下睑疝出的脂肪量。

上、下睑评估之后是鱼尾纹的评估。通常在行面部提升术时，通过对外眦处的皮肤和眼轮匝肌的分离可达到改善鱼尾纹的作用。评估时，先用手指固定眉外侧，嘱求美者微笑，可以看到从

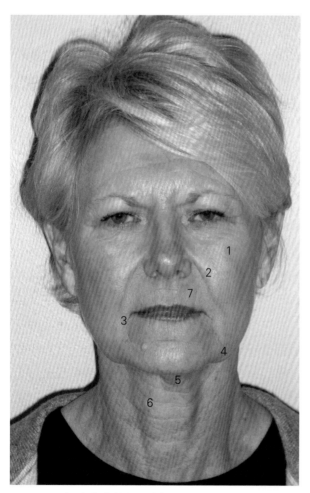

图 2.1　面部老化求美者，前额、面部和颈部都有不同程度的老化表现。注意双侧面部的不对称：求美者左脸相对右侧较窄且较长；右侧的眼眶较大，而且位置较左侧偏低；右耳位置也低于左侧。面部老化具体表现为：①颊脂垫的下垂；②鼻唇沟的加深和下垂；③木偶纹的形成；④下颌袋的出现；⑤颈阔肌条索；⑥颈部皮肤松弛

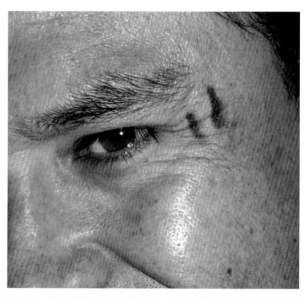

图 2.2　鱼尾纹严重的求美者。垂直线标记的是眼轮匝肌外侧降肌。术中若不注意处理此处肌肉，会导致眉外侧下垂的复发

眉外侧下行至眶外侧缘的肌肉条带（图 2.2）。Connell 和 Marten[5] 将这一肌肉条带描述为眼轮匝肌外侧降肌。这一肌肉的降眉作用明显，如果手术中处理不当，则可能导致术后眉外侧下垂。如果在求美者做各种表情时出现了这一肌肉带，那么术中就需要将此条带沿着鱼尾纹的方向斜向松解。

面部多余的皮肤需要在多个部位进行测量。皮肤的松弛度将决定切口的位置，尤其是颞部切口的位置。测量皮肤松弛度，可以将皮肤捏起至提升术的目标部位，记录所捏起的皮肤量，然后把皮肤松开再次测量，通过两者之差决定皮肤的去除量。

测量颞部皮肤的去除量（图 2.3）时，分别在耳屏前（图 2.4）和耳垂前（图 2.5）测量。类似的测量还需要在颊部垂直方向进行（图 2.6）。最后用皮肤夹捏法来评估颈部皮肤的松弛度（图 2.7）。皮肤夹捏法对于决定手术切口的位置十分重要。对于鬓角靠下、颞部和上颊部皮肤松弛不严重的求美者，可以选择通过颞部发际内切口进行颞部除皱。

对鬓角位置较高或颞部皮肤松弛比较严重的求美者，可以考虑颞部发际线切口。另外，二次手术求美者通常也需要选择颞部发际线切口。对于二次手术求美者，他们的鬓角通常已经比较靠上，而且外眦与颞部发际线的距离较宽。如果对这些求美者采用发际内切口，会使外眦和颞部发际线的距离进一步增大，鬓角也会更加上移，这种结果会使得求美者的面容看起来很不自然，尽显老态。

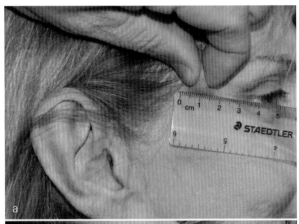
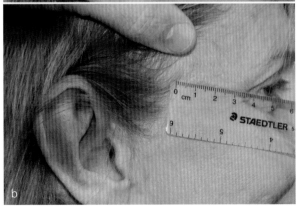

图 2.3 颞部皮肤松弛度的评估。（a）捏起局部皮肤，测量距离。（b）将皮肤松开，再次测量。两个数值相减，即可得到皮肤松弛的量

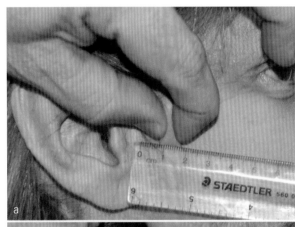
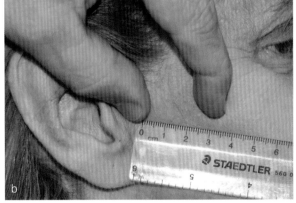

图 2.4 耳屏前皮肤松弛度的评估。（a）捏起局部皮肤测量。（b）将皮肤松开，再次测量

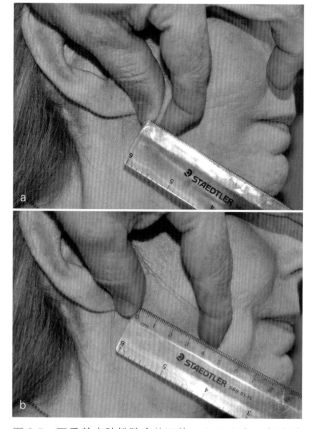

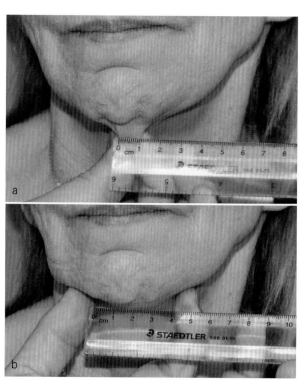

图 2.7　全颈部皮肤松弛度的评估。（a）捏起局部皮肤测量。（b）将皮肤松开，再次测量

图 2.5　耳垂前皮肤松弛度的评估。（a）捏起局部皮肤测量。（b）将皮肤松开，再次测量

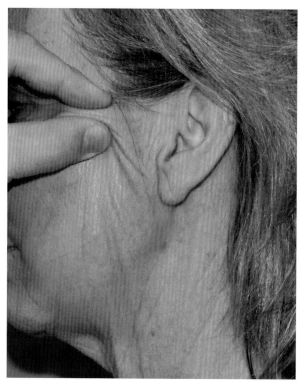

图 2.6　垂直方向皮肤松弛度的评估

耳前可用的皮肤量很关键，特别是对二次手术求美者，这些求美者的皮肤移动方向应该是垂直方向的，而不是向后的。因此，对于第一次手术使用耳前切口的求美者，他们耳前皮肤的松弛度可能不足以让瘢痕隐藏在耳屏缘后方。

同样，颈部皮肤的松弛度和皮肤移位也决定了枕部切口的位置。颈部皮肤较松弛时，切口就可以在枕后的发际内，因为部分原来有头发的头皮会被去掉，所以会有部分无头发生长的头皮向枕后和耳后的头皮移位。基于这个原因，我们一般会在枕部发际线处设计 S 形切口。

接下来评估中面部。面部老化的矢量是向前、向下的[6]，导致了衰老面容的主要特征性变化。在颧部，可以看到软组织从颧骨隆突向下垂，在颧骨隆突上方、眶隔浅面，会有一片特征性的臃肿区域。这些都要向求美者说明并进行测量。面部提升手术可以改善这个区域的部分问题，但术后还是会有突出残留，术前要向求美者解释清楚。

面部老化向前、向下的矢量还会导致鼻唇沟加深。将 SMAS 向后向上方牵拉，会平复鼻唇沟，使鼻唇沟皱襞变浅[7]。其他方法，如脂肪移植也可以改善鼻唇沟的形态；极少数情况下，才会采用鼻唇沟皱襞的直接切除。

求美者可能会主诉口角下垂的问题，特别是女性，她们在涂抹唇膏时经常会发现唇膏容易跑到口角之外而不得不经常用纸巾擦拭。向后、向上方牵拉和固定 SMAS 会提升口角的位置，而不需要像 Weston[8] 所描述的那样，在口角处做三角形切除。

进一步向下是木偶纹和下颌袋。正如 SMAS 的提升可以使鼻唇沟变浅一样，由赘皮和脂肪堆积形成的木偶纹也可以通过 SMAS 的提升得到改善。下颌袋的处理则需要 SMAS 提拉联合下颌韧带松解，将下颌袋重新提至颊部。

对于口和下颏，需要评估口周纹和唇下垂的情况。如果有，则可能需要提唇术。最后，如果唇部有萎缩和变薄，则需要填充处理。

下一步是颈部评估。先看颈部整体外形，通过颏颈角可以明确颈部的线条。颏颈角变钝的原因有很多：舌骨位置靠下会引起颏颈角变钝，颈部脂肪过度堆积也会让颈部线条丧失美感。在这种情况下，要注意分辨脂肪堆积是位于皮下还是颈阔肌下。最后，颈阔肌过紧，在下颌骨和颈根部形成牵拉时，也会使得颏颈角变钝。

在观察皮肤的肤色后，应注意颈部因真皮和颈阔肌问题而产生的横行皱纹。通常来说，颈部皮肤分离的层次，应该在因真皮容量不足而引起的最深皱纹的下方。颈正中的皮肤有时会像皱纸一样，这个部位通常可以通过面颈部提升而获得改善，但是随着时间推移会复发，这一点在术前要充分告知求美者。颈阔肌条索的位置和颜色可以帮助评估是否需要切断颈阔肌。检查时让求美者做鬼脸或痛苦的表情，可以帮助医生判断脂肪位于颈阔肌上或是其下。

接下来进行颈部触诊，标记舌骨的位置，以及颌下腺、环状软骨和二腹肌的大小和位置。对于较瘦的求美者，可以在下颌三角边界处看到二腹肌。二腹肌可能也是导致颏颈角变钝的原因之一。此时，为了恢复颈部线条，需要在切除颈阔肌上下脂肪垫的同时联合二腹肌部分切除。

运用综合评估的方法制订的手术方案，会让面部年轻化手术取得最好的效果。

参考文献

[1] Sundine MJ, Kretsis V, Connell BF. Longevity of SMAS facial rejuvenation and support. Plast Reconstr Surg 2010; 126: 229-237

[2] Farkas LG, Hreczko TA, Kolar JC, Munro IR. Vertical and horizontal proportions of the face in young adult North American Caucasians: revision of neoclassical canons. Plast Reconstr Surg 1985; 75: 328-338

[3] Ellenbogen R. Transcoronal eyebrow lift with concomitant upper blepharoplasty. Plast Reconstr Surg 1983; 71: 490-499

[4] Hinderer UT. Aesthetic surgery of the eyelids and periocular region. In: Smith JW, Aston SJ, eds. Plastic Surgery. 4th ed. Boston: Little Brown; 1991: 565-608

[5] Connell BF, Marten TJ. Surgical correction of the crow's feet deformity. Clin Plast Surg 1993; 20: 295-302

[6] Yousif NJ. Changes of the midface with age. Clin Plast Surg 1995; 22: 213-226

[7] Sundine MJ, Connell BF. Analysis of the effects of subcutaneous musculoaponeurotic system facial support on the nasolabial crease. Can J Plast Surg 2010; 18: 11-14

[8] Weston GW, Poindexter BD, Sigal RK, Austin HW. Lifting lips: 28 years of experience using the direct excision approach to rejuvenating the aging mouth. Aesthet Surg J 2009; 29: 83-86

3 颈部的分析与评估

编写：Nicholas Nikolov　翻译：吴乐昊　校对：王太玲　张畅

3.1 引言

正确的术前评估是制订手术方案的第一步，也是非常重要的一步。理想的手术效果离不开术前详细的病史采集和查体。忽视这一点经常会导致术后并发症和手术效果不理想[1]。

3.2 求美者的诉求

第一步是要询问求美者的想法和需求。颈部可以是年轻、健康、力量和活力的体现，也可以成为衰老、肥胖、瘦弱和疾病的展现舞台，这些看法影响着我们观察自己和他人的方式。所以在术前充分明确求美者寻求手术的目的和预期值是非常重要的。求美者的诉求应该是优先考虑的问题，并且这些问题必须有针对性地予以解决。第二步，医师应该和求美者讨论所发现的一些其他问题，并向他们解释。对求美者的宣教并允许他们参与治疗方案的设计，并且认识到这些治疗方案适合他们的需求，这样可以最大限度地确保可以获得最佳治疗效果。

借用求美者年轻时的照片，可以向他们展示老化所引起的局部解剖学变化，也可以让他们明确治疗目标和积极配合手术。如果求美者拿出了他们自认为好看的非本人照片，也不失为一个很好的交流工具，也可以借此了解求美者的审美和对手术的预期。

3.3 病史

病史采集包括求美者的整体健康状况和麻醉风险。如有术中大出血和术后伤口愈合不良的病史，可能会影响治疗方案的选择，比如是否有增生性瘢痕或是瘢痕疙瘩病史。此外，吸烟是影响愈合的主要因素，尤其是行颈部提升术时，在采集病史时需要向求美者充分说明。既往的面颈部美容手术史，如下颌手术、隆颏术、颏下抽脂、颈阔肌折叠术或颈部提升术等，都会影响本次治疗方案的选择。另外，头颈部的肿瘤病史、放疗史，或者皮肤恶性肿瘤病史也都非常重要。

3.4 先天性皮肤疾病

手术医师需要警惕某些罕见的先天性皮肤疾病。皮肤弹性过度症（又称 Ehlers-Danlos 综合征），具体表现为皮肤极薄，可以被牵拉得很长，然后又可以回缩到正常位置。这些求美者容易出现关节的过度活动和皮下出血。因为发生切口愈合不良和出血的风险很高，此类求美者应该尽量避免颈部手术。先天性皮肤松弛症，表现为皮肤缺乏弹性，但并不影响伤口正常愈合，因此除皱术对他们是有益的，不会面临很高的手术风险。弹性纤维性假黄瘤与皮肤松弛症非常相似，可通过皮肤活检鉴别，除皱术也有利于改善此类患者的症状。儿童早衰症（Hutchinson-Gilford 综合征）患者多合并其他严重的健康问题，预期寿命短，因此不应该考虑整形手术。成人早衰症（Werner 综合征）极其罕见，特点是硬皮病样散斑、脱发、皮肤色素沉着异常、面部老化。此类患者可能身材矮小，声音尖，同时可能罹患白内障、肌肉萎缩、动脉粥样硬化、糖尿病和各种肿瘤，因此也不建议手术。

3.5 颈部的美学评估

颈部查体时的第一印象非常重要，也是制订后续治疗方案的一个重要参考因素。应该特别关注能够影响面颈部和谐、美观的部位，因为相对于矫正其他一些小的瑕疵，获得面颈部的平衡与和谐美才是手术的首要目标。当然，无论是多么小的瑕疵，术者在进行详细评价之前一眼就能发现的问题，很可能也会引起其他人的注意。

颈部关系到肩部还有面部，因此对颈部的评估不应该是孤立的，需要多方面综合考虑。手术的目标是要保持或建立颈部和面部之间的适当比例，两者作为一个整体，相互影响彼此的视觉效果。同时，面颈部年轻化的程度也应该互相匹配，只有这样，看起来才会属于同一个人。

3.5.1 什么是年轻的颈部？

在了解颈部具体特点和细节之前，要理解什么才是年轻、美观的颈部。Ellenbogen 和 Karlin 概括了年轻的颈部要具有以下特点（图 3.1）[2]：

1. 下颌下缘线条清晰

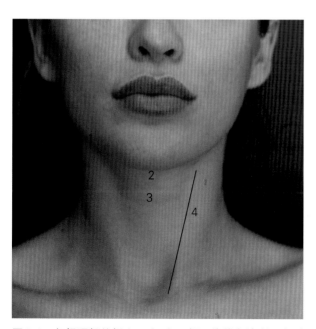

图 3.1　年轻颈部的标志。（1）下颌下缘线条清晰；（2）舌骨下有凹陷；（3）甲状软骨可见；（4）胸锁乳突肌的前缘可见

2. 舌骨下有凹陷

3. 甲状软骨可见

4. 胸锁乳突肌的前缘可见

5. 颏颈角在 105°~120° 之间，颏—胸锁乳突肌（SM-SCM）角度为 90°

下颌下缘

术者可从骨性结构开始检查，下颌骨的大小、宽度，下颏的凸度对于一个线条清晰的下颌下缘来讲十分重要。然而，要想获得一个完美的下颌下缘轮廓，则具有相当大的挑战。对有小颌畸形或反颌畸形的患者，即使畸形不是特别严重，皮下脂肪稍多一些就会使他们的下颌下缘变模糊。另外，下颌袋也是造成下颌下缘轮廓不规则的一个原因。单纯颈部手术可能不足以获得清晰的下颌边缘，尤其是有明显的下颌袋时。所以需要先作一个面部评估，然后再相应地设计面部提升术。

舌骨的位置

舌骨的位置是获得最佳颏颈角的重要因素[3, 4]。出生时舌骨的位置，既可能是天赐礼物，也可能是整形手术的挑战。舌骨位置较低，会导致颏颈角变钝，大于120°。这会让颈部呈现颏下脂肪过度堆积的外观，而缺乏清晰感。颈部脂肪堆积会使舌骨触诊十分困难。因此，术前了解舌骨的位置有助于更好地制订手术计划并预估术后效果（图 3.2，图 3.3）。

下颏

下颏虽然不是颈部的一部分，但对颈部外观的影响很大。下颏凸度和垂直高度不足可以导致颏颈角变钝。做隆颏术时，颏部的术后外观要与其他面部特征相匹配。此外，需要首先考虑面颈部比例的协调，这通常也是手术中需要解决的问题之一。同时，也不要忽略牙齿咬合关系的检查。

检查颈部时，也应该检查颈部的下垂情况。颈部的下垂在静态下可能不明显，但在动态或做夸张表情时就容易出现。如果不解决这一问题，

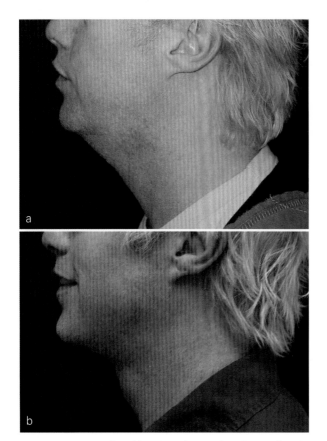

图 3.2 （a）42 岁男性，少量皮下脂肪和中等程度颈阔肌下、颏下脂肪堆积，伴低位舌骨。（b）皮下、颏下和颈阔肌下和脂肪切除，颈阔肌部分切开折叠，二腹肌前腹部分切除的术后效果

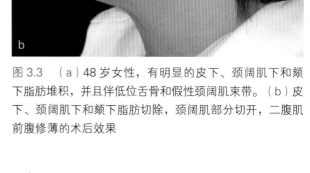

图 3.3 （a）48 岁女性，有明显的皮下、颈阔肌下和颏下脂肪堆积，并且伴低位舌骨和假性颈阔肌束带。（b）皮下、颈阔肌下和颏下脂肪切除，颈阔肌部分切开，二腹肌前腹修薄的术后效果

术后可能仍然无法让求美者满意。

颈部脂肪

随着目前肥胖人群越来越大，颏下脂肪堆积导致颈部线条变形也越来越常见。部分求美者在下颏容易出现脂肪堆积的原因是先天因素：小颌畸形、舌骨低位、二腹肌突出和过大的颌下腺可能加剧"脂肪颈"的出现。在检查时，要注意触诊颏下区，通过按压颈阔肌，应该就可以大概估计皮下脂肪的量；还要评估脂肪的密实度。如果皮下脂肪较松软，通过吸脂或直接切除的方式很容易去掉；如果皮下脂肪较致密，抽脂的效果可能一般，直接切除也会比较困难[5~10]。

颈阔肌下脂肪也会导致"脂肪颈"外观，但是触诊时如果颈阔肌收缩，一般不容易摸到。对

此，同时切除颈阔肌浅层的皮下脂肪和颈阔肌深部的脂肪很有必要（图 3.2，图 3.3）。皮下脂肪会掩盖胸锁乳突肌的前缘，切除脂肪可以恢复肌肉的线条，使颈部看起来更年轻。但是，如果脂肪切除过量，反而会使颈部的外观变得难看。

甲状软骨和甲状腺

术者需要评估甲状软骨的大小。突出的甲状软骨可能会被脂肪所掩盖，任何加深舌骨角度的手术可能会使其凸出更明显，让外观显得男性化。而在中线处颈阔肌的内陷可以使颈部轮廓变得柔和。过度突出的喉结即使在男性身上也并不美观，而在女性身上，哪怕是一丁点，都会令人非常烦恼。此外，甲状腺的肥大也可能导致下颈部线条不明晰。

二腹肌

如果手术已将下颏收紧，但颏下区仍然有膨出，此时主要原因可能是二腹肌前腹肥大。需要注意的是，这些突起不同于更常见的颈阔肌束带。肥大的二腹肌可能是颏下隆起的唯一原因，但通常会伴有皮下和／或颈阔肌筋膜下脂肪堆积，以及沿颈阔肌内侧边界分布的颈阔肌束带。为了获得最佳的轮廓，部分或完整切除二腹肌前腹有时也是必要的[11]。

颈阔肌

颈阔肌为其深部的结构提供支撑，但其自身并没有显著的运动功能。颈阔肌从两侧向中线聚集，但很少完全融合。在超过85%的求美者中，颈阔肌纤维在中线处有一个或长或短的交叉区域；10%~15%的求美者的双侧颈阔肌是完全分开的。肌肉收缩时，检查颈阔肌的内侧缘可能会

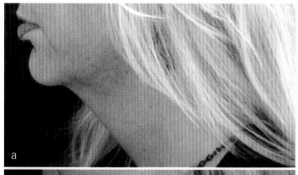
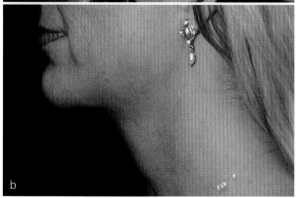

图3.4 （a）43岁女性求美者，出现了皮肤松弛、颏下脂肪堆积、下颌袋、颈阔肌束带以及轻微的颌下腺肥大。（b）颏下脂肪切除—颈阔肌整形—下颏假体置入术后效果

为我们提供相关的解剖线索。很重要的一点是：要将松弛的皮肤褶皱与颈阔肌束带区分开来。颈阔肌束带最常见于颈阔肌的内侧缘，也可能出现在外侧缘或其他任何部位。远离肌肉边缘的束带通常不会特别突出。对颈阔肌的评估，应该在求美者静息且颈阔肌收缩时进行。当肌肉收缩时，颈阔肌束带通常更加明显且触诊坚硬。如有大量皮下脂肪堆积，可能会掩盖颈阔肌束带。此时应当注意避免过度的脂肪抽吸，否则的话，可能会让本来很细微的颈阔肌束带显示得更加清楚（图3.4）[12~19]。

颌下腺

肥大的颌下腺可向下突出于下颌骨体部中份。颌下腺位于二腹肌前腹外侧，仔细观察的话一般都可以看到（图3.5）。我们通常可以轻易触及腺体本身，从而分辨腺体和多余脂肪。然而有些求美者的脂肪质地较硬且量大，通过触诊进行区别可能有难度。另外，颌下腺也可能附着于二腹肌前腹外下缘，此时其移动度通常较差。突出的颌下腺也会影响颏颈角和下颌缘线条，腺体肥大、下垂和颈部筋膜层松弛均会导致局部肿胀感。因此，对颌下腺的评估十分重要。颈部吸脂后腺体会突显，影响颈部轮廓，所以部分／完整切除或"悬吊"腺体有时很有必要。腺体切除并不少见，但是目前还存在一定的争议，因为切除腺体时可能会损伤周围神经[20, 21]。

3.6 皮肤松弛度评估

在评估皮肤时，有几个因素是必须考虑的。首先，皮肤松弛是一个常见的问题，也是中老年求美者行面颈部年轻化手术的主要原因之一。评估时，要注意皮肤松弛的区域，可以在颏下，有时也会延伸到颈部靠下的位置，有时还会形成垂直褶皱，被称为"火鸡脖"。我们有时会忽略胸骨切迹上方的横行皱纹，但它们也常会引起相关问题。这些横行皱纹在矫正颈部上2/3后会变得

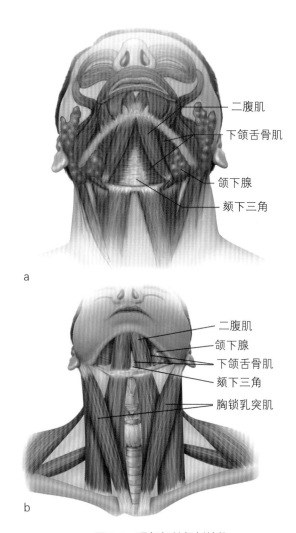

a

二腹肌

下颌舌骨肌

颌下腺

颏下三角

b

二腹肌

颌下腺

下颌舌骨肌

颏下三角

胸锁乳突肌

图 3.5　颈部相关解剖结构

更加明显。如果未能解决这些问题，术后效果可能不会令求美者满意。垂直皱纹位于颈侧部，从耳后区域向下延伸。要解决这些皱纹，需要在行颈部提升手术时将提拉范围适当向后延伸[22]。

皮肤厚度和弹性也会影响手术效果。术前查体时可能会发现求美者没有提及的既往手术遗留的颈部瘢痕，有可能因此改变治疗方案或切口位置。要评估瘢痕的性质，注意瘢痕的宽度、厚度和是否有色素沉着或减退；还要评估和处理术区任何可疑的皮肤病变。

3.6.1　皮肤质量

最后，要对皮肤的外观进行评估。细纹、毛

细血管破裂或肤色不均都可以使轮廓优美的颈部看起来显老。如果求美者希望接受面颈部年轻化手术，完整的治疗方案应包含如何改善这些皮肤问题。与颈部手术同时进行化学剥脱或激光治疗通常是不可取的。

3.6.2　照片的使用

求美者颈部的照片在评估中帮助很大。照片应包括正位、侧位和斜位照片，并在求美者处于静态和做表情时分别记录。有时，在最初评估时所忽略的一些细节，可以在照片上被发现。术后，让求美者向下看并从侧面拍照，是评估术后效果很重要的一步。用照片进行各种角度测量，肯定要比目测更简单和准确。同时，SM-SCM 角度可以很容易地在体检过程中获得，但对颏颈角的评估，最好的办法还是通过照片测量。最后，照片也是病案归档的关键。

3.7　小结

通过手术获得颈部的最佳美学效果，永远都具有挑战性。术前倾听求美者的具体想法、需要和诉求，同时对求美者进行宣教，有助于让他们在治疗过程中充分合作。全面的病史采集和体格检查是正确评估颈部的基础，也有助于设计更好的手术方案。但是，准确评估某些颈部功能有时会比较困难。即使术前各项准备充分，术中仍然可能遇到一些意想不到的问题。评估术后效果的最佳方法，是从侧面拍摄一张求美者低头向下看桌子或阅读放在膝盖上的一本书时的照片。

参考文献

［1］Connell BF. Neck contour deformities: the art, engineering, anatomic diagnosis, architectural planning, and aesthetics of surgical correction. Clin Plast Surg 1987; 14: 683-692

［2］Ellenbogen R, Karlin JV. Visual criteria for success in restoring the youthful neck. Plast Reconstr Surg 1980; 66: 826-837

［ 3 ］Guyuron B. Problem neck, hyoid bone, and submental myotomy. Plast Reconstr Surg 1992; 90: 830-837, discussion 838-840

［ 4 ］Marino H, Galeano EJ, Gandolfo EA. Plastic correction of double chin. Importance of the position of the hyoid bone. Plast Reconstr Surg 1963; 31: 45-50

［ 5 ］Millard DR Jr, Garst WP, Beck RL, Thompson ID. Submental and submandibular lipectomy in conjunction with a face lift, in the male or female. Plast Reconstr Surg 1972; 49: 385-391

［ 6 ］Robbins LB, Shaw KE. En bloc cervical lipectomy for treatment of the problem neck in facial rejuvenation surgery. Plast Reconstr Surg 1989; 83: 53-60

［ 7 ］Weisman PA. Simplified technique in submental lipectomy. Plast Reconstr Surg 1971; 48: 443-446

［ 8 ］Millard DR Jr, Mullin WR, Ketch LL. Surgical correction of the fat neck. Ann Plast Surg 1983; 10: 371-385

［ 9 ］Guerrerosantos J. Surgical correction of the fatty fallen neck. Ann Plast Surg 1979; 2: 389-396

［ 10 ］Singer R. Improvement of the "young" fatty neck. Plast Reconstr Surg 1984; 73: 582-589

［ 11 ］Connell BF, Shamoun JM. The significance of digastric muscle contouring for rejuvenation of the submental area of the face. Plast Reconstr Surg 1997; 99: 1586-1590

［ 12 ］Tucker KR. Platysma muscle in rhytidoplasty. Plast Reconstr Surg 1980; 66: 797

［ 13 ］Cardoso de Castro C. The value of anatomical study of the platysma muscle in cervical lifting. Aesthetic Plast Surg 1984; 8: 7-11

［ 14 ］Kaye BL. The extended neck lift: the "bottom line." Plast Reconstr Surg 1980; 65: 429-435

［ 15 ］Tucker KR. The extended facelift with ancillary procedures. Plast Reconstr Surg 1982; 69: 573

［ 16 ］Feldman JJ. Corset platysmaplasty. Plast Reconstr Surg 1990; 85: 333-343

［ 17 ］Hugo NE. Rhytidectomy with radical lipectomy and platysmal flaps. Plast Reconstr Surg 1980; 65: 199-205

［ 18 ］Connell BF. Cervical lift: surgical correction of fat contour problems combined with full-width platysma muscle flaps. Aesthetic Plast Surg 1976; 1: 355-362

［ 19 ］McKinney P, Tresley GE. The "maxi-SMAS": management of the platysma bands in rhytidectomy. Ann Plast Surg 1984; 12: 260-267

［ 20 ］Singer DP, Sullivan PK. Submandibular gland I: an anatomic evaluation and surgical approach to submandibular gland resection for facial rejuvenation. Plast Reconstr Surg 2003; 112: 1150-1156

［ 21 ］de Pina DP, Quinta WC. Aesthetic resection of the submandibular salivary gland. Plast Reconstr Surg 1991; 88: 779-788

［ 22 ］Pap GS. Direct alternatives for neck skin redundancy in males. Plast Reconstr Surg 1984; 74(6): 853

4 面部老化

编写：Bryan G. Forley 翻译：吴乐昊 校对：王太玲 张畅

4.1 引言

随着时间的推移和社会的发展，人们对面部老化的理解和处理方式也一直发生着变化和调整，传统的观念和理论不断地受到新观念、新方法的挑战。在整形外科领域，简单直接地去紧致松弛的部位，是不是解决问题的办法呢？随着人们对面部老化原因和治疗方法的探索的不断深入，对这一问题的回答也一直不断有新的补充和调整。

4.2 认知的变化

我们对于面部老化过程的理解，已经从"重力理论"过渡到"容量理论"。人们对面部解剖学的理解已经进展到将面部内部结构动力学如何影响面部外观的各种分析相结合的水平。这一联合，使得整形外科医生能为求美者制订更为有效的手术方案；同时，如注射充填等非手术治疗方法，也与现今的面部年轻化理念相契合。

本章旨在整合目前面部老化的理论和研究成果，进一步为医生们制订面部年轻化治疗方案提供理论基础。

4.3 面部老化的特征性改变

同样年龄的求美者前来就诊时，整形医生会制订不同的治疗方案，这也从侧面说明了面部老化治疗方法的多样性。面部老化的特征会受多种因素影响，包括解剖、基因、环境等多个方面。针对每位求美者进行深入细致的评估，并为其制订个体化的治疗方案是成功的首要条件。

4.3.1 颞部凹陷和眉下垂

颞部凹陷是面部上 1/3 老化的标志之一（图 4.1），通常还伴眉尾下垂。这一多（眉下垂）、一少（颞部凹陷）两种改变结合在一起，使得面部老化在视觉上更加明显。

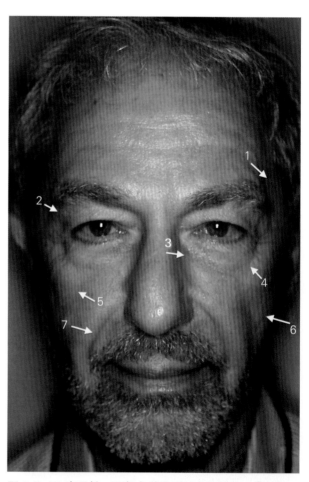

图 4.1 75 岁男性，面部各种典型的老化特征：①颞部凹陷，②眉下垂，③泪沟，④睑颊沟，⑤颧袋，⑥颊部扁平，⑦鼻唇沟

4.3.2 泪沟和睑颊结合部

泪沟是由泪沟韧带从内眦斜行延伸至瞳孔中线而形成的（图4.1）。随着年龄增长，泪沟通常向外侧迁移，并与眼轮匝肌支持韧带所形成的睑颊结合部或睑颊沟融合（图4.1）[1~3]。这条连续的沟槽在眶隔脂肪和中面部之间形成一条清晰的界限[4, 5]。

4.3.3 颧袋

颧袋是由眼轮匝肌和颧骨支持韧带构成的颧前间隙，随着老化逐渐向前隆起，并在颧骨表面形成特征性的袋样松垂（图4.2）[2]。

4.3.4 颊部扁平

颊部的Ogee线即S形起伏的曲线是年轻面容的标志。随着老化，面部组织容量逐渐丢失[6]，

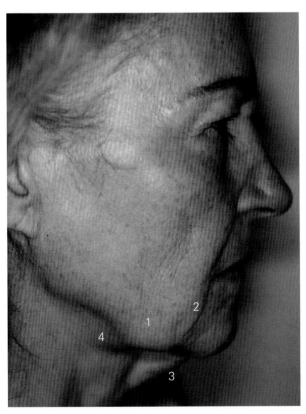

图4.2　74岁女性，面部各种典型的老化特征。①下颌袋，②木偶纹，③颈阔肌束带，④颌下腺

从颊部至下面部的这条Ogee线的起伏度减小，从而出现颊部的扁平化（图4.1）。

4.3.5 鼻唇沟皱纹

鼻唇沟皱纹位于鼻唇沟脂肪室的内侧，外侧是颊脂肪内侧室。鼻唇沟皱纹的出现和加深，是中面部深层脂肪丢失与其他部位容量堆积共同作用的结果[7]。不少人认为，鼻唇沟皱纹是面部组织假性下垂的表现（图4.1）[8]。

4.3.6 下颌袋

下颌袋的形成被认为是下颌骨前段和咬肌边缘相对固定的韧带与移动度较大的局部脂肪两者共同作用的结果[9]。下颌隔逐渐薄弱使得面颊部脂肪室下垂，由于下颌骨韧带的限制，两者之间形成明显的界限（图4.2）。Reece等[9]通过标本解剖观察到下颌骨边缘上方有明显的上下分布的脂肪室，上间隔的前缘是口裂，下间隔的位置更靠后一些。两者被下颌隔与下颌骨边缘下方的独立脂肪室分隔开。同时，来自颈阔肌的纤维与下颌隔也有伴行，上行至下颌骨下缘以上约1 cm。

4.3.7 木偶纹（Marionette线）

位于下颊部前方的皱纹，视觉上像是从鼻唇沟向下延伸，在下颌骨和颏部之间形成分隔线（图4.2）。

4.3.8 颈部松垂

颈部的老化是皮肤、脂肪、肌肉和骨骼共同发生变化的结果。这些变化使得青年时期原本锐利的颏颈角逐渐钝化，同时下颌缘也逐渐不再清晰。Ellengoen和Karlin认为理想的颏颈角应该在102°~110°之间[10]；此外，下颌缘的清晰度，舌骨下切迹、甲状软骨和胸锁乳突肌前缘的可视度，对于颈部的年轻化外观也是十分重要的。而老化的颈部除了有皮肤的松弛和堆积之外，伴随

的脂肪、肌肉和骨骼的变化也会对颈部的线条产生较大的影响，在术前评估时要特别注意。

Stuzin 等提出，年轻人的颈阔肌和深筋膜的紧密贴附是周边支持韧带作用的结果[11]。这些韧带有不同程度的交叉，最常见的部位在颏下1~2 cm 处的颈阔肌内侧缘[12]。Stuzin 认为，这些支持韧带逐渐变得薄弱后，对颈阔肌的提拉作用也随之减弱。这样一来，肌肉的下垂、颈阔肌前缘条索带的形成，以及颈部曲线的钝化也将随之而来。当然，年龄相关的肌肉萎缩，也是颈部老化的原因之一（图 4.2）。Lambros 认为颈阔肌的这些变化主要是因为肌肉的弓弦作用，而非下垂（个人交流，2014）。

与面部一样，颈部也有不同的脂肪室，这些脂肪室的变化会引起相应的外观变化。在评估时，必须要注意颏下脂肪、颈阔肌下脂肪和深部脂肪室的状态。Larson 等对 10 例标本进行了解剖，发现大部分颈部脂肪位于颈阔肌上（44.7%）和颈阔肌下（33.7%）[13]。Rohrich 和 Pessa 描述了颈阔肌下三个明显的脂肪室[14]。筋膜下正中脂肪位于甲状舌骨肌浅面的内侧脂肪室中，而外侧室位于二腹肌前腹的外侧。

还有两个影响颈部美观的结构，即二腹肌和颌下腺。二者的影响常常被脂肪和皮肤的问题所掩盖。但是，如果术中忽略了对于这两个结构的处理，其负面影响通常会在术后凸显：二腹肌前腹发达，使得下颏饱满，也让下颌缘失去了清晰的线条而显老态[15]；若位于二腹肌外侧的颌下腺浅叶突出，会在此基础上进一步加重下颌骨下缘的凸出感（图 4.2）。Raveendran 等认为，究竟颌下腺的脱垂是真性的还是假性的，有待进一步的深入研究[16]。最后，下颌骨尺寸和容量的变化，也会使得下颌缘不够清晰，从而使局部看起来更显老[17]。

4.4 面部老化的组成

要制订解决面部老化问题的完整治疗方案，需要从多方面理解造成这些面部外观改变的原因。

4.4.1 脂肪：容量分布与容量丢失

传统意义上，对于面部脂肪的理解是：面部老化的进展和重力作用使得面部脂肪的变化是均匀一致的。这一观点目前正受到越来越多的质疑。在老化过程中，面部结构性的脂肪室和骨性轮廓所提供的支撑程度不同，受重力影响也不一样。重力影响下的容量变化，在各个年龄段的队列研究中都表现得十分明显。目前认为，老化对面部脂肪的影响，往往倾向于影响容量分布和导致容量丢失两个方面。这两种理论可以被认为是兼容的，而并非互斥的。

Rohdrich 和 Pessa 通过染色的方法，显示面部皮下脂肪被隔膜分割为许多脂肪室。这些纤维结缔组织从浅筋膜发出，止于真皮[7, 18]。颊部脂肪一共可以分为 4 个室，分别命名为鼻唇沟脂肪室、颊内侧脂肪室、颊中部脂肪室和颊外侧脂肪室。每个脂肪室受老化的影响不一样，在制订治疗方案时，需要考虑每个脂肪室内脂肪的体积和位置。单纯的皮肤和皮下脂肪的外侧提拉手术，并不能有效改善鼻唇沟的深度，原因就是鼻唇沟脂肪室没有得到相应处理。另外，Rodrich 等还描述了位于颧大肌内侧的中面部深层脂肪室，随着年龄增长，这个区域的脂肪容量丢失非常明显[8]。中面部深脂肪室与中面部浅脂肪室相邻，中面部深脂肪室的容量丢失将影响中面部突度，导致其对于中面部支撑作用的进一步减弱（图 4.3）。

Gierloff 等目前正试图通过 CT 扫描，来评估老化过程中面部脂肪室随着年龄而产生的变化[19]。通过染色的方式得到的一些分区结论在CT 检查中也得到了证实。通过对颊内侧深部脂肪的矢状位扫描证实：伴随老化，脂肪容量不断丢失，并且其位置也会逐渐下移。他们还找到了颊脂垫（颊突）容量丢失的证据，并且认为这是泪沟形成的原因之一。他们认为，缺少颊脂垫颊

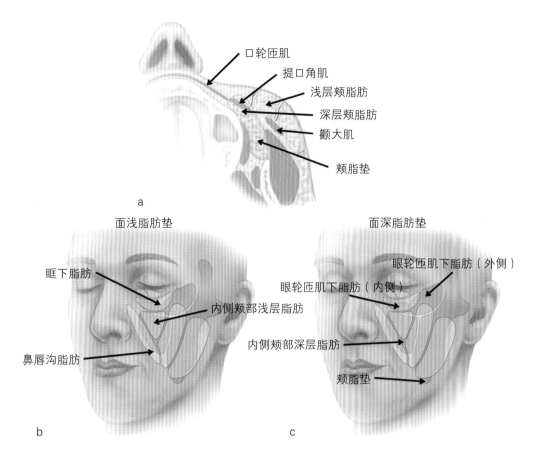

图 4.3　面部脂肪解剖示意图。（a）横截面示意图，展示面部表情肌将脂肪分为浅部和深部脂肪垫。（b）浅部脂肪室示意图。中面部浅脂肪室包括眶下脂肪，内侧颊部浅层脂肪，鼻唇沟脂肪。（c）深部脂肪室示意图。中面部深脂肪室包括内侧和外侧眼轮匝肌下脂肪，内侧颊部深层脂肪和部分颊脂垫（引自 Pessa JE, Rohrich RJ. Facial Topography: Clinical Anatomy of the Face. St. Louis, MO: Quality Medical Publishing; 2012.）

突的支撑，中间、内侧脂肪室下移，从而导致睑颊联合变深。目前这一结论还有待证实。

中面部凸度的丢失还会使颊部年轻化的连续性中断，鼻唇沟脂肪室孤立并变得更加明显。Lambros 的"面部萎缩"理论认为：容量丢失源自脂肪萎缩[20]，并认为年龄相关的面部脂肪变化，是造成老化面容的首要因素。Lambros 还证实了睑颊交界处位置固定而且没有显著的皮肤界标，也进一步说明容量丢失而非面部松垂才是中面部老化的主要原因。他观察到老龄相关的脂肪紧缩具有从外侧向内侧线性发展的方向性，而不太像是分区式进展（个人交流，2014）。Wan 等开展

了细胞学层面的研究，比较了老龄遗体的中面部深层和浅层脂肪，结果发现：深部脂肪分隔内的脂肪细胞体积明显小于鼻唇沟表浅脂肪，这意味着深部脂肪紧缩的速度快于表浅脂肪[21]。这个结果可以在某种程度上支持面部脂肪紧缩理论，具有选择性的紧缩使得深部脂肪的体积萎缩，进一步导致其支持力下降，最终导致局部表浅脂肪的假性下垂[8]。

有部分支持面部脂肪分区理论的人认为面部老化是容量变化的产物，正是由于各条支持韧带和不同软组织间隙随时间的不断变化，才导致了面部脂肪容量的变化。Wong 和 Mendelson 根

据面部一系列的隆起和沟槽将中面部分成为睑颊部、颧部和鼻唇部[22]。他们强调，沟槽的出现是因为支持韧带相对固定，限制了位于中间部位的软组织(如睑板前，颧弓前和上颌前区)的移动。从外观上定位的这些软组织区域正是面部老化的特征性标志。

Stuzin 等将面部容量的变化归因于支持韧带的不断松弛[23]。根据此理论，韧带的结构性支撑作用逐渐减弱，导致脂肪下垂。Stuzin 还描述了由于老化使得皮肤、脂肪、深筋膜之间的韧带纤维的附着减弱，导致面部软组织放射状扩张，并从支撑骨架向外脱垂[11]。Reece 等还发现了下颌隔的变化与下颌袋的出现具有相关性[9]。

许多人最终得出结论：面部脂肪的下移、容量丢失和支持韧带的减弱共同造成了面部的老化。但是骨骼老化在面部老化过程中的作用和意义，目前还是一个开放的命题。临床上许多老化特征原发性或继发性的原因还有待阐明。随着我们对面部脂肪室研究的不断拓展，我们也需要对面部的分析和治疗进行综合考量。我们不仅需要考虑老化导致的脂肪室的变化，还要注意邻近区域的变化。同样，治疗方案的确定也不仅是关注每个局部问题的解决，最终目的还是要达到整体外观的改善。

4.4.2 骨骼重塑

软组织下的骨性支撑结构，随着年龄的增长会发生各种变化，这些变化是面部老化的重要影响因素之一。另外，任何关于"容量分布"或"容量丢失"的讨论都必须建立在 Lambros 和 Pessa 提出的眶骨和上颌骨随老化而变化的基础上[24]。在面部老化过程中，软组织变化的同时骨性结构也在发生着变化。Pessa 等在文章中提出了"Concertina"现象，认为骨性结构的支撑决定了面部表浅软组织的形态[25]。目前，成熟的光固化立体雕刻和面部骨骼打印技术可以明确地展示：随着年龄的增长，相对于位置固定的颅底，

眶骨下缘、上颌骨下缘向下、向后移动，梨状孔退缩。伴随梨状孔的形态变化，眶下缘的软组织向下方扩张，使得这些骨性结构的突起变得越来越模糊。骨性支撑作用的不足，可导致软组织的凹陷和面容的老化。Pessa 等强调，对于面部年轻化手术，要获得与年龄相称的外观轮廓，就必须使骨和软组织之间获得良好的平衡[24]。

Shaw 等通过三维 CT 扫描展示了面部骨骼形态变化对软组织分布的影响[26]。这一研究结果证实了老化带来的眶周骨骼的变化，并对制订面部年轻化手术或非手术治疗方案有重要的指导意义。作者认为，上下睑脂肪垫的相对突出、眉间距的增宽伴眉内侧下垂、泪沟的加深都与眶周骨骼的退化和间隙增大有关。这项研究通过对上颌骨的各种角度的测量，证实了在上颌骨老化重塑的过程中，上极的凸度丢失比下极更明显。这一发现很好地解释了因为骨骼对颧脂肪垫支撑作用的持续减弱，所以导致鼻唇沟加深。与之前的研究结果[17]相反，下颌骨的长度、高度和体积的减小均与老化有密切关系。随着不断老化，下颌角会进一步增大。这些因素会模糊软组织的清晰度，导致面颈部的老化外观。

4.4.3 肌肉：松弛与张力

一般认为，骨骼和脂肪容量的变化会影响面部表情肌的老化过程。因为老化对于肌肉张力的影响目前尚无定论，所以肌肉老化对于整个面部老化的影响目前还有争论。Rohrich 和 Pessa 等指出，争论的重点在于肌肉松弛理论与肌肉张力理论[27, 28]。支持松弛理论的观点认为：与面部韧带、韧带纤维附着和皮肤的老化变化一样，面部肌肉也随着年龄的增长而逐渐松弛。肌细胞具有动态弹性特征，而肌纤维也使得肌细胞与面部的其他组织有所差异，这个理论并未将肌肉的这两个特性考虑进来。另外一个理论则认为：随着面部容量的紧缩，肌肉起始点和支配位置之间的距离缩短了，这样一来，肌肉的张力会代偿性地增加。

Le Louarn 等进行了一项基于 MRI 的研究，发现年轻人表情肌前侧有一突起，这一突起会随着年龄的增长逐渐变直、变短[29]。这一研究结果对于理解面部老化导致容量改变的实际意义还有待进一步证实。

4.4.4　皮肤老化

皮肤作为一层屏障具有多种防护功能，这使得皮肤在老化过程中更容易受到多方面的影响。日积月累的说话、做表情和各种累积损害都导致了皮肤老化的发生。某些行为如吸烟、过度日晒、体重大幅度变化，会损害皮肤中最重要的结构成分——胶原和弹性蛋白。成纤维细胞合成胶原功能受损，会致使真皮胶原基质破裂[30]。软组织和骨骼的退缩、老化，以及皮肤变薄、皮肤附属器减少等，均是导致多余皮肤产生的罪魁祸首。

随着年龄出现的静态纹和皮肤皱纹，在传统意义上被认为是肌肉反复收缩的结果。Pessa 等通过研究发现了一个有趣的现象：皮肤的皱纹与皮下淋巴管和淋巴管周脂肪密切相关。由紫外线等因素所引起的淋巴系统紊乱，可导致局部的炎症、瘢痕和纤维化，也正好可以解释为什么皱纹常出现在某些特定部位[31]。

4.5　面部支持韧带系统

明确面部支持韧带的作用，对于理解面部老化十分重要[32]。正是由于面部支持韧带的作用，真皮—骨膜—深筋膜之间的附着以及各个软组织间隔才可以共同发挥作用，进一步影响面部轮廓。这些支持韧带的命名一直有所变化，但对面部老化及其治疗的重要性却从未受到质疑（图 4.4）[23, 33]。

4.5.1　颞部粘连和隔膜

在颞部不存在真性的、连接真皮—骨膜或是筋膜间的支持韧带。Moss 等认为：该区域存在各种隔膜和粘连，连接深筋膜或骨膜、颞浅筋膜和帽状腱膜[1]。两种连接方式最根本的区别在于：隔膜是边—边连接，粘连是面—面连接。他们还指出，某些区域存在额外的真皮插入带和皮支持

面部支持韧带

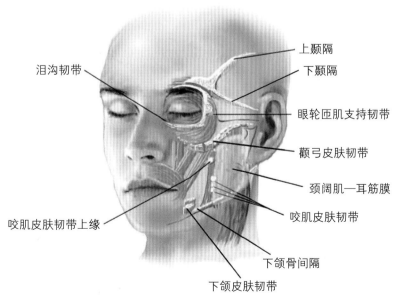

图 4.4　浅层脂肪室与周围支持韧带的关系（引自 Alghoul 和 Codner[33]）

带，作用如同连接隔膜和粘连的支持韧带。Knize 等[34]认为，在颞窝确实如 Moss 等所说，但是在额骨的下半部分不存在真皮插入带和皮支持带；同时，他们也描述了在额肌下部表面与皮肤之间的真皮插入带。

4.5.2 眶周支持韧带

眶周区域最主要的支持韧带起自眶骨缘的骨膜，止于睑颊联合处的皮肤。这一韧带也被称为眼轮匝肌支持韧带。它穿过眼轮匝肌肌纤维，然后插入真皮，是睑颊沟形成的主要原因。根据 Wong 等的报道，这条韧带起自于内眦的泪沟韧带向外侧的延续，两者共同形成了泪沟—眼轮匝肌支持韧带复合体，将睑板前间隙与颧弓前间隙和上颌骨前间隙分隔开来[4]。

4.5.3 中颊部和下颌支持韧带

颧弓支持韧带起自颧弓和颧骨体，之后插入真皮[23, 33]。起源于咬肌筋膜并且有真皮成分插入的韧带通常都是垂直排列的，分布在咬肌中段至前缘[2]。颈阔肌—耳韧带连接颈阔肌后缘与耳前皮肤的下缘[32]。

在面部老化中，下颌骨有两个重要结构需要给予格外关注：首先是下颌韧带，在下颌骨前段有真皮插入带[33]；其次是下颌隔。根据 Reece 等[9]的描述，下颌隔起自下颌骨边缘上 1 cm 处，并一直延续至下颌角。这两个结构与下颌袋脂肪室的形成密切相关。下颌隔是决定下颌袋与下颌骨边缘关系的主要结构。

4.6 面部老化的诊断

人们希望抹去岁月痕迹的愿望，是促使各种相关手术和非手术治疗方法不断问世的主要原因。通过本章的介绍，先由深到浅对各种局部结构依次评估，再整合形成一套整体的方案，会有助于提高治疗准确性，并且获得良好的术后效果。

深入理解老化面容的面部解剖，是获得自然、持久效果的基础。需要注意的是：简单地把一张充满年轻特征的脸复制到一位老年人身上，并不一定会取得最好的效果。就如 Lambros 所说的："将一个年轻人脸部的美丽特征移至一个老年人的脸上，效果可能并不尽如人意。"[20]

参考文献

［1］Moss CJ, Mendelson BC, Taylor GI. Surgical anatomy of the ligamentous attachments in the temple and periorbital regions. Plast Reconstr Surg 2000; 105: 1475-1498

［2］Mendelson BC, Muzaffar AR, Adams WP Jr. Surgical anatomy of the midcheek and malar mounds. Plast Reconstr Surg 2002; 110: 885-911

［3］Ghavami A, Pessa JE, Janis J, Khosla R, Reece EM, Rohrich RJ. The orbicularis retaining ligament of the medial orbit: closing the circle. Plast Reconstr Surg 2008; 121: 994-1001

［4］Wong CH, Hsieh MKH, Mendelson B. The tear trough ligament: anatomical basis for the tear trough deformity. Plast Reconstr Surg 2012; 129: 1392-1402

［5］Stutman RL, Codner MA. Tear trough deformity: review of anatomy and treatment options. Aesthet Surg J 2012; 32: 426-440

［6］Little JW. Volumetric perceptions in midfacial aging with altered priorities for rejuvenation. Plast Reconstr Surg 2000; 105: 252-289

［7］Rohrich RJ, Pessa JE. The fat compartments of the face: anatomy and clinical implications for cosmetic surgery. Plast Reconstr Surg 2007; 119: 2219-2231

［8］Rohrich RJ, Pessa JE, Ristow B. The youthful cheek and the deep medial fat compartment. Plast Reconstr Surg 2008; 121: 2107-2112

［9］Reece EM, Pessa JE, Rohrich RJ. The mandibular septum: anatomical observations of the jowls in aging-implications for facial rejuvenation. Plast Reconstr Surg 2008; 121: 1414-1420

［10］Ellenbogen R, Karlin JV. Visual criteria for success in restoring the youthful neck. Plast Reconstr Surg 1980; 66: 826-837

［11］Stuzin JM. MOC-PSSM CME article: face lifting. Plast Reconstr Surg 2008; 121 Suppl: 1-19

［12］de Castro CC. The anatomy of the platysma muscle.

Plast Reconstr Surg 1980; 66: 680-683

[13] Larson JD, Tierney WS, Ozturk CN, Zins JE. Defining the fat compartments in the neck: a cadaver study. Aesthet Surg J 2014; 34: 499-506

[14] Rohrich RJ, Pessa JE. The subplatysmal supramylohyoid fat. Plast Reconstr Surg 2010; 126: 589-595

[15] Connell BF, Shamoun JM. The significance of digastric muscle contouring for rejuvenation of the submental area of the face. Plast Reconstr Surg 1997; 99: 1586-1590

[16] Raveendran SS, Anthony DJ, Ion L. An anatomic basis for volumetric evaluation of the neck. Aesthet Surg J 2012; 32: 685-691

[17] Pessa JE, Slice DE, Hanz KR, Broadbent TH Jr, Rohrich RJ. Aging and the shape of the mandible. Plast Reconstr Surg 2008; 121: 196-200

[18] Rohrich RJ, Pessa JE. The retaining system of the face: histologic evaluation of the septal boundaries of the subcutaneous fat compartments. Plast Reconstr Surg 2008; 121: 1804-1809

[19] Gierloff M, Stöhring C, Buder T, Gassling V, Açil Y, Wiltfang J. Aging changes of the midfacial fat compartments: a computed tomographic study. Plast Reconstr Surg 2012; 129: 263-273

[20] Lambros V. Observations on periorbital and midface aging. Plast Reconstr Surg 2007; 120: 1367-1376, discussion 1377

[21] Wan D, Amirlak B, Giessler P et al. The differing adipocyte morphologies of deep versus superficial midfacial fat compartments: a cadaveric study. Plast Reconstr Surg 2014; 133: 615e-622e

[22] Wong CH, Mendelson B. Facial soft-tissue spaces and retaining ligaments of the midcheek: defining the premaxillary space. Plast Reconstr Surg 2013; 132: 49-56

[23] Stuzin JM, Baker TJ, Gordon HL. The relationship of the superficial and deep facial fascias: relevance to rhytidectomy and aging. Plast Reconstr Surg 1992; 89: 441-449, discussion 450-451

[24] Pessa JE. An algorithm of facial aging: verification of Lambros's theory by three-dimensional stereolithography, with reference to the pathogenesis of midfacial aging, scleral show, and the lateral suborbital trough deformity. Plast Reconstr Surg 2000; 106: 479-488, discussion 489-490

[25] Pessa JE, Zadoo VP, Yuan C et al. Concertina effect and facial aging: nonlinear aspects of youthfulness and skeletal remodeling, and why, perhaps, infants have jowls. Plast Reconstr Surg 1999; 103: 635-644

[26] Shaw RB Jr, Katzel EB,Koltz PF et al. Aging of the facial skeleton: aesthetic implications and rejuvenation strategies. Plast Reconstr Surg 2011; 127: 374-383

[27] Rohrich RJ, Pessa JE. Discussion. Aging of the facial skeleton: aesthetic implications and rejuvenation strategies. Plast Reconstr Surg 2011; 127: 384-385

[28] Pessa JE, Zadoo VP, Mutimer KL et al. Relative maxillary retrusion as a natural consequence of aging: combining skeletal and soft-tissue changes into an integrated model of midfacial aging. Plast Reconstr Surg 1998; 102: 205-212

[29] Le Louarn C, Buis J, Buthiau D. Treatment of depressor anguli oris weakening with the face recurve concept. Aesthet Surg J 2006; 26: 603-611

[30] Fisher GJ, Varani J, Voorhees JJ. Looking older: fibroblast collapse and therapeutic implications. Arch Dermatol 2008; 144: 666-672

[31] Pessa JE, Nguyen H, John GB, Scherer PE. The anatomical basis for wrinkles. Aesthet Surg J 2014; 34: 227-234

[32] Furnas DW. The retaining ligaments of the cheek. Plast Reconstr Surg 1989; 83: 11-16

[33] Alghoul M, Codner MA. Retaining ligaments of the face: review of anatomy and clinical applications. Aesthet Surg J 2013; 33: 769-782

[34] Knize DM. Anatomic concepts for brow lift procedures. Plast Reconstr Surg 2009; 124: 2118-2126

5 治疗面部老化的光电类设备

编写：Lawrence S. Bass, Jason N. Pozner　翻译：房林　校对：王太玲　张畅

5.1 引言

近年来，用光电类设备来治疗面部老化得到了快速发展，一方面是由于这些治疗恢复期短，有些甚至不需要恢复期；更重要的是因为有关面部老化治疗技术的进步和经验积累。光电技术的进步可以产生其他技术不能比拟的更多形式的组织效应和修复能力，所以对于想要成为 21 世纪面部老化治疗大师的人来说，掌握面部老化的光电治疗技术是非常有必要的。众多制造商将不同形式的能量广泛应用于许多临床设备中。这些设备既被用于临床上批准的一些适应证，也被广泛地应用于临床上尚未被批准的适应证（适应证外应用）。鉴于这些纷繁复杂的技术，本章不可能一一详细介绍每种设备，而只能阐述目前有关治疗方法和治疗原则，以及安全、有效地应用设备进行治疗的临床概念。

5.2 有关参数的忠告

在这一章节中，我们着重阐述设备所致的组织学效应，而不是仅仅列出一些设备的治疗参数。在某些情况下，这些参数是为了治疗的准确性和完整性而提出的。特定制造厂商生产的某设备的相关治疗参数是不能被照搬到其他品牌的同类设备的，即使这些设备使用了相同波长的激光或相同的治疗策略和原理。例如，掺铒钇铝石榴石点阵激光（Er:YAG）。就像肉毒毒素的每个品牌均已被美国食品与药品监督管理局（FDA）冠以独特的通用名，并被视为特有的制药方法一样，光电类设备也逐渐拥有了自己独特的能量传输方案

和不同的组织生物学效应，这都可能与其他品牌的同种产品有着明显的不同。因此，某台特定的设备往往没有其他品牌的同类替代产品，对于一台设备常用的治疗参数用在同类竞争设备上往往会导致明显的副作用或并发症。因此，对于每种临床适应证的治疗，操作者都要从设备提供商或者有使用经验的医生处获得该台设备的相关治疗参数，不可照搬其他品牌设备的常用治疗参数。

5.3 光电类设备治疗面部老化的适应证

5.3.1 皮肤适应证

光电类设备目前可以治疗多种皮肤问题。适应证包括：皮肤表面的问题，大部分是累及表皮的，如日积月累的光老化导致皮肤质地、纹理和色素的改变；皮肤真皮层的问题，主要是指一些皱纹和血管性病变。

脂溢性角化、雀斑和色素的改变，已经可以应用各种光电类设备进行治疗，均可得到外观的显著改善。

激光皮肤重建术又称激光换肤术，由于其极高的精准性和对治疗效果深度的可控性、并发症发生率低等优势，目前已成为修复皱纹的有效方法。这些重塑方法通过点阵治疗模式，从表皮的全层剥脱到真皮，并且可以不同程度地根据皱纹的深度、重度以及求美者对恢复期的接受程度来满足求美者的不同需求。通过联合治疗，新的设备往往可以达到更好的效果，恢复期更短。

在过去的十年中，非手术疗法已用于皮肤松弛的治疗。虽然美国食品与药品监督管理局

（FDA）尚未接受任何可行的皮肤"紧致"技术的术语定义，但已经许可了皮肤"提升"或面部"提升"的治疗设备。这些治疗方法在求美者的重要部位有效改善了皮肤松弛，对于相对年轻的求美者，则可以引起更强烈的皮肤创伤愈合反应，因此可获得更有效的面部年轻化效果。这些治疗方法的缺点大部分是有效性的问题，有相当一部分人群的治疗效果欠佳。因此这些治疗方法绝对无法替代面部提升手术，目前它们仅是解决临床问题的合理补充手段，也许未来会因求美者的需求和科技的进步而得到更广泛的应用。

这些设备能解决面部老化的另一个潜在原因是改善皮肤的质地和厚度，但目前这方面并没有得到广泛讨论。在进行除皱术后，求美者仍遗留有光老化、弹性组织变性等皮肤问题，而皮肤的重塑和凝固性损伤后的组织学修复效应则可以增加皮肤的厚度。组织胶原蛋白的重塑可以使皮肤胶原蛋白含量增加，排列更加有序。在皮肤重塑中，可以修复部分光化的皮肤，上调各种细胞因子和酶。例如，基础实验已证实，热效应和低能量光效应可上调基质金属蛋白酶，但这一改变的临床意义目前尚不明确。这些改变显著改善了皮肤，使得皮肤年轻化，但其机理仍不十分清楚。

最后，这些设备还可用于减轻手术后的症状，如水肿、瘀斑、红斑、增生性瘢痕，并有助于瘢痕的消退。外科医生很少应用这些设备，部分原因是这些技术缺乏宣传，另一部分原因是经济问题。应用这些设备治疗会无形中增加术后护理的开销。还有些设备可以促进部分促血管生长因子的表达，达到加速创伤愈合的目的，有助于降低皮瓣坏死的发生率[1]。

5.4 能量的类型

设备传输各种形式的能量可产生以上不同类型的治疗效果。光能和射频是最常见的，二者既可以单独使用也可以联合应用；超声和其他类型的能量也用于临床。基于光能的设备可分为传输单一波长和一段波长的两种，如强脉冲光（IPL）。这些设备的光学原理和作用机制不在本章赘述，但是理解设备发射的能量参数和相应的生物学效应，对安全、有效地使用这些设备是十分必要的。

5.5 能量产生的组织生物学效应

虽然有关这方面的讨论超出了本章节的范畴，但有些概念对理解每台设备所产生的组织生物学效应是必要的。光电类设备，特别是激光，在组织中可产生无与伦比的精准的生物学效应；但是治疗者需要很好地把控这种精准性，否则错误的参数设置将影响精准治疗。目前有一些新型设备，可以根据设备产生的组织生物学效应和深度来设置参数，这些设备已经取代那些仅可设置能量参数本身的设备，这样可以更直观地调控每次治疗。根据参数的选择和设备的配置，医生基本上可以确定组织生物学效应产生的面积、形状、深度、间距和峰值温度。与单纯以光热效应为作用机制的设备相比，低能量光治疗更能激活多种生物旁路而发挥更多效应。这种诱导治疗的机制及其临床意义，目前还是一个值得争论的问题。下述文章侧重于阐述光与组织的相互作用，因为这一机制涉及的临床设备最多；对于其他形式的能量来说，虽然其工作原理略有不同，但是也有类似的作用。

各种波长的光都会被人体的不同组织或多或少地吸收，组织中色素和发色基团的量决定了组织对光的吸收程度。现代光疗的工作原理是通过靶组织中的特定色基（如水、血红蛋白、黑色素等）对选择性波长的高吸收系数来实现的。当组织暴露于高强度光照下，能量优先被目标色基吸收并转化为热能，而热能可以在靶组织和靶结构中产生热凝固和汽化效应（如扩张的毛细血管或日光性色斑）。这个过程取决于能量输入的强度、激光脉冲的持续时间以及对光的吸收程度。现代激光治疗以短脉冲的形式输出，这样可以将热量限制在暴露区域的靶结构范围内，尽可能减少向周围组织的弥散（减少对外围组织的损伤）。这个暴露区域取决于光能穿透的深度以及光斑的大小。穿透的深度取决于波长、皮肤组织中的色基数量和色基所在的深度。例如，黑色素主要分布在皮肤的表浅层面——表皮中，而真皮中含量较少，它可以吸收一定波长的光。虽然表皮和真皮中含有的血红蛋白较少，但其下方的血管可吸收大量波长在血红蛋白吸收峰值的光。光在一个吸收介质中的穿透深度也取决于色基的浓度，色基越多，吸收率越高，穿透率越低。若要产生限制性的热效应，光的脉宽必须小于组织的热弛豫时间（thermal relaxation time，TRT：是指色基吸收激光能量后，温度下降50%所需的时间），并且脉冲间歇要足够长，否则就会因热量积累或扩散而产生伤害。

在激光皮肤重建术中，皮肤中细胞内、外的水分吸收脉冲激光，并被加热至汽化。在水分沸腾的区域就会形成一个特定形状的汽化坑，产生的蒸汽会烧灼组织表面。围绕汽化坑是一条坏死组织区带，或者也可以称为不可逆的热改变区域。这些坏死组织会脱落或被机体清除。围绕坏死组织区带的是组织热变性区，被称为可逆性的热改变区域。在这个区域中细胞可能有损伤，但是没有死亡，部分蛋白或细胞外基质成分可能会发生热改变（热变性）。组织重塑会发生在这一区域，不同的细胞因子会被释放。这一重塑的效果大致经历数月[2]。组织的清除和重塑效应都是临床效果最优化的重要因素（图 5.1）。当前新兴的设备可通过软硬件的配置在组织汽化坑附近或面部治疗区域实现热损伤和热坏死效应之间最大限度的灵活匹配，从而达到面部年轻化的效果。

5.6 能量方案

本章重点阐述光电类设备在改善某些面部老

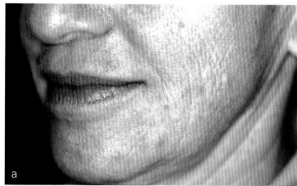
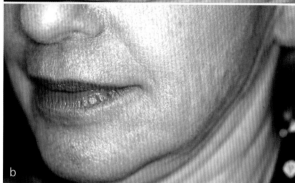
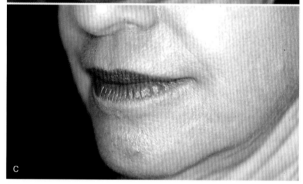

图 5.1　53 岁女性口周和颊部的中度皱纹，经过 3 次 14 J/cm² Er:YAG 激光治疗。（a）治疗前。（b）治疗后 14 天。（c）治疗后 6 个月。通过（b）和（c）比较可见，面部皮肤光滑度有很明显的改善，这就是皮肤重塑的结果

化问题的临床治疗方法或组织效应，主要是同类技术的比较和操作，也将重点强调不同设备的组织生物学效应，这将会更加利于理解未来光电治疗技术的变革和需求。

5.6.1　组织的光热、汽化作用：皮肤重建术

皮肤重建术包括去除表皮、表皮及部分真

皮，去除往往在组织汽化的一瞬间发生，并伴有不同程度的可调节的热效应。这种汽化效应留下的开放性创口需要一段时间才能恢复。即使能量并不是全都作用到视野下的治疗区域，但在临床上，治疗区域是获得了一个潜在的全视野的融合治疗，这被称为"全范围剥脱"的激光治疗（简称"全剥脱"治疗）。伤口基底部的凝固组织会脱落，治疗区域内的皮肤附属器如汗腺和毛囊的细胞会迁移并重新形成表皮。另外一种治疗方法是点阵模式，这种模式是指激光以多个排列有序的小光柱发射，在组织中产生多个的微凝固或汽化的小区域，这些微小作用区域间隔正常组织。在这个治疗模式中，15%~40%（也可以达到70%）的区域均可以在这种点阵模式下得到治疗。每个点阵的光柱直径为 100~150 μm，间隔以充足的正常组织。这些创口的生理性愈合与"全剥脱"治疗的愈合过程不同。激光的作用深度可达至少 300 μm，有时甚至可达到 1.5~3.0 mm。"全剥脱"治疗如果作用到这个深度一定会产生瘢痕，点阵模式则相对更加安全，这就比"全剥脱"治疗更具优势。其愈合修复细胞主要来自周边间隔的正常组织。通过点阵模式产生的热凝固损伤（如非剥脱点阵激光）也可以起到重塑皮肤的效果，通过表皮移行和去除皮屑，可以达到重建全层表皮和去除热凝固部分真皮组织的目的。通常，与剥脱皮肤重建术相比，非剥脱皮肤重建术往往需要的治疗次数更多，但两者也具有很多相似之处。虽然非剥脱性治疗没有开放性创口，但求美者在治疗后皮肤仍旧会出现水肿或红斑并持续数天，同时也需要 2~3 周的时间作为恢复期。

适应证

激光皮肤重建术主要是用于皱纹的治疗，并逐渐替代了化学剥脱术和皮肤磨削术。我们坚信激光皮肤重建术是可以量化所有皮肤重建术的金标准，也是最好的治疗方法。其组织效应的准确性和可重复性是任何其他治疗不可比拟的，特别

是在并发症发生率方面。相对于其他治疗方法，掌握和学习激光皮肤重建术并达到精通的水平并不是很难。掌握激光皮肤重建术可以让外科医生根据皱纹严重程度的不同有针对性地进行一系列治疗，这对面部年轻化的治疗是必要的手段。虽然进行面部提拉或悬吊的整形术对颊部皱纹会有所改善，但面部整形术结合激光皮肤重建术还可以减轻口周和眶周的皱纹。因此，激光皮肤重建术对于这些区域的治疗还是有必要的。

激光皮肤重建术的第二个优点是改善皮肤质地和清除表面色素（如脂溢性角化）。非剥脱点阵激光还可以减轻红斑，包括玫瑰痤疮和术后发红的瘢痕。剥脱和非剥脱点阵激光皮肤重建术均可以治疗术后瘢痕和增生性瘢痕。虽然积极进行激光皮肤重建术可以观察到轻度的皮肤收紧作用，但我们并不认为治疗皮肤松弛是该方法的适应证。如果考虑需要一种非手术的方法治疗皮肤松弛，该设备也需要通过FDA的许可后才能应用。

技术概述

所有用于皮肤重建的激光都以细胞内和细胞外的水作为靶基。如上所述，全剥脱激光设备可以去除治疗区域的 100% 的皮肤表面，而点阵设备是通过序列排列的点状热损伤来治疗部分皮肤表面的。用于剥脱皮肤重建术的激光主要有：铒激光（Er:YAG，波长 2 940 nm）和二氧化碳激光（CO_2，波长 10 600 nm）。主要区别在于不同激光的波长不同，其对水的吸收率也不同。CO_2 激光对水的吸收率相对较低，可以产生剥脱和热凝固的混合热效应。铒激光主要产生剥脱效应（图5.2），也可以使用剥脱脉冲紧跟"亚剥脱脉冲"的一串脉冲序列来产生不同程度的热效应。第三种激光是钇钪镓石榴石激光（YSGG，波长 2 790 nm），对水的吸收率介于 CO_2 激光和铒激光之间。过去对于 CO_2 激光有效还是铒激光有效存在争论。与波长相比，激光的作用深度是事关有效性和愈合时间的更为重要的指标。

点阵激光皮肤重建术最初采用非剥脱激光，其波长较多（1 550 nm、1 440 nm、1 470 nm 等）（图 5.2b），之后又很快出现了剥脱点阵激光，如铒激光（图 5.2c）、CO_2 点阵激光和钇钪镓石榴石激光。最近，一种新的设备是在一个目标光斑中可以同时产生剥脱和非剥脱效果的混合治疗模式，可使设备的有效性最大化并缩短愈合时间。

临床治疗

应用激光皮肤重建术时，对于恢复期短、作用表浅的治疗可以用表面麻醉剂涂抹来达到表面镇痛麻醉的效果；如果作用层次较深，则可以辅以静脉镇静或者全麻，同时还可以与面部整形术同时进行。治疗取决于光老化和皱纹的严重程度，以及求美者对于恢复期的耐受度。例如，多次表浅的治疗效果可以等同于一次较深的治疗效果。理论上，激光的种类和作用深度的选择可能令人困惑，但在临床实际使用中会有一些简单的模式。如果求美者的皱纹很深且比较固定（特别是眼周或口周），最好选择深层皮肤重建治疗（图 5.3，图 5.4）。表浅或深层皮肤重建术会导致皮肤质地和皮肤色泽的改善，但多数求美者会选择恢复时间短的表浅全剥脱皮肤重建术，或多次的点阵模式治疗。非剥脱点阵设备需要更多的治疗次数（图 5.5），而剥脱点阵或者混合治疗模式会比单纯的非剥脱点阵治疗更有效（但也需要更长的恢复时间）。非剥脱点阵治疗设备根据适应证的不同，如早期的皱纹、手术瘢痕、色素性或血管性皮肤病变等，来设置不同的治疗参数[3]。

激光皮肤重建术可以与面部整形术或其他面部手术同时进行。眶周和口周的激光皮肤重建术较常见，如之前的化学剥脱术一样，可与手术同时进行。为了保障愈合并且减少并发症，全脸治疗时需要调整，这在临床是很常见的。治疗后需要外涂油膏并且清洗治疗区域，也许不需要应用弹力绷带包扎。皮瓣的未剥离区，包括前额，均可以积极采用全剥脱皮肤重建术进行治疗。皮瓣的剥离区域通常可以用点阵皮肤重建术来治疗，治疗范围止于皮瓣边缘 2 cm 以内。颈部区域的皮肤附属器仅为面部的 1/1 000，所以在进行全剥脱治疗时要格外谨慎和小心，并且不要联合手术的剥离。对于求美者来说，设置合适的颈部点阵模

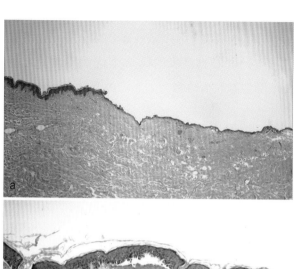
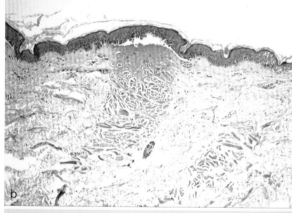
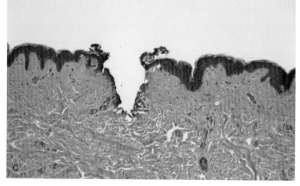

图 5.2 （a）全剥脱铒激光，一个很清洁的创口伴全层表皮的脱落而几乎没有热凝块。（b）非剥脱点阵激光，贯穿表皮和真皮的均质嗜酸细胞热凝固带，这些组织会逐渐被去除并被替代。（c）剥脱点阵激光，一个汽化坑周边围绕部分热凝固带

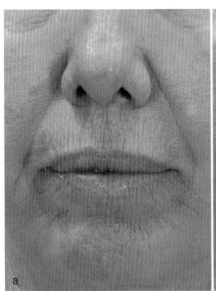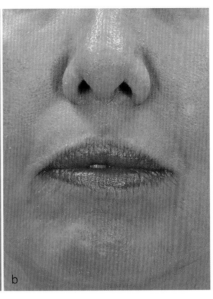

图 5.3　全剥脱模式的铒激光对口周皱纹有显著改善作用。（a）治疗前。（b）治疗 1 年后

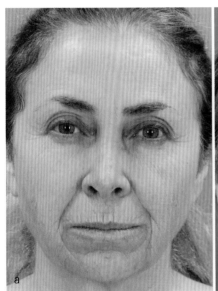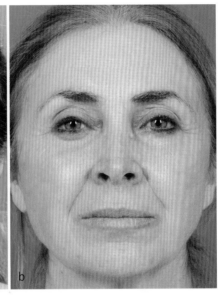

图 5.4　全剥脱模式的铒激光皮肤重建术对光老化口周的皱纹有显著改善作用，同时还轻微改善了皮肤的松弛。（a）治疗前。（b）治疗 1 年后

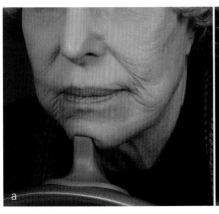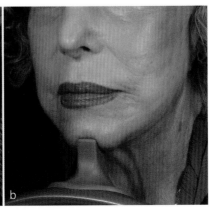

图 5.5　80 岁女性皮肤松弛伴皱纹，经过一年四次的非剥脱点阵激光的序列治疗（1 550 nm），皱纹和皮肤松弛均有所改善。（a）治疗前。（b）第一次治疗后 30 个月（最后一次治疗后 9 个月）

式的治疗参数和中等密度的治疗（不要选择点阵密度或者覆盖百分比的上限）可很好地耐受。

围术期管理

求美者往往被告知在做激光皮肤重建术前的几天最好停止外涂维甲酸类药物。治疗前 4~6 周应用维甲酸或羟基乙酸去角质，可加快皮肤的新旧更迭，这样可以使深度的激光皮肤重建术能够更快地恢复，缩短愈合时间。但这并不是点阵或表浅激光皮肤重建手术前所必需的。在很大程度上，治疗前涂抹氢醌乳膏可以降低治疗区域色素沉着的发生率的观点也不常见了。

所有的求美者都应接受口服抗病毒药物治疗。即使是日常的普通接触，如与处于疱疹病毒活动期患者握手都可能导致病毒感染而波及整个治疗区域。经典的预防性应用抗病毒药物可在激光治疗前一天开始，所用的剂量和服药的频率都低于病毒感染活动期的治疗。一天三次口服阿昔洛韦 800 mg 和一天两次口服泛昔洛韦 500 mg 是常用的两种预防性治疗方法。此后要持续口服到激光治疗后 10 天。激光治疗后上皮化愈合期间对疱疹病毒易感性增加。对于有唇疱疹病史且一年内发病 2 次以上的求美者，应在治疗前 3 天开始预防性治疗，并服用更大的药物剂量。

行表浅的激光皮肤重建术时，通过外涂表面麻醉乳膏或凝胶就可以起到很好的镇痛效果，深层的皮肤重建术可以辅以口服的镇静 / 镇痛剂（在笔者的临床实践中，往往采用治疗前 1 小时口服阿普唑仑 1 mg 和氢可酮 7.5 mg/ 对乙酰氨基 300 mg）结合表面麻醉剂及减压玩具。不论是单纯的激光皮肤重建治疗，还是激光治疗联合面部除皱及其他外科手术同时进行，我们都强烈建议深层的皮肤重建术应采用静脉镇静或者全麻的方式。因为大部分的整形外科医生的工作间都可以支持静脉镇静麻醉，所以激光皮肤重建术应采用一种可以让求美者轻松愉快的方式进行。

通常采用凡士林或者硫糖铝软膏封包治疗后区域，并且每日用稀释的含醋溶液或者清水清洗直至治疗区域上皮化。表浅的皮肤重建术可以不必如此清洗。完善的术后护理对于良好的恢复是十分必要的。术后要经常随访，观察治疗区域，如果伤口愈合不良或者出现感染应尽早治疗。

即使进行了合理的预防性抗病毒治疗，真菌或疱疹感染在治疗后也偶会出现。开放性创口在正常护理的情况下细菌感染发生率虽低，但还是存在的。培养结果可以指导最终的治疗，但在临床实践中，首先应该立即开始经验性治疗，这往往会在得到进一步检测结果之前就解决问题。感染的致病菌往往是酵母菌属、金黄色葡萄球菌和假单胞菌属。口服氟康唑会很快解决酵母菌属感染的问题。

激光皮肤重建术后的创口感染与愈合的并发症（如早期的瘢痕增生）与传统手术不同。识别高度怀疑的感染是很必要的。任何疼痛加重、上皮化前创口裂开以及伤口愈合延迟都可能是感染的前兆。早期增生性改变外观就像是一个个纽扣样硬结，多在治疗后 14~21 天出现。早期积极用高效力的类固醇、脉冲染料激光或两者结合，可以有效避免增生性瘢痕的产生。本章已经讨论了很多护理细节，更多的术后并发症不在本章赘述[4, 5]。

治疗效果

全剥脱铒激光皮肤重建术作用可以非常表浅，也可以根据参数的设置达到不同层次的治疗深度，但要保证该深度的愈合过程是求美者可以接受的，并且与目前皱纹的深度相符[6, 7]。虽然 CO_2 激光皮肤重建术可通过强度来调整治疗范围，但受限于最小的热凝固带，所以靠强度来调整范围是有限的。目前，铒激光与二氧化碳激光相比，在不同的治疗深度上更能产生不同程度的剥脱与热凝固的混合效应，介于完全剥脱效应与比例很高的热凝效应之间。

许多半侧脸自身对照研究报道了对这两种激光的比较。Ross 等报道了 13 例半脸对照全剥脱铒激光和 CO_2 激光的研究[8]。该研究设置的两种激光参数产生相同程度的组织生物学效应（深度、剥脱和热效应比例），治疗后取活检分析。结果发现，不论是临床上的皱纹改善程度还是治疗后 6 个月之内的组织学变化，除铒激光产生了更多的红斑以外，二者效果基本相同。

在另外一项包含 28 例求美者的半脸自身对照点阵模式比较的研究中，Karsai 等分别设置了两种激光的参数以使愈合时间相同[9]，采用客观和主观的方法分别评价了治疗后皱纹的改善程度。结果显示，铒激光和 CO_2 激光在改善皱纹方面的差异无统计学意义；求美者在铒激光治疗后 3 天内有更明显的不适感，而 CO_2 激光在愈合后期更容易出现水肿、红斑和色素沉着，并且该差异有统计学意义。

5.6.2　破坏靶组织的光热效应：色素性病损和血管性病损

概　述

治疗血管疾病的激光器是第一批广泛应用于临床的激光器。这些设备的靶色基是血红蛋白及其衍生物。脉冲染料激光是治疗血管性病损最常用的激光之一，波长为 585~595 nm，设备的冷却系统可以保护治疗区域表面的皮肤。临床实践中，用于治疗血管性病损的其他激光还有波长在 1 064 nm 和 532 nm 的掺铒钇铝石榴石激光（Er:YAG）激光。一些好的激光设备制造商在包括美国在内的全球范围内均有治疗血管性病损的激光设备销售。

光子嫩肤（IPL）设备也可用于治疗血管性病损。这些设备使用闪光灯发出强大的脉冲光，可以将一定范围波长的光滤出并用于治疗。治疗更深层次的病损时，通过接触性冷却来保护表皮。目前的设备较早期设备已经有了很大的改进。最新的设备非常可靠，可以在一台设备上进行多种病损的治疗，是更为经济的选择。

临床治疗

这是一个很广泛的话题，有相当多的临床治疗方法可以讨论，下面我们主要探讨与面部老化相关的治疗。

血管性病损的激光治疗一直是皮肤科和整形外科临床激光治疗的主要方向，多用于成人或儿童鲜红斑痣、血管瘤和其他血管畸形的治疗。这些设备使得对这些疾病的治疗产生了革命性的改变，并改善了很多求美者的生活。单纯的血管病变如面部静脉和静脉湖可以很容易通过此类激光进行治疗。下肢静脉曲张血流较大，也推荐激光治疗与硬化剂疗法相结合。

IPL 或广谱光治疗是面部色素性和血管性病变的经典治疗方法（图 5.6）。脂溢性角化和皮肤色泽的改变是面部色素性老化最突出的表现（前胸和手部也存在）。玫瑰痤疮、毛细血管扩张和静脉湖是血管性改变的表现，这些均可以用 IPL 或治疗血管性病损的激光进行治疗。治疗一般需要 2~3 次，但是几乎不需要停工来恢复。

围术期管理

接受血管性病损的激光治疗和光子治疗求美者很容易护理。术前无特殊注意事项。通常 2~3 次治疗为一个疗程，疗程间隔 2~6 周。治疗过程中基本无不适，通常无须麻醉辅助或者外敷表面麻醉剂。治疗后数小时或几天内皮肤会出现红肿。病损可能会出现暂时的颜色加深，直到机体将凝固的血红蛋白清除。

5.6.3　组织重塑的光热效应：皮肤的提升和紧致技术

技术概述

超声、射频和光均可以在真皮和皮下组织交界处产生可控的热效应区域。当这些区域被外源

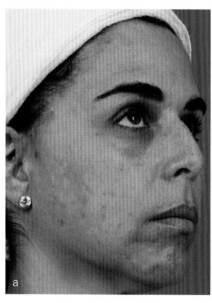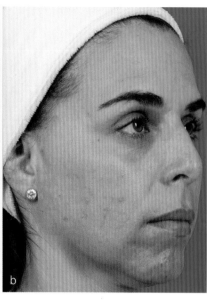

图 5.6 脂溢性角化、粗糙的皮肤质地、轻度的血管性病变均在 4 次 IPL/广谱光治疗后得以改善。(a)治疗前。(b)治疗 1 年后

加热时，会产生胶原沉积，皮肤的厚度和紧实度都会提高。这些改变可以改善面部老化，收紧皮肤。提拉或者紧致等词汇经常用于形容这些设备的治疗效果，但到目前为止，仅有微聚焦超声波技术通过了美国FDA的许可，可用于面部提升(图5.7，图5.8)。目前，尚无 FDA 许可的可用于皮肤紧致的治疗设备。

所有设备均通过经皮的能量传导产生热效应，都依赖求美者本身的机体产生胶原和重塑来达到一定的临床效果。组织愈合和重塑往往需要数月的时间。最需要面部提升的求美者往往皮肤生成胶原和重塑的能力最差。即使在很健康、状态很好的求美者中，也不乏一定数量的人对治疗反应不佳和效果不明显。对于这类求美者，目前还没有界定的标准，导致该类治疗的效果就像赌博一样，具有一定的不确定性。在治疗的选择上，应就每种治疗技术的优劣性都开诚布公地与求美者进行讨论。优点包括无须麻醉、没有恢复期和手术瘢痕。缺点包括治疗效果有限、维持时间短，以及还存在一定比例的无效的可能性。由于临床效果存在一定不确定性，与手术效果和求美者的期望值相比，治疗的改善是有限的，但这些设备仍在治疗早期面部皮肤松垂方面发挥着关键且越来越重要的作用。

射频设备不是靠激光和光来产能的设备，而是靠射频谱发射能量。这些设备既可以非侵入性地使用，通过产热来达到皮肤的紧致效果；也可以通过排成阵列的针进行侵入性治疗，在真皮内或真皮下产生热效应。市场上众多的射频类设备可分为单极型、双极型或多极型，可以产生皮肤全视野或者局部点阵的效果。许多设备在小的方面做了一些改进，对市场上这些设备进行一一评论几乎不可能。有一些设备具有独特的创新技术或者在操作性和有效性方面积累了更多的临床数据，除了皮肤松弛以外的，还可以用于如痤疮、瘢痕、皱纹等其他方面的治疗。

最初用于面部皮肤松弛治疗的设备是单极射频设备[10]。用该设备治疗面部皮肤松弛大概积累了十年的经验，通过一个导电的手柄，以印章模式在全视野内的真皮和皮下组织交界处产生热效应。多极射频是利用组织中的阻抗在面部靶区的同一深度产生高热效应来完成治疗的。还有的射频设备是通过带有传导头的长绝缘针刺入皮下对目标组织加热，同时耦合外部的热成像系统，

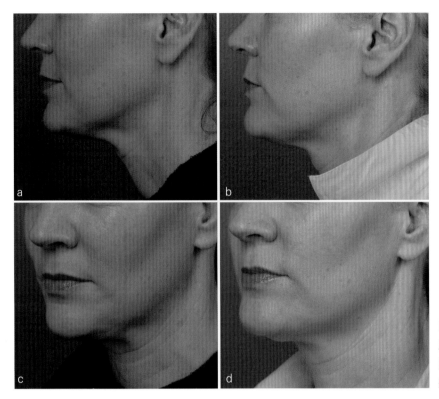

图 5.7　56 岁女性，轻度的颏下和中度的下颌缘组织松弛。单纯采用双层深度的微聚焦超声治疗。（a，c）治疗前和（b，d）治疗后 8 个月

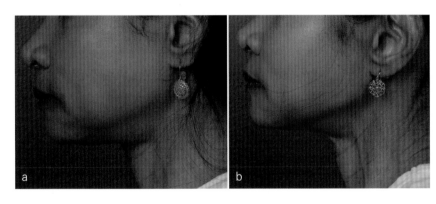

图 5.8　56 岁女性，皮肤松弛得到轻度改善。接受双层深度的微聚焦超声治疗，一年两次，持续 3 年。（a）治疗前和（b）治疗后 3 年零 3 个月（最后一次治疗后 13 个月）

来监测目标组织不会因为过热而导致副损伤[11]。该技术还可以对神经进行射频消融来改善眉间纹，有效时间可以维持 18 个月。与肉毒毒素注射相比，该方法需要一定的恢复期，操作过程的舒适度略有不足[12]。但相比基于动物实验或者小众人群得出固定参数的设备而言，这种具有反馈装置的射频设备的确是一种治疗上的进步。

　　侵入性激光和射频设备均有不同程度的反馈控制机制，通常可与吸脂手术、面部提升术、皮肤松弛矫正术同时进行[13]。激光纤维于皮肤下层走行，激光作用于皮下脂肪、真皮深层和纤维间隔产生热效应。完成显露后注入液体使局部膨胀，随后进行抽脂。有时会在抽吸后重复激光显露步骤，以使能量集中于皮肤和结缔组织。该治疗适用于皮肤质地好但有一定松弛，并且皮下有过多脂肪堆积的求美者。

　　目前使用最广泛的减轻面部皮肤松弛的光基设备利用了红外光的产热效应。类似强脉冲光

（IPL），也是应用多波长的红外光照射组织从而使其发热，产生热效应。

微聚焦超声是在皮下特定的深度形成点线状排列的点阵样热效应。使用的超声换能器可以同时对目标区域进行诊断性超声成像。治疗的深度分别为 1.5 mm（真皮和皮下组织的交接处）、3 mm（皮下组织层）和 4.5 mm（颈阔肌和 SMAS 层），并可行良好的超声成像。面神经由于太细小而不可见，所以治疗时应避开面神经走行区。

目前，有一个新的趋势就是使用有 / 无能量介导的微针来进行面部年轻化的微创治疗。微针的长度可调，介导的往往是射频能量。热效应区域类似微聚焦超声。

非侵入性面部紧致的治疗往往适用于有皮肤松弛但尚未准备好接受手术治疗的求美者。年轻求美者的效果会更好，而皮肤缺乏胶原、弹性很差的求美者治疗效果往往很差。这些仪器往往也用于面部整形术后，以改善皮肤的质地。

临床治疗

非侵入性治疗开始前经常会给求美者口服镇静、镇痛药物，如之前描述的激光皮肤重建术一样。治疗室里有空调会使求美者更加舒适。表面麻醉并不是必需的，往往用于治疗层次较深时。一些治疗（如多极射频）并没有什么不适，但是有些治疗还是会引起灼烧和刺痛的感觉，应给予合理的处理，让过程尽可能舒适。治疗后，皮肤外观正常，求美者可以立即恢复全部活动。之后，仅在触碰治疗区皮肤时有一些不适感。这些操作可以由医师完成，也可以委托有资格的技术人员操作，取决于各地法规的不同。

侵入性的微创治疗如有射频介入的微针治疗，恢复期常需要数天，会在治疗区域遗留针眼、红斑、水肿和瘀斑等。

围术期管理

此类治疗在治疗前后均无须特殊的准备和处理。皮肤的紧致会在数月后出现。有些治疗提供者往往要等到疗效显现后再考虑是否需要其他治疗，另外一些操作者会在第一次治疗的恢复期内进行重复治疗，认为这样可以达到一个阶梯式的累积效果。这种治疗的策略是否有效目前尚不清楚。

以往的治疗经验已经提示了一些普遍的原理：多次治疗会产生更好的效果；低能量的多次治疗的效果要优于高能量的单次治疗；反应不理想的求美者再次治疗的效果也不会好；对于那些反应不好的求美者，应停止进行接下来的所有无创或者微创的皮肤松弛治疗，着重考虑其他治疗方法。射频治疗技术的早期经验就已阐述了这些普遍的规律。试图通过提高单次治疗的能量来提高治疗有效性的做法是不可取的，因为这样会显著提高并发症的发生率。低能量多次治疗不仅可以大大改善治疗的效果，还可以降低并发症的发生率。

这些规律与我们所了解的治疗机理是互相印证的。虽然求美者都希望在一次治疗后就获得显著的效果，但这与非侵入性皮肤松垂治疗的生物学机制是相悖的。年龄较大、皮肤生物活性较差的求美者需要多次治疗才能有改善。虽然这些治疗效果有可能会随着治疗次数的增加而继续改善，但是到底有多少胶原会发生重塑仍然未知。部分治疗效果不好的求美者也可能是由于这方面的原因。很多学者建议每年或者每半年做低能量治疗以延缓皮肤松弛，而不是对现有的皮肤松弛进行治疗。在美国，治疗的成本和有效性是求美者考虑的重点，虽然目前这些方法在美国已不再风靡，但其治疗的理念还是很有借鉴意义的。

治疗效果

许多射频仪器没有关于皮肤提升、紧致的客观数据。它们经常用一些模糊的术语来进行宣传，如面部年轻化等。

单极射频被用于提眉和减轻下颌的松弛。Nanni 等的半脸对照研究表明，单极射频可在 3

个月内使眉提升 2.4 mm[14]。Alster 和 Tanzi 对
50 例病例进行了研究，采用 3 位评估者盲法评价，
结论认为单极射频在多数求美者中对下颌和颈部
区域组织松弛度的改善具有显著的疗效[10]。

　　3 位评估者采用盲法评价微聚焦超声，研究
表明，在治疗后的 90 天，86% 的求美者均出现
了显著的眉提升，平均提升的高度为 1.7 mm[15]。
回顾性研究分析了 103 例多层次全面部微聚焦超
声治疗的求美者，3 位评估者采用盲法进行评估，
结论认为治疗 90 天后 58.1% 的求美者有所改善；
侧位观对颏下区域的颈部皮肤进行定量评估，发
现这一比例为 63.6%[16]。该研究结果表明，体
重指数（BMI）小于 30 的求美者改善较佳，而较
重（BMI 较大）求美者的治疗效果不十分理想。

5.6.4　非热能的光学治疗：低能量激光疗法（生物刺激作用）

　　细胞对于特定波长的低能量（非热能）光照
会产生各种各样的生物反应。几十年来，许多研
究通过不同种类的细胞证实了这种面部年轻化能
量治疗的效果，其作用机制是通过多种细胞因子
和生长因子的表达来改变细胞的代谢。基于这些
观察，部分相关临床治疗设备已经在医疗市场上
占有了一席之地。更多这方面的数据仍在积累，
将在未来带来更广阔的临床应用前景。

技术概述

　　各种各样的半导体或半导体阵列设备可以发
射一种或者多种波长的光，可以用于治疗痤疮、
面部老化，或者产生其他的生物学调控作用[17]。

临床治疗

　　最新的数据显示，定期做光子嫩肤治疗，随
着时间推移，会有助于面部年轻化的修复 RNA
的表达[17]。这种定期治疗产生年轻化的作用机
制目前还不清楚，因为深入研究这一现象存在着
一定困难。

5.7　小结

　　光电类仪器治疗面部老化在目前的面部年
轻化治疗中发挥着重要作用。与能接受面部年轻
化手术的求美者相比，能够接受至少一种或者多
种、多次的面部年轻化光电治疗的求美者所占的
百分比更高。光电类治疗可以在术前或术后进
行，会对求美者随后数十年的生活产生深刻影响。
2013 年，非手术治疗占 1 100 万例美容治疗病例的
83.5%[18]。1997 年以来，非手术治疗量逐步增长
至手术治疗量的 5 倍以上，而且随着技术的改进，
这一差距还会继续扩大。

　　目前，光电治疗是老化性色素改变和散发性
血管病变（如毛细血管扩张症）的主要治疗方法。
玫瑰痤疮往往可以通过光电治疗得到有效控制，
但要想持续改善，药物治疗则发挥着更重要的作
用。目前，对于皱纹的治疗存在很多新、老方法，
其中光电治疗是目前最精准、可重复性最强的方
法。填充材料无法完全、长时间、深度去除广泛
分布的皱纹，但这通常可以通过光电治疗来实现。
尽管一些比较老的光电设备也可以控制治疗的深
度和创口的愈合时间，但此类治疗仍有较高的并
发症发生率，因此操作者具有纯熟的技术和丰富
的经验仍然很重要。

　　光电设备可以在短时间内快速改善皮肤质地
和厚度。虽然相同的效果也可以通过药物治疗来
达到，但改善幅度大、速度快的特点仍旧使光电
治疗发挥着重要的治疗作用。

　　与手术治疗相比，用于面部年轻化非手术治
疗的光电设备的技术改进和可预测性的提升空间
比较小。面部整形术仍是矫正面部皮肤松垂的金
标准，未来可能依然如此。非手术治疗对于那些
处于面部老化初期，还不需要手术的求美者，发
挥了主要作用，而且这些治疗还有一定预防老化
的作用。每年定期、规律的非手术治疗，可以在
很大程度上推迟面部手术治疗的时间，维持相对

年轻的外观，否则皮肤将会随着时间的推移而越来越松弛。由于开展这方面的研究存在一定的困难，所以目前相关证据还不多，但这样的治疗在部分国家很常见。在美国，求美者的需求和制造厂商的商业运作模式都更注重通过单次治疗或者尽可能少的治疗次数就能产生显著效果的方法。

那些做过面部提升手术但后期仍需要一些小修整治疗的求美者，如果光电治疗效果不错的话，也可以选择非手术的面部年轻化治疗。如果求美者的状况目前还不太稳定，不适合做手术的话，也可以选择光电治疗作为一种保守的替代疗法，但改善程度仍然有限。同样，那些对手术和术后恢复时间有顾虑的求美者，一样可以保守地选择光电治疗进行替代。虽然目前非手术治疗的改善程度有限，但是效果是毋庸置疑的，而且正在发生革命性变化。部分非手术的面部年轻化技术仍存在相当多的未探索的治疗参数和策略，可能会大幅度地改善临床效果，明显增加就诊求美者的数量。这些技术在面部年轻化治疗中发挥着越来越重要的作用。

随着对光电治疗的需求日益增大，我们将会更加详细地研究和了解其适应证和生物学效应，可以通过客观的检测手段来识别部分效果不好的求美者，并且能够更准确地阐述合适的治疗间期、愈合时长等，以避免并发症的发生。鉴于多数光电治疗都是可重复的，与手术一样，治疗的频率和次数也应该有一定的限制。与手术相比，该类治疗的次数在求美者人群中差异会更加显著。随着越来越多的求美者选择面部除皱手术，外科医生目前只是开始认识到过度重复的光电或者填充治疗所产生的后果。未来，外科医生会越来越多地将手术治疗和光电治疗相结合，来改善组织的血运，加速愈合，减少术后并发症的发生。正如将光电治疗和药物、生物或细胞干预治疗相结合一样，彼此可以产生潜在的协同效应，在临床效果上达到超越单一疗法的效果。

参考文献

[1] Krokowicz L, Cwykiel J, Klimczak A, Mielniczuk M, Siemionow M. Pulsed acoustic cellular treatment induces expression of proangiogenic factors and chemokines in muscle flaps. J Trauma 2010; 69: 1448-1456

[2] Seckel BR, Younai S, Wang KK. Skin tightening effects of the ultrapulse CO_2 laser. Plast Reconstr Surg 1998; 102: 872-877

[3] Sherling M, Friedman PM, Adrian R et al. Consensus recommendations on the use of an erbium-doped 1,550-nm fractionated laser and its applications in dermatologic laser surgery. Dermatol Surg 2010; 36: 461-469

[4] Alster TS. Cutaneous resurfacing with CO_2 and erbium:YAG lasers: preoperative, intraoperative, and postoperative considerations. Plast Reconstr Surg 1999; 103: 619-634

[5] Weinstein C, Ramirez OM, Pozner JN. Postoperative care following CO_2 laser resurfacing: avoiding pitfalls. Plast Reconstr Surg 1997; 100: 1855-1866

[6] Bass LS. Erbium:YAG laser skin resurfacing: preliminary clinical evaluation. Ann Plast Surg 1998; 40:328-334

[7] Zachary CB. Modulating the Er:YAG laser. Lasers Surg Med 2000; 26: 223-226

[8] Ross EV, Miller C, Meehan K et al. One-pass CO_2 versus multiple-pass Er:YAG laser resurfacing in the treatment of rhytides: a comparison side-by-side study of pulsed CO_2 and Er:YAG lasers. Dermatol Surg 2001; 27: 709-715

[9] Karsai S, Czarnecka A, Jünger M, Raulin C. Ablative fractional lasers (CO(2) and Er:YAG): a randomized controlled double-blind split-face trial of the treatment of peri-orbital rhytides. Lasers Surg Med 2010; 42: 160-167

[10] Alster TS, Tanzi E. Improvement of neck and cheek laxity with a nonablative radiofrequency device: a lifting experience. Dermatol Surg 2004; 30: 503-507

[11] Key DJ. Comprehensive thermoregulation for the purpose of skin tightening using a novel radiofrequency treatment device: a preliminary report. J Drugs Dermatol 2014; 13: 185-189

[12] Kim JH, Jeong JW, Son D et al. Percutaneous selective radiofrequency nerve ablation for glabellar frown lines. Aesthet Surg J 2011; 31: 747-755

［13］ DiBernardo BE, Reyes J. Evaluation of skin tightening after laser-assisted liposuction. Aesthet Surg J 2009; 29: 400-407

［14］ Nahm WK, Su TT, Rotunda AM, et al. Objective changes in brow position, superior palpebral crease, peak angle of the eyebrow, and jowl surface area after volumetric radiofrequency treatments to half of the face. Dermatol Surg. 2004 Jun. 30(6): 922-8; discussion 928

［15］ Alam M, White LE, Martin N, Witherspoon J, Yoo S, West DP. Ultrasound tightening of facial and neck skin: a rater-blinded prospective cohort study. J Am Acad Dermatol 2010; 62: 262-269

［16］ Oni G, Hoxworth R, Teotia S, Brown S, Kenkel JM. Evaluation of a microfocused ultrasound system for improving skin laxity and tightening in the lower face. Aesthet Surg J 2014; 34: 1099-1110

［17］ Chang AL, Bitter PH Jr, Qu K, Lin M, Rapicavoli NA, Chang HY. Rejuvenation of gene expression pattern of aged human skin by broadband light treatment: a pilot study. J Invest Dermatol 2013; 133: 394-402

［18］ American Society for Aesthetic Plastic Surgery 2013 Statistics on Cosmetic Surgery. http://www.surgery.org/sites/default/files/2013-quick-facts_0.pdf. Published March 20, 2014. Accessed August 5, 2014

6 神经毒素的面部塑形作用

编写：Woffles T. L. Wu　翻译：李无言　校对：王太玲　田佳

6.1 引言

尽管将 A 型肉毒毒素应用于微创整形的操作在 20 世纪 90 年代中期才出现在亚洲，但现在，亚洲部分地区的医师已经有了向世界推广最新和最有效的肉毒毒素注射技术的能力。注射 A 型肉毒毒素对下面部进行塑形就是一个典型代表[1, 2]。从某种程度上来说，这种技术能在亚洲部分地区飞速发展源于该药在亚洲缺乏严格的临床管理所致的广泛应用；从另一方面来说，亚洲人能提出较多 A 型肉毒毒素的创意性应用，也因为很多亚洲求美者有较强意愿去改变某些不符合当下审美标准的亚洲面容特点（图 6.1），如：

- 面部扁平，下颌宽大，常合并咬肌肥大
- 眉骨低平，常合并较深的眉间皱纹
- 扁桃仁形状的眼睛，眼裂狭窄，常合并明

显的内眦赘皮

- 鼻梁低平，鼻尖不突出
- 中面部相对凹陷，伴眶下骨性支持缺乏
- 眼球突出，眼袋明显
- 面部垂直长度不足，颏部后缩，形态圆润
- 上颌前突
- 皮肤厚、易出油，毛孔粗大，较大的瘢痕增生，以及瘢痕疙瘩倾向

6.2 审美的同一性

美的原则是和谐、平衡和对称。在美丽面容频谱的研究中，处于低频端的面容具有更强的种族特征，看上去与其他种族明显不同；而处于频谱较高端的所谓的"美丽的面容"，虽可辨别人种，但不同种族间的"高频"面容相似度较高且面容

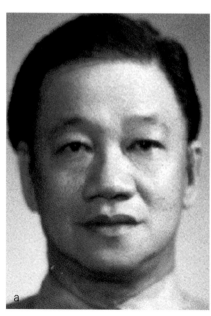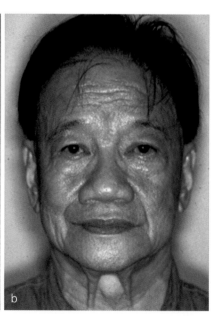

图 6.1　50 岁（a）和 75 岁（b）典型的亚洲男性面容，随年龄增长而出现面部软组织容量流失

的种族特征较为模糊。这一发现提示我们审美观念具有全球同一性，所有被不同人种认为美丽的面容都具有相似的特点。"混血儿更漂亮"这一观念在某种程度上恰恰证实了这一点。

亚洲人和白种人在面部特征、皮肤厚度和脂肪分布上的确存在差异[3~7]，但亚洲人所偏好的漂亮面孔与其他人并无不同。亚洲人的求美需求是成为亚洲种族美学频谱中高端的人，并非完全抛弃种族特征而变成白种人的样子。保留亚洲种族特点这一需求常被非亚裔医师所忽略。例如，亚洲人想要的高挺鼻子不是鹤立鸡群般白种人的鼻子，而是在亚洲人群中存在的高鼻形态[8]。亚洲求美者的另一常见诉求是更窄的下面部和突出而纤巧的下巴，所以鹅蛋脸或心形脸在亚洲人心中是更加端庄优雅的。极少人喜欢方形脸，特别是女性，因为这会给人以粗糙、阳刚的印象。多数亚洲人脸型扁平、面部垂直长度不足，缺乏立体感；若存在咬肌肥大，则会加重面部的棱角感和扁平感。

6.3 Botox 面部塑形作用

笔者在 1999 年报道了仅用 Botox（中文商品名：保妥适）注射技术使下面部脸型纤瘦而达到美观和年轻化目的的方法，并将之命名为"Botox 面部塑形"[9, 10]。在此之前，改善"方颌"或"方脸"的手段仅限于下颌角切除手术[11~13]。这项手术在技术纯熟的整形医师手中可取得完美的效果，但并发症的存在、肿胀、瘀青和较长时间的恢复期也是需要考虑的问题。此外，这项技术不能被一般的美容医师或皮肤科医师所掌握。

20 世纪 90 年代中期，虽然有几篇文献报道了应用 Botox 矫治磨牙和颞下颌关节问题[14~16]，但这些报道并未提出将 Botox 作为纯粹的整形美容手段。笔者于 1997 年开始以 Moss、Enlow 和 Rankow 提出的骨—肌基质理论作为理论依据，用 Botox 来进行咬肌注射。该理论认为，骨的皮质厚度和骨密度会被附着于其上的肌肉所影响[17~20]。例如，小腿骨折后由于石膏固定出现的肌肉失用性萎缩，会导致胫骨骨密度和骨皮质厚度的下降；从另一个角度来讲，我们鼓励老年人进行持续的肌肉锻炼来预防骨质疏松和骨折也是基于这个原因。总之，肌肉的强度可以影响其附着骨骼的密度和硬度。据此推理，在使用 Botox 治疗咬肌肥大的同时，其瘦脸结果不仅得益于肉毒毒素使咬肌萎缩体积减小，也得益于这种萎缩会使咬肌附着的下颌角得以重塑，从而获得持久的瘦脸效果。笔者 15 年的 Botox 注射经验显示：注射肉毒毒素改善咬肌肥大和腮腺肥大，可明显改善脸型不佳。

6.3.1 咬肌肥大矫正术

咬肌肥大在所有种族里均可出现，黑种人出现的概率极低，而在黄种人则十分常见，特别是韩国、中国东北地区和日本部分地区。因黄种人面部骨骼生来短、宽、平，咬肌肥大的存在则会加重方脸形态。所以通过注射肉毒毒素治疗咬肌肥大来改善脸型，在亚洲地区有着巨大的需求[21~25]。求美者在注射 2 周后可以见到效果，而重复注射可促使下颌骨重塑，而出现长期瘦脸的效果。

目前，亚洲主流审美青睐的是窄椭圆形的脸型配以突出、纤巧的下巴。亚洲女性十分不喜欢宽而短的脸型，因为这样会让她们看起来显老和男性化。咬肌肥大矫正术是使下面部变窄和面部整体年轻化的一种十分有效的手段。有趣的是，对于那些生来脸型瘦长、鼻尖高挺的白种人来说，适度的咬肌肥大反而能让他们觉得更加富有魅力，因为这能平衡脸型，达到更和谐的效果。对于白种人男性来说，发达的咬肌能增加刚阳气质，所以很多白种人男性，尤其是英雄扮演者都有明显的咬肌线条。轻度的咬肌肥大能让一些白种人女性，如模特和演员，看上去更加坚定和健美。这就是咬肌缩小术在欧美地区的流行不如亚洲的原因[26]。也有部分白种人求美者希望自己的脸颊窄小，下颌线清晰，因此也能从咬肌缩小或腮腺缩小术中受益（图6.2，图6.3）。

6.3.2 注射技术

注射前首先要明确咬肌肥大的范围和程度。让求美者紧咬牙关，使咬肌前缘和最厚的中央区域呈现清晰的轮廓，中央最厚处即咬肌的三个肌头重叠处。咬肌的上界、后界和下界分别是颧弓、下颌骨后缘和下颌骨下缘。随后让求美者放松肌肉，将Botox分5~6个点均匀注射到肌肉最厚的中央部。为安全起见，可沿耳屏至口角画一条线，在该线以下注射可以基本避免Botox通过冠状突

扩散至翼状肌（图6.4）。同样，如果注射点均位于咬肌前缘1 cm后的肌肉，可减少Botox弥散至颊肌和笑肌，避免出现微笑不对称或大笑不能的情况。笔者并未见过注射位置过于靠下而出现翼状肌无力的案例。

6.3.3 剂量和频率

在亚洲，Botox注射的剂量和频率因求美者情况和医生个人习惯而有所不同[27]。有报道称每侧咬肌注射20个单位的剂量就可使下颌形态发生明显改变。在韩国，这也是推荐剂量。韩国求美者也希望能维持部分中面部的饱满形态。注射

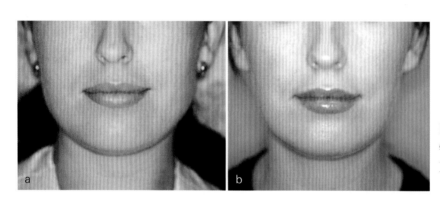

图6.2　一位25岁的白种人女性模特，希望通过瘦脸而能在照片上显得更好看。注射前（a）和注射后（b）（每侧40个单位，注射2个周期）

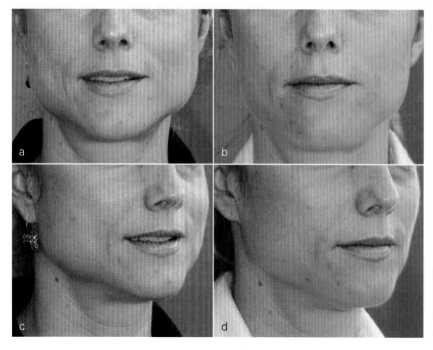

图6.3　46岁的白种人女性，自认为咬肌肥大而缺乏魅力。（a，c）注射前和（b，d）注射后（每侧40个单位，注射3个周期）

频率为 3~6 个月一次。笔者的个人偏好是达到最大的肌肉缩小程度并且维持这种肌肉体积，不要产生较大的波动。

笔者更偏爱尽可能地缩窄下面部宽度并在一段时间内保持宽度不变的注射思路。对于咬肌明显肥大的求美者，初次注射剂量约为每侧 40 单位（溶于 1 mL 生理盐水）。求美者 6 周后回访，给予第二次注射，剂量为 20~40 单位。求美者再过 6 周后再次回访，如果仍未达到预期效果，可根据咬肌萎缩程度再次补充 20~40 单位，以获得最大的咬肌萎缩效果。初始 2~3 次注射属于治疗的启动期；最佳的效果也称为底线，指的是肌肉体积无法再缩小的状态。虽然初次注射剂量还可以增加（笔者曾对几例巨大咬肌的求美者每侧注射 60~70 单位），但并不建议每侧的注射量超过 1.5 mL，以防 Botox 扩散影响笑容或相关表情。

在注射后的最初 3 个月，咬肌缩小的速度十分可观，比皮肤收缩的速度更快，所以求美者也许会出现脸颊下垂或皮肤松弛的情况。这种现象通常会在注射后的 3 个月内，随着皮肤逐渐适应新的肌肉形状而缓慢收缩后自行恢复。

启动期结束后求美者进入维持期，维持期的注射频率可根据个人情况间隔 4~6 个月不等。笔者通常在启动期后 3 个月随访求美者来评估其咬肌肌力的恢复程度。若咬肌肌力恢复了，则补充注射 20 单位使其再缩小到最小体积。如果触诊肌肉并没有明显的动度，则建议求美者 1~2 个月后复诊。这种注射方式可以达到一个较为合理的注射频率和剂量。当然，注射的频率和剂量的个体差异性很大，有的求美者需要每 3 个月注射一次，而有的求美者在启动期后则可维持形态至一年以上才需要补充注射（图 6.5）。在一千余例求美者的治疗中，作者也曾遇到部分对 Botox 不敏感或起效缓慢者。

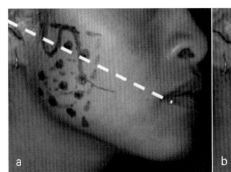
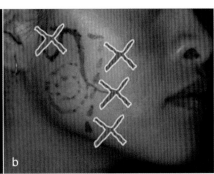

图6.4 （a）进针点应局限于耳轮脚—口角连线以下，防止肉毒毒素向上蔓延。（b）咬肌的体表标志点

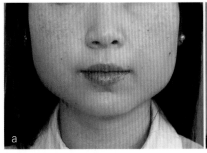
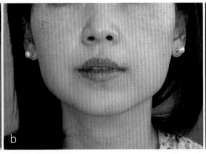
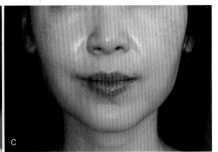

图6.5 （a）注射前：31 岁女性，咬肌明显，要求缩小下半面部的宽度。（b）2 年后随访可见双侧咬肌缩小，下颌角突出度减小。剂量是每侧 40 单位，注射 3 个周期，之后以同等剂量每 4~6 个月注射一次的频率维持。（c）11 年后下半面部宽度明显缩小，维持治疗超过 10 年

6.3.4 腮腺和颌下腺肥大的治疗

随着需要治疗咬肌肥大的求美者增多，作者发现部分求美者的咬肌和腮腺都存在肥大，如只针对前者进行治疗而忽略了后者，则依然达不到理想的美容效果。通常意义来讲，腮腺肥大者可见腮腺弥漫肿胀至下颌角的后缘或下缘。求美者在直立仰头位可更明显地看到肥大的腮腺越过下颌角，这与咬肌不同，咬肌始终被局限于下颌支内。评估求美者的方颌程度时，嘱其咬紧牙关可看到清晰的肌肉凸起，任何突出于下颌角后方或甚至上升至耳垂的凸起都是源于腮腺肥大。

腮腺重度肥大时非常易于与咬肌区分，此时腮腺和咬肌均须进行注射。如果腮腺肥大仅为轻、中度，和肌肉的区分就存在一定难度，只有当肌肉体积缩小后，留下的腮腺肥大才明显可见。在这种情况下，肌肉和腺体可以分别注射。较为常见的情况是，部分注射至咬肌的肉毒毒素可弥散至腮腺，腮腺则会随咬肌一起萎缩。

平均 30~40 单位的剂量直接注射于腮腺内，可使腮腺体积缩小。注射时可以用非注射手的拇指和示指固定腮腺。这意味着咬肌和腮腺均肥大

的求美者的最大注射量可达每侧 80 单位（40 单位 +40 单位）。注射频率为 3~4 个月一次（图 6.6）。

腮腺注射现在已经不具争议了。很多报道证实 Botox 可缩小腮腺囊肿，改善创伤或除皱术后出现的流涎症，并同样可以达到改善脸型的效果[21~23, 28, 29]。

胆碱能受体同样存在于颌下腺，所以颌下腺肥大也可以通过注射 Botox 来治疗，是因颌下腺肥大影响美观的求美者的理想治疗方法。每侧腺体注射 20 单位，注射时要特别注意，针头必须穿入腺体后再推注药液。因为胆碱能受体在两种腺体内的分布密度不同，颌下腺的缩小会虽然也很明显，但不一定会像腮腺那样显著（图 6.7）。

6.4 并发症

该项操作的并发症较少，最常见的是注射启动期的第一个月内无法大口地咬汉堡或厚切牛排。注射 4~6 周后这种无力感会消失，求美者也不会再抱怨，因为他们已经适应了这些改变，而且肌纤维的力量也有所加强[24, 25]。

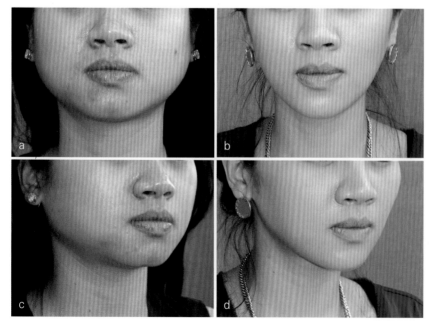

图 6.6 （a，c）注射前：24 岁女性，咬肌及腮腺肥大明显。注射剂量：咬肌每侧 40 单位，每侧腮腺 40 单位，共 80 单位 / 侧。最初的 5 次注射间隔 1~2 个月，之后以 6 个月一次的频率维持治疗（同等剂量）。（b，d）8 年后求美者下面部明显缩小，咬肌和腮腺肥大均得到改善

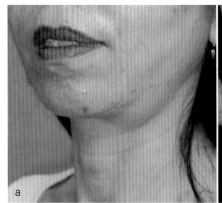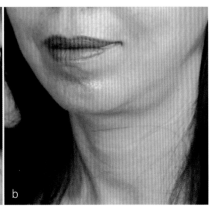

图 6.7 （a）注射前：47 岁女性，颌下腺明显，每侧注射 20 单位。（b）注射后：3 个月

其次，求美者会感觉自己的脸有衰老感，这是由于咬肌体积缩小太快而皮肤无法同步收缩造成的，会出现面部下垂感。2~3 个月后，皮肤最终会适应张力而贴实咬肌。这也是为什么作者在初次注射的 2~3 个月内每个月单侧每次的注药量不超过 1 mL 的原因，即让肌肉缩小的速度放缓，使皮肤的收缩尽量跟上肌肉萎缩。

极少数情况下，求美者会抱怨微笑无力或笑容出现轻度不对称，通常他们认为笑的时候自己的口角不如从前咧开得大[30]。这种情况是因为注射部位过于贴近咬肌前缘或注射药量超过了 1 mL，导致肉毒毒素扩散到笑肌，从而降低了口角牵拉的力量。这种笑容的改变在注射 3~4 周后会有所好转，之后注射时要格外注意，将进针点适度后移并控制注射量。尚未出现肉毒毒素注射腮腺和颌下腺导致口干或口腔功能如味觉和唾液分泌受影响的报道。

6.5 小结

应用 Botox 进行面部塑形已经成为目前亚洲最受欢迎的注射项目之一，其效果可预期、可重复、易于接受，并且不存在传统手术那样多的并发症。即使那些有能力做下颌角截骨术的外科医生也会在术后使用 Botox 来治疗肥大的咬肌，防止肌肉的牵拉使剩余骨质出现增生。

Botox 面部塑形适应证也十分广泛，包括咬肌、腮腺和颌下腺的肥大。其瘦脸效果和价格能被较多求美者认可和接受。长期应用还可以改变下颌骨的密度和厚度[31]。

参考文献

［1］ Wu WTL. Facial rejuvenation without facelifts: personal strategies. Presented at Regional Conference in Dermotological Laser and Facial Cosmetic Surgery. Hong Kong, September 13-15, 2002

［2］ Wu WTL. Non surgical facial rejuvenation with the 4 R principle: innovative uses of BOTOX and facelifting with the Woffles lift. In: Panfilov D, ed. Aesthetic Surgery of the Facial Masaic. Berlin: Springer; 2006: 636-649

［3］ Hwang HS, Park MK, Lee WJ, Cho JH, Kim BK, Wilkinson CM. Facial soft tissue thickness database for craniofacial reconstruction in Korean adults. J Forensic Sci 2012; 57: 1442-1447

［4］ De Greef S, Claes P, Vandermeulen D, Mollemans W, Suetens P, Willems G. Large-scale in-vivo Caucasian facial soft tissue thickness database for craniofacial reconstruction. Forensic Sci Int 2006; 159 Suppl 1: S126-S146

［5］ Chan WN, Listi GA, Manhein MH. In vivo facial tissue depth study of Chinese-American adults in New York City. J Forensic Sci 2011; 56: 350-358

［6］ Rohrich RJ, Pessa JE. The fat compartments of the face: anatomy and clinical implications for cosmetic surgery. Plast Reconstr Surg 2007; 119: 2219-2227, discussion

2228-2231

[7] Lee JM, Lee H, Park M, Lee TE, Lee YH, Baek S. The volumetric change of orbital fat with age in Asians. Ann Plast Surg 2011; 66: 192-195

[8] Le TT, Farkas LG, Ngim RCK, Levin LS, Forrest CR. Proportionality in Asian and North American Caucasian faces using neoclassical facial canons as criteria. Aesthetic Plast Surg 2002; 26: 64-69

[9] Wu WTL. Botox facial slimming/facial sculpting: the role of botulinum toxin-A in the treatment of hypertrophic masseteric muscle and parotid enlargement to narrow the lower facial width. Facial Plast Surg Clin North Am 2010; 18: 133-140

[10] Wu WTL. Facial and lower limb contouring. In: Benedetto AV, ed. Toxins in Clinical Aesthetic Practice. 2nd ed. New York: Informa Healthcare; 2011: 206-222

[11] Gurney CE. Chronic bilateral benign hypertrophy of the masseter muscles. Am J Surg 1947; 73: 137-139

[12] Adams WM. Bilateral hypertrophy of the masseter muscle; an operation for correction; case report. Br J Plast Surg 1949; 2: 78-81

[13] Baek SM, Kim SS, Bindiger A. The prominent mandibular angle: preoperative management, operative technique, and results in 42 patients. Plast Reconstr Surg 1989; 83: 272-280

[14] Moore AP, Wood GD. The medical management of masseteric hypertrophy with botulinum toxin type A. Br J Oral Maxillofac Surg 1994; 32: 26-28

[15] Smyth AG. Botulinum toxin treatment of bilateral masseteric hypertrophy. Br J Oral Maxillofac Surg 1994; 32: 29-33

[16] Mandel L, Tharakan M. Treatment of unilateral masseteric hypertrophy with botulinum toxin: case report. J Oral Maxillofac Surg 1999; 57: 1017-1019

[17] Moss ML. The primacy of functional matrices in orofacial growth. Dent Pract Dent Rec 1968; 19: 65-73

[18] Moss ML, Rankow RM. The role of the functional matrix in mandibular growth. Angle Orthod 1968; 38: 95-103

[19] Moss ML. The functional matrix hypothesis revisited. 2. The role of an osseous connected cellular network. Am J Orthod Dentofacial Orthop 1997; 112: 221-226

[20] Enlow DH. Facial Growth. 3rd ed. Philadelphia: Saunders; 1990

[21] Chow TL, Kwok SPY. Use of botulinum toxin type A in a case of persistent parotid sialocele. Hong Kong Med J 2003; 9: 293-294

[22] Giess R, Naumann M, Werner E et al. Injections of botulinum toxin A into the salivary glands improve sialorrhoea in amyotrophic lateral sclerosis. J Neurol Neurosurg Psychiatry 2000; 69: 121-123

[23] Manrique D. Application of botulinum toxin to reduce the saliva in patients with amyotrophic lateral sclerosis. Braz J Otorhinolaryngol 2005; 71: 566-569

[24] Kim ST,Choi JH, Park MY, Ahn KY. The change of the maximal bite-force after botulinum toxin A injection for lower face contouring. J Korean Soc Aesthetic Plast Surg 2005; 11: 45-50

[25] Kim KS, Byun YS, Kim YJ, Kim ST. Muscle weakness after repeated injection of botulinum toxin type A evaluated according to bite force measurement of human masseter muscle. Dermatol Surg 2009; 35: 1902-1906

[26] von lindern JJ, Niederhagen B, Appel T, Bergé S, Reich RH. Type A botulinum toxin for the treatment of hypertrophy of the masseter and temporal muscles: an alternative treatment. Plast Reconstr Surg 2001; 107: 327-332

[27] Park MY, Ahn KY, Jung DS. Botulinum toxin type A treatment for contouring of the lower face. Dermatol Surg 2003; 29: 477-483

[28] Fuster Torres MA, Berini Aytés L, Gay Escoda C. Salivary gland application of botulinum toxin for the treatment of sialorrhea. Med Oral Patol Oral Cir Bucal 2007; 12: E511-E517

[29] Vargas H, Galati LT, Parnes SM. A pilot study evaluating the treatment of postparotidectomy sialoceles with botulinum toxin type A. Arch Otolaryngol Head Neck Surg 2000; 126: 421-424

[30] Yu CC, Chen PKT, Chen YR. Botulinum toxin a for lower facial contouring: a prospective study. Aesthetic Plast Surg 2007; 31: 445-451, discussion 452-453

[31] Kim HJ, Yum KW, Lee SS, Heo MS, Seo K. Effects of botulinum toxin type A on bilateral masseteric hypertrophy evaluated with computed tomographic measurement. Dermatol Surg 2003; 29: 484-489

7 软组织填充剂

编写：Taiba Alrasheed, Paul Schembri, Trevor M. Born 翻译：李无言 校对：王太玲 周宇

7.1 引言

随着更多求美者越来越关注那些侵入性低且后遗症少的美容整形方法，非手术类面部年轻化项目已经成为美容整形医生治疗手段中日益重要的方面。与针对多余皮肤和面部组织下垂的传统年轻化手段不同的是，使用软组织填充剂的非手术治疗在皮肤性质的治疗和除皱等手术治疗之间起到了桥梁作用[1]。这些非手术治疗，包括使用肉毒毒素和软组织填充剂，已经在全世界得到广泛使用。因此，美容整形外科医生应努力掌握这些不同的产品、技术和永不停止的更新并且融会贯通。

本章的目的是对在不同层次中使用的填充剂及其用法进行概述，也对相关技术的正确应用进行回顾。另外，除了尽力为读者介绍软组织填充剂外，也将会重点着眼于面部骨骼。最后，我们会为读者总结这些软组织填充剂的副作用和相关治疗。求美者常因面部老化前来向我们寻求软组织填充治疗，因此正确识别面部老化的特征和皱纹生长的生理规律也是合理治疗的基础。

7.2 历史

软组织填充的实践始于19世纪末，当时Neuber医生从求美者上臂取了一些脂肪并将其用于面部缺陷的填充[2]。20世纪初，Gersvny曾使用石蜡作为注射填充剂用于美容[3]。石蜡注射在当时被认为是一种安全、廉价且有效的年轻化手段。随着应用的增多，明显的并发症如石蜡瘤、填充剂移位等也随之出现，石蜡作为充填剂的应用也迅速减少了[4]。1911年，Bruning首先报道了自体脂肪注射填充鼻整形术后畸形的案例[5]。1957年，随着吸脂手术的出现，部分学者报道了应用抽吸脂肪作为填充剂的优良效果[6]。尽管自体脂肪移植作为美容填充材料的思路被广泛接受，但它的缺点也很明显，包括必须吸脂、成活率和操作者关系较小，以及用钝针注射会形成脂肪颗粒等。19世纪60年代，Gross和Kirklel最早提出将牛胶原凝胶作为充填剂，并于1981年向FDA提出注射用牛胶原蛋白Zyderm Ⅰ的应用申请。约20年后，由生物工程合成的人胶原蛋白在美国出现，避免了注射前皮试的需要并有效降低了过敏反应的风险。透明质酸，一种自然存在的多分子聚合物，在1989年被Balazs作为具有生物兼容性且无免疫原性的真皮填充物首先使用[7]。1998年，开展了第一例非动物性玻尿酸（Restylane，中文商品名：瑞蓝）的应用研究；1999年，产品通过进一步纯化降低了免疫原性和超敏反应；2003年，在欧洲经过4年的临床应用后，Restylane被美国FDA批准使用，并且直到目前都在美国的填充剂类透明质酸钠市场占据很大的份额。其他被FDA批准的透明质酸填充剂包括Restylane Perlane（中文商品名：瑞蓝玻丽朗系列）、Juvederm（中文商品名：乔雅登）、Elevess、Prevelle Silk等。在欧洲则有更多的透明质酸填充剂品牌[8]。尽管FDA对填充剂的测试推迟了某些品牌在美国的使用，但就目前趋势来看，目前在欧洲获批应用的品牌最终都会在美国获准上市[9]。

7.3 皮肤老化和皱纹的形成

皮肤老化通常在三四十岁时开始出现明显征兆，而这个过程既有外在因素的作用，也有内在因素的影响。皮肤老化的过程是动态的和多因素的，因为它是由许多因素引起的，这些因素要么是求美者本身也控制不了的，如内源性老化；要么在很大程度上是可以避免的，如一些外在因素[10]。

内源性老化指时间相关性的老化，主要由基因决定，无法靠行为的改变来克服或逆转。在组织学水平，内源性老化表现为表皮和真皮萎缩、表皮突厚度减少、成纤维细胞和肥大细胞数量减少[11]。内源性老化同样会导致皮下组织萎缩，合并胶原纤维、弹力纤维及其他细胞外基质成分的减少[12,13]。年龄同样会使表皮层的完整性降低，导致经表皮失水量增加。综合以上因素，内源性老化在临床表现为皮肤更加干燥粗糙、弹性降低，进而引起面部皱纹的出现及表情纹的加深。

外源性老化是可以预防的，主要由皮肤在外界环境的暴露，如空气污染、尼古丁、微生物、重力等因素引起。日光照射被认为是最损伤皮肤的外界因素[14]。组织学对外源性老化的诊断十分明确，因其病理学特征就是光老化性弹力纤维缺失[15]。光老化皮肤的胶原纤维束出现标志性断裂、可溶性增加、增厚，导致表皮和真皮厚度增加[16]。外源性老化的临床表现通常包括不规则的色素改变（如雀斑或色素痣）、小片紫癜、毛细血管扩张，以及皱纹的形成和面部沟壑的加深。

皱纹、面部沟壑和软组织减少会让求美者寻求软组织填充治疗。若不明白这些现象的形成，治疗的思路就会非常模糊。皱纹（wrinkles）、细纹（creases）、沟壑（furrows）、褶皱（folds）等都是描述老化皮肤或日光性损伤的常用词语。皱纹是表浅皮肤的折痕，由表皮变薄、表皮—真皮交界线变平以及胶原蛋白减少所导致[17]。运动性皱纹（dynamic wrinkles）是由面部表情肌收缩使皮肤反复折叠而形成，该类皱纹可通过使用肉毒毒素得到最大限度的减轻[18,19]。运动性皱纹通常与面部表情肌方向垂直，多见于口周、眼周、额头、眉间。这些皱纹早期只出现在有表情时，最终也会转化为静态性皱纹（static wrinkles），即表情肌不运动也可见[20]。皮肤松弛后相互覆盖形成的较大的沟称为褶皱，通常因年龄增长、软组织的弹力减退并下垂、骨质萎缩、重力以及内源性老化而引起，鼻唇沟、木偶线、睑颊沟是典型例子[21]（译者按：文中皱纹分类 wrinkles、creases、furrows、folds 对应的中文译词为译者为区分而选取，不具代表意义，在与其他文献比较时建议用原文词汇进行比较）。

皱纹的分类是为了指导治疗而建立的，与皱纹成因无直接关系。Lemperle 皱纹分类根据皱纹的深度进行分类，可用于指导治疗决策（表7.1）[21]。表浅皱纹，或者说是1、2级的皱纹，通常可用表皮磨削、化学剥脱或激光来治疗。随皱纹等级增加，更多的治疗模式必须被应用，如软组织填充剂、肉毒毒素和侵入性手术。

面部软组织丰满度的降低可不同程度地出现在面部各个部位，包括眼周、颊部、额头、颞部、眉间、下颌、颏部和口周区域[22]。最近的研究认为，面部真皮下脂肪可在解剖上被划分为独立的脂肪小室，年龄增加会使脂肪室的体积改变，从而出现面部轮廓的改变[23]。

表 7.1 Lemperle 面部皱纹分级

分级	描述
0	无皱纹
1	细纹
2	浅皱纹
3	中度深皱纹
4	深皱纹，伴有清楚的边界
5	很深的皱纹，伴有软组织松弛、堆叠

通过容量重塑来恢复这些软组织结构的完整性，被证明是平衡形态、脸型、比例的高效手段，而这种平衡状态与年轻化的面部特征极为相关[23]。

在无创性医学美容手段出现之前，面部年轻化的思路重点放在对面部皱纹的处理。这种思路是二维的，局限于消除皱纹和改善皮肤的质地。然而现在治疗思路已经转成三维思路，同样强调软组织和骨质的损失。当代的整形医生只有具备了解决老化因果关系的能力，才能成为年轻化治疗大师[24, 25]。

7.4 填充剂的分类

面部软组织体积重塑技术可追溯到一个世纪前，当自体脂肪被第一次描述并使用之时[26]。自那时起，种类繁多的相关产品相继问世，五花八门的产品从某种程度上抑制了自体脂肪的使用和推广。后来，如石蜡、凡士林、液体硅胶等产品在应用过程中出现诸多并发症，如石蜡瘤、脓肿、瘘管和灾难性的肿胀[27]。鉴于规范的临床前试验不完善，很多产品相继被禁止使用。1981年，牛胶原蛋白成为第一种被 FDA 批准使用的软组织填充剂，随后又成为其他填充剂效果对照的金标准[9]。然而，牛胶原蛋白也存在吸收快、有效期短且免疫原性较强等缺点，因此许多更为优秀的填充产品被研发出来。尽管软组织填充产品数量种类繁多，但理想填充剂仍未出现，其成分也始终存在争议。表 7.2 中列出了理论上的理想填充剂的成分，尽管目前对这个概念也有异议（表

7.2）。

尽管对目前上市的填充产品均进行了严格的科学研究，但在使用新填充产品和确保求美者安全之间必须取得平衡。填充剂可以依据有效时间、刺激性反应和可持续时间等来进行分类[28]。本章为叙述方便，将填充剂以自体材料、生物材料与合成材料分类进行概述。

7.4.1 自体材料

应用求美者自身组织作为填充剂从成分上说几乎是最理想的，但采集自体组织的过程增加了操作的复杂性和术后发生并发症的概率，使得这种方法不能成为相对日常的应用[28, 29]。自体组织填充包括采集和移植两个步骤，步骤的增加必然伴随风险的增加，尤其在采集自体组织时。当然，优势也显而易见，其毒性、过敏性、免疫原性及致畸致癌的风险均明显低于其他材料与方法。然而，自体材料也会出现如转移、炎性反应、自体吸收等问题。目前常用的自体填充的材料包括真皮、筋膜、软骨、富血小板纤维基质和脂肪。

应用真皮移植矫正凹陷畸形的历史迄今为止已长达七十余年[30]。操作得当、存活良好时，这种移植物能带来相当长久的效果。其存活率会随真皮—脂肪复合体中脂肪组织含量的增加而降低，因为整个真皮—脂肪的复合体的血运重建完全依赖真皮所携带的毛细血管网，所以当真皮—脂肪复合体的真皮表面积足够大时，其存活率也会随之上升[30-32]。

颞浅筋膜或阔筋膜是筋膜移植常采用的供

表 7.2　理想面部填充剂的特点

无毒	生物兼容性	低致敏性	易于注射
无致癌性	治疗效果可逆	并发症少	延展性好，易于塑形
不致畸	持久	用途广泛	效果自然
无免疫原性	自体	现货供应	操作痛苦小
无炎性反应	使用简单	价格经济	效果可预计

区。血管床条件良好的情况下，筋膜移植物中所携带的筋膜内成纤维细胞可移行为受区的成纤维细胞，进而带来几近永久的效果。筋膜移植物在移植后 5 天内即可出现很强的收缩和增厚的倾向，并且颞浅筋膜的收缩率比阔筋膜更高[33]。

7.4.2 富血小板血浆

Selphyl 是专为采集求美者自体血液并提取 PRFM（富血小板纤原基质，Platelet-rich fibrin matrix）而设计的专利系统，提取的 PREM 还可作为软组织填充剂使用[34, 35]。9 mL 的血液样本可获取 4 mL 的 PRFM，随后可在门诊或手术室行局部注射。PRFM 中的生长因子如血小板源性生长因子、血管内皮生长因子、转化生长因子 β、胰岛素样生长因子等可刺激胶原蛋白合成，在注射后约 3 周内，PRFM 会使胶原蛋白和真皮基质增生，而其效果可持续更长的时间[34]。PRFM 可用于矫正鼻唇沟和眉间纹，也可用于治疗暗疮瘢痕或其他类型的表浅瘢痕[35]。

目前市场上用于提取富血小板血浆（Platelet-rich plasma，PRP）的仪器有很多，如 Harvest SmartPrep（Harvest Technologies 公司）、3i Platelet（3i Implant Innovations 公司）、BTI（Biotechnology 公司）、Vivostat（Vivolution 公司）、Cascade-Esforax（Cascade Medical 公司）、Regen-PRPKit（RegenLab, Mollens-VD 公司）、Plateltex（Bratislava 公司）等。这些仪器处理 PRP 的原理相似，仅在是否添加抗凝剂、血液凝集和血浆采集速度等方面有所不同[36, 37]。PRP 注射的禁忌证可分为系统性禁忌证和局部禁忌证[36, 38, 39]。系统性禁忌证包括：血小板类疾病，如血小板减少症；接受抗凝治疗；骨髓瘤；失代偿糖尿病；脓血症和恶性肿瘤。局部禁忌证包括：骨髓炎，以及大面积慢性或严重创伤后一半以上凝血成分受影响。有学者认为吸烟和遗传类疾病不应被视为 PRP 的禁忌[36, 38, 39]。PRP 的准备包括分离 PRP，之后加入氯化钙和牛凝血酶促进胶化。研究表明，牛凝血酶可激活凝血酶及凝血因子 V 和 XI 的抗体，有诱发致命性凝血疾病的风险。牛凝血酶制剂已经被证实含有凝血因子 V，当其接触外来蛋白质时，可能会刺激机体免疫系统。其他更安全的 PRP 制备方法包括：应用重组人凝血酶、自体凝血酶或者纯化后凝血酶。激活 PRP 的替代方法仍需进一步研究[40, 41]。

脂肪移植最早记载于 1893 年，Neuber 首次应用游离自体脂肪移植治疗手臂瘢痕[42]。大块脂肪直接移植出现脂肪液化、钙化及脂肪坏死的概率可高达 50%。相对而言，脂肪注射移植法是更安全的手段，完整的脂肪颗粒可被轻柔地注入受区，同时供区的创伤极小[43, 44]。如果脂肪存活，其效果将是永久性的；然而，受区情况、采集和移植时间、供区情况均可能对脂肪的存活产生影响。因此，存活率不可预估以及可能需要重复注射是该方法的主要缺点[44]。

随着 1980 年 Illouz 的吸脂技术的推广，整形外科医师终于有了获取大量脂肪组织的手段[45]。Miller 提出了通过金属管道注射自体脂肪颗粒以矫正凹陷的思路[46]。Coleman[47] 提出脂肪提纯后再移植的重要观点，提高了临床脂肪移植的效果和存活率。除了矫正凹陷，医生们还发现了脂肪移植带来的"增值效应"：脂肪移植后受区的肤质得到改善，皱纹变浅，毛孔缩小，色素减少[31]。也有报道说脂肪移植会使皮肤呈现更加水润、有弹性的状态[45]。

脂肪组织中存在脂肪来源的多能细胞系——脂肪间质干细胞（ADSCs）[45, 48]。在组织再生研究中，ADSCs 也是通过吸脂手段采集脂肪后再进行相关处理而获取的[49, 50]。虽然解释 ADSCs 治疗效果的机制各不相同，但老年皮肤模型、基础科学研究，以及对放射性皮炎或坏死的脂肪注射治疗的临床研究均表明，ADSCs 移植能增加生长因子来促进真皮中胶原蛋白的合成和刺激血管再生[45, 51~53]。某些研究认为，ADSCs 具有通过表达标记（如 P63）被诱导转化为上皮细胞的能力，这或许可以解释之前提到的脂肪移植后对皮肤质地的改善作用。未来 ADSCs 也将在美容和组织工程重建领域中得到进一步的应用[54]。

P63 是十分明确的表皮干细胞的增殖能力标记，也是表皮干细胞分化的重要标记，在皮肤、乳房和前列腺的祖细胞中高表达[55]。多种干细胞分离系统在世界市场中已得到应用，但在美国和加拿大则仅限于在临床研究中使用。

7.4.3　生物填充剂

牛胶原蛋白、人胶原蛋白、胶原蛋白基质、冻存筋膜、去细胞人真皮以及透明质酸等生物填充剂，在寻求"理想填充剂"的需求刺激下应运而生[56]，尽管这些产品的生物兼容性、再吸收性、异源性以及持续时间等问题限制了其应用。FDA 批准应用的生物填充剂如表 7.3 所示。

AlloDerm（Lifecell 公司）是一种同种异体、结构完整的脱细胞真皮基质移植物，由组织库贮存的人类皮肤加工而成，无免疫原性[57]。使用时经过预处理、再水化，与活组织接触后，它即可成为组织重塑所需要的生物支架，并最终会通过循环干细胞重新形成必要的细胞亚型，达到软组织再生的效果[58]。AlloDerm 已知的相关应用包括丰唇、鼻整形、鼻中隔穿孔、鼻唇沟或眉间纹矫正、除皱等，也在乳房再造、眼睑再造和弗雷综合征的治疗中得到应用[59~63]。AlloDerm 使用中出现的并发症包括感染、移植物吸收和异物感。

Cymetra（Lifecell 公司）是冻干的脱细胞胶原基质，亦是注射用填充剂的一种[59]。使用时必须用利多卡因或生理盐水溶解，和 AlloDerm 相似，注射后宿主细胞会逐渐迁入。Cyetra 的起效持续时间据报道可达 4~6 个月，长于牛胶原（1~3 个月）。目前，Cymetral 用于皮下组织充

表 7.3　FDA 批准的填充产品

产品	类型	深度	持续时间
胶原蛋白产品			
· AlloDerm	人真皮组织	皮下	6~12 个月
· Cymetra	人真皮组织	真皮中层	3~4 个月
· CosmoPlast/CosmoDerm	人胶原	真皮全层	3~4 个月
· Zyderm/Zyplast	牛胶原	真皮全层	3~6 个月
· Evolence	牛胶原	真皮中层	3~6 个月
透明质酸			
· Resylane（瑞蓝）	透明质酸	真皮全层	6~12 个月
· Perlane（玻丽朗）	透明质酸	真皮中—深层	6~12 个月
· Juvederm（乔雅登）	透明质酸	真皮中—深层	6~12 个月
· Voluma	高黏低分子透明质酸	真皮深层	最多 18 个月
· Volbella	高黏低分子透明质酸	真皮浅层	最多 12 个月
· Elevess	透明质酸	真皮中—深层	6~12 个月
· Belotero Balance	透明质酸	真皮浅层	6~8 个月
· Prevelle Silk	透明质酸	真皮中—深层	3~4 个月
· Hylaform	透明质酸	真皮中—深层	3~6 个月

填已通过 FDA 认证，可用于唇部、鼻唇沟和深皱纹的矫正[59]。

Fascian（Fascia Biosystems 公司）是用于软组织填充的颗粒性阔筋膜，主要来源于经过筛选的人尸体阔筋膜，辐照处理和冻干后封存。注射后，它便可激发胶原蛋白于材料周围再合成[33, 64, 65]。该材料可注射于真皮内、真皮下或更深的组织，以达到矫正皱纹、治疗瘢痕和脂肪萎缩的作用。

Zyplast（Allergan 公司）在 1981 年由 FDA 批准作为软组织填充剂使用，目前已经成为与其他软组织填充剂进行比较的金标准。牛胶原蛋白用于矫正面部皱纹和唇部填充、治疗瘢痕（痘印、术后瘢痕、创伤后瘢痕）。牛胶原蛋白是异源移植物，因此有诱发免疫反应的风险，据统计发生率约为 3%。为降低风险，在注射任何牛胶原产品前必须行 2 项皮肤测试[66]。牛胶原蛋白易吸收，因此必须频繁注射，间隔约 6 个月[67]。Allergan 公司又研发了 CosmoDerm 和 CosmoPlast，包含纯化的人 I 型和 III 型胶原蛋白，由人成纤维细胞培养株提取而来，并于 2003 年 3 月经 FDA 认证上市[68]。产品中含有利多卡因，可为注射时提供麻醉。尽管并发症不多见，但包括血管坏死和凹凸不平在内的注射后并发症仍然曾有报道[69]。Evolence 是另一种经 FDA 认证的胶原蛋白注射产品，目前已停产[67, 69]。

透明质酸（HA）是天然黏多糖细胞外基质，是构成人体细胞外环境的重要成分，可维持细胞的黏弹性，辅助弹力纤维、胶原纤维起到支架作用[70]。HA 的化学性质与胶原蛋白不同，物种之间的 HA 较为单一，因此其免疫原性和致敏性低，几乎可被认定为是最理想的软组织填充剂，唯一缺点是其自然形态在注射后仅能维持 1~2 天，之后在局部被迅速代谢并在肝脏内降解[71]。为克服其短效的缺点，交联大分子 HA 应运而生，生物相容性不变，但由于透明质酸溶解酶不易溶解交联后的大分子，因此效果维持时间明显延长[70]。

HA 还有助于维持皮肤湿度，1 g HA 分子可与 6 L 水分子结合[71]，故 HA 注射后也可维持填充效果[71]。注射的透明质酸随时间被组织缓慢吸收，但在降解过程中更多的小分子可结合更多水分子，故注射区体积依然可以维持，这被称为透明质酸的等容降解效应[72]。目前市场上的 HA 产品差异主要包括 HA 来源、浓度、交联剂、多聚体的交联程度、未被修饰的 HA 的含量，以及单相产品（凝胶状）或双相产品（颗粒状）。除此之外，弹性模数（Elastic modulus, G′）也用于评价其抗吸收能力[73]。HA 填充剂的比较详见表 7.4。

Restylane（中文商品名：瑞蓝）是最早由 FDA 认证的透明质酸注射填充剂，用于矫正面部软组织皱纹[74]。依据其分子量不同，又分为 Perlane、Restylane、Restylane Touch 三个亚品牌。Restylane 的保质期为 1.5 年，维持时间可达 6~12 个月[75]。产品浓度为 20 mg/mL，颗粒大小约为 400 μm[74]。最初认为瑞蓝仅能通过补充流失的容量来改善面容，但据最新文献报道，Restyane 在注射后还有通过牵张成纤维细胞刺激胶原蛋白新生和减少胶原纤维降解的效果[76]。Perlane 于 2007 年通过 FDA 认证，用于深层注射。另外，瑞蓝部分产品（如 Restylane-L 和 Perlane-L）中也添加了利多卡因以减轻注射时的疼痛，并于 2010 年通过了 FDA 的认证。

Juvederm（中文商品名：乔雅登）也是北美地区常用的透明质酸品牌，也是一种非动物源性的 HA 充填剂，其浓度（24 mg/mL）、交联程度较高，用以矫正较严重的面部皱纹[77]。乔雅登旗下产品包括 Ultra、Ultra Plus（黏性更大）、XC（含有利多卡因）、Voluma，分类依据也是分子量和交联程度[78]。Juvederm Voluma 于 2013 年由 FDA 批准使用，和乔雅登其他系列一样是非动物性的透明质酸，但其纯度和 Restylane 相似（20 mg/mL）。它具有 Vycross 专利技术，长短链透明质酸交互作用以达到比 Ultra 更好的交联效果。

表7.4 透明质酸填充剂比较

	来源	HA浓度（mg/mL）	颗粒大小（μm）	交联剂	交联度（%）	弹性模数（G'）（Pa）
Restylane	马链球菌	20	300	BDDE	1.2	565
Restylane Sub-Q	同上	20		BDDE		863
Perlane	同上	20	650	BDDE	1.4	541
Juvederm Ultra	同上	24	300	BDDE	2	94
Juvederm Ultra Plus	同上	24		BDDE	11	135
Voluma	同上	20		BDDE		270
Prevelle Silk	同上	5.5	500	DVS	20	230~260
Belotoero Basic	同上	22.5	300	BDDE	2	39
Hylaform Plus[a]	鸡冠	5.5	700	DVS	12	140~220

注：BDDE，1，4-丁二醇二环氧丙醚；DVS，二乙烯砜

[a]Hylaform在美国不再被推荐

短链的存在可以提供更多分子链端的附着位点，因此长短链合理配比的透明质酸会比单纯长链的效果更为持久，可提供更好的填充效果和对抗来自皮肤的压力[79]。

Hydrelle（曾用名 Elevess）是第一种由 FDA 批准的含利多卡因的用于减轻皱纹的透明质酸填充剂，也是市场上透明质酸浓度最高（28 mg/mL）的产品，其利多卡因浓度为 0.3%。在生产中使用了一种新的交联剂——对苯基乙基二乙基碳二亚胺[80]。

Prevelle Silk 于 2008 年由 FDA 批准作为透明质酸填充剂用于矫正鼻周和口周的深度皱纹。它是 Captique 的二代升级产品，Captique 纯度为 4.5~6.0 mg/mL，以二乙烯基砜为交联剂，交联度为 20%，颗粒大小为 500 μm，目前已停产。Prevelle Silk 在 Captique 的基础上添加了 0.3% 的利多卡因，用于减轻注射时的疼痛[81]。

Belotero Balance 是于 2011 年获得批准的最新的透明质酸产品，在美国以外地区的商品名为 Belotero Basic。该产品的交联度很高，其独特的 CPM（cohesive polydensified matrix）技术使产品的交联度得以保持，同时黏稠度降低[82]。CPM

技术通过丁二醇二缩水甘油醚使单向透明质酸链发生双向交联，而前者同时也是一种有效的稳定剂，可降低产品的降解速度，使产品的流动性更好，故十分适用于表浅、更加柔软的区域的注射[68]。

Tan delta（tan δ）是一种生物力学中常用的关于弹性的度量衡。tan δ 高的胶体具有更高的流动性和更低的弹性，tan δ 低的胶体具有更低的流动性和更高的弹性。Sundaram 和 Cassuto 比较了不同品牌透明质酸的生物力学特性发现，Belotero Balance 因 CPM 技术使得产品具有最低的弹性和黏性，以及最高的 tan δ。该研究表明，Belotero Balance 的产品特性将十分符合真皮内或真皮下注射的要求。非动物性透明质酸（Perlane、Restylane）具有最高的弹性、黏性和低 tan δ，表明其稳定性高、流动性低，具有更好的塑形效果。Juvederm 的弹性、黏度和流动性在上述二者之间，可根据填充需要进行选择[83]。

第九代也是最新一代透明质酸产品是 Expression（Enhancement Medica 公司）。这是第一种经酵母菌转基因技术生产的透明质酸，已在美国获得了生物产品安全许可。其浓度为 20 mg/mL。其优势在于使用 15 mL 的注射器进行了

化妆品化的包装[84]。其在美国作为鼻内夹板用材料出售，用于美容注射尚待商榷。

Teosyal 是 Teoxane 实验室研制的透明质酸类真皮填充剂，其产品包括交联透明质酸和非交联透明质酸两种，实验证明其有效期为 2~18 个月[85, 86]。

最后介绍一种动物源性透明质酸产品 Hylaform 和 Hylaform Plus，提取自鸡爪，虽然已通过 FDA 认证可作为面部皱纹的填充剂使用[81]，但上述两种产品目前在美国地区已不再使用。

7.4.4 合成填充剂

相对于生物填充剂而言，合成填充剂能够提供较长时间的填充效果。然而这并不代表合成类填充剂有着更好的治疗效果或更令求美者满意的效果，因为相关并发症如肉芽肿、急性或继发感染、转移等发生率较高，并且永久性填充剂的残余物会随着面部下垂和软组织位置的改变出现畸形。其优势在于廉价、配方恒定，效果持久，超敏反应也几乎未见报道[58]。直至本文发表时，仅 3 种合成类填充剂经 FDA 批准用于软组织填充，即 Artefill、Sculptra 和 Radiesse（表 7.5）。

Artefill（Suneva Medical 公司）含 20% 聚甲基丙烯酸甲酯（PMMA）微球，溶解于 80% 的牛胶原蛋白溶液中，并添加了 0.3% 利多卡因以降低注射时的不适感[87]。因为牛胶原成分的存在，Artefill 注射前需要进行皮试。据报道，超敏反应发生率低于 0.25%[88, 89]。注射入真皮深层后，产品内的牛胶原会于 1~3 个月内被代谢，

由求美者自身的胶原蛋白沉积在 PMMA 微球周围。PMMA 微球是惰性成分，不易被代谢[88]。惰性成分使得填充效果几乎可以永久存在。使用 Artefill 的并发症包括肉芽肿、真皮内肉芽肿、急性超敏反应、注射部位增生性瘢痕和毛细血管扩张。Artefill 不能用于唇部和黏膜下注射，因结节发生率高[90]。

Radiesse（Biofom Medical 公司）是半永久性合成类软组织填充剂，含有 35% 羟基磷灰石微球（CaHA），胶体溶剂包括水、甘油和羟甲基化纤维素[91]。其代谢原理与 Artefill 相似，但 CaHA 微球是可被代谢的，代谢途径与骨折后体内的骨片相似。因此，Radiesse 是半永久性的填充剂，据报道填充有效时间为 1~1.5 年[92]。同样，CaHA 不建议用于黏膜下填充[93, 94]。

Sculptra（Valeant 公司）同样是半永久性填充剂，核心成分是聚左旋乳酸（PLLA），于 2004 年获得 FDA 批准用于治疗 HIV 相关的脂肪萎缩[95]。PLLA 具有生物兼容性、可降解性，被用于制作可吸收缝线和其他医用材料多年。其溶剂是羧甲基纤维素钠。Sculptra 的填充有效期为 18~24 个月[96]。显微镜下发现 Sculptra 会导致皮下组织形成镜下可见的多核巨细胞小结节。Sculptra 在吸收后需再次注射，多数求美者需要注射 2~3 次[97]。该产品不适于线性填充，更适于上、中、下面部处做近似球形的填充。据报道其并发症很少，和所有其他种类充填剂一样，主要有肉芽肿、结节和丘疹，我们将在本章详述[98]。

表 7.5 FDA 认证的合成类填充剂

品牌	成分	推荐层次	持续时间
Artefill	聚甲基丙烯酸甲酯 (PMMA)	皮下深层	永久
Radiesse	羟基磷灰石钙	皮下深层	1 年
Sculptra	聚左乳酸（PLLA）	皮下	2~3 年

7.5 操作要点

在任何软组织填充操作之前，医生都应仔细询问病史，特别是用药史，是否使用过有促凝倾向的药物，包括之前的注射史、处方购药和自行用药都应询问，并了解是否有出血性疾病。求美者应被告知在注射前几周需要停用抗凝药物；若求美者不停用，则应告知发生出血及相关并发症的风险会增高。满意的注射效果依赖医生的知识和求美者的预期。此处，医生的知识指正确选择填充剂、操作技术和准备；求美者的知识包括对术后效果的预期、先前的注射填充经历、并发症和注射后的恢复时间[99]。在对求美者进行相关告知后，签写操作同意书，同时也应提醒求美者：软组织填充仅是面部年轻化美容的辅助手段之一，并不能达到整形手术解决皮肤松垂那样的同等术后效果，并且注射往往需要多次才能达到理想效果。注射前可预防性使用抗生素，特别是在使用半永久性和永久性填充剂时。对治疗区域在术前拍照是必需的，并应嘱求美者手持镜子确认治疗范围。消毒可用酒精或洗必泰。注射后求美者不要立即化妆[100]。注射结束后1~2周建议求美者复诊以确定注射疗效，若求美者需要辅助治疗可在此时进行，也应提醒求美者在此阶段应尽量少做面部表情，因注射后早期面部过大和过多的运动有可能会使填充剂移位而造成效果不尽如人意。

操作时推荐求美者取坐位，这样会使面部皱纹和阴影充分显露，而卧位时部分皱纹或下垂会减轻。注射前应行局部麻醉以降低痛苦，冷敷措施可加强麻醉，减少出血[101]。笔者同样推荐注射前先行局部阻滞麻醉，通过于眶上神经、滑车上神经、眶下神经、颏神经等神经干处注射利多卡因，在起到麻醉效果的同时不会造成注射部位体积变化[102]。注射处局部麻醉同样可行，产品中添加利多卡因溶剂也是好办法[104]，但会影响注射区域的形态,造成填充剂注射过量或不足[103]。

很多研究证实将利多卡因直接作为产品溶剂的一部分是安全有效的[101, 105, 106]。

注射针头应根据产品黏度来选择，对黏度较大的填充剂应选用更粗的针头。透明质酸通常用30 g针头，CaHA类半永久性填充剂如Radiesse推荐选用28 g针头，Sculptra或Artefill等黏度更高的产品则需要26 g或25 g针头。另外，矫正表浅细纹应选用黏度较低的产品，矫正深部皱纹或行容量填充时应选用黏度较高的产品。

注射方法的熟练掌握和应用是注射效果的保障（图7.1）。连续点滴注射法最易掌握，常用于矫正线性缺陷，沿走行线路均匀进针，使等量点滴形态的产品连接成线。即使点滴之间留有空隙，也可以通过按摩使其融合。线性推进注射法是以针头长度作为一次进针注射的范围，随针头推进或后退均匀推注产品，针头的推进即为注射的通道。这种方法更容易避开血管[107]。该法常用于鼻唇沟、泪沟、唇部或黏膜的填充。十字交叉注射法是线形推进法的几何应用，注射区域以网状结构规划，进针隧道按规划彼此相交或垂直，构成网状的注射平面，适用于相对表浅而平坦的区域，如面颊或口周的填充。扇形辐射注射法也是线性推进法的几何应用，以进针点为轴使注射通道以扇形辐射开来。此法推荐用于颧部、鼻唇沟、木偶纹的填充。无论选择何种注射技术，术后重新评估产品的注射位置也是注射成功的一个很重要的方面。任何残余的畸形或外形不平整通常可以通过按摩来处理。

7.6 软组织填充剂的适应证与使用

应用软组织充填剂来改善面部老化有很多方法和技巧，接下来笔者将对常用注射区域的注射要点和可能遇到的情况进行简单介绍。

7.6.1 眉间纹

年轻求美者的眉间纹是动态皱纹，当皱眉肌、降眉间肌包括眼轮匝肌和部分额肌纤维收缩时皱

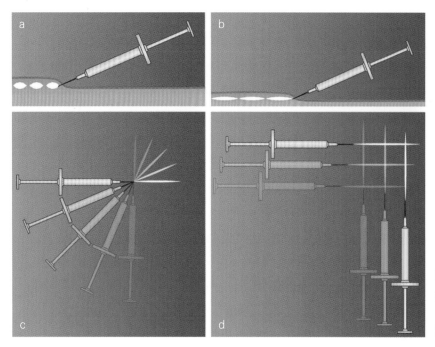

图 7.1 注射手法示意图。（a）连续点滴注射。（b）线性推进注射。（c）扇形辐射注射。（d）十字交叉注射

纹出现，肌肉舒张时则皱纹消失。随年龄增长，动态皱纹逐渐变为静态皱纹并持续存在[108]。眉间纹的矫治往往需要联合使用肉毒毒素，用肉毒毒素限制上述肌纤维运动后观察 2 周，再使用软组织填充剂填充皱纹[109]。对于眉间纹，推荐使用小颗粒充填产品如瑞蓝，于表皮—真皮交界处采用连续点滴注射法或线性推进注射法进行注射。填充结合肉毒毒素的治疗有效期可长达 9 个月[109]。

7.6.2 额纹

额头是另一常用的注射区域，额纹是额肌反复收缩在额头形成明显的横行沟壑[110]。若求美者额纹系动态皱纹，使用肉毒毒素进行前期治疗后再进行填充的疗效更好。在额头区域，同样推荐使用小颗粒产品如瑞蓝进行线性注射。注意皮肤较薄的求美者在注射后可能会形成凹凸不平或包块，此时应立刻进行按摩或有针对性的额外填充。

7.6.3 眉

随着年龄增长，眉尾会因眉下脂肪垫的萎缩而出现下垂。在眉尾深部进行透明质酸填充可使眉外侧上提1~2 mm。注射针头可以掰弯成45°角，针尖斜面向上插入皮下，推荐进行推进前行注射，这样可使真皮下区域被填充剂填高[110]。眉中部同样可行填充，填充层次可浅至真皮中层甚至浅层，同样可使用肉毒毒素首先处理眉中部的降眉肌[108]。注射时要小心注意回抽，以防注射材料进入滑车上或眶上血管（图 7.2）。

7.6.4 颞部和泪沟

中面部老化是重力作用和软组织流失的双重结果。颧突是重要的面部轮廓标志，其体积和形态直接影响面部轮廓，以及眶颧沟、鼻颧沟、鼻唇沟的形成[110]。目前市场上多数填充产品都可用于颧部填充，填充目的是恢复脸型而非针对某一皱纹的充填。此处建议分别先于颧突外侧、颧突下方进针行扇形辐射填充。黏度较大的大分子

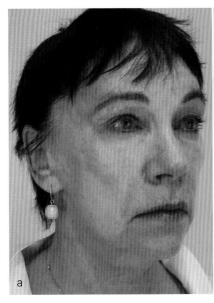
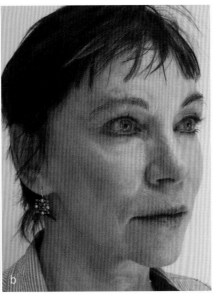

图 7.2 （a）70 岁女性，注射前。（b）2 mL 乔雅登 XC 注射于颧区，1 mL 乔雅登 XC 注射于颞部，1 mL 乔雅登注射于木偶纹，0.5 mL 注射于鼻唇沟，0.5 mL 注射于木偶纹

透明质酸产品如 Perlane 用于此处，往往填充效果更佳。在此区域应用合成类填充剂如 adiesse、Sculptra 和 Artefill 应慎重。

泪沟指眼周凹陷部分的内侧 1/3，位于眼周和鼻部薄厚皮肤交界处，仅有菲薄的皮下组织覆盖于上颌骨[111]。泪沟的出现明显是皮肤老化、容积流失和组织下垂综合作用的结果。此处的填充应位于眶缘下骨或骨膜的表面[112]。通常使用透明质酸产品如 Restylane、Juvederm 和 Perlane 进行填充，合成类填充剂如 adiesse、Sculptra 和 Artefill 在此处因会形成包块、凹凸不平和肉芽肿等并发症而应慎用。每侧泪沟的填充量为 0.5~1 mL；注射区域在术前应标记，可用局麻液或去甲肾上腺素减轻疼痛，减少出血。连续点状注射法和线性推进注射法是此处注射的最佳方法，注射结束后可轻柔按摩以防凹凸不平。注射时可令求美者做适当表情以动态和静态观察泪沟的形态和变化（图 7.3~7）[111]。

7.6.5 鼻唇沟

鼻唇沟是否填充因人而异。Lemperle（表 7.1）设计了一种实用性较强的分类系统来对求美者进

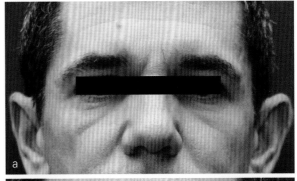
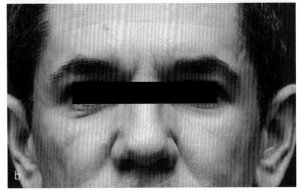

图 7.3 （a）41 岁男性，注射前。（b）行眶周注射 3 mL 瑞蓝后

行评估[21, 113]。注射角度与面动脉走行一致时，应格外注意防止注射造成栓塞和坏死。鼻唇沟永远不能彻底矫正，矫正达术前 50% 的效果较

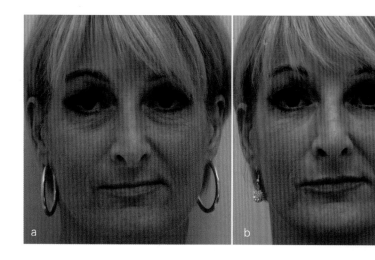

图 7.4 （a）53 岁女性，注射前。（b）眶周注射 2 mL 瑞蓝，眉和颞部注射 3 mL 瑞蓝，口周和颏部注射 2 mL 瑞蓝

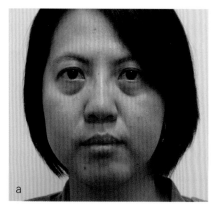
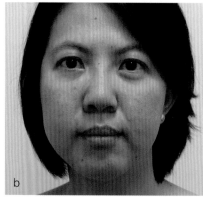

图 7.5 （a）43 岁女性，注射前。（b）眶周注射 4 mL 瑞蓝（每侧约 2 mL）

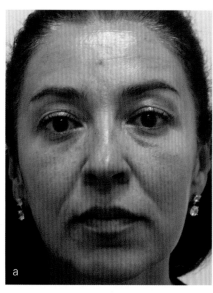
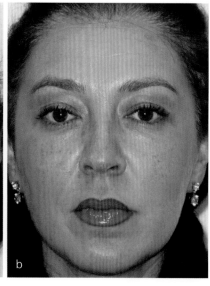

图 7.6 （a）41 岁女性，注射前。（b）眼下方区域注射 2.5 mL 瑞蓝，颧部、鼻唇沟、口周注射 3 mL 瑞蓝

为可行且可使多数求美者满意。过度填充会在做动态表情时出现明显不自然的凸起或形态。此处可选择连续点滴注射法、线形推进注射法或扇形辐射注射法。许多产品可用于矫正鼻唇沟，最常用的是透明质酸[113~115]。若有表浅皱纹伴行于鼻唇沟，可联合使用小分子透明质酸产品进行治疗（图7.2，图7.6）。

7.6.6 口周年轻化：唇部、木偶线和颏部的填充

唇是中央美容单元，是下面部的中心，因此寻求唇部和口周美容的求美者很多。唇部老化的标志是唇弓、唇珠形态改变，唇红—皮肤交界收缩，鼻唇沟变浅，口角下垂，上下唇变薄以及口周与唇线垂直的皱纹（常见于吸烟者）[99]。唇部填充通常始于唇红边缘，提升高点并使解剖

标志明显。鼻唇沟可于两侧真皮中层注射填充。需要增加上、下唇体积时，应在红白交界处注射于黏膜下层，而在干湿交界处注射于口轮匝肌深层；干湿交界处注射层面过浅会出现口唇发青的现象。干湿交界处后方的注射不应过多，否则会使唇部形态过于臃肿。唇部注射应选用线性推进注射法[116]。透明质酸丰唇的用量为每侧0.5~1 mL，有效期可达4~6个月，重复注射或联合口周注射肉毒毒素可使有效期延长。同样，合成类填充剂不建议用于丰唇（图7.8）[116]。

木偶纹是从两侧口角向下延伸的曲线形皱纹，形成机理不详，推测与表情、重力和弹力组织老化有关[117]。颏部软组织流失使颏部看上去前突，填充可以从应对皱纹形成和组织流失两方面着手。该区域的填充可使用大多数市售填充产品，扇形辐射注射法较为常用。同前所述，更

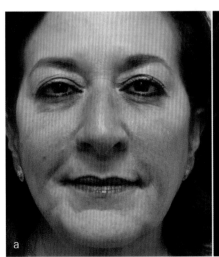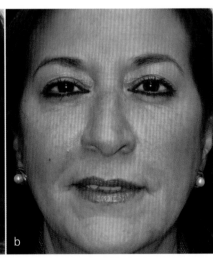

图7.7 （a）53岁女性，注射前。（b）眶周注射3 mL瑞蓝，口周和颏部注射2.5 mL瑞蓝，颞部、颧部和下颌部注射5支Sculptra

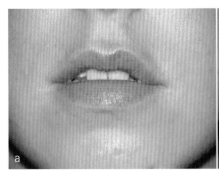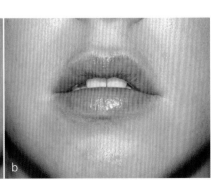

图7.8 （a）29岁女性，注射前。（b）1 mL瑞蓝注射丰唇术后

大黏性的大分子产品适合深层注射；小分子（如 Restylane 或 Restylane Fine Lines）适合浅层注射充填，以改善细小皱纹（图 7.2）[117]。

7.6.7 鼻部

填充隆鼻术最初由 Han 的团队于 2006 年报道，他们研究了体外培养自体成纤维细胞混于瑞蓝用于填充隆鼻[118]。自此，应用透明质酸和 CaHA 隆鼻的报道越来越多[119]。鼻部可应用填充法塑形的区域包括鼻额角、鼻背、鼻尖和鼻小柱基底。尽管半永久性填充剂能更好地进行塑形，提供的支撑更佳，但笔者仍推荐在使用半永久性填充剂（如 Radiesse）之前应使用一段时间可吸收性填充剂，如 HA。使用 HA 的另一个好处是在出现移位和注射后局部发白的情况时可以用透明质酸酶（HYAL）进行处理。Kurkjian 等强调隆鼻所用的 HA 应选择高交联度和低吸水性的产品，因此 Restylane 更适合皮肤组织薄的鼻背处，其注射后形态不易因材料吸水而改变[120]。乔雅登更适合鼻尖和鼻翼的填充，因为其注射后 1 周内都可通过压力来调整塑形。并发症包括感染，缺血性坏死（动脉栓塞造成），眼周皮肤坏死，失明，压力性坏死，眼肌瘫痪和骨赘增生（图 7.9，图 7.10）[120]。

7.7 禁忌证、风险和并发症

软组织填充的绝对禁忌证极少，最需要注意的一点是求美者对操作结果的预期过高。正如前文所述，当求美者的面部下垂或松弛必须经手术才能矫正时，应明确告知求美者软组织填充只能作为一种年轻化美容的辅助选择，只可以在某种程度上改善脸型，弥补面部骨骼形态的不完美之处，并不能完全达到求美者的要求。并且求美者需要了解某些动态皱纹在年轻人脸上也可出现，过度填充则会造成僵硬、不自然的"面具脸"。另一个绝对禁忌证是已知对某类填充产品过敏，

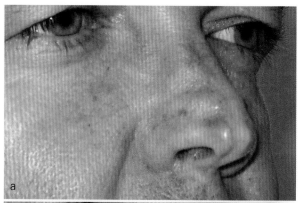
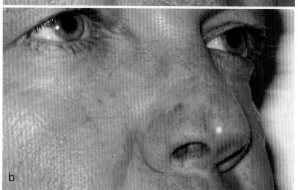

图 7.9 （a）49 岁女性，伴有鼻背软骨病变，术前。（b）鼻尖注射 1 mL 瑞蓝后

有任何类型的免疫反应、感染、过敏史的求美者注射前必须行皮试来确保安全。目前没有数据表明孕期、哺乳期或未满 18 岁的求美者进行填充有副作用，但是此类数据的缺失在很大程度上是由于医生对于这类人群的治疗保持高度警惕，拒绝为这类人群进行填充所致。

对于皮肤分型高于 Fitzpatrick Ⅲ 型或瘢痕体质的求美者，多次或多点注射前应与求美者进行深度沟通。很多文献证明，黑种人在填充治疗后出现瘢痕增生、瘢痕疙瘩或色素改变的风险与白种人相比无显著差别[121]。对于担心留疤的求美者，最好的方法是在身体隐蔽地方进行皮试。

皮肤较薄的求美者在注射后出现凹凸不平或包块的可能性较皮肤较厚的人大，注射时应适当加深注射层次。皮肤更厚、更易出油的求美者在注射后可能会出现粉刺、痤疮，因此注射时应尽

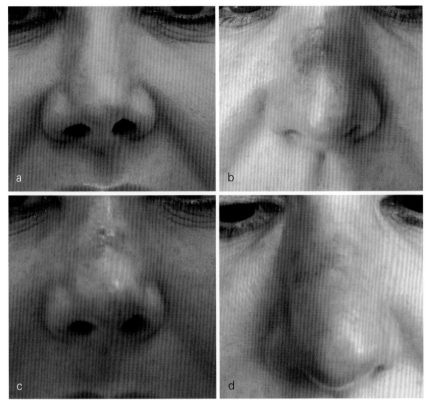

图 7.10 （a）45 岁女性，伴有鼻整形术后鼻形态异常，鼻背注射瑞蓝 1 mL。（b）注射 2 天后求美者鼻背皮肤出现血运障碍，立即使用硝酸甘油软膏治疗，循环得到改善，观察 3 天后血供再次变差并伴有脓肿形成，使用透明质酸酶溶解并给予抗生素治疗。（c）注射 7 天后。（d）注射 9 天后感染情况好转

量避开毛孔。

填充的并发症可分为早期和晚期并发症（表 7.6）。最常见的并发症是注射区域的局部反应[122]。在一项多中心大数据研究中，使用透明质酸或胶原蛋白对鼻唇沟进行填充的求美者中，分别有 93.5% 和 90.6% 的求美者会经历局部反应[123]。这些副反应多是暂时性的，多于 1 周内消失，包括皮肤肿胀、发红、麻木、疼痛、青紫、花斑[124]。为减少皮肤青紫或花斑的出现，建议求美者至少于注射前 7~10 天停用可改变凝血功能的药物和食物，如阿斯匹林、非甾体类抗炎药、姜、银杏、鱼油等。

感染也是填充的常见并发症。注射前应询问求美者有无口周疱疹史。约三分之一感染过单纯疱疹的求美者在注射后，隐匿的病毒可被再次激活[125]。对有相关病史的求美者，应建议其服用抗病毒药物如伐昔洛韦等，疱疹病毒感染活跃期者不应行注射治疗。尽管注射继发感染的概率并不高，

表 7.6 使用填充剂的并发症

早期	晚期
不对称	持续性红斑
表皮脱落	毛细血管扩张
肿胀	结节
填充物触感	肉芽肿
早期结节增大	瘢痕增生
填充物可见	迟发性炎性反应
血管痉挛	脂肪萎缩
矫枉过正	皮肤异常突起
矫正不足	永久性不对称
感染	
红斑	
肿胀，瘀斑	
过敏	
变态反应	
疱疹病毒再激活	

但医生仍应严格消毒和无菌操作，使用严格灭菌的器械和产品，以进一步降低感染发生概率。求美者在注射前也应彻底卸妆洁面。尽可能使用小号针头注射，不应在有感染或炎症的区域注射[122~125]。若发生感染，有渗出物时应取渗出物做药敏试验和培养检测，得到结果后有针对性地使用抗生素。近年来，越来越多的医生开始关注生物膜的形成、发展和控制。生物膜是在产品注入体内即在人体组织—异物之间形成的隐匿性感染，细菌可在此惰性潜伏。生物膜的结构、形态和性质具有遗传多样性[126, 127]。这些生物膜细菌不易被消灭，因其处于休眠状态且药物作用点多被产品基质包裹，因此常规的抗生素治疗很难起效，通常需要多种方法联合治疗[128]。

注射层次过浅时可能出现较多并发症，如填充物移动和皮肤肿块、发白、嵴状或串珠样突起等[129]。必须强调的是，面部皮肤最厚的厚度也不超过 1 mm，所以实际上许多注射者进针的层次比他们想象得更深[130]。医生们应该从皮丘的形状大小来估计进针层次，如果针头的斜面是可见的，往往说明进针层次过浅。Bailey 等学者提出三个视觉提示来判断注射层次：①针头的斜面不应可见，②针头形状明确，③注射者可以下压针尖来压低脂肪[124]。操作者也不应将注射物注入肌肉，否则肌肉收缩会导致填充物移位并使皮肤表面凹凸不平或形成肿块。透明质酸注射层次过浅时，皮肤会因丁达尔效应而泛青[131]。透明质酸注射带来的皮肤表面凹凸不平和肿块形成，可以通过按摩或使用透明质酸酶（hyaluronidase，HYAL）来处理。HYAL 是一种可以溶解皮肤中透明质酸的酶[132]，在使用前应取 3 个单位行皮试，以观察求美者是否有过敏反应，因为透明质酸酶产品是动物源性的[122]。CaHA 注射过浅时皮肤会形成白色结节，故 CaHA 注射层次应比真皮深层深。注射不当的补救措施是用尖刀切开结节处皮肤，取出注射物或将其挤出[133]。聚甲基丙烯酸甲酯类填充剂（如 Artecoll 和 Artefill）

的注射层次也应偏于深层，类固醇药物可作为红肿、过敏等并发症的治疗措施[88]。

皮肤坏死的发生率不高，低于感染，但其结果往往是灾难性的，也是最严重的并发症。皮肤的血供破坏分为血管内和血管外的破坏[134]，可导致皮肤坏死。血管外破坏多指填充物挤压血管，阻碍血流通过；血管内破坏则是填充物直接被注入血管，形成栓塞。据报道，眉间是填充后皮肤坏死最常见的部位，因其有丰富的滑车上动脉和眶上动脉的分支。鼻翼也是坏死的重灾区，其受内眦动脉分支的供养。鼻翼处软组织弹性差，除填充导致血管内栓塞外，过量注射往往也会挤压血管造成血管外破坏，进而引起鼻翼坏死。注射时如出现血管分布区皮肤发白（动脉栓塞）、青紫（静脉栓塞）或超出填充时正常可耐受的疼痛时，均提示血管受损[138]。为预防栓塞导致心肺功能衰竭，应及时服用阿司匹林等抗凝药物，并局部应用硝酸甘油软膏。医生应随时对可能出现的紧急情况做好准备（图 7.10）[139]。

治疗的主流方法是使用透明质酸酶[140~143]，即一种催化透明质酸水解的酶[139]。透明质酸酶常用包装剂量是 150 IU/mL，不同产品可能有不同的成分、效能、纯度和效果。另外，不同的透明质酸注射产品均会存在对透明质酸酶的降解抵抗[143, 144]。如其使用说明所述，治疗剂量应以临床症状为指示而不是单纯依靠酶的剂量。透明质酸酶过敏的案例也有报道[145]。在有昆虫叮咬过敏史的求美者中，昆虫的毒液中含有的透明质酸酶会成为初始致敏原，再次接触时很有可能产生过敏反应[146]。对过敏反应的治疗必须迅速，包括尽快扩容、过敏部位积极的按摩辅以热敷治疗[138]。出现心血管并发症时，推荐使用 81 mg 阿斯匹林抗血小板凝集。硝酸甘油软膏可根据情况用于患处，使患处血管扩张。使用血管活性药物时，应监测求美者的生命体征。前列腺素 1（PGE1）可用于扩张外周血管，据报道在急性肾动脉栓塞的救治中非常有效[147]。

对于皮肤坏死造成的难愈性创面，FDA 推荐使用高压氧治疗（hyperbaric oxygen therapy, HBOT）。在动物实验中，高压氧对尼古丁摄入组的缺血性损伤有着非常好的疗效[148, 149]。文献对使用高压氧治疗填充后血管痉挛和皮肤坏死的结果仍有争议[150~153]。有学者推荐用高压氧治疗缺血性皮肤坏死[154]，而不同的治疗建议对单次治疗持续时间、压力和疗程也尚未达成一致。部分地区的高压氧舱运营并不规范，甚至不是由医生来操作。尽管如此，在求美者皮肤未建立血运循环时，高压氧治疗仍可作为一个选择，尤其是那些有糖尿病足或其他相似求美者。我们仍在等待进一步的研究结果来揭示高压氧治疗是否对注射后皮肤坏死的治疗具有决定性的意义[139]。

皮肤坏死发生后，有效的换药和随访能最大限度地减轻容貌损害。为减少血管破坏的发生，注射时需尽量选用小针头，注射剂量也应在起效范围内尽量小。此外，医生必须对注射区域的解剖知识了然于胸，并且警惕血管变异的可能性。

局部结节往往出现于注射后 4 周内，很容易辨认。结节可能是炎性或非炎性的，通常不会持续变大，唇部或唇周注射出现结节的概率较高。早期的非炎性结节多因注射过量导致，轻柔按摩可缓解。如果结节的存在使求美者焦虑，可尝试使用药物溶解（如 HA 注射后可用 HYAL）、注射器抽吸或切开清创来去除填充物。炎性结节通常具有红、肿、热、痛的临床特征[98]。出现脓肿症状时应尽快切开引流，及时换药，在获得药敏试验结果前可经验性应用广谱抗生素。

异物肉芽肿的发生率为 0.01%~1%，多出现于术后 6~24 个月[155]。组织学表现为大量的炎性细胞和上皮样细胞浸润。Lemperle 总结了三种不同的肉芽肿反应：囊性肉芽肿、水肿性肉芽肿和硬化性肉芽肿，每种均有不同的特点[113]。肉芽肿的治疗思路主要是抑制浸润细胞继续增殖，可选择的方法包括：①非甾体类固醇，如氟羟泼尼松龙，可抑制细胞过度增长和胶原增生；②抗有丝分裂剂，如 5- 氟尿嘧啶、别嘌呤醇、他克莫司。治疗异物肉芽肿需要医患双方共同付出耐心，因为在取得满意效果前往往要经过多次治疗。因手术切除肉芽肿往往易在肉芽肿和正常组织交界处并发瘘管、窦道、脓肿等并影响愈合，因此手术切除应作为最后一种选择[155]。

7.8 小结

近年来，非手术年轻化美容方法层出不穷，医生可选择的产品、方法亦多种多样。软组织填充的适应证广、操作简单、费用比手术性操作更低，并且不影响手术治疗，因此更易为医生和求美者接受。但这个繁荣的市场也对手术医生提出了更高的要求，医生只有对产品、适应证、用法、并发症了然于胸，才能在与求美者沟通和疗效满意间占据主动地位。医生应明确告知求美者该类治疗所能达到的实际效果，使求美者明确治疗目的而不抱有不切实际的期望，才能获得双方都满意的结果。

参考文献

[1] Johl SS, Burgett RA. Dermal filler agents: a practical review. Curr Opin Ophthalmol 2006; 17: 471-479

[2] Ersek RA, Chang P, Salisbury MA. Lipo layering of autologous fat: an improved technique with promising results. Plast Reconstr Surg 1998; 101: 820-826

[3] Burgess CM. Principles of soft tissue augmentation for the aging face. Clin Interv Aging 2006; 1: 349-355

[4] Beer KR, Narins R. Soft tissue augmentation. In: Kaminer MS, Arndt KA, Dover JS, Rohrer TE, Zachary CB, eds. Atlas of Cosmetic Surgery. 2nd ed. Philadelphia: Saunders; 2009

[5] Bruning P. Contribution et l'etude des greffes adipeuses. Bull Acad R Med Belg 1914; 28: 440

[6] Shiffman MA. History of autologous fat transfer. In: Shiffman MA, ed. Autologous Fat Transfer: Art, Science, and Clinical Practice. Berlin: Springer; 2010: 3

[7] Matarasso SL, Carruthers JD, Jewell ML; Restylane Consensus Group. Consensus recommendations for soft-tissue augmentation with nonanimal stabilized hyaluronic acid(Restylane). Plast Reconstr Surg 2006;

117 Suppl: 3S-34S, discussion 35S-43S

[8] Ellis DAF, Segall L. Review of non-FDA-approved fillers. Facial Plast Surg Clin North Am 2007; 15: 239-246, vii

[9] Jones D. Dermal fillers. In: Goldberg DJ, ed. Facial Rejuvenation: A Total Approach. Berlin: Springer; 2007; 121

[10] Lapière CM. The ageing dermis: the main cause for the appearance of 'old' skin. Br J Dermatol 1990; 122 Suppl 35: 5-11

[11] Fenske NA, Lober CW. Structural and functional changes of normal aging skin. J Am Acad Dermatol 1986; 15: 571-585

[12] Nahai F. Art of Aesthetic Surgery: Principles and Techniques. 2nd ed. St. Louis, MO: Quality Medical Publishing; 2010: 3000

[13] Friedman O. Changes associated with the aging face. Facial Plast Surg Clin North Am 2005; 13: 371-380

[14] Khavkin J, Ellis DAF. Aging skin: histology, physiology, and pathology. Facial Plast Surg Clin North Am 2011; 19: 229-234

[15] Baumann L. Skin ageing and its treatment. J Pathol 2007; 211: 241-251

[16] Fitzgerald R, Graivier MH, Kane M et al. Update on facial aging. Aesthet Surg J 2010; 30 Suppl: 11S-24S

[17] Contet-Audonneau JL, Jeanmaire C, Pauly G. A histological study of human wrinkle structures: comparison between sun-exposed areas of the face, with or without wrinkles, and sun-protected areas. Br J Dermatol 1999; 140: 1038-1047

[18] Becker-Wegerich P, Rauch L, Ruzicka T. Botulinum toxin A in the therapy of mimic facial lines. Clin Exp Dermatol 2001; 26: 619-630

[19] Matsumoto T, Ikuta N, Mori M, Nagayama K. Mechanics of wrinkle formation: micromechanical analysis of skin deformation during wrinkle formation in ultraviolet-irradiated mice. Skin Res Technol 2010; 16: 179-189

[20] Kligman AM, Zheng P, Lavker RM. The anatomy and pathogenesis of wrinkles. Br J Dermatol 1985; 113: 37-42

[21] Lemperle G, Holmes RE, Cohen SR, Lemperle SM. A classification of facial wrinkles. Plast Reconstr Surg 2001; 108: 1735-1750, discussion 1751-1752

[22] Muhn C, Rosen N, Solish N et al. The evolving role of hyaluronic acid fillers for facial volume restoration and contouring: a Canadian overview. Clin Cosmet Investig Dermatol 2012; 5: 147-158

[23] Coleman SR, Grover R. The anatomy of the aging face: volume loss and changes in 3-dimensional topography. Aesthet Surg J 2006; 26 Suppl 1: S4-S9

[24] Rohrich RJ, Pessa JE. The fat compartments of the face: anatomy and clinical implications for cosmetic surgery. Plast Reconstr Surg 2007; 119: 2219-2227, discussion 2228-2231

[25] Carruthers JD, Glogau RG, Blitzer A; Facial Aesthetics Consensus Group Faculty. Advances in facial rejuvenation; botulinum toxin type a, hyaluronic acid dermal fillers, and combination therapies-consensus recommendations. Plast Reconstr Surg 2008; 121 Suppl: 5S-30S, quiz 31S-36S

[26] Fagien S, Klein AW. A brief overview and history of temporary fillers: evolution, advantages, and limitations. Plast Reconstr Surg 2007; 120 Suppl: 8S-16S

[27] Haneke E. Skin rejuvenation without a scalpel. I. Fillers. J Cosmet Dermatol 2006; 5: 157-167

[28] Jones DH. Semipermanent and permanent injectable fillers. Dermatol Clin 2009; 27: 433-444, vi

[29] Hamilton TK. Assessing nonsurgical options for facial restoration. Dermatol Ther 2007; 20 Suppl 1: S5-S9

[30] Coleman SR. Long-term survival of fat transplants: controlled demonstrations. Aesthetic Plast Surg 1995; 19: 421-425

[31] Coleman SR. Structural fat grafts: the ideal filler? Clin Plast Surg 2001; 28: 111-119

[32] Little JW. Applications of the classic dermal fat graft in primary and secondary facial rejuvenation. Plast Reconstr Surg 2002; 109: 788-804

[33] Indorewala S. Dimensional stability of free fascia grafts: clinical application. Laryngoscope 2005; 115: 278-282

[34] Sclafani AP. Applications of platelet-rich fibrin matrix in facial plastic surgery. Facial Plast Surg 2009; 25: 270-276

[35] Sclafani AP. Platelet-rich fibrin matrix for improvement of deep nasolabial folds. J Cosmet Dermatol 2010; 9: 66-71

[36] Gentile P, Cervelli V. Autologous platelet-rich plasma: guidelines in plastic surgery. Plast Reconstr Surg 2010; 126: 269e-270e

[37] Mazzucco L, Balbo V, Cattana E, Guaschino R, Borzini P. Not every PRP-gel is born equal. Evaluation of growth factor availability for tissues through

four PRP-gel preparations: Fibrinet, RegenPRP-Kit, Plateltex and one manual procedure. Vox Sang 2009; 97: 110-118

[38] Cervelli V, Palla L, Pascali M, De Angelis B, Curcio BC, Gentile P. Autologous platelet-rich plasma mixed with purified fat graft in aesthetic plastic surgery. Aesthetic Plast Surg 2009; 33: 716-721

[39] Cervelli V, Gentile P, Scioli MG, Grimaldi M, Spagnoli LG, Orlandi A. Application of platelet-rich plasma in plastic surgery: clinical and in vitro evaluation. Tissue Eng Part C Methods 2009; 15: 625-634

[40] Sánchez AR, Sheridan PJ, Kupp LI. Is platelet-rich plasma the perfect enhancement factor? A current review. Int J Oral Maxillofac Implants 2003; 18: 93-103

[41] Landesberg R, Moses M, Karpatkin M. Risks of using platelet rich plasma gel. J Oral Maxillofac Surg 1998; 56: 1116-1117

[42] Hom DB. New developments in wound healing relevant to facial plastic surgery. Arch Facial Plast Surg 2008; 10: 402-406

[43] Butterwick KJ, Nootheti PK, Hsu JW, Goldman MP. Autologous fat transfer: an in-depth look at varying concepts and techniques. Facial Plast Surg Clin North Am 2007; 15: 99-111, viii

[44] Fulton JE, Parastouk N. Fat grafting. Facial Plast Surg Clin North Am 2008; 16: 459-465, vii

[45] Coleman SR. Structural fat grafting: more than a permanent filler. Plast Reconstr Surg 2006; 118 Suppl: 108S-120S

[46] Coleman SR. Facial recontouring with lipostructure. Clin Plast Surg 1997; 24: 347-367

[47] Miller C. Cannula Implants and Review of Implantation Techniques in Esthetic Surgery. Chicago: The Oak Press; 1926

[48] Zuk PA, Zhu M, Mizuno H et al. Multilineage cells from human adipose tissue: implications for cell-based therapies. Tissue Eng 2001; 7: 211-228

[49] Zuk PA, Zhu M, Ashjian P et al. Human adipose tissue is a source of multipotent stem cells. Mol Biol Cell 2002; 13: 4279-4295

[50] Strem BM, Hicok KC, Zhu M et al. Multipotential differentiation of adipose tissue-derived stem cells. Keio J Med 2005; 54: 132-141

[51] Serra-Renom JM, Muñoz-Olmo JL, Serra-Mestre JM. Fat grafting in postmastectomy breast reconstruction with expanders and prostheses in patients who have received radiotherapy: formation of new subcutaneous tissue. Plast Reconstr Surg 2010; 125: 12-18

[52] Mojallal A, Lequeux C, Shipkov C et al. Improvement of skin quality after fat grafting: clinical observation and an animal study. Plast Reconstr Surg 2009; 124: 765-774

[53] Kim WS, Park BS, Sung JH. Protective role of adipose-derived stem cells and their soluble factors in photoaging. Arch Dermatol Res 2009; 301: 329-336

[54] Kim EK, Li G, Lee TJ, Hong JP. The effect of human adipose-derived stem cells on healing of ischemic wounds in a diabetic nude mouse model. Plast Reconstr Surg 2001; 128: 387-394

[55] Senoo M, Pinto F, Crum CP, McKeon F. p63 Is essential for the proliferative potential of stem cells in stratified epithelia. Cell 2007; 129: 523-536

[56] Lam SM, Glasgold RA, Glasgold MJ. Limitations, complications, and longterm sequelae of fat transfer. Facial Plast Surg Clin North Am 2008; 16: 391-399, v

[57] Castor SA, To WC, Papay FA. Lip augmentation with AlloDerm acellular allogenic dermal graft and fat autograft: a comparison with autologous fat injection alone. Aesthetic Plast Surg 1999; 23: 218-223

[58] Krauss MC. Recent advances in soft tissue augmentation. Semin Cutan Med Surg 1999; 18: 119-128

[59] Sclafani AP, Romo T III, Jacono AA, McCormick S, Cocker R, Parker A. Evaluation of acellular dermal graft in sheet(AlloDerm) and injectable(micronized AlloDerm) forms for soft tissue augmentation: clinical observations and histological analysis. Arch Facial Plast Surg 2000; 2: 130-136

[60] Jansen LA, Macadam SA. The use of AlloDerm in postmastectomy alloplastic breast reconstruction: part I. A systematic review. Plast Reconstr Surg 2011; 127: 2232-2244

[61] Jackson IT, Yavuzer T, Silverstein P. AlloDerm for dorsal nasal irregularities. Plast Reconstr Surg 2001; 107: 559-560

[62] Rohrich RJ, Reagan BJ, Adams WP Jr, Kenkel JM, Beran SJ. Early results of vermilion lip augmentation using acellular allogeneic dermis: an adjunct in facial rejuvenation. Plast Reconstr Surg 2000; 105: 409-416, discussion 417-418

[63] Sinha UK, Saadat D, Doherty CM, Rice DH. Use of AlloDerm implant to prevent Frey syndrome after parotidectomy. Arch Facial Plast Surg 2003; 5: 109-

112

[64] Burres S. Preserved particulate fascia lata for injection: a new alternative. Dermatol Surg 1999; 25: 790-794

[65] Burres S. Fascian. Facial Plast Surg 2004; 20: 149-152

[66] Matarasso SL. The use of injectable collagens for aesthetic rejuvenation. Semin Cutan Med Surg 2006; 25: 151-157

[67] Murray CA, Zloty D, Warshawski L. The evolution of soft tissue fillers in clinical practice. Dermatol Clin 2005; 23: 343-363

[68] Lorenc ZP, Fagien S, Flynn TC, Waldorf HA. Clinical application and assessment of Belotero: a roundtable discussion. Plast Reconstr Surg 2013; 132 Suppl 2: 69S-76S

[69] Baumann L, Kaufman J, Saghari S. Collagen fillers. Dermatol Ther 2006; 19: 134-140

[70] Monheit GD, Coleman KM. Hyaluronic acid fillers. Dermatol Ther 2006; 19: 141-150

[71] Dayan SH, Bassichis BA. Facial dermal fillers: selection of appropriate products and techniques. Aesthet Surg J 2008; 28: 335-347

[72] Tezel A, Fredrickson GH. The science of hyaluronic acid dermal fillers. J Cosmet Laser Ther 2008; 10: 35-42

[73] Kablik J, Monheit GD, Yu L, Chang G, Gershkovich J. Comparative physical properties of hyaluronic acid dermal fillers. Dermatol Surg 2009; 35 Suppl 1: 302-312

[74] Born T. Hyaluronic acids. Clin Plast Surg 2006; 33: 525-538

[75] Matarasso SL, Carruthers JD, Jewell ML; Restylane Consensus Group. Consensus recommendations for soft-tissue augmentation with nonanimal stabilized hyaluronic acid(Restylane). Plast Reconstr Surg 2006; 117 Suppl: 3S-43S

[76] Wang F, Graza LA, Kang S et al. In vivo stimulation of de novo collagen production caused by cross-linked hyaluronic acid dermal filler injections in photodamaged human skin. Arch Dermatol 2007; 143: 155-163

[77] Eppley BL, Dadvand B. Injectable soft-tissue fillers: clinical overview. Plast Reconstr Surg 2006; 118: 98e-106e

[78] Bogdan Allemann I, Baumann L. Hyaluronic acid gel(Juvéderm) prepartions in the treatment of facial wrinkles and folds. Clin Interv Aging 2008; 3: 629-634

[79] Callan P, Goodman GJ, Carlisle I et al. Efficacy and safety of a hyaluronic acid filler in subjects treated for correction of midface volume deficiency: a 24 month study. Clin Cosmet Investig Dermatol 2013; 6: 81-89

[80] Gold MH. Aesthetic update: what's new in fillers in 2010? J Clin Aesthet Dermatol 2010; 8: 37-41

[81] Monheit GD. Hyaluronic acid fillers: Hylaform and Captique. Facial Plast Surg Clin North Am 2007; 15: 77-84, vii

[82] Bezzola A, Micheels P. Esthélis, hyaluronic acid of Swiss design: first complete study of the physico-chemical characteristics and clinical trials. J Med Esthet Chir Derm. 2005; 32: 11-20

[83] Sundaram H, Cassuto D. Biophysical characteristics of hyaluronic acid softtissue fillers and their relevance to aesthetic applications. Plast Reconstr Surg 2013; 132 Suppl 2: 5S-21S

[84] Enhancement Medical Expression-product info. www. enhancementmedical.com

[85] Burchard AE, Ellis DA. The Canadian experience with fillers. Facial Plast Surg 2009; 25: 129-134

[86] Teoxane Laboratories. The best of hyaluronic acid: Teosyal. http://www. clarionmedical.com/uploaded/ tiny_mce/File/Teosyal/Teosyal.pdf. Accessed December 19, 2008

[87] Monheit GF,Campbell RM, Neugent H et al. Reduced pain with use of proprietary hyaluronic acid with lidocaine for correction of nasolabial folds: a patient-blinded, prospective, randomized controlled trial. Dermatol Surg 2010; 36: 94-101

[88] Lemperle G, Romano JJ, Busso M. Soft tissue augmentation with Artecoll: 10-year history, indications, techniques, and complications. Dermatol Surg 2003; 29: 573-587, discussion 587

[89] Lemperle G, Knapp TR, Sadick NS, Lemperle SM. ArteFill permanent injectable for soft tissue augmentation: I. Mechanism of action and injection techniques. Aesthetic Plast Surg 2010; 34: 264-272

[90] Cohen S, Berner C, Busso M. ArteFill: a long-lasting injectable wrinkle filler material-summary of the US Food and Drug Administration trials and a progress report on 4-to 5-year outcomes. Plast Reconstr Surg 2006; 118 Suppl 3: 64S-76S

[91] Berlin AL, Hussain M, Goldberg DJ. Calcium hydroxylapatite filler for facial rejuvenation: a histologic and immunohistochemical analysis. Dermatol Surg 2008; 34 Suppl 1: S64-S67

[92] Tzikas TL. A 52-month summary of results using calcium hydroxylapatite for facial soft tissue augmentation. Dermatol Surg 2008; 34 Suppl 1: S9-S15

[93] Sadick NS, Katz BE, Roy D. A multicenter, 47-month study of safety and efficacy of calcium hydroxylapatite for soft tissue augmentation of nasolabial folds and other areas of the face. Dermatol Surg 2007; 33 Suppl 2: S122-S126, discussion S126-S127

[94] Graivier MH, Bass LS, Busso M, Jasin ME, Narins RS, Tzikas TL. Calcium hydroxylapatite(Radiesse) for correction of the mid- and lower face: consensus recommendations. Plast Reconstr Surg 2007; 120 Suppl: 55S-66S

[95] Salles AG, Lotierzo PH, Gimenez R, Camargo CP, Ferreira MC. Evaluation of the poly-L-lactic acid implant for treatment of the nasolabial fold: 3-year followup evaluation. Aesthetic Plast Surg 2008; 32: 753-756

[96] Lam SM, Azizzadeh B, Graivier M. Injectable poly-L-lactic acid(Sculptra): technical considerations in soft-tissue contouring. Plast Reconstr Surg 2006; 118 Suppl: 55S-63S

[97] Sherman RN. Sculptra: the new three-dimensional filler. Clin Plast Surg 2006; 33: 539-550

[98] Beer KR, Rendon MI. Use of Sculptra mark in esthetic rejuvenation. Semin Cutan Med Surg 2006; 25: 127-131

[99] Rohrich RJ, Ghavami A, Crosby MA. The role of hyaluronic acid fillers (Restylane) in facial cosmetic surgery: review and technical considerations. Plast Reconstr Surg 2007; 120 Suppl: 41S-54S

[100] Rohrich RJ, Monheit G, Nguyen AT, Brown SA, Fagien S. Soft-tissue filler complications: the important role of biofilms. Plast Reconstr Surg 2010; 125: 1250-1256

[101] Brandt F, Bank D, Cross SL, Weiss R. A lidocainecontaining formulation of large-gel particle hyaluronic acid alleviates pain. Dermatol Surg 2010; 36 Suppl 3: 1876-1885

[102] Smith KC, Melnychuk M. Five percent lidocaine cream applied simultaneously to the skin and mucosa of the lips creates excellent anesthesia for filler injections. Dermatol Surg 2005; 31: 1635-1637

[103] Koay J, Orengo I. Application of local anesthetics in dermatologic surgery. Dermatol Surg 2002; 28: 143-148

[104] Beasley KL, Weiss MA, Weiss PA. Soft tissue augmentation using a two-way connector to supplement hyaluronic acid filler with 1% lidocaine hydrochloric acid with epinephrine 1 ： 100,000: our experience and observations. Dermatol Surg 2010; 36: 524-526

[105] Hedén P, Fagrell D, Jernbeck J et al. Injection of stabilized hyaluronic acidbased gel of non-animal origin for the correction of nasolabial folds: comparison with and without lidocaine. Dermatol Surg 2010; 36: 775-781

[106] Grunebaum LD, Elsaie ML, Kaufman J. Six-month, double-blind, randomized, split-face study to compare the efficacy and safety of calcium hydroxylapatite(CaHA) mixed with lidocaine and CaHA alone for correction of nasolabial fold wrinkles. Dermatol Surg 2010; 36: 760-765

[107] Bray D, Hopkins C, Roberts DN. A review of dermal fillers in facial plastic surgery. Curr Opin Otolaryngol Head Neck Surg 2010; 18: 295-302

[108] Coleman KR, Carruthers J. Combination therapy with Botox and fillers: the new rejuvenation paradigm. Dermatol Ther 2006; 19: 177-188

[109] Berbos ZJ, Lipham WJ. Update on botulinum toxin and dermal fillers. Curr Opin Ophthalmol 2010; 21: 387-395

[110] Carruthers JDA, Carruthers A. Facial sculpting and tissue augmentation. Dermatol Surg 2005; 31: 1604-1612

[111] Hirmand H. Anatomy and nonsurgical correction of the tear trough deformity. Plast Reconstr Surg 2010; 125: 699-708

[112] Airan LE, Born TM. Nonsurgical lower eyelid lift. Plast Reconstr Surg 2005; 116: 1785-1792

[113] Lemperle G, Sadick NS, Knapp TR, Lemperle SM. ArteFill permanent injectable for soft tissue augmentation: II. Indications and applications. Aesthetic Plast Surg 2010; 34: 273-286

[114] Schierle CF, Casas LA. Nonsurgical rejuvenation of the aging face with injectable poly-L-lactic acid for restoration of soft tissue volume. Aesthet Surg J 2011; 31: 95-109

[115] Moers-Carpi M, Vogt S, Santos BM, Planas J, Vallve SR, Howell DJ. A multicenter, randomized trial comparing calcium hydroxylapatite to two hyaluronic acids for treatment of nasolabial folds. Dermatol Surg 2007: 33 Suppl 2: S144-S151

[116] Segall L, Ellis DAF. Therapeutic options for lip augmentation. Facial Plast Surg Clin North Am 2007; 15: 485-490, vii

[117] Perkins NW, Smith SP Jr, Williams EF III. Perioral rejuvenation: complementary techniques and procedures. Facial Plast Surg Clin North Am 2007; 15: 423-432, vi

[118] Han S-K, Shin S-H, Kang H-J, Kim WK. Augmentation rhinoplasty using injectable tissue-engineered soft tissue: a pilot study. Ann Plast Surg 2006; 56: 251-255

[119] Bray D, Hopkins C, Roberts DN. Injection rhinoplasty: non-surgical nasal augmentation and correction of post-rhinoplasty contour asymmetries with hyaluronic acid: how we do it. Clin Otolaryngol 2010; 35: 227-230

[120] Kurkjian TJ, Ahmad J, Rohrich RJ. Soft-tissue fillers in rhinoplasty. Plast Reconstr Surg 2014; 133: 121e-126e

[121] Heath CR, Taylor SC. Fillers in the skin of color population. J Drugs Dermatol 2011; 10: 494-498

[122] Cohen JL. Understanding, avoiding, and managing dermal filler complications. Dermatol Surg 2008; 34 Suppl 1: S92-S99

[123] Narins R, Brandt F, Leyden JA. Randomized, double-blind, multicenter comparison of the efficacy and tolerability of Restylane versus Zyplast for the correction of nasolabial folds. Dermatol Surg 2003; 29: 588-595

[124] Bailey SH, Cohen JL, Kenkel JM. Etiology, prevention, and treatment of dermal filler complications. Aesthet Surg J 2011; 31: 110-121

[125] Narins RS, Jewell M, Rubin M, Cohen J, Strobos J. Clinical conference: management of rare events following dermal fillers-focal necrosis and angry red bumps. Dermatol Surg 2006; 32: 426-434

[126] Monheit GD, Rohrich RJ. The nature of long-term fillers and the risk of complications. Dermatol Surg 2009; 35 Suppl 2: 1598-1604

[127] Chen L, Wen Y-M. The role of bacterial biofilm in persistent infections and control strategies. Int J Oral Sci 2011; 3: 66-73

[128] Black CE, Costerton JW. Current concepts regarding the effect of wound microbial ecology and biofilms on wound healing. Surg Clin North Am 2010: 90: 1147-1160

[129] Sclafani AP, Fagien S. Treatment of injectable soft tissue filler complications. Dermatol Surg 2009; 35 Suppl 2: 1672-1680

[130] Arlette JP, Trotter MJ. Anatomic location of hyaluronic acid filler material injected into nasolabial fold: a histologic study. Dermatol Surg 2008; 34 Suppl 1: S56-S62, discussion S62-S63

[131] Hirsch RJ, Narurkar V, Carruthers J. Management of injected hyaluronic acid induced Tyndall effects. Lasers Surg Med 2006; 38: 202-204

[132] Hirsch RJ, Brody HJ, Carruthers JDA. Hyaluronidase in the office: a necessity for every dermasurgeon that injects hyaluronic acid. J Cosmet Laser Ther 2007; 9: 182-185

[133] Berlin A, Cohen JL, Goldberg DJ. Calcium hydroxylapatite for facial rejuvenation. Semin Cutan Med Surg 2006; 25: 132-137

[134] Kim D-W, Yoon E-S, Ji YH, Park SH, Lee BI, Dhong ES. Vascular complications of hyaluronic acid fillers and the role of hyaluronidase in management. J Plast Reconstr Aesthet Surg 2011; 64: 1590-1595

[135] Glaich AS, Cohen JL, Goldberg LH. Injection necrosis of the glabella: protocol for prevention and treatment after use of dermal fillers. Dermatol Surg 2006; 32: 276-281

[136] Burt B, Nakra T, Isaacs DK, Goldberg PA. Alar necrosis after facial injection of hyaluronic acid. Plast Reconstr Surg 2010; 125: 199e-200e

[137] Kang MS, Park ES, Shin HS, Jung SG, Kim YB, Kim DW. Skin necrosis of the nasal ala after injection of dermal fillers. Dermatol Surg 2011; 37: 375-380

[138] Hirsch RJ, Cohen JL, Carruthers JD. Successful management of an unusual presentation of impending necrosis following a hyaluronic acid injection embolus and a proposed algorithm for management with hyaluronidase. Dermatol Surg 2007; 33: 357-360

[139] DeLorenzi C. Complications of injectable fillers, part 2: vascular complications. Aesthet Surg J 2014; 34: 584-600

[140] Kim DW, Yoon ES, Ji YH, Park SH, Lee BI, Dhong ES. Vascular complications of hyaluronic acid fillers and the role of hyaluronidase in management, J Plast Reconstr Aesthet Surg 2011; 64: 1590-1595

[141] Park TH, Seo SW, Kim JK, Chang CH. Clinical experience with hyaluronic acidfiller complications. J Plast Reconstr Aesthet Surg 2011; 64: 892-896

[142] Rodrigues-Barata AR, Camacho-Martínez FM.

Undesirable effects after treatment with dermal fillers. J Drugs Dermatol 2013; 12: e59-e62

[143] Menon H, Thomas M, D'silva J. Low dose of hyaluronidase to treat over correction by HA filler-a case report. J Plast Reconstr Aesthet Surg 2010; 63: e416-e417

[144] Sall I, Férard G. Comparison of the sensitivity of 11 crosslinked hyaluronic acid gels to bovine testis hyaluronidase. Polym Degrad Stabil 2007; 92: 915-919

[145] Borchard K, Puy R, Nixon R. Hyaluronidase allergy: a rare cause of periorbital inflammation. Australas J Dermatol 2010; 51: 49-51

[146] Sabbah A, Hassoun S, Drouet M, Lauret MG, Doucet M. [The wasp/mosquito syndrome]. Allerg Immunol(Paris) 1999; 31: 175-184

[147] Steigerwalt RD Jr, Cesarone MR, Pascarella A et al. Ocular and optic nerve ischemia: recognition and treatment with intravenous prostaglandin E1. Panminerva Med 2011; 53 Suppl 1: 119-124

[148] Quirinia A, Viidik A. The influence of occlusive dressing and hyperbaric oxygen on flap survival and the healing of ischaemic wounds. Scand J Plast Reconstr Surg Hand Surg 1998; 32: 1-8

[149] Cheng G, Swaidani S, Sharma M, Lauer ME, Hascall VC, Aronica MA. Hyaluronan deposition and correlation with inflammation in a murine ovalbumin model of asthma. Matrix Biol 2011; 30: 126-134

[150] Kranke P, Bennett MH, Martyn-St James M, Schnabel A, Debus SE. Hyperbaric oxygen therapy for chronic wounds. Cochrane Database Syst Rev 2012; 4: CD004123

[151] Löndahl M. Hyperbaric oxygen therapy as treatment of diabetic foot ulcers. Diabetes Metab Res Rev 2012; 28 Suppl 1: 78-84

[152] Tiaka EK, Papanas N, Manolakis AC, Maltezos E. The role of hyperbaric oxygen in the treatment of diabetic foot ulcers. Angiology 2012; 63: 302-314

[153] Kuffler DP. Hyperbaric oxygen therapy: an overview. J Wound Care 2010; 19: 77-79

[154] Kassir R, Kolluru A, Kassir M. Extensive necrosis after injection of hyaluronic acid filler: case report and review of the literature. J Cosmet Dermatol 2011; 10:224-231

[155] Lemperle G, Gauthier-Hazan N, Wolters M, Eisemann-Klein M, Zimmermann U, Duffy DM. Foreign body granulomas after all injectable dermal fillers: part 1. Possible causes. Plast Reconstr Surg 2009; 123: 1842-1863

8 面颈部提升术的 50 年进展

编写：Steven M. Hamilton, Bruce F. Connell   翻译：李秀琪   校对：王千文 吴乐昊

整形外科领域一直在进行完善面部年轻化手术的探索。Connell 对改善面部提升手术效果的追求，代表了一种经典、明智、务实的外科手术设计方法。正是他对准确诊断和追根究底的潜在冲动，成就了他的辉煌的事业。

20 世纪 50 年代，Connell 还是一名梅奥诊所的住院医生，当时广泛应用的面部提升手术主要包括深层悬吊和去除多余皮肤。图 8.1 展示了 Connell 早期（1952~1960）的典型工作。那时，面部提升术是通过对深筋膜进行多点精确折叠和颈部去脂实现的。当时还没有比手术效果更好的下颌与颈部矫正方法，但手术效果已令人瞩目。尽管眉的矫正效果欠佳，但 Connell 仅依靠当时的技术就取得了很好的手术效果，并且还很少出现术后皮肤红斑这一当年常见的并发症。术后能保持发际的外形和耳屏前的正常解剖形态，整个面部皮肤形态自然。

由于不满于当时流行的手术方法，年轻的 Connell 医生开始着手解决手术切口所带来的发际线移位和皮肤颜色差别较大的问题。他娴熟的手术技巧让旁观者很难发现手术痕迹，使得他早年即声名远扬。

8.1 保留：切口设计

重新的设计手术切口位置、精细的缝合技巧，保留正常面部解剖边界、比例和关系，是 Connell 取得良好手术效果的主要原因。巴西的 Raul loeb 医生发表论文描述了如何确定形态自然的耳垂附着点，正是这一著作启发了 Connell。正常耳垂向后与耳长轴成 10°~15° 角。传统的面部悬吊和缝合所造成的皮肤张力，会引起耳垂受牵拉变形、向前卷曲，甚至形成"精灵"耳，而重建耳垂夹角可以避免这一现象的发生[1-6]。从 20 世纪 50

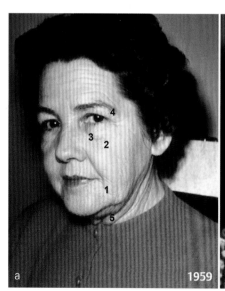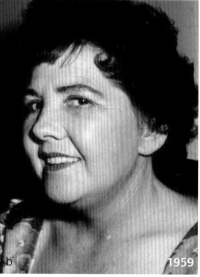

图 8.1 Connell 的早期工作。（a）面部提升术前。（b）面部提升术后。（1）术后可见颌部松弛得到改善，但是未得到完全矫正，而在后期工作中则实现了完全矫正。（2）颊部下垂部分改善。（3）眶下凹陷未完全矫正。（4）眶周和眉部未完全矫正。（5）颏下臃肿未像后期一样得到很好的改善（Dr.Bruce Connell, Santa Ana, CA. 供图）

年代到 70 年代，Connell 医生进行了保留耳垂附着点角度和改善颈部轮廓等手术改进，在使手术效果最大化的同时使手术痕迹最小化。

8.1.1 手术切口细节及设计

颞部切口

Connell 当时还是一名年轻的外科医生，他在巴黎乘坐地铁时观察别人发现，当眶外侧至颞部发际线这段无毛发区长度大于 3~4 cm 时，会使其看上去比实际年龄老十岁左右。同时他还发现，如果手术把这部分无毛发区域提升到耳轮脚上方的话，也会导致面部看起来比实际年龄更老[1, 3, 4, 6]。

他认为，术前精确评估可以去掉的皮肤范围有助于术者选择手术切口。如果发际前方或鬓角后方能去掉的皮肤很少，那么应当在颞部头皮内做切口；如果无毛发区宽度在术后可能会超过 4 cm，那么应当将切口设计在发际线处或发际内。我们经常会看到一些求美者的术前照片中头发向后梳，而术后照片中头发则向前梳，以此来掩盖术后颞部发际和耳朵的细节。很遗憾，这些求美者

永远无法向上或向后梳头发了。这种可被察觉的发际线改变所带来的问题，可能会影响求美者一贯乐观的生活方式。在垂直于颞部发际线和鬓角方向上，沿预计提升皮肤的方向进行夹捏测试（图 8.2），可以快速判断颞部皮肤的延伸程度以及是否存在将耳前鬓角过度提升到耳郭上方的可能性[3, 4, 6]。

Connell 对传统的颞部头皮内切口进行了改良，在耳轮前方过发际线进入头皮内的起始处，将切口向前做一个半圆形旋转，可将之称为耳轮前皮瓣（图 8.3，图 8.4）。该皮瓣起始于鬓角起始部和耳轮脚根部，呈弧形上升至颞部头皮内。该皮瓣能够减少耳轮根部或上方的颞部皮肤移位到颞部发际内（图 8.5）[4-6]。如果估计皮肤移动范围可能使眶颞区宽度超过 3.5~4 cm，那么就应该采用另外一种手术切口，沿颞部发际线或发际内的切口，以小角度向后弧形弯曲上升至额颞部边界（图 8.6）。切口向后呈弧形弯曲，优点是在缝合时可以在其后方形成一个隐蔽区，使切口终点远离颞部上方毛发稀疏的区域，尽量减少手术痕迹。良好的发际线切口不但可以减少手术痕

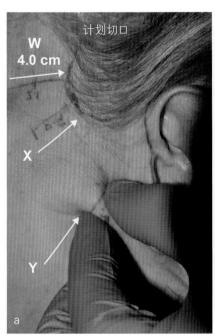
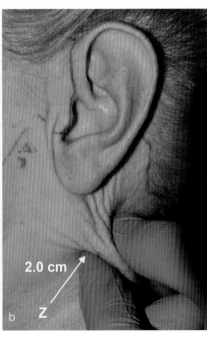

图 8.2 夹捏测试。（a）通过夹捏测试估计耳前/颞部皮肤松弛程度，测量皮肤和发际线的移动范围。外眦—颞部发际线距离不超过 4 cm，这样会使面部外观比较自然。如果皮肤松弛程度可使这一距离超过 4 cm，应采用发际切口。将皮肤移动范围与术前的外眦—颞部发际线距离相加来决定切口位置。W，外眦至颞部发际线位移；X，无毛发区域向上移位时会使面部外观老化；Y，颊部至耳屏位移。（b）枕部皮肤夹捏测试。如皮肤松弛程度超过 2 cm（预计可能会出现不可接受的发际线），应采用发际切口。两图显示发际线切口的标记。Z: 颈枕部发际线移位（Dr. Steven Hamilton, Houston, TX. 供图）

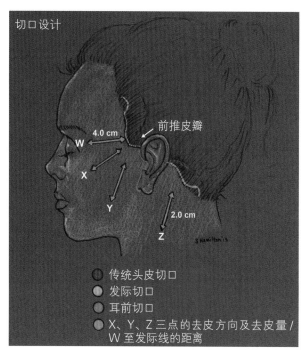

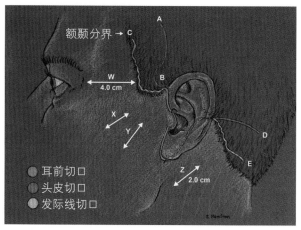

图 8.4 颞部、耳后和枕部切口设计。W 为从外眦至颞部发际线的无毛发区域最大宽度（4 cm）。使用传统手术切口（红线 A）是安全的。在颞部头皮切口向前偏转（B 点）为耳轮前皮瓣，可避免无毛发的面部皮肤进入颞部头皮。如果皮肤推进后使外眦至颞部发际线（绿线 C）距离超过 4 cm，则建议采取颞部发际切口。该切口向上止于额颞部发际线（箭头），应避免在此处形成可见的瘢痕。耳后切口（橘色虚线）应位于耳后褶皱。对于枕部切口设计，假设在切线方向上复位皮瓣，测量枕部皮肤预期移动范围（Z）。如果皮肤移动范围少于 2 cm，耳后切口在上耳道水平穿过乳突区域，形成枕部头皮切口（红线 D）。如皮肤移动范围超过 2 cm，耳后切口沿同样路线然后进入枕部发际（绿线 D），止于颈背部前方（Dr. Steven Hamilton, Houston, TX. 供图）

图 8.3 颞部和枕部切口设计。绿色标记为颞部和枕部发际切口。红色标记为传统的颞部和枕部切口（颞部区域向前延伸）。橘色标记为耳前切口。在 X 点和 Y 点估计皮肤松弛程度。面部提升术皮肤移动后，W 最大不超过 4 cm。如果夹捏测试估计外眦—颞部发际线距离不超过 4 cm，可使用传统手术切口（红色）；如果距离超过 4 cm，则应选择颞部发际切口（绿色）。Z 为同样在枕部进行的皮肤夹捏测试。如果皮肤松弛超过 2 cm，建议采取发际切口；如果皮肤移动范围不超过 2 cm，可取传统的颞部头皮内切口（Dr. Steven Hamilton, Houston, TX. 供图）

迹，还可以更好地保持面部各部位的比例，让术后年轻化效果更加自然（图 8.7）[6, 7]。

耳前切口

Connell 将耳前解剖区域分为数个亚单位，这也是他在 20 世纪六七十年代对当时除皱术现状重新评估的工作之一。他认为，在切口设计时应当保留耳轮宽度、耳屏前凹、耳屏高度、耳屏上切迹、耳屏下切迹以及耳垂颊部结点这些耳前美学亚单位。通过观察求美者耳部解剖和色素沉着来重新界定切口位置，从而弱化了从面部至耳的皮肤颜色对比（图 8.8）。如果将切口设计在面部和耳部皮肤颜色过渡之前，会使不同部位皮肤颜色差异

对比明显，手术痕迹会更明显[5, 6]。

如图 8.9 所示，切口的最上方位于面部—耳轮交界点处耳轮后界前缘约一个耳轮宽度处（图 8.9），然后弧形进入耳屏上切迹，顺耳屏边缘下行。在耳屏下 1/5 处，Connell 设计了一个横形皮瓣（Y 点，图 8.9），即从该处耳屏缘后方以 90° 角向前穿过耳屏至耳垂前缘与颊部之间的褶皱时，再 90° 向下至耳垂缘，这样可以保留 2~3 mm 的面部皮肤，从而避免将耳垂与面部缝合在一起（图 8.9）[6]。如果不保留耳垂颊部结点的话，经常会造成耳垂与面部粘连的外观。在耳垂上方保留 2~3 mm 的面部皮肤，可以让较厚、有色素沉着、

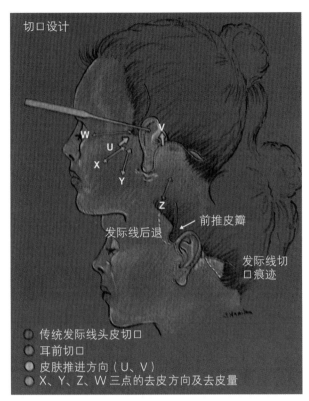

图 8.5 头皮内切口的常见错误。图示为采用传统头皮内切口进行的面部提升术。如未能考虑皮肤的移动范围（X/Y）和外眦—颞部最大距离（4 cm），会在提拉方向（U）上造成的颞部发际后退。如未能使用 Z 来辅助切口设计，或在垂直向（U）上强行牵拉皮瓣来关闭设计在耳甲腔后方的切口，会出现同样的错误，均会造成颈部皮肤进入乳突—枕部头皮，导致发际线缺失。耳后皮瓣应当沿前颈线的切线方向移动来避免该问题，保留颈部垂直方向上皮肤长度。确定皮肤移动范围对于切口设计至关重要（Dr. Steven Hamilton, Houston, TX. 供图）

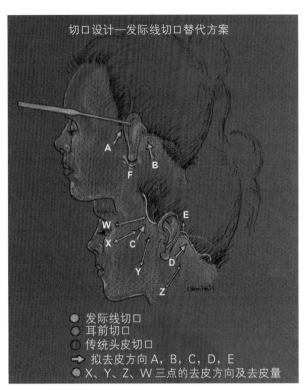

图 8.6 当颞部和枕部皮肤移动范围较大时，应采用发际切口（绿线），可预防发际线后移和缺失。A，C，D 为正确的切线皮肤复位方向。B 为理论上耳后皮瓣垂直的提拉方向，可导致枕部发际错乱。而向量 A 与 B 会聚可造成耳垂插入点变形。如果乳突区域的切口位置过高，需要向上提拉皮瓣关闭切口，形成垂直向量 E，妨碍皮瓣复位并可导致发际线缺失。正确的切线向量是 C 与 D，都可以作为皮肤移动的理想方向（Dr. Steven Hamilton, Houston, TX. 供图）

有毛发生长的面部皮肤，与较薄、娇嫩的耳部皮肤更自然地衔接。耳面沟（lobular-facial crease）需要保留，因为目前还没有任何一项技术可以重新创造出这一正常面部外观中的明显美学标记。

耳后切口

一些教科书中建议耳后切口应当设计在耳甲位置，目的是为了避免耳后切口向后下方延续至可被看见的乳突区域。但这种方法会造成垂直方向上颈部皮肤去除过度，以致张力过大。Connell 将切口直接设计在耳颅沟，予以保留而不是去掉这一结构（图 8.5）。他认为，从后方观察一个人，

耳颅沟是明显的标记，如果把切口设计在耳甲上，可能会造成耳颅沟处蹼状畸形，从而丧失这一美学标记[6]。如上所述，切口位于耳甲不仅会造成切口前移，还会导致在缝合切口时必须要将颈部皮肤垂直向上牵拉。相反，颈部—耳后皮肤移动方向与颈前呈切线方向，这样才能较好地矫正颈前松弛的组织、水平方向上松弛的皮肤，并减少垂直方向上需要切除的皮肤量。如果在垂直方向上过多去除颈部皮肤，就会造成皮肤缺损，术后会出现颈部皮肤张力过大。术后求美者取坐位时，耳颅沟处切口张力会随着屈颈、垂肩而增加。而

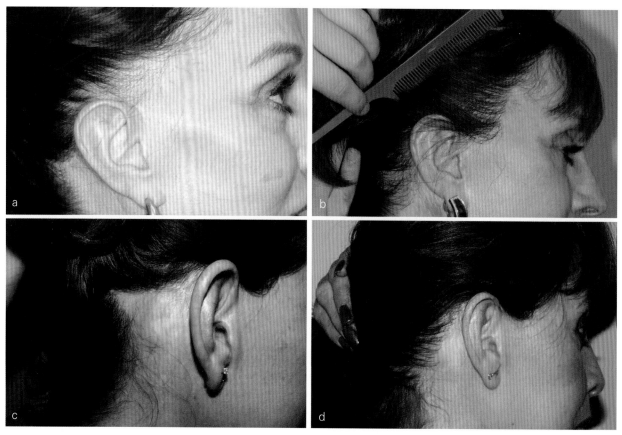

图 8.7　常见切口设计错误的结果。（a）由于皮瓣复位方向错位，造成颞部发际后移和乳突—枕部发际缺失。（b）毛发移植重建颞部发际。（c）错误地将垂直切口设计于耳甲，未能估计皮肤松弛，造成大范围的乳突—枕部毛发缺失。耳后皮肤色素减退正是该切口致垂直向颈部皮肤缩短、皮瓣张力增大造成的。（d）毛发移植后。为避免以上问题，应严格遵守术前测量皮肤移动范围；如移动范围较大，选择发际切口是必需的（Dr. Alphonso Barrera, Houston, TX. 供图）

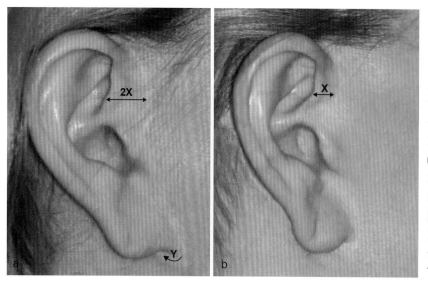

图 8.8　切口设计错误。（a）面部二次提升术前，可见耳畸形。耳轮前切口距耳轮边界后方为耳轮宽度的 2 倍，使耳轮宽度看上去增加了一倍。耳垂和耳垂—颊部结点向前旋转。（b）同一求美者在面部二次提升术后。耳屏前切口距耳轮边缘后界为一个耳轮宽度，为正常宽度。耳垂和耳垂—颊部结点向后旋转。X，沿耳轮缘的正确切口位置；Y，矫正耳垂向前移位（Dr. Steven Hamilton, Houston, TX. 供图）

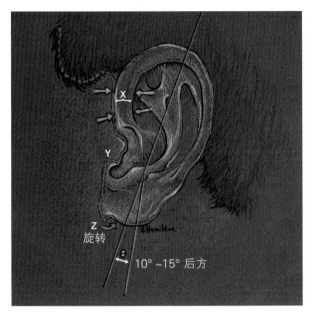

图 8.9 切口设计：耳前切口。将耳前切口的上部设计为与耳轮后缘平行的柔和曲线，并模拟耳轮软骨的视觉横向宽度（X）（由箭头界定）。所形成的色素减退的耳前切口将模拟耳部突出，而耳轮边缘和解剖比例正常。如果切口位置再向前的话，耳轮宽度会过于夸张。切口沿耳屏上方凹陷下行，沿耳屏后界继续走行。切口不进入耳屏后方，垂直偏转（Y）在耳面沟下行。保留耳屏下切迹和耳屏形态是必要的，否则耳屏下切迹消失，耳屏会被"切断"而显得太长。切口在耳面褶皱处再次旋转 90° 并下行至耳垂颊部连接。这是一个天然的沟，在关闭切口时有助于重建该标志。Raul Loeb 提出的角度如图所示。耳垂最大偏转角度为耳长轴向后 10° ~15°。蓝色箭头展示了在缝合时重建该理想角度需要轻度旋转耳垂。图中展示了颞部发际切口（Dr. Steven Hamilton, Houston, TX. 供图）

在手术台上时，求美者肩部位置相对较高，颈部通常是伸展的，会对术者造成一种垂直方向上皮肤过多的假象。因此，保持头部处于正中，同时避免采用需要在垂直方向上对颈部皮肤提升的切口，就可以防止过度去除皮肤，还可以避免切口张力过大造成瘢痕增生和发际线移位[6, 7]。

耳垂应当是附着点而不是旋转点。当耳前皮瓣和耳后皮瓣分别在前后方向上、向耳垂旋转时，将引起趋同效应，会造成耳垂下方饱满，这种情况很容易被别人发现做过面部提升术（F 点，图 8.6）。如果将颈部皮肤沿与颈线垂直方向提升的

话，就不需要修剪皮瓣前缘了，因在缝合时皮瓣前缘正好位于耳颅沟[6]。

枕部切口

这一切口设计原则类似颞部切口。如果估计头皮移动超过 2 cm，应当采取枕部发际切口（图 8.3，图 8.4）。切口沿发际线弧形向后延伸至枕部头发稀疏部位上方的头皮内，切口的弯曲部分伸入头皮。如果将切口置于乳突枕部头皮内，此处的皮肤移动范围很大，势必会将无毛发的颈部皮肤牵拉至枕部，造成乳突枕部发际线缺失和枕部发际线上移（图 8.7a，c）[1, 5-7]。

Connell 不主张采用单一的手术切口，而是应当以临床评估、皮肤移动范围以及保留正常发际线作为出发点来设计手术切口。

颏下切口

一直以来，许多传统方法都提倡将手术切口置于颏下褶皱内（图 8.10a）[6, 8]。切口设计在颏下褶皱后方 1~2 cm，长约 2.5 cm（图 8.10b）[5, 6]。延长该手术切口前，应当将颊部皮肤向两侧提升，以检查延长后的切口会不会移动到面部。Connell 将手术切口设计在颏下褶皱的后方，这样可以更容易看到这些更深、位置更低的结构。

8.2 SMAS 瓣的设计和历史

20 世纪 60 年代，Connell 主要着力于手术切口的改进与创新。深筋膜折叠常会使组织向外牵拉，造成颊部轮廓扁平、颧骨间距增加。将面部表浅腱膜系统（superficial musculoaponeurotic system, SMAS）从眶部至耳部进行折叠缝合固定，会将能起到永久固定作用的线结置于面部明显的部位，而不是他随后使用的面部边界。该方法的另一缺点是这些承重的线结所在部位会出现明显的肿块、褶皱和变形，而 Connell 则通过改变重要的 SMAS 张力和固定线结位置来解决这一问题（图 8.11）。

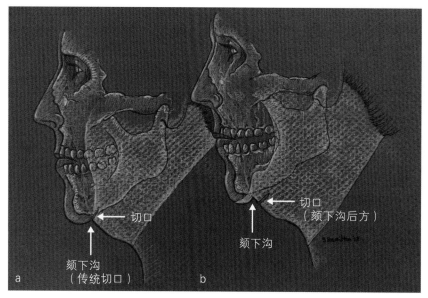

图 8.10 颏下切口设计。（a）将切口错误地设计在颏下褶皱处时，可因局部韧带瘢痕形成，加深颏下褶皱，造成"女巫"或"悬吊"颏畸形。同样注意颏部皮下和外侧下颌骨支持韧带的松解足以矫正"双下巴"和颌部畸形。（b）将切口设计在颏下褶皱后方 1~2 cm，同时更大范围地松解皮下及韧带，矫正"双下巴"畸形，并松解下颌骨韧带以改善矫正效果（Dr. Steven Hamilton, Houston, TX. 供图）

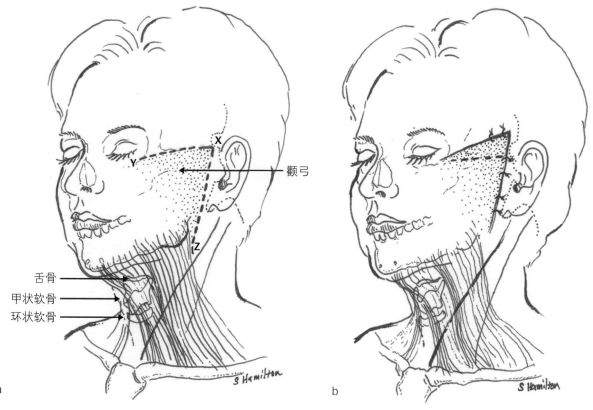

图 8.11 SMAS 改良设计：高位 SMAS 瓣。（a）经典高位 SMAS 瓣设计。切口始于颧骨上方距耳屏前上方 1 cm 处（X），在颧骨上方向内侧走行至颧部最高点（Y）。切口的垂直部分沿耳前沟跨过腮腺。在腮腺下缘，切口稍向后偏，沿胸锁乳突肌前界前行，切开颈阔肌后缘的一小部分（Z）。（b）剥离并推进皮瓣。图示为上方固定在颞浅筋膜。切除后界多余的部分并进行端端吻合。SMAS 瓣在颧部覆盖的部分可以起到轻度增加颊部容量的作用，实现年轻化（Dr. Steven Hamilton, Houston, TX. 供图）

他观察到附着于胸锁乳突肌（SCM）筋膜的外侧颈阔肌可对下颌结构施加矫形力，然而下颌松弛的矫正需要直接折叠下颌处的颈阔肌（图8.12~14）。Connell等，包括Rex Peterson和Jose Guerrerosantos，开始采用全部或部分分离、动态松解颈阔肌的方法，以使颈阔肌的松解达到永久、美观的效果。切断颈阔肌还有另一个好处，即可以永久性地松解前方和外侧的颈阔肌束带，同时提高其移动度，从而改善悬吊效果（图8.12，图15~17）。年轻时颏下角接近90°，而随老化的进展，颈阔肌逐渐松弛，到中年时，颏下角度变成一条从颏下点到胸骨切迹的直线，而颏部与下颈部的夹角近45°。如果不切除颈阔肌的话，任

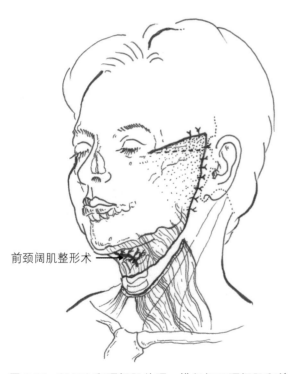

前颈阔肌整形术

图8.12　SMAS和颈阔肌处理：横行切开颈阔肌和前颈阔肌整形术。在颏下支撑薄弱、颈阔肌松弛的病例中，对从颏下点至舌骨的颈阔肌内缘行多层折叠，可以增强支撑并改善形态。如果颈阔肌过于松弛，可修剪颈阔肌内缘并修复。重要提示：先悬吊SMAS，然后再修复前颈阔肌，否则会阻碍面部向上提拉，影响面部提升效果（Dr. Steven Hamilton, Houston, TX. 供图）

何矫正缝合和张力悬吊到最后都不会发挥作用。

Connell早期即意识到松解颈阔肌可以起到明显的矫形作用，因此他后来开始松解与颈阔肌相延续的面部筋膜。当时，部分外科领域的创新者无意中发现了该层组织结构，包括Tessier和Connell；后来，与Tessier一起工作的Mitz和Peyronie在他们的经典文章中将其命名为SMAS并继而成为面部提升术相关的专用词汇[9]。

Connell初期剥离SMAS和颈阔肌时不会超过颧骨下缘（图8.18）。当时的手术效果是面颊和下颌部的矫形效果较好，但是中面部和眶周的矫形效果很差。从20世纪70年代至21世纪初期，基于其深厚的面部显微解剖知识，Connell分析了这些术式的缺点，重新设计并将SMAS松解至颧弓上，即使大部分人都认为在颧弓上剥离SMAS造成面神经额支损伤的风险很高。在20世纪八九十年代，中面部提升和下睑填充是讨论的热点，Connell在颧骨上方松解SMAS可以使其提供更高层面的矫形力量，进而提升中面部，矫正睑颊沟和下睑凹陷。他还对高位-SMAS松解技术进行了改革，通过切开外侧眼轮匝肌来矫正鱼尾纹。与颈阔肌切除类似，他将这种动态松解的概念应用于眶周年轻化。通过动态松解眼轮匝肌和广泛分离眼周皮肤，以此提升睑颊沟，从而获得更好的外眦提升效果并缩短下睑长度。外侧眼轮匝肌通常起到降低眉外侧的作用，因此动态松解外侧眼轮匝肌可以提升眉外侧，矫正鱼尾纹，在垂直方向上缩短下睑（图8.19）。随后出现了通过牵拉老化变薄的面部皮肤而不借助其他的方式来提升下垂的面部组织的方法，并且一直沿用至今。在后文中会介绍Connell不需要牵拉皮肤的皮瓣设计。在他看来，皮肤的作用是覆盖而不是支撑面部，任何违背这一事实的方法都会造成面部牵拉变形的术后外观。

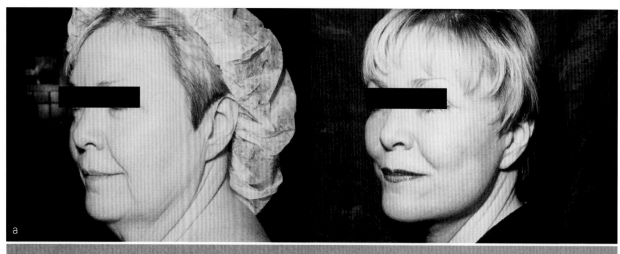

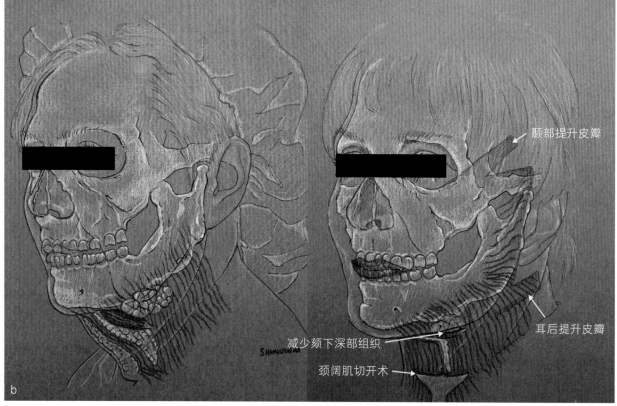

图 8.13　耳后和颞部转位皮瓣的临床引用。（a）求美者颈部明显臃肿松弛，术前和术后照片。耳后转位皮瓣的应用有助于评估和定义颏下和下颌轮廓。（b）实际深层方法图示。注意转位皮瓣、颈阔肌切开和颏下深层组织包括脂肪、肌肉和腺体的容量的显著减少（Dr. Steven Hamilton, Houston, TX. 供图）

8.3　SMAS 瓣设计与颈阔肌处理

Connell 早期对 SMAS 瓣的改良主要是针对颈部的评估，后来逐渐扩展到面部。水平方向上多余的颈部皮肤和颈阔肌会造成软性颈前褶皱，而下颌运动引起的颈阔肌自主收紧则会造成固定的硬性颈部褶皱。矫正方法是将颈静脉之间的颈阔肌切断，必要时也切断外侧的肌肉以处理外侧明显的褶皱（图 8.15~17）。一般在环状软骨水平于颈阔肌较菲薄的地方进行切断，并沿胸锁乳

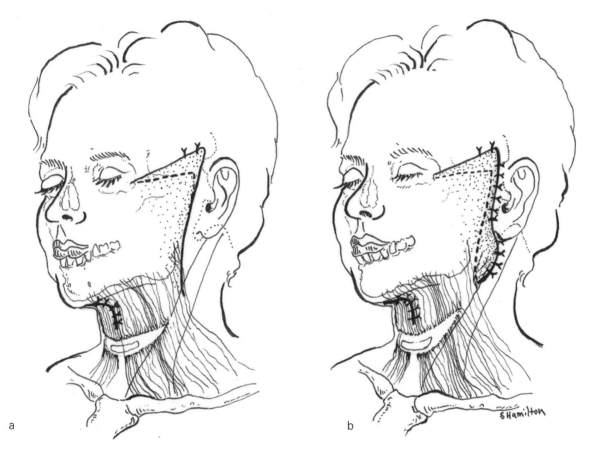

图 8.14　SMAS 和颈阔肌的处理：前颈阔肌整形术。大部分颈部松弛需要进行前颈阔肌整形术来获得良好的术后效果。避免不良效果的关键在于在缝合前部颈阔肌前先悬吊 SMAS 瓣，否则会阻碍上面部 SMAS 旋转，影响颌部和中面部的矫正。悬吊 SMAS，可看到前颈阔肌的内缘。颈阔肌可进行多层折叠，如果松弛明显，修剪内侧边缘并进行修复（Dr. Steven Hamilton, Houston, TX. 供图）

突肌前缘向外横行切断颈阔肌。高于环状软骨水平行肌肉切除，或在舌骨水平行楔形切除，效果较差，并且可能会造成喉部凸出畸形。如果在水平方向上颈阔肌松弛明显并伴有下颌轮廓不清晰，或颈阔肌较短、紧缩且颏颈角不明显，就需要切断全部肌肉（图 8.17）。SMAS 上部悬吊后，颈阔肌切除即可实现老化或先天欠佳的颈部外形的永久矫正；去除前部或外侧的颈阔肌束带；改善外侧下颌的外形。

　　另一种改善颏下外形的方法是去除颈阔肌下方的脂肪和肥大的二腹肌，以及缩小颌下腺的体积。折叠颏下中线部位的颈阔肌或行颈前部分颈阔肌整形，可以更好地改善下颌轮廓。对于情况

比较严重的求美者，切除过多的中线处颈阔肌对于重建良好颈部轮廓是必需的。颈阔肌与 SMAS 是一个延续的整体，因此需要先进行面部 SMAS 悬吊再进行颈阔肌前部整形；如果先缝合颈阔肌的话会向下牵拉面部，阻碍面部提升（图 8.12~14）[3, 4]。当需要增加颏下悬吊力量且外侧皮肤明显呈松弛状态时，切开颊部 SMAS 瓣的外侧部分形成一个耳后转位皮瓣，分离该瓣至下颌角下方。分离至下颌角下方时即应停止，以确保该瓣与颏下颈阔肌有较强的连接。将该皮瓣在下颌角下方旋转 90° 固定于胸锁乳突肌的耳后筋膜，可以解决中至重度的颈阔肌横向松弛，加强颏下提升，改善外侧下颌轮廓（图 8.20）。

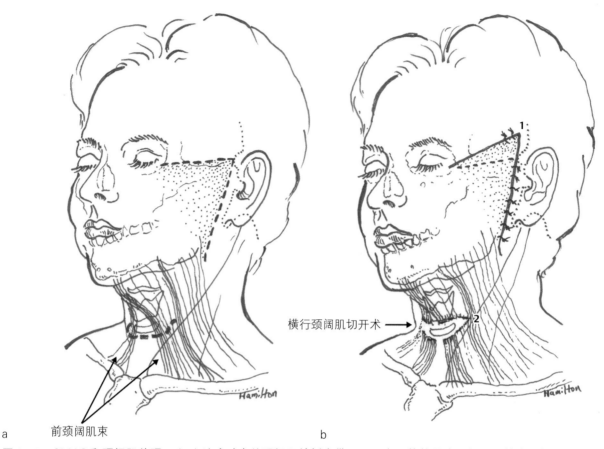

a
前颈阔肌束

b
横行颈阔肌切开术 →

图 8.15 SMAS 和颈阔肌处理。（a）治疗动态的颈阔肌前侧束带，需要在环状软骨水平切开颈静脉之间的颈阔肌。（b）先悬吊 SMAS（1），然后再环状软骨水平切开颈阔肌（2），以防高低不平和颈颏角移行处变得不再平缓。采用这种方法的求美者外侧下颌缘轮廓清晰，颈阔肌通常不松弛（Dr. Steven Hamilton, Houston, TX. 供图）

　　面部 SMAS 皮瓣的设计是为了整体提升颌部和颊部，其范围由以下两个切口来界定（图 8.11）。上方的水平切口位于颧骨上方；侧方的垂直切口沿耳前沟走行，向下延伸至颈部。切口起始于耳屏上方耳轮基底部附近，上方切口在颧骨上方水平向内延伸至颧突点。该点多位于外眦下方 1 cm 处，两侧颧突点的位置可不同。垂直切口与水平切口起于同一位置，即耳屏上缘上方 1 cm 处，沿耳前沟下行越过腮腺，向后延续至胸锁乳突肌前缘。分开颈阔肌后缘，使该切口下行至下颌角下方。这两个筋膜切口形成一个大直角，并且界定了面部剥离和与深层支持韧带分离的范围。在该 SMAS 皮瓣的设计基础上，Connell 创造了耳

后转位皮瓣和颞部转位皮瓣，增强了面部提升的效果（图 8.13，图 8.20，图 8.21）。SMAS 的水平和垂直切口位于颧部、咬肌和腮腺区的边界，这些部位是颧部、咬肌以及腮腺与 SMAS 附着相连的区域。分离 SMAS 瓣并松解该区域的支持韧带后，将其向外上方即大致与颧肌平行的方向提升。只要松解了限制 SMAS 瓣移动的韧带并向外上悬吊 SMAS，就可以达到面部旋转、中面部提升和中面部容量显著增加的效果。面颈部老化的形态特点和矫正原则要求沿胸锁乳突肌前缘进一步分离颈阔肌。在某些特殊情况下，如颈阔肌水平松弛明显、下颌外侧轮廓欠佳、颈阔肌紧缩伴遗传性颈部角度不佳，需要部分或全部切开颈阔

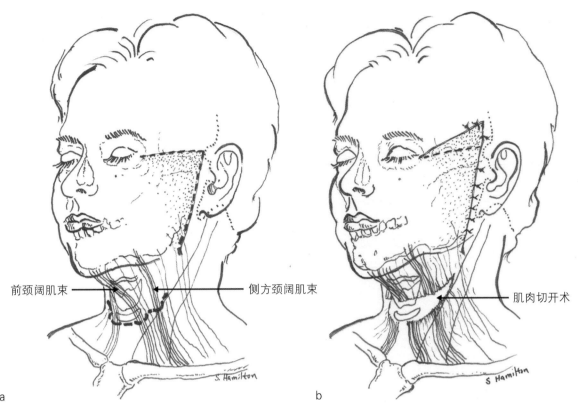

a

b

图 8.16 SMAS 和颈阔肌处理。设计低位颈阔肌切口，来松解术前确定的颈阔肌前面和外侧束带。图示悬吊 SMAS 皮瓣，在环状软骨水平切开颈阔肌前面和外侧束带，以及沿胸锁乳突肌前缘分离（Dr. Steven Hamilton, Houston, TX. 供图）

前颈阔肌束　　　　　　　　　　侧方颈阔肌束

肌肉切开术

肌来提升 SMAS，以解决上述问题（图 8.12，图 8.13，图 8.17，图 8.20，图 8.21）。对于一般求美者，Connell 通常将颈阔肌切开至下颌角稍下方，这部分也构成了 SMAS 瓣的一部分。向上提升 SMAS 瓣并缝合固定于颞浅筋膜，向外侧牵拉耳前 SMAS 瓣并用 4-0 尼龙缝线行半埋褥式缝合固定，将耳前 SMAS 的多余部分沿垂直方向切开至下颌角下方 SMAS 切口终点。保留下方在外侧颈阔肌边缘的附着点，形成一个带蒂的耳后 SMAS 瓣（图 8.20）。旋转该瓣至下颌角下方，用 4-0 缝线或 5-0 可吸收缝线固定至耳后乳突筋膜。该瓣通过与颈—颏下颈阔肌外侧缘之间强有力的连接，能够对颏下区域形成选择性的有效提升。切开耳前 SMAS 外侧缘以形成该皮瓣，其悬吊方向下降；因此，改变该皮瓣与下方颈阔肌的附着点

可以矫正不同的面部老化特征。分割耳前 SMAS 瓣至下颌角下方，可为颏下—舌骨区域提供最大支撑，同时矫正水平方向的颈阔肌松弛。另外，转位皮瓣在切线方向的支撑力有助于矫正形态欠佳的外侧下颌轮廓，而下颌角下方的皮瓣分离将支撑力下移至颈—颏下区域的下部。Connell 提出 3 点面部固定，包括：耳后皮瓣固定于胸锁乳突肌筋膜近侧，面部 SMAS 固定于颞浅筋膜，以及颈阔肌前部整形。同时提出了矫正下颌袋可以长期有效地矫正颈部老化。术后，当求美者屈颈、俯视时也可以看到改善[4, 6, 10, 11]。

高位 SMAS 瓣完全松解后，可提升中面部、睑颊沟、颊部和下颌缘。与耳后 SMAS 瓣类似，沿 SMAS 瓣上缘由外向内切开可形成颞部转位 SMAS 瓣（图 8.13，图 8.21）。该瓣可为鼻唇沟、

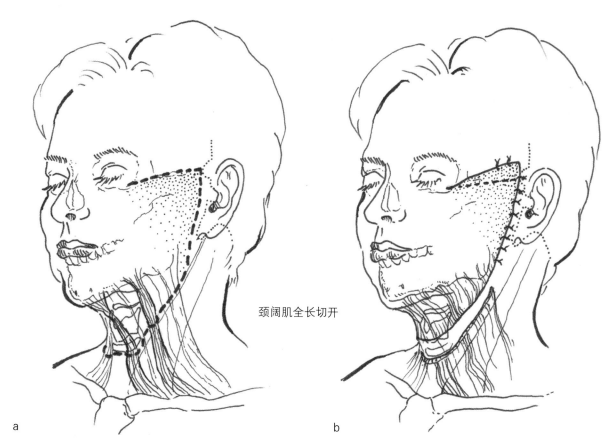

a

b

颈阔肌全长切开

图 8.17 SMAS 和颈阔肌处理：全颈阔肌横断。（a）图示沿胸锁乳突肌前缘扩大颈阔肌松解范围至外侧束带上方，与 SMAS 瓣切口相连。用于颈阔肌紧缩粘连、颈部轮廓欠佳、颈阔肌明显松弛和外侧下颌缘轮廓差的病例。通常沿面部提升术的上部和外侧切口松解外侧部分，向下与通过颏下切口进行的颈阔肌切开相连。（b）悬吊、固定 SMAS 瓣，切开的颈阔肌向下打开（Dr. Steven Hamilton, Houston, TX. 供图）

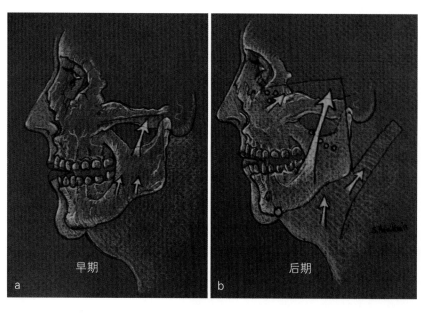

早期

后期

a

b

图 8.18 Connell 早期（a）和后期（b）的 SMAS 瓣设计。虽然 Connell 从没有固定的手术模式，早期 SMAS 的提升较低，但是他很快意识到在颧弓上方剥离可能是安全的，尽管当时大家相信这样会损伤面神经额支。高位 SMAS 提升扩大了提升区域，增强了对传统目标区域如鼻唇沟和颏部的提升力量。这种方法使增加中面部、眶周和颏下支撑成为可能（Dr. Steven Hamilton, Houston, TX. 供图）

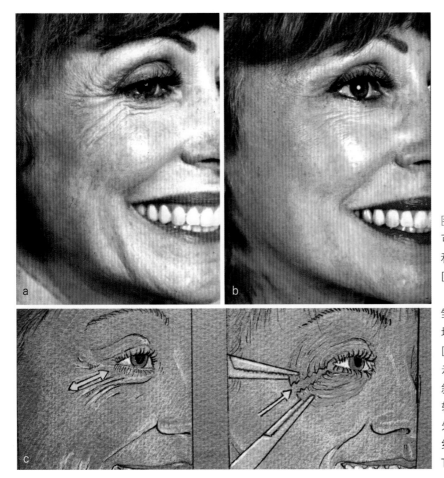

图 8.19   眼轮匝肌切开。（a）术前可见眼轮匝肌肥大以及明显的眶外侧和颧部皱纹，注意眉外侧下方（眼轮匝肌外侧起到降低眉外侧的作用）。（b）外侧眼轮匝肌切开术后，注意皱纹得到了明显改善，由于皮瓣旋转增大缩短了下睑长度，松解外侧眼轮匝肌后眉外侧得到了提升。（c）图示眼轮匝肌切开区域和方向。在倾斜、较低的鱼尾纹下方切开眼轮匝肌。轻轻提起眼轮匝肌并切开。最后切开外缘，用组织剪和锐性剥离以保护神经（Dr. Steven Hamilton, Houston, TX. 供图）

中面部、眶周提供更有力的颞向支撑。中面部组织显著移位和颧部明显下垂的求美者，则需要更大的软组织提升力，因此颞部转位 SMAS 瓣适用于少数中面部软组织需要更大提升的求美者[3, 4, 6, 10]。颞部转位 SMAS 瓣与颧轴点（malar pivot point）和中面部组织有广泛的连接，因此可以提升鼻唇沟、中面部和眶周。越向内侧分离颞部 SMAS 瓣，就可以为更靠近内侧的中面部和眶周提供支持。

眼轮匝肌肥大和外侧明显的鱼尾纹也是需要矫正的老化畸形。Connell 希望通过矫正这些畸形来进一步实现眶周年轻化。对于术前眼轮匝肌明显增厚且过度活跃的求美者，Connell 提出了外侧眼轮匝肌切除术来矫正鱼尾纹。眼轮匝肌可被视为额部外侧的降眉肌，切除其外下部分可以动态

松解眉外侧。此外，联合高位颞部悬吊以进一步实现眶周年轻化也是个有效的术式（图 8.19）[6, 12, 13]。

8.3.1   矫正颏下深部结构

Connell 注意到颈部老化表现差异较大，可以很简单，也可以很复杂（图 8.22）。随着其在整形外科领域的研究逐步深入，他认为对颈阔肌深层结构肥大或颈阔肌紧缩的求美者应重新进行评估。直接的检查方法是在求美者收缩颈阔肌时轻轻捏起下颌饱满的部分来评估颈部脂肪情况，这样可以判断颈阔肌浅层和深层的脂肪是否存在萎缩，以及二腹肌前方的脂肪增生情况。颈阔肌收缩时，颈阔肌浅层脂肪触之柔软，其脂肪层厚度可以通过其至颈阔肌的深度来确定。轻微低头时，

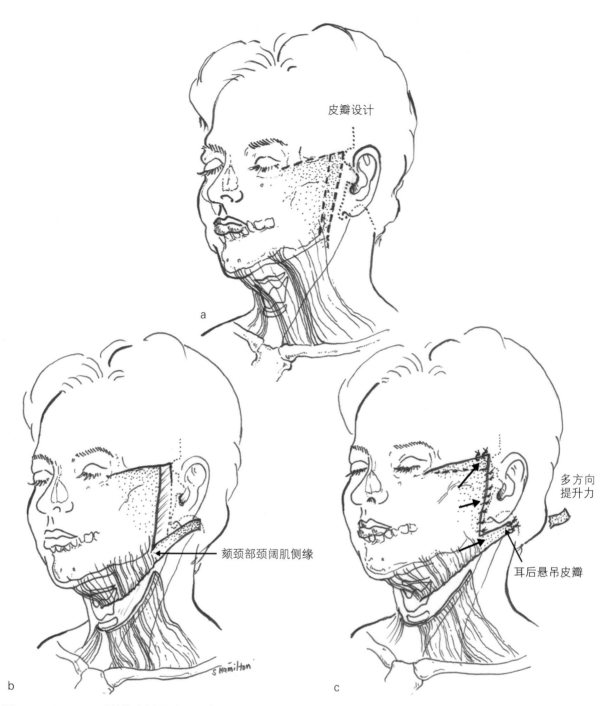

图 8.20　SMAS 耳后转位皮瓣的处理设计。关闭 SMAS 瓣供区可提供与 SMAS 切除术相同的支撑，用于治疗颈部水平方向的明显松弛和颏颈松弛畸形。精确设计并悬吊，该皮瓣在求美者俯视时可提供动态的颏下和颈部支撑。皮瓣与乳突附着点至颈前部的距离在屈颈时增加，该皮瓣可提供较强的悬吊力量来支撑前颈线。（a）设计耳后转位皮瓣。剥离高位 SMAS 瓣后界形成该皮瓣。（b）修剪 SMAS 瓣后界，保留其与外侧颈颏下的颈阔肌的附着点，转向乳突区域。切开并分别悬吊面部高位 SMAS 瓣和耳后转位皮瓣，可提供独立有效的悬吊力量，最大限度地分别改善面颈部不同的区域。更广泛地剥离下颌角下方，可为颈部组织向下的矢量提供支撑。（c）剥离、插入 SMAS 瓣和耳后皮瓣（Dr. Steven Hamilton, Houston, TX. 供图）

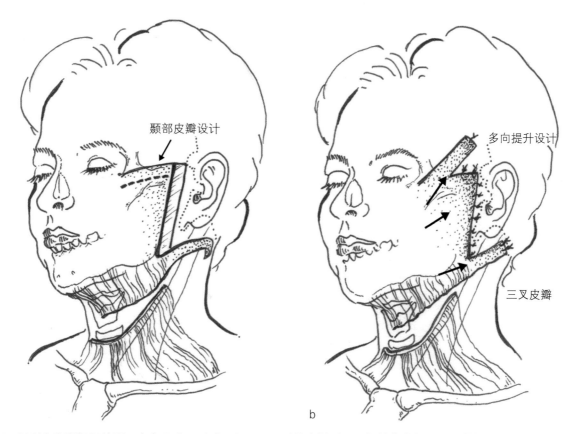

图 8.21   SMAS 和颈阔肌处理。在鼻唇沟严重或眶周明显下垂的病例时，颞部转位皮瓣可以提供额外的、位置更高的 SMAS 提拉力量。图示颞部 /SMAS/ 耳后瓣。通过简单分离 SMAS 瓣上界内侧，分离 SMAS 瓣后界向下至外侧颈阔肌来形成这些皮瓣。（a）如图所示，切开、剥离 SMAS 瓣后界形成耳后皮瓣。颞部皮瓣的分离范围将最终决定支持向量的精确位置。图中显示已经设计好颞部皮瓣的切口，但是还未与上部 SMAS 瓣外缘分离。一旦从外向内分离后，内侧分离越广泛，就可以为眶内侧和中面部结构提供越大的支撑。缩小分离范围则可以为鼻唇沟和颌部提供支撑。（b）单独缝合皮瓣，安全地远离额支，可实现各方向上的提拉（Dr. Steven Hamilton, Houston, TX. 供图）

如果此时颏下中央部分变得饱满但没有明显的脂肪堆积，说明二腹肌前腹肥大。颈阔肌深层脂肪较为固定的求美者为典型的颈部先天性脂肪营养不良，这类求美者通常自幼就没有良好的颈部轮廓。颌下腺可以很容易地被触到，应对其大小、位置及对称性情况进行评估。

如果需要进行颏下组织切除术，图 8.22 显示了如何对颈部组织进行评估和治疗。根据 Connell 的指导，此示意图从冠状位和矢状位展示了造成颈部轮廓欠佳的颈阔肌浅层和深层组织结构。图 8.23 展示了 2 例颈部老化求美者的术后效果。该类求美者均需要进行颈阔肌完全横断。

因此，Connell 提出的先进行面部悬吊，再从解剖上精确评估颈部畸形的方法，使原先很难矫正的颈部畸形的矫正变得更为容易；但是进行颈阔肌深层组织切除术时，需要注意避免去除过多的组织，以免造成舌骨上凹陷（图 8.24）[6, 14, 15]。总之，应在 SMAS 悬吊、颈阔肌切开和颈阔肌浅层去脂后，再决定是否去除颈阔肌深层组织。

对于下颌明显短缩且颌下腺下垂的求美者，如不矫正肥大，在面部提升术后该腺体通常会变得更加明显[3, 5, 6]。在腺体增大的情况下，通过提紧浅部组织来达到这些结构的提升和支撑的长期效果注定会很差，术后颏下消肿后腺体将更加

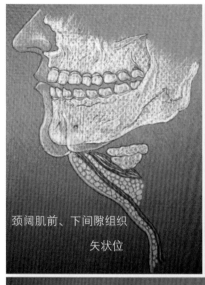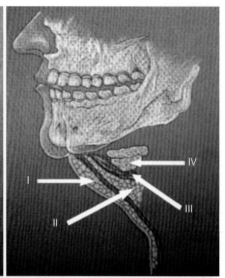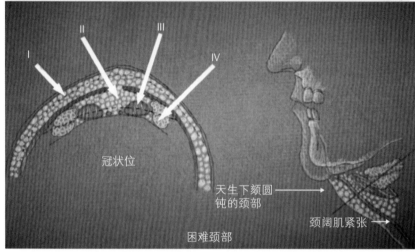

图 8.22 颈部老化矫正比较困难的病例。图中显示了造成颈部老化难以矫正的四个区室：Ⅰ，颈阔肌浅层脂肪；Ⅱ，颈阔肌深层脂肪；Ⅲ，二腹肌前腹；Ⅳ，颌下腺（Dr. Steven Hamilton, Houston, TX. 供图）

明显。切除部分腺体可能会造成唾液腺囊肿、瘘管和口干，但风险较低（图 8.25~27）。术前与求美者就并发症和手术风险进行详细交流是非常重要的。术前，在屈颈状态下根据颏下中央部分的饱满情况可确定二腹肌前腹增大程度，但是最好在术中完成颈部脂肪切除和上部 SMAS 悬吊后，通过屈颈观察该肌肉的情况再次确定。Connell 倾向于在二腹肌前腹的切线方向切除增大的肌肉组织，这样可避免肌肉移动和从舌骨上完全切除[3, 4, 6]。避免完全切除颈阔肌深层脂肪组织从而进入淋巴管和大血管所在的深层筋膜，可更好地预防

术后潜在畸形、慢性硬结形成，以及其他并发症的发生。

8.3.2　皮肤的剥离

应用 Connell 的 SMAS 技术总结出的经验是细节决定成败。他常说，许多外科医生都无法做到正确剥离 SMAS，因为在开始剥离皮肤时已经破坏了 SMAS 结构。应当与毛囊平行切开皮肤，同时不要让束缚头发的橡皮筋或凝胶掩着毛囊的真正生长方向。时刻注意根据毛发的方向来改变在发际或头皮内切开时手术刀的倾斜方向，防止

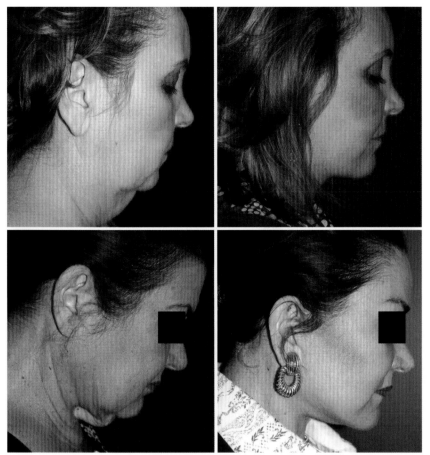

图 8.23 颈部老化矫正比较困难的病例。图中显示了 2 例颈部老化，颈部松弛和颈部深层增生明显，存在颈阔肌深层脂肪萎缩、二腹肌前腹肥大、颌下腺肥大并下垂，均需要进行全颈阔肌横断，耳后转位 SMAS 瓣，高位 SMAS 悬吊来矫正。减少颈部深层区室的组织容量才能完成处理计划，实现颈部的轮廓清晰和年轻化。根据术中观察结果来决定处理哪些区室。先天性颈部轮廓欠佳的求美者，存在颈阔肌松弛或紧缩，多需要全颈部皮瓣悬吊和全颈阔肌横断（Dr. Steven Hamilton, Houston, TX.供图）

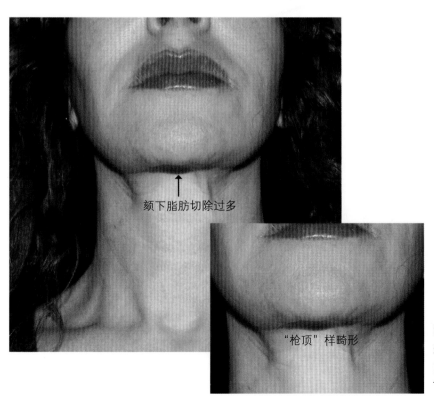

图 8.24 "枪顶"样畸形。由于切除颈阔肌深层脂肪过多造成颏下中央凹陷（Dr. Steven Hamilton, Houston, TX. 供图）

瘢痕性秃发的发生[6, 7]。

与 Skoog 提出的皮肤和 SMAS 剥离不同，Connell 的技术改进进一步加强了面部提升术的效果。他通过对深部组织进行多方向悬吊，可以对面部下垂组织进行选择性的提升；同时，对皮肤单独进行提升，并且经常在与 SMAS 瓣提升的相反方向上进行提升，使得除皱术后面部皮肤外观自然，没有人工提拉的痕迹。成功地将皮肤与 SMAS 剥离，需要分别将灯光照在皮肤表面和剥离层面，这样可以看到被剥离组织的颜色和质地（图 8.28）。明黄色、鹅卵石样的脂肪组织，并且表面无光滑、明亮、白色的条状组织，说明剥

离的层次是正确的。小心处理皮缘，使用双钩牵拉避免皮缘损伤。拉开皮肤时采用"四只手"方法，即助手的双手将皮肤牵向术者，而术者未持剪刀的手则将皮肤牵向对侧[3, 4, 6, 12, 13]。牵拉皮肤时动作轻柔是平时操作训练的要点，而术者应分部位剥离面颊部，这样可以缩短牵拉皮肤的时间。Connell 创造了这种序列剥离的方法，使各部位的皮肤都能够得到"休息"。他不建议盲剥或使用组织剪进行钝性剥离，因为这样会造成发生真皮裸露或 SMAS 穿透损伤的风险极高。他在剥离皮肤时最常用的是 Metzenbaum 剪刀。

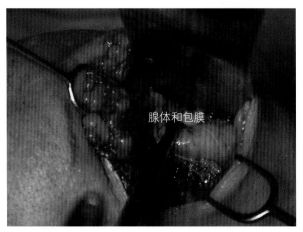

图 8.25 颈阔肌深层，颌下腺（Dr. Bruce Connell, Santa Ana, CA. 供图）

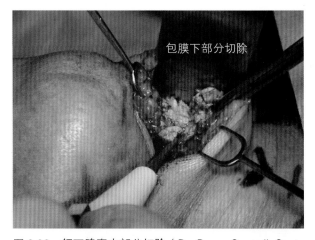

图 8.26 颌下腺囊内部分切除（Dr. Bruce Connell, Santa Ana, CA. 供图）

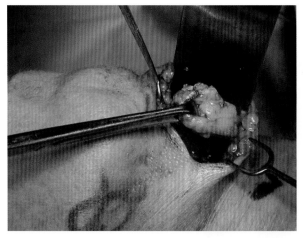

图 8.27 部分切除颌下腺（Dr. Bruce Connell, Santa Ana, CA. 供图）

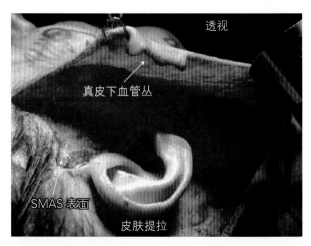

图 8.28 图示正确的皮肤剥离方法，运用透照法将分离平面保持于真皮下血管丛水平，避免剥离皮肤的时候带有 SMAS（Dr. Bruce Connell, Santa Ana, CA. 供图）

直观上，SMAS技术的本质就是筋膜皮瓣，Connell主要在颊部中央进行皮肤剥离（图8.29）。Connell后来逐渐发展了一种在更为垂直的方向上通过深层组织的支撑来矫正面部老化的方法。

向前剥离皮肤过多会减少SMAS对皮肤的支持，使颧部下方凹陷变平[3-6, 10, 16]。如果用传统方法剥离皮肤超出了范围，既不会松解颏下褶皱，也不会松解鱼尾纹处的粘连（图8.29）。

颏下褶皱的骨骼皮肤附着点、颌前褶皱的下颌骨韧带和眶外侧区域，都是需要松解的关键部位。松解部位位于SMAS瓣的上方，松解后皮肤移动范围更大。相反，保持颊部前方皮肤韧带完整，可以确保通过未剥离的筋膜皮肤纤维将SMAS悬吊力量传至下面部和颏下部，而这一改进也正是面部提升术中关于皮肤与悬吊处理概念的一个转折点[3, 4, 6]。颊部附着区非常重要，需要保留，Connell将该区域内SMAS筋膜皮肤纤维称之为"SMAS手指"（图8.29）。

8.3.3　颞部剥离

发际内或发际切口在发际内上行几毫米，但不要超过颞部与额颞部交界处的发际。该处毛发稀疏，因此瘢痕显露的风险很高。切口应与毛囊平行。在皮下剥离皮瓣至眶外侧和中面部，不要

进入筋膜层。如果使用传统的头皮内切口，切开最初位于颞浅筋膜层，剥离至前端发际时移行至皮下层。切断颞顶筋膜，分离层面至皮下这一不易损伤神经的层面后，可以开始颊部的皮下剥离。当从颞浅筋膜层移行至皮下层时，有时需要结扎颞浅血管。因为头皮下的筋膜层得以保留，因此该分离层面不会使毛囊受损[6]。

8.3.4　鱼尾纹的矫正（图8.19）

完成颞部和颊部皮下剥离后，就可看到外侧眼轮匝肌。为了更好地显露眼轮匝肌内侧与外眦的分界，需要进一步分离皮肤与眼轮匝肌。光透照法有助于完成此处的剥离。剥离后，从外眦至眼轮匝肌外下侧缘，对应眶外侧缘鱼尾纹向下弯曲处，做一标记。用精细止血钳提起肌肉内侧缘，剪开肌肉。而眼轮匝肌外侧缘的位置因人而异，可向外侧延伸，需要最后轻柔剥离、锐性切开，避免在眶外侧区损伤面神经额支。如果眼轮匝肌肥大明显，应修剪切缘以防术后出现台阶样外观。

8.4　SMAS瓣的剥离与应用

面部SMAS瓣的作用是通过大范围的筋膜皮瓣来提升深部组织和远处附着皮肤。松解后，沿与颧肌长轴平行方向向后上方提拉SMAS[1-6，

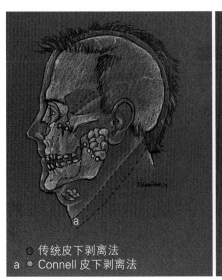

○ 传统皮下剥离法
a ● Connell皮下剥离法

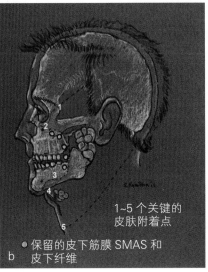

1~5个关键的
皮肤附着点

● 保留的皮下筋膜SMAS和
b 皮下纤维

图8.29　皮肤剥离。（a）传统皮肤剥离（橘色）与Connell皮肤剥离（蓝色）的比较。不剥离颊部以保留SMAS与皮肤的连接，为颌部、鼻唇沟和颏下区域提供强大的悬吊力量（图8.37），同时还可以保留未剥离颊部区域的重要血管穿支。（b）Connell皮肤剥离。以下5个关键区域需要扩大分离来松解其附着点：①颞部，②颧部，③颌部，④颏部；⑤下颈部。注意在颊部剥离区域前方保留筋膜皮肤粘连的关键部位（Dr. Steven Hamilton, Houston, TX.供图）

[10]。对于传统方法难以矫正的颏下沟、颌区、颧区和眶外侧区，Connell认为都可以通过精确松解这些部位皮肤的支持韧带来完成，这是因为SMAS的修剪和固定位点具有灵活性：向内可矫正中面部、眶周和鼻唇沟，向外可矫正颌部和颈下。皮肤与SMAS本是相互关联的面部结构，通过Connell提出的SMAS多向提升、避免皮肤张力、独立提升皮肤等概念，可实现面部SMAS和皮肤分别提升。

高位SMAS法扩展了SMAS可支撑范围，既可用于矫正老化萎缩的眶周区域，也可矫正中面部老化常见的睑颊沟下移。松解皮肤和筋膜的限制韧带可以增加矫正的力量、设计的灵活性和手术的效果，同时可避免皮肤张力，从而达到最佳的年轻化美容效果。每一层面都需要充分松解，否则无法达到完全矫正的效果。高位SMAS中面部提升取得的眶下部饱满效果，与整形外科医生目前采用脂肪填充或脂肪塑形以重建眶下部容量的目标是相同的（图8.30）[7, 17]。

设计剥离SMAS的第一步是确定颊部最高点或颧部最突出的位置，该点将成为颧轴点。剥离SMAS并向上提升时，局部组织在该点聚集使该

点饱满，对于老化萎缩的面部来说是非常有利的。该点通常位于外眦下方一横指处。从颧骨上缘至耳轮脚前1~2 cm的耳前区域用亚甲蓝画一条水平曲线。从耳前起点画一垂直线向下，沿耳前沟穿过腮腺。在腮腺下缘，切口继续下行，稍向后转，至胸锁乳突肌前缘。切口延伸至下颌角下缘，需要切开部分后侧颈阔肌。根据是否需要矫正前侧和外侧颈阔肌束带、颈部轮廓不明显（如颈阔肌紧缩，或下颌角及下颌外缘形态欠佳），来决定是否将切口延长至外侧颈阔肌后方数厘米。如果决定矫正这些下部畸形，需要在颈前部环状软骨水平将颈阔肌完全切断。

在颈外侧、下颌角下方沿胸锁乳突肌前缘设计SMAS-颈阔肌切口是相对安全的。在多数求美者中，该切口可与下颌缘支保持3 cm的距离，并且这部分颈阔肌相对较薄，无血管走行。如果在皮肤菲薄的求美者中行肌肉切开，切缘就如同胸锁乳突肌"正常"解剖前缘，从视觉上掩盖了对皮瓣深部的操作。这种肌肉切开方法的另一个好处是可以很好地保留颏下支撑组织。SMAS剥离联合韧带松解，将SMAS集中悬吊固定于颞筋膜，可有效支撑颏下区域，包括内含颌下腺的深

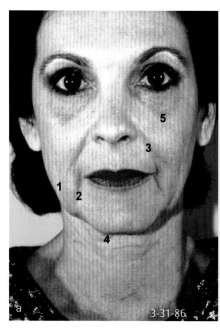 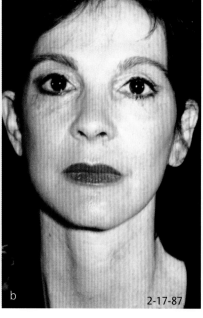

图8.30 面部老化，Connell后期所进行的高位SMAS面部提升术的例子。面部老化的典型表现：①颌部；②木偶纹；③鼻唇沟；④颈阔肌束带；⑤中面部萎缩，睑颊沟下移。手术成功改善了颈部和颌部，也成功地旋转并悬吊中面部。睑颊沟明显上升，下睑看上去更短更年轻。未见明显张力，因为重点是悬吊SMAS而不是增加皮肤张力。中面部容量明显增加（Dr. Bruce Connell, Santa Ana, CA.供图）

层筋膜室。而耳后转位 SMAS 瓣可向乳突方向提供额外的强大悬吊支持，增强颏下和下颌外侧的支撑。

按照之前的标记，在颧弓上缘水平，沿在耳前缘前标记好的 SMAS 水平切口线开始剥离 SMAS（图 8.31）。用两把 Allis 钳分别提起切口两端，组织剪向内侧颧部最高处的颧轴点方向剥离，有助于保护与深层组织相连的面神经额支。SMAS 为一层致密的浅表组织，其下方为疏松脂肪层，这一特点使剥离层面很容易辨认。与 SMAS 水平切口呈 90°，于颧弓上缘耳前起始处沿耳前沟垂直向下以同样的方式锐性剥离 SMAS。切口穿过腮腺，沿胸锁乳突肌前缘稍向后行。切开颈阔肌后界，直至切口延伸至下颌角下方。与颧轴点类似，延长切口至下颌角下方可形成另外一个旋转悬吊点。完成 SMAS 的直角切口后，SMAS 在腮腺、咬肌和颧部区域的分离范围，以牵拉 SMAS 瓣能够使口角、人中和鼻唇沟明显移动为度。松解 SMAS 支持韧带后，向上提升掀起的 SMAS 瓣即可观察颏部和颏下区域的提升程度。松解这些区域需要仔细剥离、认真止血（图 8.32，图 8.33）。面神经额支由颧肌后方进

入肌肉，因此剥离要在紧贴 SMAS 前方反折处的下方进行，前方的韧带就位于该点上方。一旦切开该韧带，皮瓣移动性明显增加，中面部也得到明显提升（图 8.34）。

与颧肌平行向外上提拉 SMAS，对多数求美者都是有效的（图 8.35）。用 3-0 尼龙编织线将 SMAS 瓣上缘固定于颞筋膜（图 8.36）。向上提升的 SMAS 瓣与颧骨上方未剥离的 SMAS 重叠，可增加外上方颊部的饱满度。如果求美者需要更多的中面部和眶周提升，可于 SMAS 瓣外缘开始对其上缘进行游离，形成颞部转位 SMAS 瓣。该瓣的剥离终点应根据能最大限度改善面部老化的最佳悬吊方向来决定（图 8.37）。

向后推进耳前 SMAS 瓣，并用 4-0 尼龙线半埋褥式缝合，以固定 SMAS 瓣并加强其在颞筋膜处的固定。以避免张力较大造成面部变形为前提，对耳前 SMAS 瓣的缝合固定应沿自上而下的方向进行，直至下颌角下方。向后推进并固定 SMAS 瓣后，耳前 SMAS 有 1.5~2.0 cm 见余者需要进行修剪。如果外侧颈阔肌明显松弛、下颌角轮廓差或颈部支撑不足，可将耳前多余的 SMAS 沿缝线边缘切开，保留其在下颌角下方附着于颈阔肌的

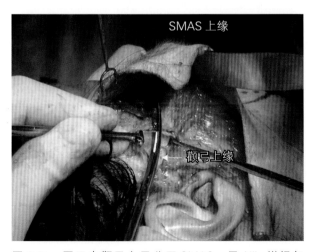

图 8.31　图示在颧弓上界分开 SMAS。用 Allis 钳提起 SMAS 组织。在正确的层次剥离 SMAS，而面神经额支与深层组织相连。向内侧横行分离 SMAS 至颧轴点（Dr. Bruce Connell, Santa Ana, CA. 供图）

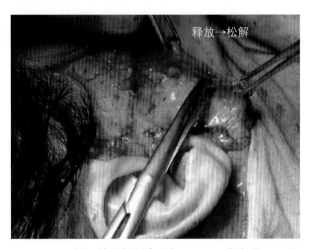

图 8.32　用组织剪锐性剥离上部 SMAS，松解颧弓和腮腺咬肌皮韧带（Dr. Bruce Connell, Santa Ana, CA. 供图）

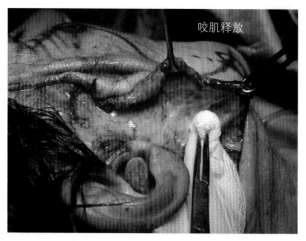

咬肌释放

图 8.33　用组织钳和纱布在腮腺下部上方、颈阔肌深层钝性分离 SMAS，有助于保护面神经下颌缘支（Dr. Bruce Connell, Santa Ana, CA. 供图）

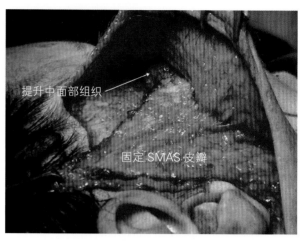

提升中面部组织

固定 SMAS 皮瓣

图 8.34　图示剥离 SMAS 瓣，中面部组织在颧部集中（Dr. Bruce Connell, Santa Ana, CA. 供图）

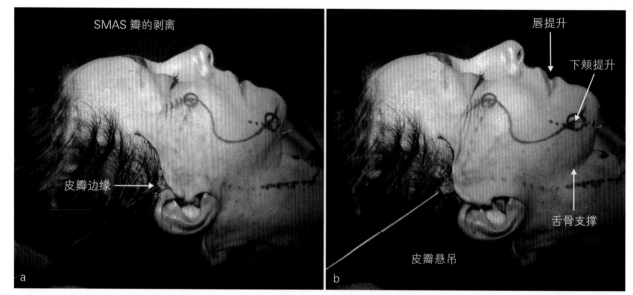

SMAS 瓣的剥离

皮瓣边缘

a

唇提升

下颊提升

舌骨支撑

皮瓣悬吊

b

图 8.35　图示向上方和颞侧提拉 SMAS 瓣对远处组织结构的影响。（a）术中，提拉 SMAS 前已完全剥离皮肤和 SMAS。（b）牵拉 SMAS 后可见明显的颏下和舌骨支撑，以及中面部、颌部和上唇的提升。一旦松解颧肌、腮腺前和咬肌韧带，SMAS 瓣可轻松向上部和颞部提拉。注意中面部组织的推进和集中（Dr. Bruce Connell, Santa Ana, CA. 供图）

区域，形成一向耳后转位的 SMAS 瓣。该瓣在下颌角下方、最下端缝线前与颈—颏颈阔肌近端相连，可对该区域提供支撑[3, 4, 6, 10]。对下颌角下方 SMAS 的松解和上提，可使颏下和颌下腺区域得到显著提升，同时还可以解决外侧颈阔肌松弛的问题。在提升耳后转位 SMAS 瓣并将其固定于

乳突筋膜的过程中，需要使颈部保持中立位。因为求美者躺在手术台上时颈部处于过伸位，如果此时缝合耳后转位皮瓣，术后求美者屈颈时皮瓣紧张，会有窒息感。在求美者颈部处于中立位时缝合转位皮瓣，会使缝合处张力适度，在屈颈时乳突远离颈前部。利用该几何学上的特点，耳后

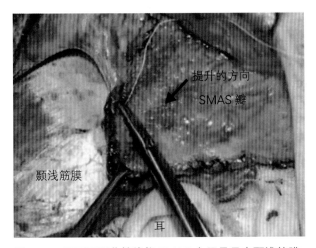

转位的 SMAS 瓣对于前部颈颏线可提供有力的支持和矫正。因此，当求美者屈颈或俯视时，皮瓣收紧，乳突远离颈前部，形成一条动态悬带，带来永久的矫正效果。不同于矫正颏颈角的缝线悬吊方法，耳后转位 SMAS 瓣十分松弛，而且可以达到许多"传统"方法无法实现的颈部年轻化美容效果[6]。

将皮瓣用 4-0 缝线固定于乳突部，皮瓣边缘用可吸收缝线如 5-0 Vicryl 缝线行连续缝合，避免 SMAS 瓣边缘卷曲而在皮下形成可见的条索状结构。

图 8.36 用不可吸收缝线将 SMAS 上界悬吊在颞浅筋膜。悬吊方向与颧大肌长轴平行（Dr. Bruce Connell, Santa Ana, CA. 供图）

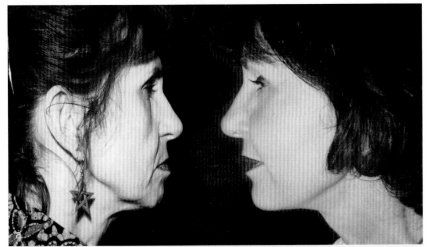

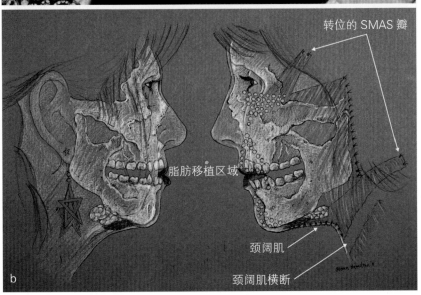

图 8.37 （a）1 例面部提升术求美者术前与术后照片，说明 SMAS 悬吊、颞部和耳后转位 SMAS 瓣对颌部、中面部和颈部的影响。（b）图示 SMAS 瓣的矫正作用。应用颞部和耳后转位 SMAS 瓣，结合全颈阔肌横断，松解紧缩的颈部。求美者曾行广泛的眶周脂肪移植

8.5 颏下剥离

Connell 早期（1950~1965）采用的传统方法难以达到改善颈部轮廓的最佳效果，简单的张力悬吊难以矫正圆钝且富含脂肪的颈部。因此，提高颈部矫正效果的下一步方案是颏颈部脂肪切除。当 Connell 完成 SMAS 悬吊后，其随后在颏下褶皱后方 1~2 cm 设计切口进行颏颈脂肪切除。从该切口向前外侧皮下松解颏下褶皱和下颌皮肤

韧带，再酌情进行开放脂肪去除术（图 8.38，图 8.39）。应当在 SMAS 提升固定后再用锯齿剪刀直接去除脂肪或行开放吸脂术。如果先去除脂肪再提升固定 SMAS，颏下和颈部的切口可能会上提到下颌缘（图 8.40）。此外，根据 Connell 的经验，过多去除皮下脂肪会造成皮肤菲薄、不自然。他认为剥离皮肤会造成 4 mm 厚的脂肪损失，原因是由剥离造成的脂肪缺血、坏死，应当在颈部脂肪切除时意识到这一点。保留足够的脂肪厚度，

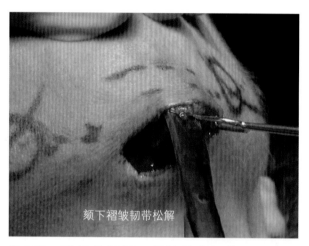

图 8.38 逆行松解颏下褶皱骨皮韧带（Dr. Bruce Connell, Santa Ana, CA. 供图）

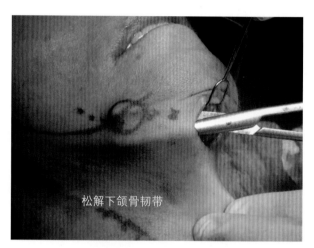

图 8.39 通过颏下切口松解外侧下颌骨韧带（颌部韧带）（Dr. Bruce Connell, Santa Ana, CA. 供图）

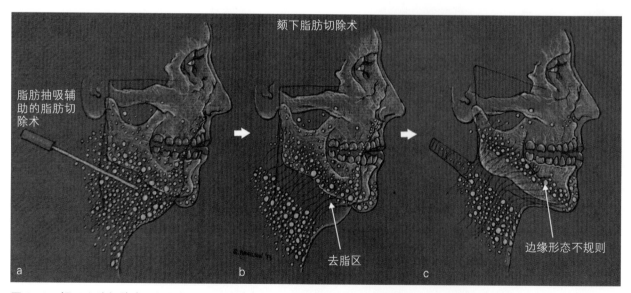

图 8.40 颏下脂肪切除术。如果颏下脂肪切除在 SMAS 悬吊（a，b）之前进行，脂肪去除的区域可能会被部分悬吊，高于下颌缘和颏部的下方，与邻近组织厚度差别明显，形成明显的轮廓畸形（c），有形成褶皱或下颌轮廓畸形的风险。先悬吊 SMAS 再进行脂肪切除术，避免脂肪去除区域移动超过下颌骨。SAL：脂肪抽吸辅助的脂肪切除术（Dr. Steven Hamilton, Houston, TX. 供图）

可确保面颈部皮肤交界处自然过渡，否则颈部去脂后将呈现不自然和骨骼化的外观（图 8.41）[3, 4, 6, 14, 18]。

术前评估颈阔肌深层脂肪，无论颈阔肌收缩与否，轻柔捏起脂肪组织可以确定需要去除的脂肪量。颈阔肌浅层脂肪柔软，位于紧张的颈阔肌上方。而颈阔肌深层脂肪位于紧张的颈阔肌下方，略硬且移动性差。术中，屈颈时向上提拉颏部可确定颈阔肌深层脂肪萎缩情况。确认后，沿颏下切口，从颈部中央可轻松地进入颈阔肌下。在去除颈阔肌深层脂肪的过程中，避免颏下"V"形畸形，Connell 称为"枪顶"样畸形，是过度切除脂肪组织造成的（图 8.24）。保留部分颈阔肌深层和浅层脂肪，可避免颏颈移行处形成刀锋样外观和喉部过度突出。以上这些问题会让女性颈部出现男性化表现，这也突显出了脂肪在塑造美学外观上的重要作用。二腹肌下方应触不到脂肪组织。

造成颈部臃肿的颈阔肌深层结构还有肿大的颌下腺和肥大的二腹肌。术前可轻易看到肿大的颌下腺，而在颈部前外侧也可触及。屈颈时，如果颈中央部臃肿加重，则可判断出是由二腹肌引起的。术中在屈颈状态下进行颈阔肌深层探查，可直接观察二腹肌以明确诊断。

对于颌下腺的整复，应去除部分而不是全部腺体。在腺体包膜下用电灼去除二腹肌前腹外侧缘下方腺体下垂的部分（图 8.25~27）。沿二腹肌长轴切线方向将二腹肌逐渐片除，保留舌骨附着部分而不是全层切开。

前颈阔肌整形是多数求美者颏下固定的最后阶段。用不可吸收缝线折叠缝合双侧颈阔肌内侧缘。先用 3-0 爱惜康 8 字间断缝合，最后用 4-0 尼龙线连续内翻缝合。在某些因为解剖变异或之前脂肪去除过多而造成的中颈部凹陷的病例中，应行端端内翻缝合而不是去除颈阔肌，这样可使颏下外形平滑、饱满。在极少数颈阔肌松弛的案例中，在 SMAS 悬吊后，仍然可以修剪内侧缘，

再进行标准修补。

8.5.1 颈阔肌的松解与处理

Connell 应用 3 个固定点来悬吊面颈部，每个点都涉及间接或直接的颈阔肌改良方案。将上面部 SMAS 瓣的上界外侧部分用缝线永久悬吊于颞筋膜，形成第一个固定点；该悬吊可因直接作用于颈阔肌，从而带动舌骨上方区域的提升。分离耳前 SMAS 瓣时切口直至下颌角下方，其中包含需要垂直切开部分颈阔肌后份以形成面部 SMAS 瓣，对切开的颈阔肌进行处理固定，可成为颈阔肌固定的第 2 个点。第 3 个点是前颈阔肌整形的固定点。完成颞部和乳突筋膜悬吊后，向外侧提升颈阔肌。通过颏下切口折叠颈阔肌，如无明显松弛，则进行端端缝合。

前颈阔肌整形术完成了颈阔肌—颈和面部悬吊的第 3 个点，实现了在多个方向上稳定的固定。在环状软骨水平横行切开颈阔肌，可矫正术前确定的颈前或外侧颈阔肌束带。前侧束带的矫正需要切开双侧颈静脉间的颈阔肌，此处颈阔肌处理

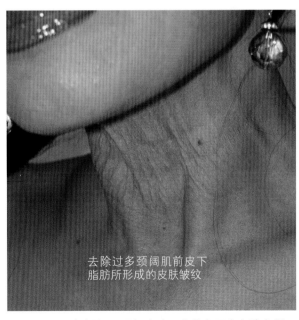

去除过多颈阔肌前皮下
脂肪所形成的皮肤皱纹

图 8.41 "破碎的"颈部皮肤。求美者原本皮肤光滑，在之前的面部提升术中由于过度切除皮下脂肪造成颈部皮肤褶皱。保留颈部脂肪层可以促进颈部的质地和轮廓年轻化（Dr. Steven Hamilton, Houston, TX. 供图）

最好通过颏下切口进行；如有外侧束带，则沿胸锁乳突肌边缘向外侧继续切开肌肉（图 8.42）。如下颌外侧外形欠佳或颈部圆钝且颈阔肌短缩，可通过耳后切口切开颈阔肌。高位切开颈阔肌会过度凸显喉部，而在环状软骨水平的低位切开则可避免这一问题。因此，Connell 通过颈阔肌悬吊、动态松解和减少颈阔肌深层容量，来实现颏颈角光滑、年轻化，无松弛和颈纹。

8.6 关闭切口

Connell 关于缝合切口的理念，如同设计 SMAS 瓣一样，都基于合理而又精确的术前与术中评估。保持求美者头部处于中立位是精确评估皮肤去除范围、避免张力过大的关键。颈部过伸时关闭切口会造成皮肤去除过多，术后皮瓣张力过大，瘢痕增宽，还可能会引起皮肤的缺血性坏死。颈部过屈时关闭切口则无法完全矫正皮肤松弛，达不到美学矫正的目的。

如图 8.43 所示，Connell 建议在如图所示的 6 个关键位置进行缝合，在正常的皮肤张力下关闭切口。图中也展示了缝合的顺序。皮瓣推进后修剪掉多余的皮肤，应多保留 2~3 mm 皮肤，这

样可以在无张力的情况下缝合切口。无一例外，Connell 建议在颈部处于中立位的前提下精确评估拟切除的皮肤，并仅靠 6 个皮肤关键悬吊点来使皮肤处于正常的张力状态。图 8.43 展示了关键悬吊点的缝合顺序。他将这种方法称之为差异性张力缝合，即在关键位置保持正常的皮肤张力缝合切口，而其余位置应当在无张力下的情况下缝合[3,6]。这种切口处理方法效果非常好，即便发际线处的瘢痕也不是很明显。

8.6.1 关闭颞部切口

缝合头皮切口时，用头皮钉或缝线做简单的单层缝合，避免损伤毛囊。用 4-0 可吸收线或尼龙线在切口的头皮侧对面部皮瓣与头皮行半埋褥式缝合；在需要的部位使用 6-0 尼龙线缝合，保持切缘适当外翻。缝合时对切口处头皮的处理需要良好的判断，这样可以避免术后切口出现台阶样外观，或发际线留有明显的手术痕迹。

如果根据术前对颞部皮肤移动范围的评估采用颞部发际缘切口，首先通过皮钩牵拉皮肤使其处于最理想的提升位置，并且皮肤张力正常，在此状态下标记关键的悬吊缝合处。而在颞部推进

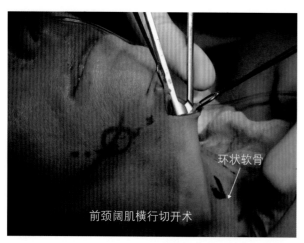

图 8.42 横向颈阔肌切开，沿胸锁乳突肌前缘继续矫正外侧束带，"全幅"切开（Dr. Bruce Connell, Santa Ana, CA. 供图）

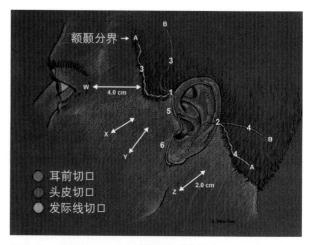

图 8.43 关闭切口。通过关键的对线缝合引导面部皮肤推进来关闭切口。A，发际、颞部和枕部对线缝线顺序。B，"传统"颞部和枕部头皮内对线缝线。W、X、Y 和 Z 表示皮肤移动方向（Dr. Steven Hamilton, Houston, TX. 供图）

皮瓣的其他位置，需要多切除 2~3 mm 皮肤。头皮侧的半埋式褥式缝合可将切缘对齐，从而防止出现形成"台阶"样外观或间隙。确保切口平整缝合须使线结间距保持在 1~2 cm。如果皮瓣较厚，需要修剪切口边缘的脂肪，防止切口前端出现褶皱或隆起。用 5-0 普理灵连续皮内缝合发际切口，必要时采用 6-0 尼龙线行间断缝合（图 8.44）。Connell 建议尽量减少横过切口的缝线，以减轻术后的缝线痕迹。如果颞部发际切口最上端有明显的"猫耳"状畸形，不能简单将其切除，因为这样会使切口延伸至额颞部毛发稀疏的区域。Connell 在"猫耳"后方头皮内设计一创面，将切口多余的部分向后插入。这一步将切口引导到远离发际的位置，并且避免切口进入前部比较显眼的位置。不管颞部切口如何设计，如果同时进行额部除皱的话，颞部切口应在后续步骤完成之前保持开放[19]。

8.6.2　关闭耳前切口

关闭颞部切口时，也会将耳轮前皮瓣作为其中的一部分进行缝合。完成这部分操作后，关闭耳前切口需要缝合较厚的面部皮肤与较薄的耳前皮肤。在 6 个关键点用 4-0 尼龙线做褥式缝合，其余位置用 6-0 尼龙线简单缝合，打两个线结即可，后期因肿胀可使线结稍微松动，从而减轻缝线痕迹。正如在前面切口设计的章节中所指出的，面部皮肤推进到耳前切口的上端，耳前切口与耳轮后界相距一个耳轮宽度，在耳面沟处与耳前切口下部分相延续，这样可以保持正常的耳前美学形态。斜行修剪面部皮瓣边缘的脂肪组织可以减少切口两端厚度的差异，避免不自然和臃肿的外观。同样，从面部皮瓣上设计一个新的耳屏间皮瓣，皮瓣的长度需要将面部皮瓣轻轻按压到耳屏前凹陷内来仔细评估；然后，精确判断皮瓣长度，使缝合后耳屏不会受牵拉而变形，同时也不会消除耳屏前凹陷。必要时，可修剪屏间脂肪组织以重建屏间凹陷。

将耳垂调整到自然位置后进行缝合，会让术后效果看上去更加自然，没有手术痕迹。Connell 与 Raul loeb 都赞同重新固定后的耳垂应向后与耳长轴成 10°~15° 角（图 8.9）[1-5]。耳朵向前牵拉变形，可能是世界范围内面部提升术最常见的并发症。慎重修剪面部皮瓣并向后轻度旋转耳垂至其与耳长轴成 10°~15° 角，可以避免上述缺点，

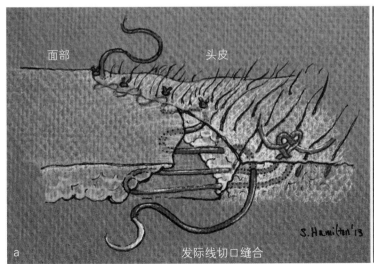
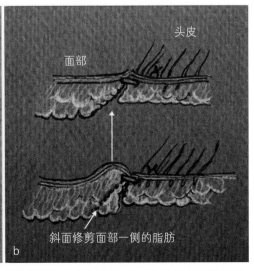

图 8.44　关闭发际切口的细节。（a）用 4-0 可吸收线或尼龙线半埋式褥式缝合面部与头皮瓣的切缘。（b）面部皮瓣较厚，边缘需要斜行修剪，以防切口前方臃肿。最后用 5-0 普理灵做皮内缝合以闭合切口（Dr. Steven Hamilton, Houston, TX. 供图）

这一点需要特别强调。如果耳后皮瓣提升合理的话，那么在耳后颈部推进皮瓣的前缘就不需要再进行修剪或只少量修剪即可。如果颈部皮肤明显松弛，向上提升后可至耳甲水平，说明皮瓣在垂直方向上提升过度，需要在前颈线切线方向上进行修整，将更多的皮肤置于耳后。这样可以避免过多组织聚集在耳垂，也可以防止在垂直方向上去除过多的颈部皮肤。注意，颈部自由屈曲或旋转需要一定的皮肤量，仔细调整皮肤提升的方向既可以避免过度去除颈部皮肤，还可以避免过度破坏耳前正常形态。

如果采取的是乳突枕部头皮内的传统切口，同处理颞部头皮切口一样，切除第四缝合点处任意一侧多余的头皮。注意切开时的倾斜角度，保护切口周围的毛发，以防切口脱发。缝合切口前，于切口上方的头皮内放置10号Fench引流管，引流管头皮开口处应采取同样的切开原则以防止秃发。将引流管沿颈前放置到对侧并用3-0丝线固定。用头皮钉或缝线简单缝合头皮。如同颞部切口设计原则一样，如果颈部皮肤移行范围较大，应将乳突枕部切口置于发际线处（图8.3，图8.4）。对齐缝合后，修剪乳突枕部切口的剩余皮肤部分时应当多保留2~3 mm。用4-0尼龙线或可吸收缝线通过半埋式缝合将切口对合整齐。仅在需要校准切口时可用6-0尼龙线，其他情况下一律使用5-0普理灵缝合发际线处切口，以防跨切口缝线印迹。切口后方通常会出现"猫耳"，采用与颞部相同的处理方法即可（图8.45，图8.46）。在枕部"猫耳"上方形成一创面，将较厚的颈部皮肤仔细地插入较薄的头皮内，可以避免简单切除"猫耳"造成的切口延长。简单切除"猫耳"虽然很迅速，但是会将切口延伸到毛发稀疏、较为显眼的项颈部，这同额颞部可能会遇到的问题一样。图8.47展示了1例枕部发际切口无张力缝合。5-0普理灵皮内单层缝合额下切口，必要时可用6-0尼龙线修整切口。

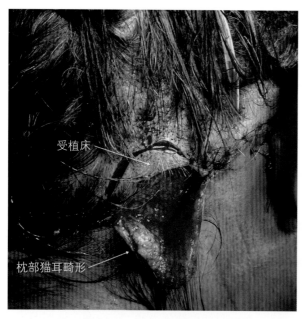

图 8.45 关闭枕部切口，矫正后方"猫耳"畸形。在矫正颈部松弛时皮肤移动范围大，后方常见明显、较厚的颈部皮肤"猫耳"畸形。注意上方切除头皮后形成的受植床，来插入"猫耳"（Dr. Bruce Connell, Santa Ana, CA. 供图）

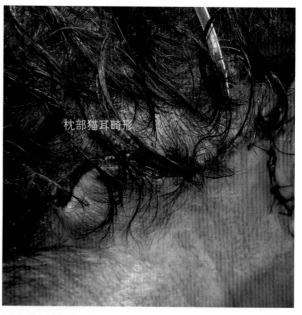

图 8.46 插入"猫耳"。用4-0缝线半埋式褥式缝合枕部切口边缘。尽量减少跨过切口的缝线，以免术后形成明显的缝线痕迹（Dr. Bruce Connell, Santa Ana, CA. 供图）

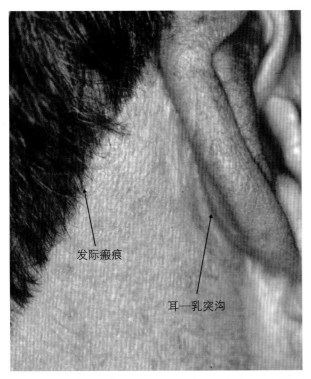

图 8.47 "猫耳"插入受植床,枕部发际切口无张力缝合后的效果。注意保留耳—乳突沟,无毛发缺失或发际线上移,瘢痕不明显(Dr. Bruce Connell, Santa Ana, CA. 供图)

发际瘢痕

耳—乳突沟

Connell 通常倾向于最后缝合耳屏切口。该处既可以充当引流口,还可以有助于精确判断皮瓣的最终细节。Connell 注重细节,十分反感术后不自然的耳外形,视耳朵为面部提升术的"窗户",通过它可以去评价面部提升术的效果。

8.7 辅助方法

面部提升术无法矫正所有面颈部的老化征象。随面部老化进展,额部、眼部、皮肤和容量都有所变化,这些因素都需要考虑在内,将在本书其他章节中论述。Connell 明智地选择先提升面部,这样可以更精确地估计应去除的下睑皮肤宽度,避免矫正不足。同样,额部除皱术也应当在面部悬吊后进行。

8.7.1 额部整形术

尽管当前的面部美容手术哲学表示很难理

解,但是唯有 Connell 在早期即建议同时行额部除皱术。当时反对额部除皱术的批判者认为额部除皱术后有皮瓣坏死、难看的瘢痕、神经损伤和脱发等并发症。Connell 对此的回答是,面部提升术对面部老化的矫正效果越好,就越需要进行额部除皱术。他坚信,通过发际或冠状切口行开放除皱术,联合降眉肌、降眉间肌和皱眉肌的动态松解,而外侧眼轮匝肌作为外侧的降眉肌也需要松解,以实现永久改善。注意毛囊的倾斜方向、避免张力过大以及精细缝合,可以有效防止部分并发症的发生。本书其他章节将会详细探讨额部除皱术。

8.7.2 脂肪移植

面部层次完整,可以很容易地通过容量重建矫正眶周、口周及全面部的脂肪萎缩,可将脂肪精确置入目标位置而不是已剥离的区域。在脂肪移植后再剥离皮瓣,似乎有足够的脂肪组织能够在与分离层面隔开且血供丰富处存活。面部老化造成主要影响之一就是面部软组织和硬组织容量减少,随着对这一现象的认识不断加深,越来越多的面部提升术会将脂肪填充作为其主要的辅助手段(图 8.48)。单独悬吊并不能解决面部所有区域容量减少的问题,但是 Connell 只通过提升 SMAS 就实现了中面部容量重建,其效果可媲美同时进行面部提升术和脂肪填充(图 8.30)。

8.8 术后护理

在长时间全身麻醉的老年求美者中,经常发现求美者在恢复期的依从性和稳定性差;而 Connell 大部分的除皱术都是在局部麻醉和静脉镇静下进行的,恢复期很少受到影响,求美者的依从性较好,并且可以进行 Connell 提倡的术后活动。Tim Marten 发表了一篇关于 Connell 实施办公室麻醉的回顾性研究,被视为一篇可掌握 Connell 手术精妙之处的参考文献[20]。Connell 要求求美者术后遵守以下四点:术后 10 天内保持颏部角度

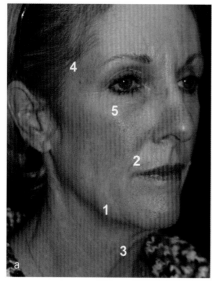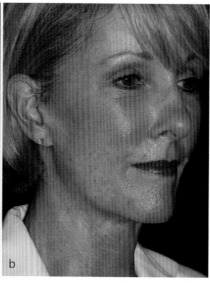

图 8.48 下一步：提升 SMAS 并同时行脂肪移植。53 岁求美者有典型的面部老化征象。（a）术前：①颌部老化；②鼻唇沟加深；③颈阔肌束带；④颞部凹陷；⑤眶下凹陷。（b）行高位 SMAS 提升术、额部整形术，并同时行颞部、眶下和鼻唇沟脂肪移植术后（Dr. Steven Hamilton, Houston, TX. 供图）

略超过 90°，避免屈颈；向外看时不能旋转颈部，只能旋转躯干；不能触摸面部；避免过度张口。这些要求可以防止 SMAS 瓣裂开和颈前部淋巴静脉引流阻塞。认真遵守上述要求的求美者，术后青紫和肿胀都较轻，10 天至 2 周就可以回归正常社交生活。求美者取坐位时，肘部置于膝盖上，稍微向前倾斜。这一姿势能够使颈部得到舒适的伸展，让吃饭、读书、电脑工作都变得简单。睡觉时颈后不能放枕头，可以使颈部的张力最小化。如果求美者耳后皮肤血运出现问题，可能是求美者未遵医嘱或切口张力过大。如果怀疑切口张力过大，应尽快拆除该部位的缝线，待其二期愈合，这样比大面积皮瓣坏死好得多。

手术完成以后，当求美者还在手术台上时，Connell 为其清洗并擦干头发，用 Kelix 头巾覆盖毛发以免接触切口。将含有枯草杆菌肽软膏的纱布置于耳前和耳后区域，以避免皮瓣边缘干燥。不包扎头面颈部。Connell 认为，任何加压包扎都会阻碍动静脉血流，而面部包扎会使皮瓣环境温度升高，增加氧负荷和皮瓣压力。

如果手术去除部分颌下腺，术后 6 周内禁忌辛辣刺激的食物以减少对唾液腺的刺激。软质、清淡饮食可以加速组织粘连，减少发生血清肿和唾液腺囊肿的可能性。

术后 10~12 天拆除缝线。术后 4~5 天拆除 6-0 尼龙线，关键部位的缝线 7 天拆除。术后 10 天拆除皮内可吸收缝线。头皮钉在术后 9~10 天拆除。术前 1 小时通过静脉预防性使用抗生素。根据求美者的过敏史，选择头孢氨苄或红霉素。术后无须使用抗生素。

8.9 并发症

Connell 熟知面部微细解剖，在头颈部肿瘤和创伤外科积累了丰富的临床经验，因此术后并发症发生率很低。同样，仔细剥离 SMAS 可以安全显露，避免损伤使用组织剪盲剥面部时容易损伤的结构。他的手术从未出现需要再次手术处理的血肿，也无神经损伤；有几例出现了面神经额支和下颌缘支麻痹，可能是由电凝引起的。

参考文献

［1］Connell BF. Neck contour deformities: the art, engineering, anatomic diagnosis, architectural planning, and aesthetics of surgical correction. Clin Plast Surg 1987; 14: 683-692

［2］Connell BF, Gaon A. Surgical correction of aesthetic contour problems of the neck. Clin Plast Surg 1983; 10: 491-595

［3］Connell BF, Marten TJ. Facelift. In: Cohen M, ed. Mastery of Plastic and Reconstructive Surgery. Boston: Little Brown; 1994: 1873-1902

［4］Connell BF, Marten TJ. The male foreheadplasty: recognizing and treating aging in the upper face. Clin Plast Surg 1991; 18: 653-687

［5］Jost G, Wassef M, Lever Y. Subfascial lifting. Aesthetic Plast Surg 1987; 11: 163-170

［6］Mitz V, Peyronie M. The superficial musculo-aponeurotic system(SMAS) in the parotid and cheek area. Plast Reconstr Surg 1976; 58: 80-88

［7］Coleman SR. Facial recontouring with lipostructure. Clin Plast Surg 1997; 24: 347-367

［8］Connell BF, Marten TJ. Surgical correction of the crow's feet deformity. Clin Plast Surg 1993; 20:295-302

［9］Randall P, Skiles MS. The "SMAS sling": an additional fixation in face lift surgery. Ann Plast Surg 1984; 12: 5-9

［10］Furnas DW. The retaining ligaments of the cheek. Plast Reconstr Surg 1989; 83: 11-16

［11］Skoog, T. The aging face. In Skoog, T ed. Plastic Surgery. Stockholm: Almqvist & Wiksell International; 1974. pp.-300-331

［12］Connell BF, Marten TJ. Submental crease: elimination of the double chin deformity at rhytidectomy. Aesthetic Surgery 1990; 10: 3

［13］Connell BF, Marten TJ. The trifurcated SMAS flap: three-part segmentation of the conventional flap for improved results in the midface, cheek, and neck. Aesthetic Plast Surg 1995; 19: 415-420

［14］Lambros V. Fat contouring in the face and neck. Clin Plast Surg 1992; 19: 401-414

［15］Marten TJ. Physician-administered office anesthesia. Clin Plast Surg 1991; 18: 877-889

［16］Stuzin JM, Baker TJ, Gordon HL. The relationship of the superficial and deep facial fascias: relevance to rhytidectomy and aging. Plast Reconstr Surg 1992; 89: 441-449, discussion 450-451

［17］Connell BF. Facial rejuvenation. In: Brent B, ed. The Artistry of Reconstructive Surgery. St. Louis, MO: CV Mosby; 1987

［18］Connell BF, Marten TJ. Deep layer techniques in cervico-facial rejuvenation. In: Psillakis J, ed. Deep Face-lifting Techniques. New York: Thieme Medical Publishers; 1994

［19］Connell BF, Marten TJ. Orbicularis oculii myoplasty: the surgical treatment of the crow's feet deformity. Operat Tech Plast Reconstr Surg 1994; 1: 152-159

［20］Marten TJ. Facelift: planning and technique. Clin Plast Surg 1997; 24: 269-308

9 男性与女性面部提升术的差异

编写：Steven M. Hamilton　翻译：李秀琪　校对：王千文　吴乐昊

9.1 引言

如图 9.1 所示，Connell 设计了一套适用于男性面部美容手术的独特技术和原则。在第 8 章讨论过，Connell 针对男性设计的美容技术，效果更加自然和有效，其基础为设计合理切口（发际或头皮内切口），皮肤或深层组织双向或板层状移动，以及性别特异的面部比例。Connell 馈赠给我

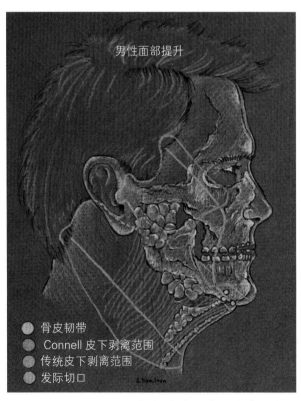

男性面部提升

- 骨皮韧带
- Connell 皮下剥离范围
- 传统皮下剥离范围
- 发际切口

图 9.1　图示 Connell 面部提升术。过去的半世纪，Connell 一直致力于改进面部提升术，坚持其指导原则，即面部皮肤的唯一功能是覆盖而不是支撑。因此，他提出了筋膜—皮肤方法，在面部提升术中有更大的灵活性，以一种尊重性别特点、正常和形态美的方式来重塑面颈部

们用于改善男性求美者面部提升术效果的方法，就是遵守这些可使瘢痕不明显且男性外观更自然的指导原则。尽管如此，男性面部提升术在美容外科领域里仍然是具有挑战的手术之一。用于恢复女性面部容量、组织位置和美学关系的经典技术与原则，如果直接用于男性面部提升术，其效果往往差强人意。每年，网络上都会出现娱乐、政治和体育界公共人物接受整形术前与术后照片，而这种差强人意的例子被大众解读为男性在面部提升术后外观会女性化、性征不明显，造成男性的原始特征被弱化。

男性或女性特征的话题对于求美者来说比较敏感，因为他们可能对此怀有偏见或误解，需要冷静理智的研究和临床指导以实现可接受的结果。

20 世纪 80 年代，英国进行了一项关于女性性别认知、性吸引和信任的有趣研究，阐明了男性外观及其吸引力的认知联系（图 9.2）[1, 2]。将同一个男性面部 PS 成 2 个版本，让女性测试对象据此回答相同的问题。其中 1 个版本用 PS 软件强化其男性特征，包括眉更低、眼睛半闭、颌部增宽 / 增长、唇部不厚、外侧轮廓更加硬朗。第 2 个版本则是同一张面部的女性化版本，包括眉更高、睑板前皮肤显露更多、颌部较窄小、唇部和颊部更饱满。

测试对象绝大多数都更喜欢男性化的版本，大概这也是生殖遗传源的选择。但令人意外的是，在选择长期交往、互相支持和信任的男性时，她们更喜欢女性化的男性外观，认为他们可帮助其抚育后代。这项研究指出，男性面部标志强或弱

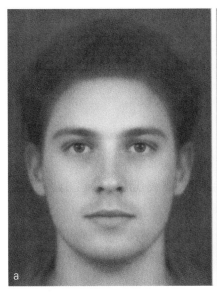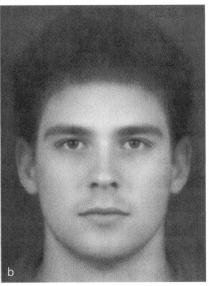

图 9.2 英国关于面部性别特征对女性感知和吸引力影响的研究。女性化版本（a）被认为是维持长期交往与信任关系所需要的，男性化版本（b）则更具有性吸引力。女性化面部睑板前皮肤显露更多，眉部更高，中面部更加饱满，颌部更窄，轮廓更柔和。相反，男性面上 1/3 差别很大，眉部更低，睑板前皮肤显露少，中面部更平坦。颌部的比例与轮廓也更加明显（经同意引自 Little, AC 等[2]）

所带来的性吸引具有双重性，同时告诫美容外科人员，一定要十分谨慎，不要通过女性及同龄人发自内心的反应，来改变男性求美者自我满足、适应良好的生活。我们的工作不是设计或改变求美者的生活，我们的原则是术前应该与他们进行详细的讨论，告知他们为了达到他们所需要的面部比例（有些面部比例失调的男性求美者）可能会保留或弱化其男性特征，在没有和他们进行仔细的术前讨论之前永远不要去改变他们的面貌特征。男性一样会寻求年轻化手术，但是他们缺少女性中更常见的那种沟通、语言表达和自我评价能力。与男性求美者商讨出一个富有成效的评估和手术计划，需要仔细观察和引起共鸣。与不善言辞的男性求美者直接进行交流的一个方法就是向其展示报纸广告和文章中不同典型求美者的照片。这些照片可以清晰地展示眉的高度、睑板前皮肤宽度、中面部容量、颌部轮廓和唇饱满度等方面的差别。相比使用自己的照片，男性求美者更喜欢在陌生人的照片上更清楚地表述审美偏好。一旦确立了手术目标，就可以用男性求美者的照片来评估手术需要改变的部分。这种更轻松、不具挑战性的术前交流可以挖出男性求美者内心

的真实美容需求。

更重要的是，如果当代名人看到类似的男性照片，即眶部凹陷、无精打采、过度抬高的眉、发际线移位和过度修整的鼻结构，他们可能会选择其他的矫正方法。

9.2 比例

正如上述建议的术前交流中所述，通过对当前男性与女性典型特征的对比可以很轻松地评估男性和女性面部美学之间的差异。为了方便讨论，我选择了布拉德·皮特和安吉丽娜·朱莉，两人都以美貌著称，并且在我看来，他们的外观都有强烈的性别特征。图 9.3 将两位演员的半脸图片组合到了一起，并将面部分为三部分：上 1/3，中 1/3 和下 1/3。面部上 1/3 包括眉和眼至睑颊沟。面部中 1/3 包括中面部、颊部和鼻子。面部下 1/3 则包括唇部、颌部和颏颈移行区的上部。

显而易见的是，男女面部结构差异和性别差异最大的部分是面部上 1/3。男性眉的位置更低且较直，其睑板前皮肤未完全显露且眼睑比较饱满。相反，女性的眉外侧呈拱形，是女性特有的；上睑皮肤显露得更多，上睑更深、结构更清楚，

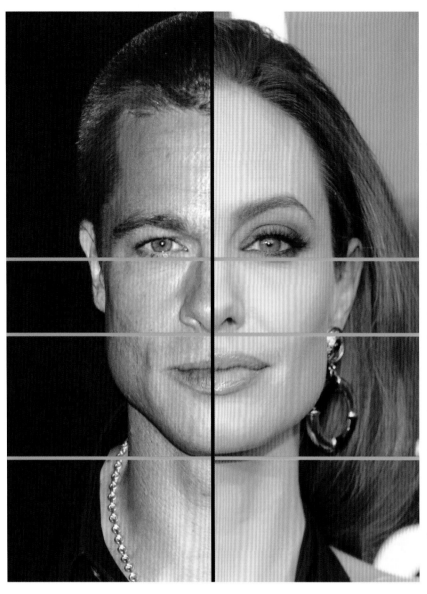

图 9.3 性别原型分析：布拉德与安吉丽娜。图像揭示了我们目前文化所承认的理想化的男性与女性美之间的显著差异与相似。绿线将面部结构分为三部分以便讨论。显然，男性与女性在面部上 1/3，即眉部、上睑和下睑至睑颊沟的差别显著；随着下移，差别减小。两性在面部下 1/3 的形状与轮廓非常相似。面部明显的性别特征，需要我们考虑在男性面部美容手术中应做出哪些改变，从而更多保留期望的、自然的性别差异。眉和眶上部外观差别很大。男性眉位置较低，无外侧拱形，无明显的睑板前皮肤显露（实际上在边界上方松垂）。男性的中面部更加空虚。女性的眉更高，呈轻度拱形，有数厘米的睑板前皮肤显露。与男性相比，女性的中面部饱满突出。两性的下颌紧致度和轮廓基本相似，性别特征的差别主要存在于上面部和眶周（图 a 经同意引自 Kevin Mazur/WireImage/Getty Images，图 b 经同意引自 Jim Spellman/ WireImage/ Getty Images）

几乎无眶隔脂肪；下睑则并不十分饱满。女性的面部中 1/3 外形更圆、更饱满；而男性则相反，中面部更平坦、欠饱满。男性鼻子的所有部位都显得更宽。面部下 1/3 的美学形态很相近，这种特点是非常显著的，下颌轮廓清楚且颏颈移行清晰。清晰硬朗的下颌轮廓似乎是男女共有的特征。

对杂志广告中成对出现的男性和女性进行类似的比较，可以反复证实男女之间这种面部上 1/3 至下 1/3 的美学亚单元的比例和位置的差别。整形医生们应将这种简单的发现应用于面部年轻

化手术，用于重建和增强男性求美者的面部美学而不剥夺他们寻求的东西：自己年轻时的样子。

9.2.1 面部上 1/3

快速浏览整形外科书籍就会发现，接受眼睑整形术的男性求美者都会呈现女性化表现，即睑板前皮肤显露增加。男性通常只进行眼睑整形术，这种保守的思想反映了他们害怕进行年轻化手术，是因为担心术后外观不自然、畸形和女性化。通常来说，上睑皮肤松弛是由于眉下垂造成的，

而不是眼睑皮肤松弛。Connell通常建议男性进行相对保守的额部提升术，以修复视觉上充满疲劳感、老化下垂的眉，并恢复男性求美者年轻时睑板前皮肤的显露程度（图9.4）。男性求美者的睑板前皮肤行手术矫正后显露的程度，不要超过其在大学期间或刚进入成年期时的程度。在眶隔脂肪严重疝出的病例中，在眉提升术的同时保守切除脂肪、保留皮肤，可以保留并重建这些结构在年轻时期的比例。除了如地中海人群等重睑线先天性较高的求美者，对于其他男性求美者而言，多显露3~4 mm的睑板前皮肤会让其失去原有的男性上睑特征。

发际线过高、皱纹较深和眉间肌群肥大，使得矫正男性眉颇具挑战性。在发际线过高的求美者中，采取发际线切口去除额部皮肤是很好的选择，还可降低发际线。但稀疏的毛发有时候还是会迫使医生选择发际线后切口进行开放或封闭式手术（图9.5）。对于毛发稀疏的求美者采用发际线切口行提眉术，毛发移植可作为辅助的补救手段；经发际线提升还可以保留大部分毛发。

对男性进行下睑整形时应当小心，因为过多地去除脂肪会造成眼部外观不佳、萎缩和缺少男性特征。老年男性眼睑松弛通常容易被忽视，而加强外眦的力量会有明显效果。这也防止了男性面部提升术后有时出现的凹陷、瞪大的眼睛，以及手术引起的轻至中度的眼睑外翻。如果存在睑颊联合处凹陷，需要进行面部提升和中面部旋转，或进行保守的脂肪填充来恢复眶周丢失的容量，同时矫正较深的泪沟。

矫正下垂或萎缩的眶下区域，包括眶隔脂肪重置、联合SMAS中面部旋转的提升术、假体置入和脂肪填充。笔者更倾向于选择脂肪填充，与更复杂且需要破坏周围组织关系的开放式手术方法相比，该方法可以使相关风险最小化。然而，正如Bruce Connell常说的，一名好的外科医生可以使用任何一种手术方法获得良好的手术效果。无论偏好哪个术式，面部老化的矫正计划应遵循"从简单、直接的方法到复杂、分层矫正的方法逐渐递进"这一原则。他认为手术不应该遵循既定模式或使用重复的菜谱式方案来进行一般性手术，如眼睑成形、额部除皱或面部提升术。相反，他强调通过个性化和对可感知的美学问题进行精确的术前解剖学诊断，来设计一个独特的手术方案。正是因为这一点，Connell对下级医生的培训

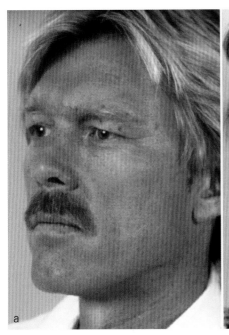
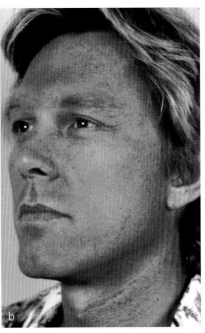

图9.4 （a）Connell的男性求美者，面部与眶部年轻化手术前。（b）术后可见在避免眼睑整形术的同时，眉提升术可实现眶部年轻化并保留性别特征，矫正了松垂明显的上睑，不进行眼睑整形术可以减少睑板前皮肤显露，形成"男性化"的眼睛。同时进行了面部提升术。直线形的、保守的眉提升，未去除眼睑脂肪和皮肤，这就是Connell保留眶周男性化特征并实现男性面部年轻化的理念

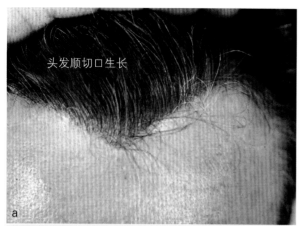

头发顺切口生长

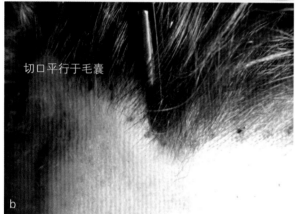

切口平行于毛囊

图 9.5　发际切口的男性眉提升术。Connell 展示了对一例发际线较高的男性求美者进行发际切口的眉提升术的术前与术后情况。不仅切口可以轻松地隐藏在发际线内，还可以通过向前推进后部头皮来降低发际线。冠状切口和内镜眉提升术都可会导致发际线过度提高。然而，在部分男性求美者中，直接从额中部的发际切口行眉提升术，可在不提升发际线的前提下矫正额部老化和上睑松垂

有时会令人不安，因为他很少在技术上进行重复，他期望经过他训练的医生能够发扬这种多态性感知能力。在他的职业生涯早期，他用这种哲学思维为男性美容手术提供独特的解决方案，并且在他多年来发表的文章中也阐明了这些概念。

图 9.6 展示了矫正面部上 1/3 的对比示例。注意，虽然男性和女性求美者都进行了眉上提和眼睑整形术，但与女性相比，男性求美者保留了更多的眼睑皱襞上方的皮肤，从而减少了睑板前皮肤的显露。女性的上睑则表现为眉的位置更高

和上睑凹陷更明显，因此手术应强调增加睑板前皮肤的宽度和增加整体的女性性征。图中男女求美者都存在泪沟和眶下凹陷，并且都进行了眶周脂肪填充。注意，女性求美者中脂肪填充的量相对较大，以增加中面部的突出；而男性求美者只是简单地进行了泪沟和中面部填充。

正如轻率的手术可能对男女求美者眶周外观产生负面影响一样，老化有时也可以产生相反的性别特征。从图 9.6 术前与术后的照片对比可以看出，女性与男性求美者在行眶周年轻化手术时的这种差异，女性求美者表现严重的眶周萎缩，这也改变了她原本年轻、富有女性化的面部上1/3 的外观，呈现过多的男性气质。在她 50 岁时，眶上轮廓形成 90° A 字畸形，这种畸形更常见于年龄更大的养老院人群，也有点类似典型的哥特式窗框。此外，还可注意到男性和女性求美者在术前均存在下睑少量眶隔脂肪疝出的情况，女性求美者还伴有明显的眶下凹陷，而男性求美者则伴有明显的左侧泪沟（X）。男性和女性求美者的左侧泪沟都很深。术前与术后的照片对比展示了女性性别标志的丢失与重新整合。这种重新整合是通过内镜眉上提、皱眉肌切除、眶上眶下脂肪填充和下睑整形术来完成的，通过脂肪填充来实现中面部的轻度凸起（Y），睑板前高度（Z）也明显增加。

相反，图 9.6 中的男性表现眉下垂，继发眼睑皮肤松垂、下睑脂肪疝出、左侧泪沟过深和中面部轻度容量丢失。矫正方法与女性的相似，只是程度不同。内镜眉上提术保持睑板前皮肤宽度（Z）接近 0，不像在女性求美者中高度明显增加。求美者接受了眉上提术、下睑整形术和中面部脂肪填充，女性脂肪填充量相对较多，而男性求美者的面部则相对凹陷（Y）。

9.2.2　面部中 1/3

面部中 1/3 的手术操作很少对男性求美者的性别特征产生负面影响，除了过度填充颊部以及

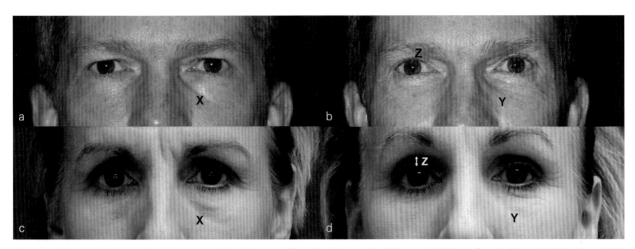

图 9.6　不同性别眶周手术比较。（a）男性求美者术前有眉下垂、上睑悬垂、下睑脂肪疝出、左侧泪沟更深以及中面部轻度凹陷（X）。（b）男性求美者在精细的内镜眉提升术后，避免了眉部拱形、过度提升以及睑板前皮肤显露增加（Z），通过保守的下睑整形术、泪沟脂肪填充和精细的中面部脂肪填充来矫正容量缺失（Y）。（c）女性求美者术前有眉下垂、皱眉肌肥大、轻度下睑脂肪疝出、眶周和中面部明显脂肪萎缩（X）以及 A 型眶部畸形（上睑／眶部）。（d）女性求美者进行更彻底的内镜眉提升术和皱眉肌处理，术后眉外侧呈拱形，睑板前皮肤显露增加（Z）。保守的下睑整形术与积极的中面部脂肪填充，以形成轻度突出、更加女性化的轮廓

过度减少鼻翼宽度和鼻尖突出度。当下许多男性名人术后过小、过短的鼻子使其不可避免地发生了去男性化，其发生与鼻翼宽度、鼻尖突出度以及平衡男性面部上下 1/3 特征的结构丧失有关。相反，年轻男性的面部通常较瘦，但是并不凹陷，使用填充技术过度充盈颊部会导致男性面部外观"可爱"如天使。

9.2.3　面部下 1/3

如 Connell 所述，外形良好的颈部反映了健康、年轻和美丽。从布拉德与安吉丽娜的面部下1/3 可看出，他们的下颌紧致度和外形接近。其中，布拉德的下颌更宽，部分原因可能是咬肌肥大，但是二者在下颌紧致度和细节的相似性说明矫正男性或女性的颈部与下颌老化应当遵循相同的原则，而不是像面部上 1/3 那样有一定的差别。

重建年轻的、轮廓清晰的下颌和颈部轮廓所需要的步骤将在第 12 章进行详细阐述。然而，男性与女性颈部年轻化手术在美学和技术上存在细微的差异，主要在于男性喉部较突出，而在女

性求美者中颏颈角相对较柔软，与男性求美者相比，甲状软骨凸起、颏颈角不明显。男性的颈部可以轻易承受更锐利的 90° 颏颈角，对颈阔肌浅层或深层组织容量进行充分调整可以突出环状软骨或喉结。而矫正女性颈部时去脂应保守，应保持足够的组织容量以创造柔软、弯曲的颏颈移行部，这样可以让颈部在矫正术后外观更女性化。特别重要的是，避免向下方过度去除颈阔肌浅层和深层的脂肪组织，防止术后出现男性化的甲状软骨形态。保留女性颈部的脂肪，避免在舌骨水平切开颈阔肌，以上两点可以防止女性颈部最常出现的男性化表现。正如第 8 章中描述的 Connell 面部提升术，耳后转位皮瓣可以改善颈部轮廓。它的近端起源于面部 SMAS 瓣边缘和颈阔肌，包括沿胸锁乳突肌前缘切开并掀起的颈部颈阔肌皮瓣。

从掀起的面部 SMAS 瓣后缘松解耳后皮瓣，其本身已经被切开并分离至下颌角下方。该转位皮瓣的分离始于耳前 SMAS 瓣部分，下至下颌角下方，因其附着于外侧下颌下方和颏部颈阔肌，

故可有效提升颏下部分。该皮瓣自 SMAS 后缘旋转 90°，在下颌角下方旋转。用 4-0 尼龙缝线将其固定于耳后乳突筋膜，牢固附着后可提供强大的悬吊力量，从而增加颏颈角的紧致度。这种作用主要集中于舌骨上方的颏下前部。该转位皮瓣在下颌角下方的部分可以将悬吊力量引至颈部较低的位置。皮瓣的下部可以避免喉部的过度突出，并且形成更加缓和、女性化的颏颈移行区。而皮瓣紧贴下颌角的部分则可以帮助男性求美者获得更加清晰的颈颏轮廓，或者更好地改善被牵拉的、外形欠佳的女性颈部轮廓。转位皮瓣在不同性别中可实现不同的效果，这种差别主要体现在颏颈移行处的角度（图 9.7）。作者认为，男性与女性求美者面部提升术的差别大部分体现在面部上 1/3，但是颏颈移行处的角度和形态也是手术设计的一个重要细节。图 9.8 清晰地展示了在重建移行处的技术与美学区别。

9.3 容量

对男性和女性求美者的容量处理及其差别，基于对求美者原型的直观美学判断。在我们的原型中，可看到男女求美者在面部上 1/3 的差别：女性的前额略微凸起，男性则存在轻微的眶上凹陷。正是这种眶上凹陷，使得眶前额突出，在肢端肥大症中变得更加明显。尤其对于男性的额部脂肪填充，必须矫正萎缩，而不能形成女性化的凸度。相反，在男性特征非常明显的情况下，如肢端肥大症中严重的额部凸起，可以通过在凸起上方进行填充来矫正。

颞部凹陷的矫正则相对安全，但过度填充会让男性的眉变得丰满、圆润，还会让男性自然的额部凸起消失，进而使男性面部呈现女性化表现。此外，在男性进行眉部脂肪填充时应当注意，除非对眉部有提升的需求，否则额部容量增加后有继发眉部提升的效果。

面部中 1/3 同额部一样，在不同性别之间也存在一定程度的差别。重建萎缩的颊部和中面部

容量，会让男性和女性都变得更加漂亮；然而，同额部一样，理想的女性面部通常更加饱满和凸起，而男性的中面部则较平、较瘦。过度填充男性中面部会毫无疑问地会使其外观女性化，并且造成令人烦扰的"婴儿肥"外观。

相反，通过增加容量来轻度加强颧部突出，不仅让男性和女性都变得更加漂亮，还能让萎缩老化的面部恢复活力和吸引力。恢复丢失的容量或重塑缺失的颧骨需要考虑面部平衡。如果在重塑该结构的过程中，如没有平衡下颌轮廓的强度和下颌骨长度，则会造成轻微的"响尾蛇"的视觉效果。

从上文所讨论的不同性别人群手术的相同点可以看出，男性与女性的面部下 1/3 在组织容量方面有相似点。两种性别都需要并且会受益于清晰的外侧下颌轮廓和矫正颈部水平方向上的松弛，同时也有助于矫正下颌紧致度和突出度。脂肪移植可以轻度增加下颌宽度，但对于颏部后缩明显的求美者，隆颏最可靠的方法是置入颏部假体或截骨前移。

唇部属于面部下 1/3，需要特别关注。唇部容量随其萎缩逐渐减少，并且牙齿、前颌骨的丢失和下颌骨的萎缩会加剧其容量丢失。如图 9.8e 中的女性求美者术前图片所示，在某些情况下，齿槽和下颌骨区域骨萎缩的终点会表现为一种牙齿缺失的状态。正如在图 9.8h 中同一位女性求美者的术后照片所示，在鼻部下方的前颌骨—牙槽嵴谨慎地进行脂肪填充，可以恢复口周区域的协调与活力。应当避免过度填充，因为可能造成上唇突起，带来负面的效果。

丰唇对于男女求美者来说都是有利的，仔细观察他们年轻时的照片对手术非常有帮助。最安全的方式是尝试恢复唇部形态而不是创造不同的唇部解剖结构。无论是男性还是女性，过度突起的唇部像是重新赋予了口腔一个超现实和象征性的功能，使唇与其他面部特征之间应该存在的协调被轻易打破。如果一位男性求美者要求丰唇的

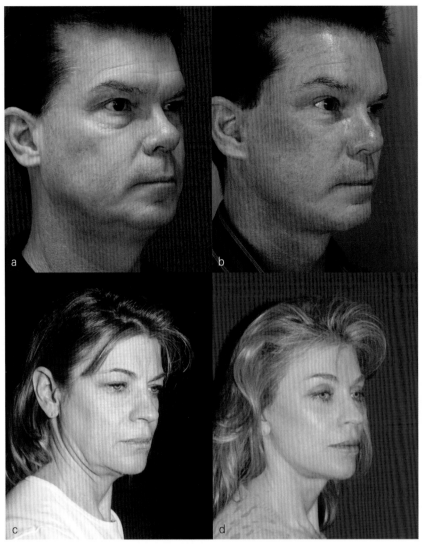

图 9.7　眶周容量和支撑。表型 "配对" 的男性与女性求美者，表现下睑脂肪疝出、加深的泪沟、眉下垂和中面部容量丢失。该男性还存在下睑支撑薄弱，在眼睑整形术后可出现手术导致的睑外翻。两位求美者都进行了眉提升术、面部提升术、中面部脂肪填充和下睑整形术。为保持眼睑高度并尽可能地减少睑板前皮肤暴露增加，该男性求美者的上睑未去皮，不过在女性求美者上睑去除了广泛的脂肪和适当的皮肤，术后可见明显的、女性化的睑板前皮肤暴露。在男性求美者进行了外眦固定术，以改善术后眼睑的位置。运用脂肪移植，充分填充男性求美者的中面部、睑颊联合处和泪沟；但是在女性面部，这些部分的填充量要更多。对两位求美者的下面部和下颌部进行了类似的下颌轮廓重塑。（a）在该男性和女性比较研究中发现，男性求美者存在眶周和中面部容量丢失、泪沟加深、中面部空虚、下睑脂肪疝出、睑板回缩导致的下睑支撑薄弱。为了保留男性化特征，未去除上睑脂肪或皮肤，只进行了眉提升术来矫正眉下垂和上睑松垂；进行了下睑整形术、提供支撑作用的外眦固定术，连同睑颊沟脂肪填充、SMAS 提升术。（b）术后，可见睑板前皮肤显露轻度增加，上睑松垂也得到了矫正。脂肪移植、下睑整形术与外眦固定术改善了中面部容量丢失和泪沟深度。（c，d）男性与女性面部上 1/3 手术差别的比较。女性求美者接受了更积极的外侧呈拱形的眉提升术，来重现女性化特征；同时进行了上睑整形术，增加睑板前皮肤显露，形成更明显的女性化外观。与男性求美者相比，女性求美者的中面部脂肪填充量更多，以形成更大的凸度。两位求美者的下面部都同样进行了提升和旋转，来重塑颈部与颌部轮廓。在矫正男性面部上 1/3（眉、眼、中面部）时需要保守，最低限度地改变上睑，是成功保持适当的性别特征，避免男性眶周女性化的关键

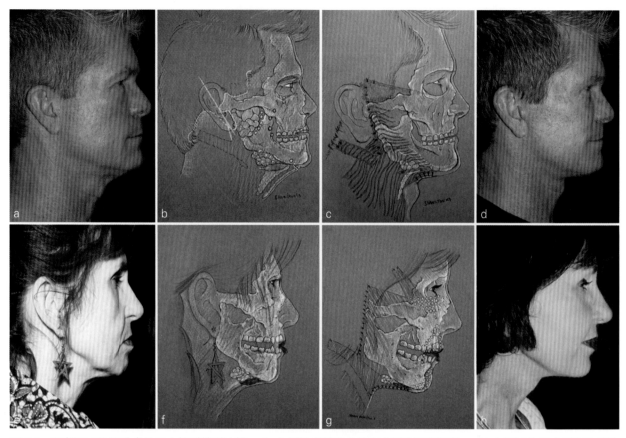

图 9.8　面部下 1/3 提升术的男女性别差别比较。（a）男性求美者术前有典型的颈部松弛。（b）图示为正确剥离范围的解剖结构，可用于实现年轻、轮廓清晰的男性颈部。注意填满下颌间隙的颈阔肌、颈阔肌深层脂肪、二腹肌前腹以及颌下腺。（c）在下颌角附近高位切开形成耳后转位皮瓣，在舌骨水平集中支撑以形成更锐利的颏颈角。颌下组织（脂肪、腺体、肌肉）体积缩小。切开前颈阔肌以突出喉部，矫正前侧束带。（d）术后可见颏颈角锐利，呈 90°，喉部凸出，形成明显男性化的颈部，与图 h 中女性求美者术后更柔软、弯曲的颏颈移行区形成鲜明对比。（e）女性求美者术前下颌外形欠佳，颈阔肌紧缩。（f）图示致使颌部和颈部轮廓欠佳的颌下深层解剖结构：肥大的二腹肌前腹和颌下腺，以及紧缩的颈阔肌。（g）图示改善颌部轮廓的步骤。与男性求美者类似，包括缩小腺体和二腹肌的体积，以及前颈阔肌整形术。不同的是，在低位（环状软骨水平）进行了全颈阔肌切开，避免喉部凸出。相反，保留了该女性求美者的皮下脂肪和颈阔肌深层脂肪，以形成柔软、女性化的颏颈移行区。（h）术后女性求美者的对比图。除展示面部下 1/3 颏颈角的不同外，女性求美者的术后结果还记录了策略性地进行中面部和眶周脂肪填充可明显强化女性化的性别特征。结论：Connell 提出的耳后转位皮瓣、颏下容量调整技术是可变的，有助于在使用类似的整体技术的同时成功体现性别差异

大小超出了其性别适合的限度，用可吸收的透明质酸填充剂来丰唇，可以给求美者一个机会来体验美学效果和社会影响。而对术者来说，如果后悔进行该操作的话，那么恢复的时间也不会超过 1 年。免费的透明质酸酶使得有机会纠正不好的结果，还可以保护外科医生的声誉。图 9.9 展示了男性和女性求美者同时进行全面部脂肪填充和面部提升术的病例，二者都进行了唇部脂肪填充。

9.3.1　皮肤

用美容手段消除色素沉着和修复表面不平整，可以说是开启了一个有时看起来清晰异常的时代。对于男性求美者来说，同其他任何人一样，更清洁的皮肤和更健康、更有活力的肤色是有益的，然而有一个问题，如果完全去除色素沉着和不平整，过度矫正肤色，导致其脸色过于苍白，

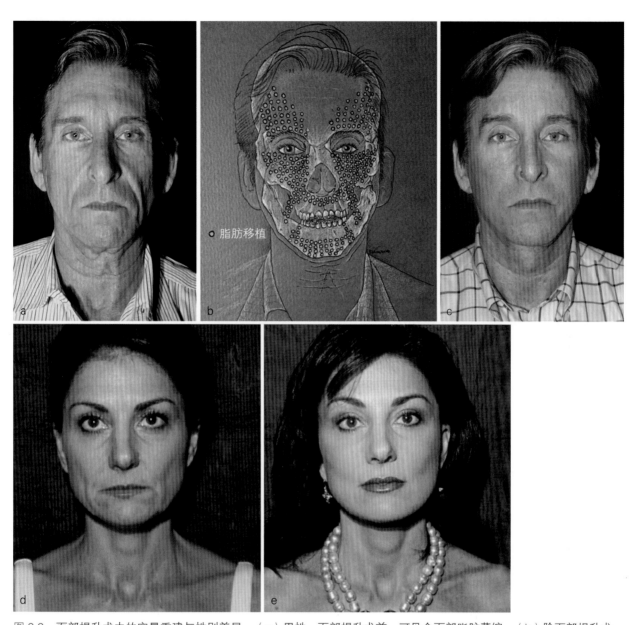

图 9.9 面部提升术中的容量重建与性别差异。（a）男性，面部提升术前，可见全面部脂肪萎缩。（b）除面部提升术，还需要进行脂肪移植，位点如图所示（蓝色点）。眉部、颞部、中面部、前颌部、颊部、鼻唇沟、唇部、颏部和外侧下颌为进行脂肪移植的区域。（c）男性术后外观。注意额部容量增加引起的眉部提升效果，并掩盖了脂肪移植前所见的额部隆起。（d）女性，面部提升术前，可见相同区域明显的脂肪萎缩。（e）按照上述的脂肪移植位点进行填充，可同样对女性面部进行矫正，但是额部、颞部和中面部更凸起，而唇部填充容量也要相应增加，以增强女性特征与性别差异性

皮肤过于光滑，简直可以参演下一部安妮·赖斯的吸血鬼电影了。我们的原型是值得参考的优秀例子。皮特先生脸上的不平整和微小的缺陷，使他显得更真实，不至于"过于完美"。假如皮特皮肤太光滑、毫无瑕疵，则充满了女性的感觉；而皮特先生稍欠完美但是健康的面部皮肤，看上去令人非常舒服。虽然这些比较看上去比较主观，甚至不太鲜明，但是我们去想想那些因面部美容手术效果差强人意而出现在各大网站的名人们，这些问题的出现是因为在手术时忽略了对保留男性特征、防止手术缺陷的技术调整。

9.4 小结

通过研究女性面部形象和比例，我们应该直观地了解男性面部手术应当避免的误区。手术的目标是提供安全、可靠和有吸引力的面部外观，尊重接受手术的求美者的性别特征。一般来说，男性对于术后面部可见的改变，通常会观察得更加仔细；我们希望手术对面部的改变会增加他的魅力，而不是让他们失去了正常的性别特征。

与所有整形手术操作一样，求美者的意见和医生的指导在男性美容手术中起着关键作用。对男性和女性在美学形态学方面的差异的基本认识，特别是在面部上 1/3，将大大增加保留性别特异性面部特征的机会。

参考文献

［1］Connell BF, Gaon A. Surgical correction of aesthetic contour problems of the neck. Clin Plast Surg 1983; 10: 491-505

［2］Little AC, Jones BC, Penton-Voak IS, Burt DM, Perrett DI. Partnership status and the temporal context of relationships influence human female preferences for sexual dimorphism in male face shape. Proc Biol Sci 2002; 269:1095-1100

10 额部整形术：认识与治疗上面部老化

编写：Bruce F. Connell 翻译：李秀琪 校对：王千文 吴乐昊

10.1 引言

数十年来，Jose Vinas 医生的著作为上面部年轻化手术奠定了基础，并在其后的数十年中产生了极好的效果[1]。但对额部手术毫无根据的批判，使这些技术的应用落后于面颈部手术。

那些在手术期间错误使用压力性敷料而非精确止血的外科医生，求美者术后会出现头发脱落、额部皮瓣血供减少，达不到预期效果。

有男性型秃发的求美者不适宜进行额部整形术，因为在秃发的头皮上瘢痕会比较明显。此外，由于过度去除额部肌肉或肌肉切除不精确引起的不平整、眉错位导致的不当外观，以及发际线移位等会使术后表情怪异，求美者可能会对手术效果很失望。本章主要介绍如何解决上述问题，以及让求美者满意的理念和操作。

10.2 面部老化

"眉上提"和"额部上提"这两个术语，从字面上理解指的是面部老化只包括眉下垂。在这里，用"额部年轻化"这个术语要好一些。眉下垂确实存在，但只是面部老化的一部分。图10.1展示了上面部老化的改变，包括上睑重睑线外侧下垂、眉间皱纹、额横纹、皱眉肌肥大、鼻横纹、眉外侧下垂，以及假性眼睑皮肤松弛。

10.2.1 不恰当的表情

演员、艺术家和漫画家都非常清楚眉、眉间和额部在表达情感上的作用。只从上面部就可以分辨恐惧、愤怒、悲伤、惊讶和疲劳等表情。上面部的老化改变常表现为上述的表情变化，可能引起别人的误解。由此，面部可能不恰当地表现疲劳、厌烦或悲伤等表情。

10.2.2 上面部分析

上面部的许多特征都存在性别差异，对男性和女性使用相同的美学标准是错误的。与女性相比，男性眉的位置更低，弧度更小（更直），更接近水平。拱形眉是女性所特有的，出现在男性面部则会很不自然。额横纹和眉间纹，出现在女性额部会令人反感，而在男性面部则可反映力量、权利或智慧，减轻这些特征通常会比完全去掉要好。男性与女性的上睑外观也存在差别。男性上睑更饱满，有重睑线，因此男性眉不适宜过度提升。

10.2.3 眼睑皮肤松弛的假性表现

一个常见的错误就是当需要额部整形术时进行上睑整形术，未进行解剖分析而直接从技术角度出发导致了这一错误的发生。随着上面部老化和眉下垂，眉部皮肤降至眶部，被误以为是眼睑皮肤松弛，即"假性眼睑皮肤松弛"（图10.1）。试图通过传统的眼睑整形术去矫正假性眼睑皮肤松弛，术后眼睑光滑，瘢痕延伸至眶外侧区且明显，求美者看上去疲劳、悲伤，睡觉时眼睑闭合困难。

对于所有眼睑皮肤松弛的求美者，即使眉和额部表现正常，也应该怀疑存在眉下垂。求美者常常抬起自己的眉问："能做好我的眼睛吗？"此时医生应当重置求美者眉的位置，并观察产生的效果。这样做之后很明显就能看出有些求美者是不需要进行眼睑手术的。不过有时也会有眉下垂与眼睑皮肤松弛同时存在。

上睑重睑褶皱超过睑缘也是由眉下垂引起的，这种情况常在额部放松后观察更明显。

严重的额横纹和额肌过度活跃表明求美者存在眉下垂（图 10.1），这是由于求美者试图消除上外侧视野中的部分视觉阻碍引起的。重置眉的位置可以减少眉部皮肤下垂进入上睑的部分，消除额肌的作用，减少额纹。

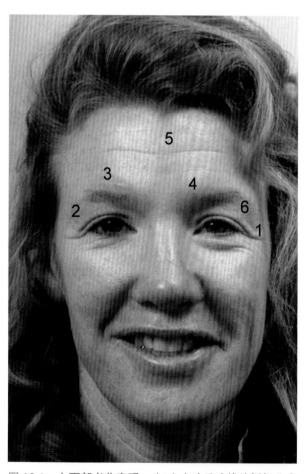

图 10.1　上面部老化表现。（1）上睑重睑线外侧部分由眼睑向面部延伸；（2）眉外侧下垂，求美者之前拔除眉毛可掩盖此表现；（3）眉下垂（眉常低于眶上缘水平）；（4）皱眉肌肥大；（5）严重额横纹；（6）眉部皮肤降至眶部：假性眼睑皮肤松弛

10.3　全面部年轻化

许多求美者不能意识到上面部的变化，而让医生把注意力集中到他们的颈部。另外，有些医生也没有正确评估求美者上面部老化、这些改变所引起的异常面容，以及眼睑皮肤松弛与眉下垂的区别。

通常，额部的变化，相对于下面部和颈部来说，对外观的改变更明显。只进行下面部的年轻化手术会造成提升术后怪异的外貌——年轻的面部，衰老的额部。有些求美者并不能意识到这一点，但是他们对于术后的改善感到很失望。其他求美者则清楚这一点，并可以明白地说出来。

10.4　求美者的理解

许多人对于自己面部老化的具体改变并不清楚，而且大部分人都不知道有可以矫正这些问题的方法。外科医生想要使求美者满意，就必须帮助求美者识别这些变化并解释其重要性。

咨询时，先给求美者一个手持镜子，询问求美者别人是如何形容他的面部的：愉快、厌烦，严厉，愤怒还是疲劳？求美者常会说："我看上去很疲劳，但事实不是如此"，或"我要一直微笑，否则其他人就会以为我在生气"。求美者也可能会说："我看上去很悲伤，我的朋友一直在问我出了什么事"。

提升求美者的眉使其处于满意、合适的位置，然后让求美者观察外观的变化。向他们指出上睑、外侧眶区和鼻部上 1/3 的改善。大部分求美者会开始理解眉下垂与眼睑皮肤松弛的区别。

10.5　手术的解剖学设计

上面部年轻化方案包括拟提升的眉的位置和形态。术前与求美者一起商讨手术方案。以眶上缘为参考，求美者取坐位并放松额部时，在眶上缘表面皮肤的内侧、外侧和中央做标记。将眉提升至预定水平，置于形态满意合适的位置，再标记眶上缘表面的皮肤。标记点之间的距离等于每个位置拟提升的距离[2~5]。

评估并确认眉的位置是非常有艺术的决定，标记与测量只是为了对该决定进行定量并且记录下来。面部两侧需要提升的距离常不相同，因为合理的眉的位置反映了眉与面部其余部位的平衡，而大部分面部是不对称的。面部对称应当被视为美学的内在特点。所有具有吸引力的面部都存在不同程度的不对称，仔细观察，可以发现两侧大小各异的面部、眼睛、颊部和眉等[5]。如果未能意识到这一点，而单纯试图通过手术达到两侧对称，会造成反常、无趣、不自然的美学失衡。术前帮助求美者接受自身不对称的美，可以避免术后求美者注意到面部不对称或仔细观察时所带来的不必要的焦虑。

10.5.1 切口设计

确定拟提升的眉的高度后，可以选择切口的位置。医生可改善额部、面部与发际线的平衡[3]。图10.2显示了几种基本手术切口[6]。应该牢记的是，眉高度提升1 mm，前发际线可移动1.4 mm。对于发际线较低或可以接受发际线偏移的求美者，可选择冠状（图10.2b）或顶点（图10.2c）切口。对于秃发的男性求美者，其他类型的切口可以使手术痕迹最小化。

对于秃发的男性求美者，额部整形术的切口应位于人字缝后方（图10.2d），瘢痕在日常拍照或与人交谈时均不易被发现。对于大部分的秃发求美者，该处皮肤会愈合得很好，即使近距离观察瘢痕也不明显。只修剪头皮、保留帽状腱膜，就可以避免瘢痕凹陷。

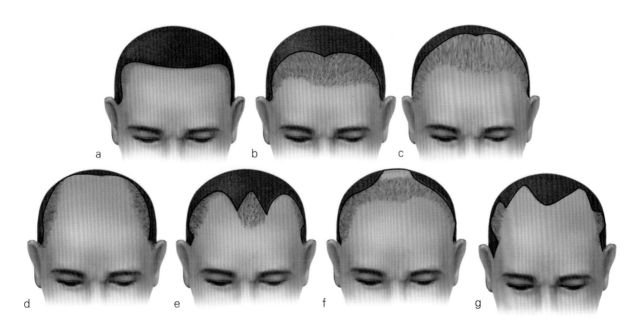

图10.2 额部整形术的7种手术切口。（a）额部发际线切口：沿额部发际自然弯曲走行，向后进入颞部头皮至耳根；可防止前端发际线后移。（b）冠状前囟切口：对发际线较低的求美者，采用冠状缝上方的"鸥翼"样切口。（c）顶部切口：与冠状切口类似，但是位置稍靠后，使用该切口时术后较少发生感觉异常和麻木。（d）人字切口：位于后方的冠状切口，位置接近额部与头顶距离的2/3。多用于秃发求美者。在拍照或与他人交谈时瘢痕不明显。（e）W切口：多用于男性型秃发且中部发际线低的求美者，可以缩短近颞部的额部且使中部发际线后移。头皮皮瓣尖端沿中央发际线以Y-V式插入，会形成更流畅的发际线。（f）人字桨切口：与顶部或冠状前囟切口相似，但是可以去掉枕部秃发的头皮，将有毛发的头皮推进至缺损区而不是去掉。（g）连续M切口：多用于男性型秃发且额部发际稳定后移的求美者。可最大限度地保留有毛发的头皮，在颞部秃发头皮尖端使用V-Y式推进。此外，结合不同类型切口的自由式切口也可用于特殊病例

对于枕部秃发、前发际线毛发稀疏的男性，前部切口应改成"桨式切口"（图 10.2f）。同时，切除秃发头皮，推进有毛发的头皮，这种切口可以缩小头顶部的秃发区域。对于前发际线毛发浓密的男性，如果想要保留的话，可以选择前发际线切口（图 10.2a，e，g）。

有几种切口可以用于额颞部秃发的男性，最常见的是发际线切口（图 10.2a）。这种切口可以避免发际线后移，还可以缩短额部长度。有些医生不再使用这种切口，是因为他们认为这种切口的瘢痕难以接受[7]，然而，如果切口做得合理、缝合无张力，就不会出现这种情况。为了获得最好结果，切口必须精确地平行于毛囊，皮瓣从 3 个点进行悬吊。修剪悬吊点之间的部分时应当预留 2~3 mm 头皮，再行无张力缝合。用 4-0 尼龙线行半埋式垂直褥式缝合，并将线结打在头皮侧，可以避免遗留明显的缝线痕迹。

当发际线切口用于颞部明显变薄的男性时，最好使切口经过颞部变薄的区域而不是沿厚薄交界处的后方。如果在厚薄交界处做切口，这部分过渡可能会被夸大，术后看起来不自然。使切口在稀疏的头发内是切口设计的正确选择。

对颞部发际线后移而额部中央发际线较低的男性和女性，可以使用 W 切口（图 10.2e）。这种切口可以在缩短外侧额部的同时延长中央额部，使发际线更统一和年轻。后部皮瓣的尖端必须以 Y–V 式插入发际线中央。

对于中央和颞部发际线后移的男性，可使用连续 M 切口（图 10.2g）。这种切口会缩短额部，但会使切口瘢痕远离颞部外侧发际线，因为此处毛发是向后倾斜的且瘢痕往往较明显。在颞部秃发三角的顶点，可以使用 V–Y 式推进的设计。同其他的前部切口一样，瘢痕都不明显（图 10.2a，e，g）。应当告诉求美者在术后 4~6 个月内切口后侧会有感觉异常。

如果额部整形术切口的颞部向后转动（图 10.3，实线 A），额部皮瓣的适当移动（仅在向上）

会造成颞部切口无法闭合（图 10.3，缺损 X）。这样的切口会造成眉外侧抬高受限，使皮瓣和颞部发际线后向外侧移位。将颞部切口置于耳后（图 10.3，粉红色虚线 B）会造成皮瓣在耳部收紧，从而对颞部和上面部外侧造成不良影响。耳前短切口（图 10.3，虚线 C）存在同样的问题。

将颞部切口置于耳前，始于耳根，随后向上延伸，可以解决这些问题（图 10.3，绿色虚线 D）。如果需要同时或之后进行面部提升术，则应该将颞部切口设计为头皮内向前呈弧形，这样可保留向前突出的头皮瓣，从而可以防止耳前皮肤移至颞部头皮（图 10.4）。这种移位的发生通常会被错误解读为"广泛的瘢痕形成"。

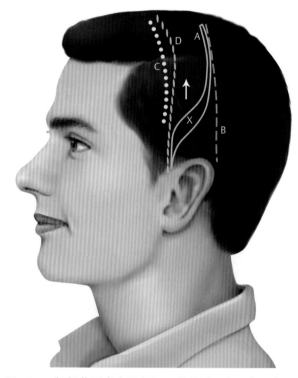

图 10.3　额部整形术中颞部切口的设计。如果提眉切口颞部部分向后偏移（实线 A），额部皮瓣（只有上部）的上移会导致无法闭合的缺损（X）。这样的切口会迫使皮瓣转移（向外侧），并且会造成颞部发际向后外侧移动，而这种移动是不需要的。将额部整形术位于颞部的切口置于耳后（粉色虚线 B），会因为在耳部牵拉皮瓣对颞部和上外侧面部造成不良的影响。耳前的短切口（虚线 C）存在同样的问题。起于耳根向上延伸的耳前切口（绿色虚线 D）可以避免这些问题

10.6 皱眉肌的处理

在选择合适的切口后，要求求美者通过皱眉来判断皱眉肌的大小和体积。通常，医生无法确定皱眉肌外侧的肥大程度，未能充分切除这部分肌肉会形成一个小"角"。

去除皱眉肌可改善眉部，并有助于消除愤怒的外观。然而，部分求美者由于眶上嵴突出引起的"尼安德特人"外观，需要通过骨轮廓塑形来改善。

10.6.1 严重的眉间皱纹

在求美者静态和皱眉时评估眉间皱纹的情况。如果皱纹较轻，只需要减少皱眉肌。如果皱纹程度中等，在皮瓣深面皱纹两侧 10~15 mm 切开肌肉至皮下脂肪。在愈合过程中，肌肉会收缩至皱纹下方并提供支撑作用。在皱纹程度较严重的病例中，在松解后将帽状腱膜或颞肌筋膜置于肌肉后方，并缝至肌肉收缩最严重的地方，可以起到填充作用。

10.6.2 额肌过度活跃

术前通过额横纹的严重程度和静态时肌肉收缩程度，来确定额肌的处理方式。眉下垂的求美者可能无法完全放松额部，需要广泛地修薄肌肉。永远不要把全部的肌肉都切除。记录额肌的处理部分以预测其动力减少的百分比。

10.6.3 面部切口

合理的切口设计是医生直接控制术后瘢痕可见性的关键步骤。为了使术后瘢痕最小化，有毛发的头皮、毛发—头皮、毛发—额部和胡须—皮肤交界处的所有切口都要与毛囊平行，以避免将其损伤，并且不会造成表现为"扩大的瘢痕"样秃发。毛囊与毛干倾斜角度相似，因此切口也应当与毛干平行。

毛囊—毛干倾斜角度在不同的位置有所差异。做切口时，手术刀的角度应当随着毛囊方向的变化而变化（图 10.5）。剃发、理发，或使用手术润滑剂处理头发、橡皮筋束发、头巾裹发后，

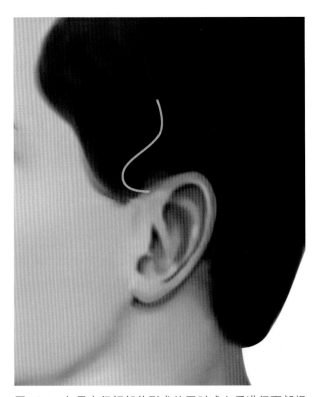

图 10.4 如果在行额部整形术的同时或之后进行面部提升术，保留颞部头皮一小部有毛发的突出部分可以防止耳前皮肤移至颞部头皮。这种情况常被错误认为是"扩大的瘢痕"，实际上是耳前皮肤

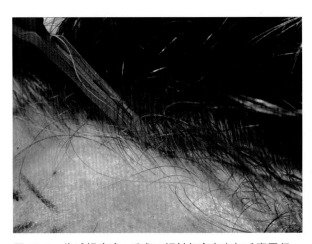

图 10.5 为减轻瘢痕，手术刀倾斜角度应当与毛囊平行。在同一求美者的不同位置，毛发与头皮所形成的角度是不同的。剃发、夹发、束发或使用手术润滑剂将改变毛发方向，妨碍精确测定

都会干扰对毛干—毛囊倾斜角度的判断。

10.6.4 剥离额部皮瓣

对于极少数只需要提升眉的求美者，简单切除额部皮肤或头皮就足够了，无须剥离额部皮瓣。然而，多数求美者需要矫正变形的表情、处理肌肉和消除表情纹，因此需要剥离皮瓣。

额部皮瓣的剥离层次一直是讨论的热点，很多作者应用帽状腱膜下[1, 6, 8]、骨膜下、皮下[9, 10]以及双平面[11]剥离并取得了很好的效果。笔者首选帽状腱膜下剥离，因为帽状腱膜下平面容易辨识和剥离，通过该平面也很容易处理肥大的肌肉。在额肌下剥离形成肌肉筋膜皮瓣，为毛发区域提供最大保护。帽状腱膜下剥离还可以保留完整的骨膜，促进皮瓣在复位后与骨膜形成粘连，减少组织下垂的复发。但在该层次剥离会切断某些感觉神经分支，造成切口后侧感觉麻木。皮下剥离可以避免感觉改变，但是剥离难度大，皮瓣坏死和毛发脱失的风险更高，这些风险比深层次剥离所造成的感觉异常的危害程度更大。

通过头皮切口切开至帽状腱膜，用组织剪分离。出血通常出现在颞部外侧。在浅层使用电凝时应当小心，并且应避免在毛囊层面使用，以免造成切口周围秃发。后部皮瓣边缘浅面的出血，最好用止血钳夹住帽状腱膜并向后盖住来压迫皮瓣边缘（图10.6）。神经外科止血夹对前部皮瓣出血有效，但对皮瓣后部来说，使用起来比较麻烦。电凝可用于皮瓣前部边缘出血，因为边缘的皮肤或头皮最后会切除。切口前部或后部皮瓣外侧部分的头皮不会去除，因此不要在这些部分的毛囊附近使用电凝。

在帽状腱膜下剥离额部皮瓣时，需要采用钝性和锐性分离相结合的剥离方式，并辅以轻柔的牵拉。在中央和眶上缘要采用锐性剥离，如果在该处采用钝性剥离易造成颅骨膜撕脱，以及颅周细小感觉神经分支的撕裂。

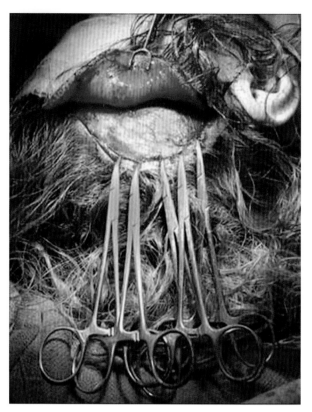

图10.6 控制皮瓣边缘出血。使用血管钳夹帽状腱膜并向后悬挂压迫皮瓣边缘，可以很好地控制后部皮瓣边缘的浅层出血。在毛囊层面要严格避免使用电凝，因其可导致切口周围秃发，造成"扩大的瘢痕"样外观

外侧的剥离在面神经额颞支的深面进行，该分支有时见于前部皮瓣[12-15]。在眉外侧，皮瓣与骨骼粘连更加紧密，可能会损伤该神经的分支。在该部处应当避免使用电凝。颧弓下方剥离比较危险，而且也没必要。

眉和眶上缘上方的剥离最好使用钝头虹膜剪并采用"平行分离"技术，剪刀的一边插入薄层组织下面，确认没有重要的结构后，关闭剪刀并重复动作。运用该技术将皮瓣从眶上缘剥离并至眶隔。通过这种方法可以完全剥离，并且无须进入骨膜深层。

皮瓣在中央部掀起后，可以在皮瓣的背面辨认眶上神经。当接近眉时，在多数求美者的瞳孔水平上沿眶上缘，可通过皮肤触摸到该神经穿出

的孔，即眶上切迹[16]。在未能触及眶上切迹的求美者中，该神经通常从更上方的孔隙穿出[7]。

　　潜行分离鼻部软组织后就完成了皮瓣的剥离。该操作对皮瓣剥离并没有帮助，但是如果正确进行，与用骨膜剥离子一样，使用梅岑鲍姆（Metzenbaum）剪刀，尖端稍微打开，可以有很大的改善。剪刀的尖端朝下，从鼻根处进入骨膜下平面。然后将剪刀的尖端朝上，沿鼻尖背侧剥离，建立一个宽约 10 mm 的隧道。可以在重置额部皮瓣时稍微提起鼻部软组织，在一定程度上对抗鼻部软组织老化。然而，沿鼻背剥离隧道的过程同样重要。术后，该隧道与鼻尖会充满水肿液，造成柔软、细化和变窄的视觉错觉（图 10.7）。术后照片显示这种效果可持续一定的时间；但多

数求美者因为分离隧道太宽，这种变窄的效应将会丧失。

10.7　皱眉肌的处理建议

　　术前评估肌肉的大小、形状和体积。将透明质酸酶（Wydase）作为一种扩散因子使用，联合使用局麻剂也很重要，因其可防止注射后的持续变形，并且可以对软组织进行精细雕刻。

　　皱眉肌在眶上嵴起于眶上神经束的内侧。在部分求美者中，肥大的肌肉突入眶部。分离皱眉肌要采用钝性与锐性剥离相结合的方法（图10.8）。用小止血钳置于该肌肉骨骼起点后面，然后用低功率电刀切断，这样可以辨别并保护于皱眉肌内走行的滑车上神经（图 10.9）。不建议

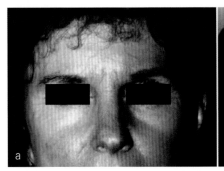 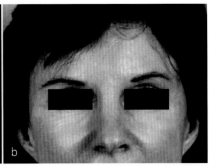

图 10.7　额部整形术、鼻部皮肤剥离后鼻外观改善。（a）术前外观。（b）术后鼻外观更精致，未进行其他鼻部操作

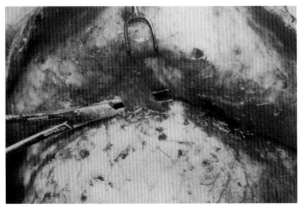

图 10.8　分离皱眉肌。用止血钳在皱眉肌骨骼起点处分离，并用低烧灼电流行仔细剥离。剥离后不切除肌肉，保护肌肉内的神经

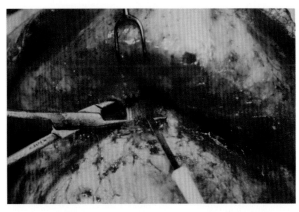

图 10.9　分离并切除皱眉肌。用止血钳分离皱眉肌，并用低烧灼电流在骨附着处附近剥离左侧皱眉肌后，辨别并保护滑车上感觉神经

用双钳夹住肌肉并切断，这样会造成神经损伤。

仔细剥离皱眉肌的骨骼起点后，分离滑车上神经，并与肌肉的剩余部分分开（图 10.10）。根据之前在眉部的设计，酌情切除大部分皱眉肌。通常将皮瓣复位以确认肌肉的处理是否合适。与皱眉肌分布小而固定的眉部相比，肌肉力量较大的眉部需要更广泛地切除皱眉肌。此处需要避免的一个常见错误就是只切除肌肉的最内侧部分，造成滑车上神经后方和外侧皱眉肌残留，眉中内侧肌肉凸起，这是一种与小的退化"角"不同的外观。为了避免这种情况，应当在必要时切除这些部位的肌肉，将手指放在皮瓣的前部就可以轻易实现。分离滑车上神经后的剩余肌肉可以用钳子夹住，然后用剪刀去除。

另一个错误是没有充分切除肌肉穿过眶上缘进入眶部的增生部分。在切除掉肌肉的其余部分后，这部分会更加明显。去掉所有肌肉也是错误的，处理皱眉肌的目的在于矫正不当的外观，而

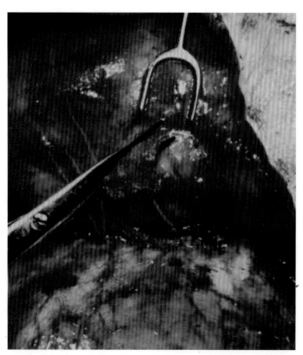

图 10.10　分离切除皱眉肌。切断皱眉肌的起点，并剥离皱眉肌进入额部的插入点，用剪刀去除皱眉肌及与其同一平面的额肌

不是去掉所有表情。一旦这样处理后，求美者在静态照片中外观很好，但是在与人交谈时面部表情会很奇怪。

10.7.1　骨骼磨削

在某些求美者中，突起的眉部可能是由眶上嵴突出与皱眉肌肥大引起的。骨骼轮廓塑形可以改善这种情况。骨骼轮廓塑形还可以改善外侧眶缘骨突出至外侧眼睑的部分，消除孤立的外生骨。在对眉部上方骨骼轮廓进行塑形的过程中，额窦的存在对修薄的程度有一定限制。上覆骨变薄后额窦呈现蓝色外观。这种细微的变化一般提示骨质削薄已达极限。

10.7.2　额部表情肌的处理

额部肌肉单独或同时作用，会形成愤怒、疲累、悲伤、衰老和惊讶的表情。额部主要的表情肌包括降眉肌、降眉间肌、皱眉肌、额肌和外侧眼轮匝肌。降眉间肌主要导致鼻根处横纹和软组织增厚。水平切断降眉间肌会改善横纹，更重要的是可以改善鼻部美学形态。切断肌肉的位点将决定鼻额角顶点。Sheen[17] 以及其他鼻整形医生指出，该角的位置存在种族差异，并对鼻长度有影响。大部分吸引人的面容，鼻额角位于重睑线与上睑睫毛之间。Sheen 证实，在鼻根处置入小的移植物可通过上移鼻额角而让鼻子看上去更长，并且告诫不应过多切除鼻背骨性组织，这样会让鼻子看上去短小。

对于鼻部短小的求美者，降眉间肌的切开高度应当高于鼻部较长的求美者。高位切断肌肉会使肌肉收缩，产生与鼻根移植相同的效果。对切除后的眉间肌肉进行塑形，以避免形成明显的额部缺陷。对于鼻部较长的求美者，低位切断肌肉会降低鼻额角，给人以鼻部更短的错觉。在这种情况下，相对较长的眉间肌肉会向上收缩，从而会轻度降低鼻背或增大眉间区域。

不应该直接在严重鼻横纹深层切除降眉间肌，否则会加重皱纹。在轻至中度的鼻横纹中，在横纹的上方或下方切除肌肉足够矫正皱纹。对于重度的皱纹，必须在皱纹上方和下方同时切断肌肉。

从皮肤表面确认降眉间肌切断点，用注射针从该点插入皮瓣（图10.11）。针从降眉间肌切断点穿过皮瓣，在穿入点的背面用亚甲蓝标记肌肉切断点（图10.12）。移除针，用手指顶住皮瓣，再用小剪刀剪断肌肉。断开肌肉后可看见皮下脂肪。酌情修剪肌肉断端。切断肌肉后需要马上电凝两侧降眉间肌的小静脉（滑车下静脉）。对因降眉肌肥厚而形成鼻根外侧增厚带的求美者，降眉肌切除范围应向外延伸超过该区。术前用手指撑住眉内侧嘱求美者皱眉，能够清楚地看到肥大的皱眉肌。如果不消除降眉肌的牵拉，愤怒表情不会消失，术后还会复发。同样，由眼轮匝肌的外侧部分即眼轮匝肌外侧降肌引起的悲伤或疲累的外观，如果不处理这部分肌肉，在眉提升术后还会复发。因此，必须消除该肌肉向下的牵拉力。与额部其他部位的肌肉不同，降眉间肌一般无须切除。切开降眉间肌后会有1 cm或更大的间隙，在愈合过程中通常会产生更大的收缩与间隙。

10.7.3　眉间皱纹

用注射针刺穿眉间皱纹的上端及下端，从额部皮瓣的皮肤侧穿透至剥离侧（图10.13）。将额部皮瓣翻转朝向面部，用亚甲蓝标记穿刺点并连线（图10.14）。移除所有的注射针，并在每条线的两侧做松解切口（图10.15）。切口与相应的皱纹平行，相距9~10 mm，穿过帽状腱膜、肌肉至额部皮下脂肪，足以矫正眉间皱纹伴中度真皮萎缩。更深的皱纹，真皮萎缩更严重，应当用小剪刀将其与双蒂肌筋膜"皮瓣"分离（图10.16），这样会加强矫正效果。严重的褶皱同时也存在严重的真皮萎缩，需要置入一小块矩形的移植物，如帽状腱膜、颞肌筋膜或额肌，将其置于褶皱与肌筋膜"皮瓣"间，从而起到最大的改善作用。其可能的机制为防止神经肌肉粘连再生。这种类型的移植物可用于矫正萎缩性瘢痕、术后缺损和原发性萎缩。

10.7.4　额肌

对额部皮瓣进行恰当的重新定位，可减轻眉下垂，进而减少对额肌的刺激（译者注：即眉

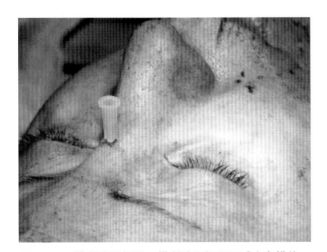

图10.11　横断降眉间肌。横断降眉间肌可减少鼻横纹，造成鼻部缩短或延长的假象。一旦从皮肤侧确定横断点，用皮内注射针从皮肤穿过至皮瓣内侧

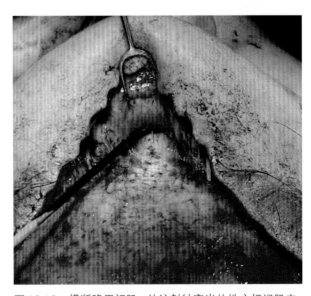

图10.12　横断降眉间肌。从注射针穿出的地方标记肌肉。拔除注射针后剥离肌肉。以手指抵住皮瓣外侧，用小剪刀分开肌肉，不切除肌肉。部分病例无须修剪肌肉切缘

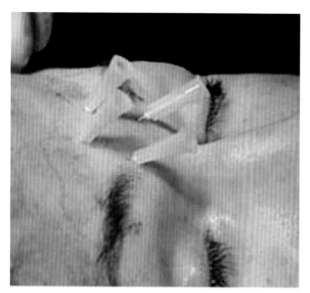

图 10.13 处理眉间皱眉纹。在处理中度皱纹时，皱眉纹的位置用注射针穿过皮瓣来确定

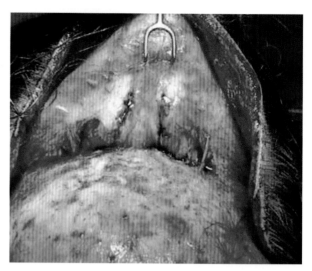

图 10.14 处理眉间皱眉纹。用亚甲蓝在皮瓣的后面标记皱眉纹

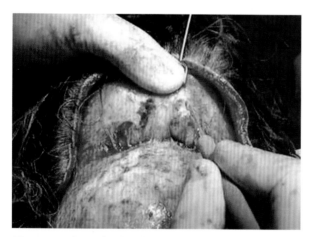

图 10.15 处理眉间皱眉纹。在皱眉纹的两侧 10~15 mm 处，小心地从肌肉切开至皮下脂肪

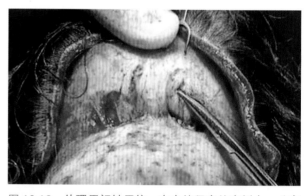

图 10.16 处理眉间皱眉纹。在中等程度的病例中，分离松解双蒂肌瓣。在愈合过程中，该肌瓣收缩并为皱眉纹提供支撑

下垂造成的额肌过度收缩）。额部皮瓣重新定位的同时进行额肌大部分切除，效果会更好。用小剪刀在额部中央横行去除部分筋膜和肌肉（图 10.17）。在眶上神经表面不需要修薄额肌，在额部外侧应当尽量少修薄。在面神经额颞支走行的上方进行修薄是非常危险的。术前根据皱纹的严重程度和对额肌动力保留的预计值来决定修薄的

程度，修薄一般在 40%~90% 之间（图 10.18）。

在任何情况下都不应该切除某一区域所有的肌肉，尽管在许多整形外科教科书中曾描述过这些技术。这样会造成额部凹陷、皮下不平整、皮肤粘连，以及出现类似中枢麻痹引起的奇怪表情。切断多处额肌或有意损伤面神经颞支也是错误的[18, 19]，尽管这样可以避免前额凹陷，但是产

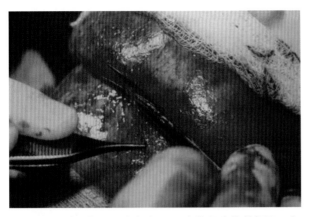

图 10.17　处理额肌。根据额肌肥大的程度修剪额肌，但不要完全切除。完全切除额肌会造成表情缺失，将潜意识地传达敌意或冷漠。对该技术而言，划开额肌或阻断其运动支配是正确的

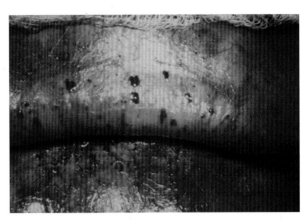

图 10.18　额肌修薄后皮瓣深面外观

生了去神经支配的肌肉区域。这样治疗后求美者静态时可能看上去很好，但是无法抬高眉，失去了表达友好的表情，会向外界传达一种敌意。

眉提升术和肌肉修薄通常无法完全矫正严重的额横纹伴广泛的真皮萎缩（"大猩猩"样前额皱纹）[7]。在皱纹深层剥离 1 cm 或更长的额肌和筋膜可获得更好的效果，与处理眉间皱纹类似。用注射针通过皱纹的两端从皮瓣的皮肤侧穿透至剥离侧。在注射针穿透的两点之间用亚甲蓝画线，在皱纹两侧相距 10~12 mm 的位置做平行切口切开筋膜和肌肉。在严重的情况下，该双蒂肌筋膜"皮瓣"可以与皱纹分离，使其收缩，然后良好缝合，固定到位。

10.7.5　避免悲伤外观

在许多皮肤较厚、光损伤和眉下垂严重的求美者中，使用标准式并不能完全抬高眉外侧以矫正其悲伤表情。这时，需要在面神经额支头端水平横行切断额部皮瓣外侧缘的帽状腱膜，就可以使眉外侧额外抬高 1~2 cm。这一横行切断只需要向内侧延伸 2~3 cm，保持操作层面在头皮下就

是安全的[12~15]。这样可绕过皮瓣与颧弓之间的粘连，进一步抬高眉外侧，向上的拉力因此更直接地传递到皮瓣表面的面部皮肤。

10.7.6　引流管放置

尽管引流不是绝对必需的，但有助于减轻术后水肿、瘀青，还可以让求美者尽快恢复正常工作和生活。对多数病例都建议放置引流管，合理放置引流管才能获得好的效果。不恰当地放置引流管可能会导致秃发、坏死、疼痛、感觉异常和出血。

多数求美者使用的是 10 号多孔 Jackson — Pratt 硅胶引流管，最好从后部皮瓣头皮侧的中外侧点置入。该点大致位于中线外侧 2~3 指，皮瓣边缘后方 2~3 指。引流管不应穿过中线，也不应沿置入点外侧放置。如果引流管放置于外侧并横向穿过额部，特别是靠近眉时，在拔除引流管时会跨过眶上神经，求美者会非常痛苦，并且还有可能引起出血。对于秃发的求美者，引流管最好通过切口外侧置入，然后在皮瓣后方深层向前内侧穿过至中外侧，再向前行至鼻根。

用于插入引流管的切口应当符合基本原则，并且与毛囊平行。引流管的放置应当从皮瓣的深面刺出皮肤侧，以避免将毛发拉入切口。用 4-0 尼龙线牢固固定引流管，但要避免将引流管紧密贴合在头皮上。缝线的头皮侧应当足够宽松，为术后肿胀留出空间。固定好引流管后，将其斜着跨过额部中间至鼻根部。根据需要修剪引流管的长度。引流管不要跨过眶上神经。最后将引流管连于负压吸引装置。

10.8　皮瓣复位与修剪

根据术前计划的眉提升高度和形状，进行皮瓣复位以及皮肤和头皮的切除。"切除比例"（切除的头皮宽度／眉提升的高度）可用于指导额部皮瓣复位，医生可据此估计头皮去除的宽度。该比例根据切口的位置而有所变化。一般情况下，发际线前端额部皮肤或头皮去除 1.5 mm，眉可抬高 1 mm。采用冠状切口时，该比例接近 2∶1。采用人字切口或其他后置切口，该比例可达到 3∶1 或更高。

在 D'Assumpcao 标记钳的帮助下决定去除皮肤或头皮的宽度（图 10.19）[20]。该器械的下臂置于头皮瓣切口侧边缘，向后牵拉额部皮瓣。当达到合适的眉部提高位置时，夹闭标记钳，该器钳的上臂会在对应下方的头皮瓣切口缘的位置，在上方的额部皮瓣上标记拟切除的位置。

选择三个悬吊点以产生所需的眉高度和形态：一个中心（中线）点和两个外侧点。中心悬吊点用于抬高眉内侧的高度，提高下垂的眉间和额部中央的皮肤。外侧悬吊点对眉的中外侧和眶外侧区的矫正效果最好。这些点通常位于通过外眦的垂线上，但并不一定是对称的。先做中央处切口。使用 D'Assumpcao 标记钳根据术前计划掀起额部中央，并且标记皮瓣。眉内侧不能过度抬高，否则会造成悲伤或惊讶的表情，其提升的高度取决于眉外侧可以抬高的高度。在皮瓣的标记点做一 T 形切口（图 10.20）。该切口如果在头皮处，切面要与毛囊平行。用 4-0 尼龙线行半埋式垂直褥式缝合，将线结打在头皮侧，缝线的一端要留长一些。T 形切口有助于精确缝合，并且便于修剪缝线之间的皮瓣多余部分。皮瓣修剪将会更加精确，并减少悬吊线对皮瓣的切割。缝线的一端总是要留长一些，因为在最初缝合时总是很紧。这样会提醒术者在完成皮瓣其余部分的缝合后替

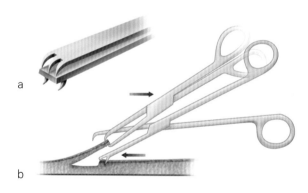

图 10.19　D'Assumpcao 标记钳。（a）仪器钳口特写镜头。（b）对于测量皮瓣切除部分非常有用。仪器的下臂置于头皮皮瓣的边缘，提起多余的额部皮瓣。关闭仪器时，钳的上臂可以在皮瓣边缘下方进行标记

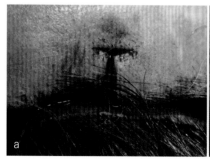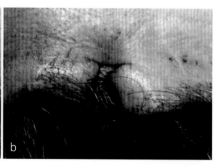

图 10.20　在皮瓣做一 T 形先导切口。T 形切口可以精确缝合，简化缝线之间多余皮瓣的修剪。皮瓣修剪将更加精确，也会减少悬吊缝线对皮瓣的切割。（a）T 形先导切口。（b）用 4-0 尼龙线以半埋式垂直褥式缝合悬吊皮瓣

换缝线，可以防止局部皮瓣坏死、缝线痕迹、瘢痕和毛发脱失。

切开并缝合皮瓣的中央部分之后，在外侧皮瓣上做切除切口。切口的位置不是随意的，而是在观察不同位置的切口对眉外侧提升的效果之后确定的。外侧皮瓣无须移动，也无须切除外侧颞部切口处的头皮。在皮瓣提升的过程中，试图移动外侧皮瓣使额部平整或矫正眉间皱纹是错误的，这样会造成额颞部发际线后移、颞部瘢痕增宽，而眉间区域却无改善。皱眉纹的治疗需要减弱皱眉肌的功能，而不是向外侧牵拉皮瓣。同样，额部皱纹的去除是通过减弱额肌和向上提拉额部皮瓣实现的。

一旦确定了外侧悬吊线的适当位置，根据术前设计提升皮瓣外侧，并保证恰当的眉形态。对于多数男性而言，眉内侧和外侧处于同一个水平会显得中性化。在皮肤较厚且光损伤严重的求美者中，外侧需要轻度过矫。用 D' Assumpcao 钳标记外侧皮瓣，然后做 T 形切口。在该点用 4-0 尼龙线做半埋式垂直褥式缝合悬吊额部皮瓣，将线结放在后侧。采取同样的方式在对侧做第 3 个悬吊缝线。必须确保 2 个外侧悬吊缝线的拉力平衡，以及额部发际线未向一侧偏斜。

如果眉外侧提升高度不够的话，需要确定额部皮瓣已从外侧眶缘充分松解，以及眉内侧没有被过度抬高。降眉肌向下牵拉眉内侧，同样，作为眼轮匝肌的一部分的眼轮匝肌外侧降肌向下牵拉眉外侧。如果仍然需要额外提升眉外侧，可通过在耳根上方数厘米处沿皮瓣外侧边缘水平切开帽状腱膜来实现。这样可以松解皮瓣与颞弓的帽状腱膜粘连，并且可以将皮肤牵拉力量传至上面部外侧。为了避免损伤额部的面神经颞支，切口不应向前超过颞部发际线。

在使用冠状或顶点切口的秃发求美者中，用 2-0 薇乔线或相似缝线行埋入式帽状腱膜缝合，以替换中央和外侧的 4-0 尼龙半埋式褥式悬吊缝

线。部分求美者仅需替换颞部头皮内的缝线。

10.8.1 关闭头皮切口

替换悬吊缝线后，切除多余的皮肤和头皮，关闭切口。减轻术后瘢痕最重要的是无张力缝合。伤口缝合的方法是仅在少数关键位置行正常张力下缝合，其余部分采用无张力缝合，切口边缘只需要轻轻接触。

在关闭额部除皱术的切口时，只在 3 个位置行正常张力下缝合，在其余切口应当多保留 2~3 mm 的皮肤组织。可对切口前方或后方皮瓣进行修剪，切记必须与毛孔平行。对于额部发际切口，应切除额部的皮肤以缩短额部。如果想要更高的额部或保持术前的额部高度，可从切口的两侧切除多余的组织。对于冠状或顶点切口，可以修剪切口后部皮瓣从而使切口瘢痕后移，并且缩小术后感觉异常的区域。

应当精确对合切口，真皮对真皮，表皮对表皮。对于额部发际或皮肤与头皮交界处的切口，用 4-0 缝线做半埋垂直褥式缝合，并将线结打在头皮侧。最后用 5-0 普理灵做皮内缝合。对于头皮内切口，用 4-0 尼龙线和头皮钉精细地进行间断缝合，避免切口对位不良和两端高低不平。对于秃发头皮上的切口，在修剪多余皮瓣时应当去除头皮而不是帽状腱膜。用 2-0 Vicryl 和 6-0 尼龙线分层缝合切口。而切口下方保留的帽状腱膜有助于避免形成凹陷性瘢痕。

在修剪额部皮瓣时，不应当切除外侧的皮肤或头皮，用 4-0 尼龙线在外侧切口的下端做 3~4 个全层"止血"缝合。采用间断缝合和头皮钉关闭切口外侧的剩余部分。

关闭切口的最后一步是替换最初缝合的 3 个悬吊线结，通过长线尾可以辨别。如果不进行替换的话，术后 1~2 天线结就会过紧，造成皮肤坏死、瘢痕形成和毛囊坏死。

10.8.2　术后包扎

手术完成后，用生理盐水或稀释的过氧化氢溶液清洗求美者的头发，然后用乳霜漂洗剂或护发素，最后将头发小心地吹干，以防头发打结，便于第二天检查伤口。在清洗并且吹干求美者的头发后，再检查一遍切口。通常会发现一两处切口对位不良，必要时对其进行修补。

对于多数求美者，用柔软卷起的纱布轻轻、疏松地包扎切口，限制头发并且将引流隐藏在耳后和衣服内。不加压包扎，至少显露部分额部。术后第 1 天去掉敷料。

10.9　术后护理

额部除皱术后，正确的护理是效果良好和减少并发症的保证。虽然多数求美者首次多于门诊咨询，但所有求美者都应该由一个负责任的第三方根据一套书面的术后护理说明来照顾求美者，通常是一个朋友、家庭成员或护理专家。术者应及时回答术后求美者的问题。

求美者术后应安静休息，眼睛和额部冰敷 24~48 小时，看护人员负责协助求美者完成，并定期检查以确保引流正常。

求美者术后还应口服止痛药和止吐药，最常使用的是氢可酮（Vicodin 或 Lortab）、三甲氧苯酰胺（Tigan），效果和耐受性良好。求美者术后第 1 天回医院接受详细检查，检查缝合线，并且剪断所有过紧的缝线但不拆除，既可以避免缝线移除后线孔出血，还可防止缝线痕迹、毛囊损伤和局部秃发。检查引流，引流量少于 30 mL 时可拔管。多数求美者都是这种情况。如果引流量多于 30 mL，排空引流管并再保留一天。

建议求美者在手术当天进流质饮食或清淡饮食，然后恢复常规饮食。术后 3 天避免剧烈活动，术后 4~5 天可以化妆并恢复工作。

引流管拔除后，求美者可以进行日常洗澡沐浴，这样有助于清除缝线上的痂皮，还可以改善求美者的一般情况。求美者可以自己选择洗发剂和护发素，但是要在借助手指感觉温度的情况下使用吹风机，以防损伤感觉异常的头皮。

一般术后 9 天可以拆除缝线。一旦发现缝线过紧，可立刻拆除。术后第 3 天拆除低张力区域的细线（发际线切口处）和头皮钉，术后第 5 天拆除其他区域的细线和头皮钉。部分半埋式褥式缝线通常在术后第 5 天可以拆除。其余缝线则在术后第 9 天拆除。

10.9.1　术后可能出现的问题

使用上述技术的并发症很少，一般求美者仅经历肿胀和瘀斑。下列问题较少发生，包括：瘢痕明显、形态欠佳、不对称、耳炎、感觉异常、皮肤或头皮脱落、干眼症。

血　肿

即使对于男性求美者，除皱术后血肿也并不常见。在超过 10 年的 1 200 个病例中，只有 2 例出现了血肿并在换药室进行了引流，其中的 1 例求美者重新返回手术室进行了处理。血肿发生率低的部分原因是术中在帽状腱膜下剥离。手术时应小心检查眉间皱纹肌肉皮瓣后方是否有出血，辨别后用电凝烧灼降眉间肌两侧的静脉（滑车下静脉）。颞部切口的边缘最容易出现处理起来比较麻烦的出血，应当在该处带头皮和帽状腱膜全层间断缝合 3~4 针，以达到止血的目的。

大量脱发

大量脱发较为少见，只有 4 例术前即有斑秃的求美者在术后出现了暂时的斑片状毛发缺失。如果在帽状腱膜下剥离，小心处理皮瓣并且在合适的张力下关闭切口，健康的求美者一般不会出现大量脱发。要告知毛发稀疏或有偶发性脱发病史的求美者，术后有短暂性和永久性毛发脱失的可能。另外，术前要对毛发稀疏的区域拍照。对任何求美者都不应使用过紧的绷带。

许多医生将切口周围秃发误认为"广泛的瘢

痕"形成。实际上，这是由毛孔损伤导致的，更多是由切口不当或不慎使用电凝引起的。

感　染

在过去的十年间，1 200 例病例中仅有 2 例出现感染，在适当处理后很快得到了控制。因此，术后无须预防性使用抗生素，也无须剃发或绑发。

神经损伤

无永久性运动神经损伤。2 例求美者出现了面神经颞支功能的一过性减弱。在帽状腱膜下剥离时，该神经损伤并不常见，但是在行外侧剥离时有可能出现。在该区域应当进行钝性剥离。锐性分离必须确保精确，并谨慎使用电凝。

瘢　痕

无瘢痕疙瘩或增生性瘢痕发生，相关问题主要为偶发瘢痕变宽、红色额部与白色头皮之间的色差，以及小的"台阶"样外观。透明质酸酶可消除局部麻醉带来的肿胀，并且可以对皱眉肌进行精确塑形。额肌大部分切除可以预防额中部凹陷。

术前所有求美者都存在一定程度的不对称，并且不宜通过手术矫正。术前应当向求美者指出不对称之处，通过照片进行记录和测量。

不正常的表情

如额部整形术操作不细致，术后观察手术效果时可以发现，常见的后遗症就是不正常的表情，但是通常不被部分外科医生认可。眉位置错误可造成惊讶或震惊的神态，悲伤或痛苦的外观，或者柔弱、生气、疲劳、讽刺或恶毒的表情。

矫正效果欠佳

矫正效果欠佳通常表现为眉外侧提升不充分，可能是由未将皮瓣与眉充分松解，或颞部切口设计不合理造成的（图 10.3）。不充分处理肌肉可引起眉间、鼻根和额部横纹的持续存在。

术后效果维持时间

额部除皱术后再次出现额部老化并不常见，多数求美者做一次手术就够了。如果额部老化复发，最常见于皮肤较厚的求美者，表现为眉外侧下垂。轻微的皮下分离后，进行局限性的再次切除即可矫正。

皮肤和头皮坏死、耳炎和角膜擦伤

运用上述方法还未出现过头皮和皮肤坏死，但是坏死可见于皮下剥离[8]。部分外科医生报告过耳炎，但是可以使用棉球或"花生"耳塞来避免。角膜擦伤尽管在理论上是可能出现的，但是笔者尚未观察到类似病例。术中通常无须角膜保护装置。

干眼症

干眼症的确可能出现，因此对眉的提升应该精确。部分求美者可能只需要考虑肌肉处理，而其他求美者则可能需要行临时睑缘缝合术或同时植皮。

感觉异常

对于切口位于前部的求美者，应当提前告知他们术后 4~6 个月时会出现切口后方的感觉异常，通常为强烈的瘙痒和爬行感觉，有时也会造成很大的困扰。部分手术医生报道了毛发脱失和头皮表皮脱落的个例。然而，多数求美者发现这些感觉是可忍受的，并且只造成轻微的烦恼。

10.10　小结

下面部和颈部很少单独出现老化，最令人烦扰的老化改变出现在额部。上面部老化的表现可被其他人理解为愤怒、悲伤或疲劳，而针对下面部的治疗无法矫正这些表现。

随着上面部老化和眉下垂，眉部皮肤向眶部移动，造成眼睑皮肤松弛的假象。如果无法认识到这一点，就会错误地切除上睑皮肤。这将加重潜在的畸形，并妨碍后期的治疗。

上面部的许多特征存在性别差异，对男性和女性使用相同的美学标准是错误的。特别需要注意的是，手术不要造成过高和拱形眉。这是典型的女性特征，出现在男性面部则会非常不自然。

许多求美者忽视了上面部的老化表现，并且不知道存在可以矫正的方法。要达到最理想手术效果，手术医生必须帮助求美者认识这些变化，并向其解释其重要性。只有这样，求美者才能认识到手术的重要性。

当前的额部除皱术可以改善上面部老化的许多方面，并且不会形成继发性畸形。眉的重置可以矫正眶外侧松弛、假性眼睑皮肤松弛和反射性额肌过度活跃。面部的美学比例可以通过缩短过高的额部或延长较短的额部来优化。此外，术前有意识地设计并使用 V-Y 推进皮瓣来改善头发的美观。皱眉纹和皱眉肌增生可以通过皱眉肌大部分切除，松解剥离眉间皱纹来矫正。提升眉和处理降眉间肌也可以改善鼻部的上 1/3，通常也

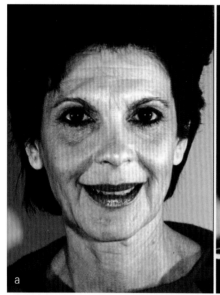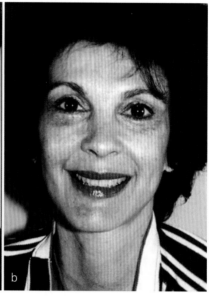

图 10.21　（a）术前存在眉下垂、严重的眉间纹和额横纹。（b）额部整形术、面部和颈部提升术、上下睑整形术后，上面部外观得到了极大改善

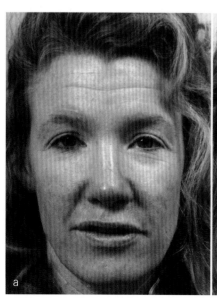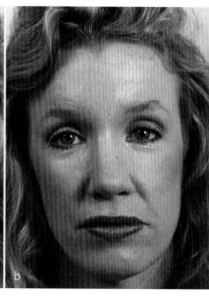

图 10.22　（a）术前，42 岁女性，眉下垂、严重额横纹。（b）额部整形术、面部和颈部提升术后外观

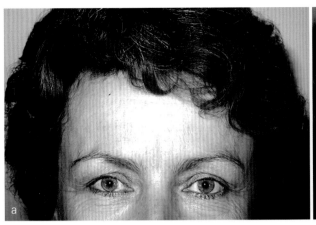
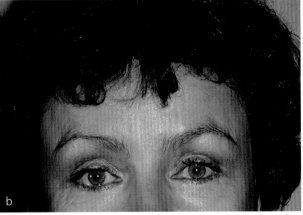

图 10.23 （a）40 岁女性，术前存在眉下垂、眉间纹和假性眼睑皮肤松弛。（b）术后 1 年，眉间纹变平，眉的位置和假性眼睑皮肤松弛得到改善。未进行眼睑手术

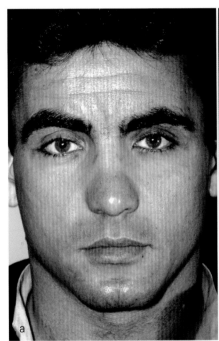
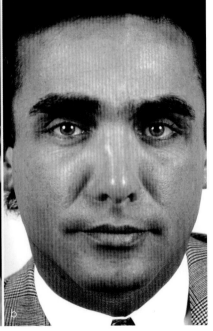

图 10.24 （a）28 岁男性，严重额横纹、眉中央凹陷、眉间皱纹。（b）额部整形术后 4 年。采取冠状切口，只处理了相关肌肉，去除了一小部分头皮。术后外观比较满意。同时进行了鼻尖整形术

可以改善鼻部太宽或太短。

实践证明，寻求美容手术的求美者会通过上面部年轻化手术获得极大的收益（图 10.21~24）。仔细计划并巧妙地进行手术，加上正确的术后护理，就可以获得非常好的手术效果。

参考文献

[1] Vinas JC, Caviglia C, Cortinas JL. Forehead rhytidoplasty and brow lifting. Plast Reconstr Surg 1976;57:445-454

[2] Connell BF, Marten TJ. The male foreheadplasty: recognizing and treating aging in the upper face. Clin Plast Surg 1991; 18: 653-687

［3］ Connell BF. Eyebrow and forehead lifts. In: Courtis E, ed. Male Aesthetic Surgery. St. Louis, MO: CV Mosby; 1981: 243-253

［4］ Connell BF. Eyebrow, face, and neck lifts for males. Clin Plast Surg 1978; 5: 15-28

［5］ Connell BF. Facial rejuvenation. In: Brent B, ed. The Artistry of Reconstructive Surgery, Vol 1.1. St. Louis, MO: CV Mosby; 1987: 365-381

［6］ Connell BF, Lambros VS, Neurohr GH. The forehead lift: techniques to avoid complications and produce optimal results. Aesthetic Plast Surg 1989; 13: 217-237

［7］ Baker TH. The forehead lift-a panel discussion. Aesthetic Surgery. 1989; 9: 5

［8］ Ortiz-Monasterio F, Barrera G, Olmedo A. The coronal incision in rhytidectomy: the brow lift. Clin Plast Surg 1978; 5:167-179

［9］ Papillon J. The subcutaneous brow lift. Presented at Pan-Pacific Surgical Association. Honolulu, January 1988

［10］ Wolfe SA, Baird WL. The subcutaneous forehead lift. Plast Reconstr Surg 1989; 83: 251-256

［11］ Tirkanits B, Daniel RK. The"biplanar" forehead lift. Aesthetic Plast Surg 1990; 14: 111-117

［12］ Correia P de C, Zani R. Surgical anatomy of the facial nerve, as related to ancillary operations in rhytidoplasty. Plast Reconstr Surg 1973; 52: 549-552

［13］ Furnas DW. Landmarks for the trunk and the temporofacial division of the facial nerve. Br J Surg 1965; 52: 694-696

［14］ Pitanguy I, Ramos AS. The frontal branch of the facial nerve: the importance of its variations in face lifting. Plast Reconstr Surg 1966; 38: 352-356

［15］ Peterson RA, Johnston DL. Facile identification of the facial nerve branches. Clin Plast Surg 1987; 14: 785-788

［16］ Zide BM. Surgical Anatomy of the Orbit . New Your: Raven; 1985: 42

［17］ Sheen JH. Aesthetic Rhinoplasty. St. Louis, MO: CV Mosby; 1978:57

［18］ Edwards BF. Bilateral temporal neurotomy for frontalis hypermotility; case report. Plast Reconstr Surg (1946) 1957; 19: 341-345

［19］ Baker TH, Gordon HL. Surgical Rejuvenation of the Face. St. Louis, MO: CV Mosby; 1986

［20］ D'Assumpçao EA. A new instrument for rhytidoplasty. Br J Plast Surg 1970; 23: 301-302

11　内镜眉上提术

编写：Scott R. Miller, Ahmad N. Saad　　翻译：王千文　校对：吴乐昊　王佳琦

11.1　引言

额部是面部老化求美者们经常关注的区域。在人际交往中，额部的衰老往往反映或传达疲劳、愤怒和悲伤的情绪。额部老化通常包括眉松弛、眉中外侧部下垂以及额部和眉间部皱纹形成。眉上提术是处理眉下垂和额部年轻化的手术。

眉上提有多种技术和术式，通常可分为开放式技术和内镜技术[1~10]。开放式手术包含经冠状、颞部、额中部、前额发际线和眼睑入路。这些技术根据切口位置、分离层次和方法、悬吊固定方式的不同而呈现多样化。无论开放式手术还是内镜技术，大多都需要提升、再定位和固定额部软组织，并且修整额部肌群。

在绝大多数外科领域，手术操作技术都是向着微创化方向发展的，整形手术和眉上提术也不例外。在 20 世纪 70 年代，内镜被妇科专家用于诊疗过程；到了 80 年代中期，内镜技术被引入普通外科；到了 90 年代，腹腔镜技术成为普通外科的一种标准化技术。1992 年，亚拉巴马州大学施行了首例内镜眉上提术。内镜技术是为了避免开放手术的长冠状切口和潜在并发症而发展起来的一种替代技术。而且，一些细小的解剖结构在内镜下可以被放大，从而能够实现更精确的分离[11]。在过去的 20 年里，随着内镜技术的蓬勃发展，不但相关器械得到了改善，相关的解剖也被完善。目前，内镜眉上提术已经成为内镜技术在整形外科领域最常用的一种手术。

11.2　笔者的个人经验

目前就眉上提术还很难达成一致。在美国，在最初受到某种"排斥"后，开放性手术逐渐为整形外科医生所接受（个人交流，Bruce Connell，1997）。

随着时间推移，整形医师和求美者似乎都不太接受传统冠状切口开放式手术的缺点，其中一些是技术和术者造成的，然而另外一些缺点则是开放式手术所固有的[12, 13]。随着内镜眉上提术的引进，对眉—额年轻化手术收益的追求再一次出现。这股热潮引发了一场"谁的哪种技术"能够产生最好和最持久提升效果的竞赛。这一竞争让手术医师们迷失其中，反而忽略了手术成功的决定因素——审美。最终，相关医师就有关内镜操作技术分为两派。

一派由于手术并发症和术后形成不自然外观的原因已经彻底摒弃了眉上提术这一手术[12, 13]，而另一派则一直在追求手术的自然美。尽管这一探索仍在进行，但针对特定病例的许多可能有效的手术方法还是得到了发展[1~10]。而且，对内镜眉上提术鉴别良莠并予以改进，逐渐成了主要探索内容[11, 14~16]。

随着时间的推移，基于医生们对眉上提手术的经验积累和文献报道，年轻美、自然美和个体差异逐渐被理解和接受。对一位天生眉低平的求美者，将其眉修整成弧度优雅的形状，不异于在一张瘦小的脸上装一个大嘴，这种不匹配和不协调会很难看。

尽管如此，无论在南美洲还是斯堪的那维亚半岛，人们都渴望拥有一些特定的、跨文化的、跨洲的额部特征。这些特征包含：眶外侧缘有平滑饱满的软组织；眼角没有皮肤褶皱；眉弓（如果存在的话）最高点位于眉的中外 1/3 交界处；没有眉间纹。当然，也不要有额纹。

鉴于这些特性，我们已经建立了一种有序的途径来评估眉—额复合体的标准化方法。这样，每位求美者都会得到符合其自身条件的美容改善方式。

11.3 相关解剖

11.3.1 头皮和额肌

头皮可被分为皮肤层，皮下脂肪组织层，腱膜层（帽状腱膜层），疏松组织层和骨膜层。头皮向前延续为额部软组织，额肌则分布于皮下组织和腱膜层之间。额肌自身没有骨性附着，它的肌纤维和降眉间肌、皱眉肌和眼轮匝肌混合在一起，主要起到上抬眉的作用。

11.3.2 颞区

颞区由深到浅分别为骨膜、颞肌、颞肌筋膜、疏松网状层、颞顶筋膜、皮下组织和皮肤。颞嵴为颞顶筋膜向前延续为额部骨膜的标志。

11.3.3 血管解剖

眶上血管发自双侧眶上孔。眶上动脉与颞浅动脉、枕动脉一起，为头皮提供丰富的血供。此外，滑车上动脉走行于眶上动脉的内侧，提供前额中央区的血供。

11.3.4 前哨静脉

额颞区的静脉是这一区域深浅系统之间的交通静脉，通常包含一条粗大的内侧支和一条较细的外侧支。其中，粗大的内侧支称为前哨静脉。

术前标记这一静脉很重要。有些术者倾向于在内镜下保留这一静脉，而其他术者则会将其切断。

11.3.5 神经解剖

额部的感觉由眶上神经和滑车上神经共同支配。这些神经与它们各自的伴行动脉一同形成相应的神经血管束。通常两条感觉神经中会有一条起主导作用。眶上神经从距中线 2.7 cm 左右处的眶上孔发出后向上走行。滑车上神经通常走行于距中线 1.5~2 cm 之间的区域。内镜操作时能发现这两条神经，通常分布于降眉肌和皱眉肌内或走行于肌肉表面。内镜下分离时有时可见另外一条神经——面神经颞支，需要注意保护。该神经最下方的分支于前哨静脉后上方约 1 cm 处穿过。

11.3.6 眉间肌肉

在内镜眉上提术中，通常首先看到皱眉肌。有关皱眉肌的解剖知识在过去十年里不断更新，并且其分布范围会比想象得大。人体标本研究发现，该肌肉分布范围可从鼻外 3 cm 区域向外延伸 14 cm[17]。在皱眉肌之间是降眉肌，其更浅面则为降眉间肌。了解滑车上神经走行于皱眉肌内或其浅面这一点很重要[18]。

11.4 内镜眉上提术的优缺点

11.4.1 优点

- 切口更短、更隐蔽
- 在内镜下各解剖结构可被放大
- 对眶周组织的显露更佳，因此更容易松解
- 术后秃发和头皮感觉减退的风险降低
- 手术时间缩短
- 组织破坏少，术后恢复快
- 避免了手术效果对皮肤张力的依赖，从而减少了相关并发症

11.4.2　缺点

- 手术设备昂贵
- 技术要求高，因此有可能出现手术失败
- 术者为进行手术所需的学习过程较长
- 术中需要辅助固定
- 手术成功取决于精确的深部组织再定位（不需要皮肤切除）

11.5　术前评估

- 在初次就诊时与求美者进行充分交流非常重要。术者和求美者应该在一个舒适的氛围中建立起良好的关系，能让求美者毫无顾虑地表达他的关注点和期望值。

- 在首次咨询前，让美者填写一份表格，内容包含主诉、个人信息、病史、手术史、过敏史、用药史以及生活史。

- 主诉：求美者用其自己的语言表达其前来就诊的目的。这可以为术者提供一条线索，以此追溯他的既往史，并开始体格检查。同时，这也可以避免术者和求美者之间的信息不对称。

- 个人情况：年龄，性别，职业，婚姻状况，有无子女，教育程度，联系方式。

- 病史：是术前评估的重要组成部分。术者必须清楚了解求美者有哪些可能影响伤口愈合的病史，如糖尿病、自身免疫性疾病、结缔组织病、肾病、肝病或慢性病。对手术计划有影响的其他疾病包括：高血压、外周血管疾病、肺部疾病。对于那些有较严重疾病病史的求美者，术者应该采取分期手术的方式，或者对其进行其他相关术前排查。

- 精神评估：对适合手术求美者的筛选，取决于术者的直觉和经验。辨识有严重精神疾病的求美者，对于术者极其重要。

- 手术史和检查史：求美者需列出之前所有与额面部相关的手术和非手术操作。既往手术史会改变相关解剖结构，因此有必要更改本次手术方案。如果可能的话，应该让求美者提供既往手术记录。

- 药物和保健品：除了抗凝药物（华法林，阿斯匹林和氯吡格雷）外，其他部分中西药和保健品也能引起凝血功能和血小板功能障碍。因此，术者需要问清楚求美者有无服用维生素 E、银杏叶提取物、贯叶连翘等，所有的这些药品应在术前 2 周停用。此外，有证据表明使用激素和维生素 A 也会延缓伤口愈合[20, 21]。

- 生活史：吸烟是引起伤口并发症的一个重要危险因素[22]。术前 2 周应戒烟。

11.5.1　术前拍照

所有求美者术前都应拍照留档。通常是在求美者安静、微笑和皱眉时，拍摄正位照、侧位和斜位照。这些照片不仅具有法律文书的作用，也有助于术者和求美者之间的沟通。

11.5.2　上面部分析

- 上面部分析首先从全面的皮肤质量分析开始。术者应该评估求美者皮肤的颜色和类型（Fitzpatrick 分类评分），光损害程度（Glogau 分型）以及皮肤的厚度[23]。其他评估还包括皱纹、色素病变、毛细血管扩张程度和瘢痕。

- 脱发的类型和发际线的位置对手术计划的制订至关重要。头发的质量可根据 Norwood 体系进行分类并记录[24]。

- 前额老化表现为上面部逐渐增宽。增宽的主要原因是发际线后移、眉下垂和额部眉间皱纹形成。

- 理想的眉的位置是：内侧起于鼻翼基底和内眦的连线的延长线，外侧止于口角和外眦角连线的延长线。女性眉应该在眶上缘上方 1 cm，呈弓状。男性眉的眉弓应位于眶上缘的稍上方。眉弓最高点应该位于眉的中外 1/3 交界处。术者可以让求美者微笑，以使求美者眉无意识地放松，这样有助于术者评估静态下的眉。

• 眉下垂的其他特征包括外侧眉下垂形成帘状，遮挡求美者上外侧视野，使求美者在交流过程中呈现一种疲劳的外观。

• 对额—眉整体的评估是美学和科学的结合。每位求美者都有自己的审美观。找到困扰求美者的问题和希望得到改善的地方是很有必要的。这不仅与解剖特征有关，也与求美者要求的整体效果有关。在评估过程中，确保这两个要素都被纳入考虑范畴是很重要的。

• 量化测量并不总是可靠的。对眉的大体位置、形态和其下方骨性结构的评估有时更为重要。上睑的外形对眉的影响也需要仔细评估，并与求美者进行充分沟通（图 11.1）。

• 一般而言，任何跨过眼角的褶皱不应当被视为眼睑问题，而应该通过处理颞部或额部来解决（图 11.2）。哪些褶皱能被改善以及能改善的

程度，都取决于下垂的方向和褶皱的程度。上睑褶皱的提升方向应该垂直于其长轴（图 11.3）。必须要考虑到该提升所产生的综合效果，因而通常要在矫正不全和过度矫正之间找到平衡。

最后，切口位置和内部结构的调整，都应该视双方都能达成一致的预期美学效果而定，这样才有可能达到求美者的目标和期望值。术前评估和探讨旨在帮助医患双方达成共识。

11.5.3 标记

每位求美者情况都不一样。术前标记相当于手术计划的设计，预示手术所需要达到的效果。尽管如此，术前标记还是存在一些共性。对眉间皱纹（皱眉肌过度活跃）和侧面的赘皮所形成的褶皱进行标记作为基本参考，同样对双侧的颞嵴也进行标记。

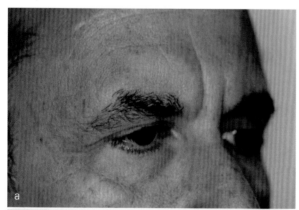

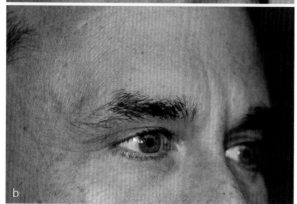

图 11.1　（a）上睑的形态和眉的位置对上面部下垂的影响。（b）内镜眉上提术后 6 个月时的外观

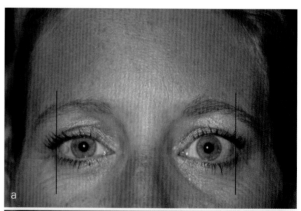

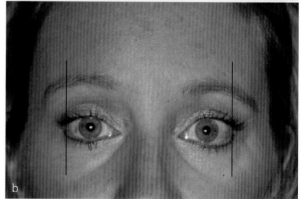

图 11.2　（a）分布在过外眦垂直线外侧的眉下垂部分。（b）内镜眉上提术后 6 个月时眉外侧的改善

沿正中发际线处头皮标记长 7 mm 的纵向切口。在该切口两侧 5~6 cm 处各标记一个切口，作为"旁正中"切口。该切口呈矢状位，长 1~1.5 cm。

这样可以将切口置于向上走行的眶上神经干的外侧，颞上线（颞嵴）的内侧。切口的精确定位和长度设计，关系到手术预期的目的和术中眉上提所需达到的程度。

如果需要将眉在垂直方向上上提，用手将眉向上提至所期望的位置后，沿眶外侧缘在垂直方向上标记该点；标记骨性眶外侧缘；两点之间的距离即为术中眉所需上提的距离。需要对此进行 1.5 倍的校正，即在中线两侧的发际线处上提固定的距离为上述测量值的 1.5 倍。因此，旁正中切口的长度应与此相等，才能方便手术操作和固定。

条件合适时，可以根据术前对手术目标和解剖的评估来标记颞部切口。该切口位置可以用经过鼻翼沟和外眦角两点的棉签来确定（图 11.4），位于颞部发际线内 2 cm 的头皮内，该点即为颞部切口的最高点，然后通过该点做长 2.5 cm、凹向面部的弧形切口，即为最终手术切口。

11.5.4　手术体位

求美者取去枕仰卧位，双上肢并于躯干两侧，头部位于手术床床沿。对于长期驼背、昂头导致下颈椎后屈的求美者，平躺时如果没有支撑的话身体会弓得很厉害，因此需要在其枕后垫一个环形海绵枕，使头部与颈部、躯干保持水平。如果求美者头部没有确切置于床沿的话，那么术中内镜操作就会受限制。如果床头过分抬高，术中求美者就会下滑，也会妨碍手术操作。

11.6　手术技术

所有的内镜手术都是在 SAFE 模式的麻醉下进行，即求美者具有自主呼吸，不使用麻醉气体。求美者面部朝上（仰卧位，头抬高），术中下肢活动（下肢使用连续加压装置）。采用异丙酚全静脉麻醉，通过瑞芬太尼或阿芬太尼持续微量泵入，以尽量减少术中血栓形成和术后恶心呕吐等并发症的发生[25, 26]。

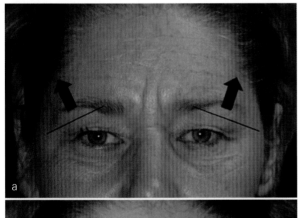
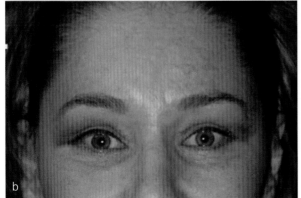

图 11.3　（a）提升的方向应垂直于下垂组织的长轴。（b）术后 6 周时的外观

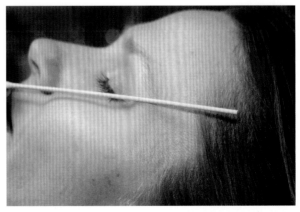

图 11.4　颞部的切口位置可以用通过鼻翼沟和外眦的棉签来确定

手术首先沿正中线发际线头皮内切口切开至骨膜层，随后切开两侧旁正中切口（图 11.5）。用双爪钩向后牵拉切口，从而方便用卡尺从切口前端向后测量钛钉固定的位置（这一距离应该是理想眉提升高度的 1.5 倍）。该点用卡尺的尖头标记，用直径 1.2 mm 带 4 mm 卡位的 Bioplate 手钻从此点打孔（图 11.6）。对侧同法操作。

使用多用途解剖器（包含在 Ramirez 额部内镜系统内）从一侧颞上线向对侧颞上线分离，于眶上缘 2 cm 上方进行分离（图 11.7），分离范围与术前标记范围应一致。在内镜直视下，用前端为圆弧的剥离子分离骨膜并显露皱眉肌、眶上神经和眶上缘。眶上神经及其伴行血管束需要仔细辨认并加以保护（图 11.8）。预防损伤的最好方法就是能清楚地看见相关结构。用带弧缘的分离器和内镜抓持器处理皱眉肌和降眉肌。根据术前检查和预期手术目标，处理方法包括肌肉切除、分离或仅修薄肌肉。多数病例的滑车上神经能得以保留。用平头剥离器向鼻背方向于骨膜下分离至鼻背的上 1/2~2/3（图 11.9），范围以能够牵拉该区域软组织进行悬吊为度。对眶外侧缘横贯眉下的眼轮匝肌做部分垂直切开，目的是抚平这一区域，以便进行重塑形。

完成上述步骤后开始对颞部进行处理。切口平行于毛发生长方向，可以在向真皮深层分离时保持毛囊的完整性。继续向下切开颞顶筋膜（TPF）至颞深筋膜（DTF）（图 11.10）。在颞深筋膜表

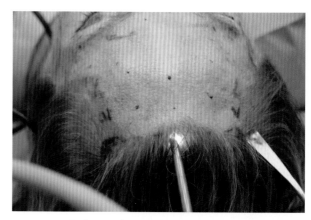

图 11.7 骨膜下分离平面位于双侧颞上线和眶缘上方 2 cm 之间

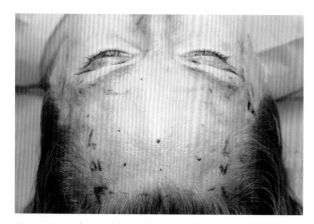

图 11.5 正中和双侧旁正中切口的位置

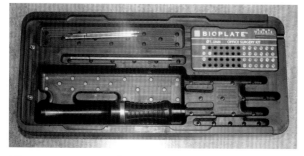

图 11.6 Bioplate 固定系统

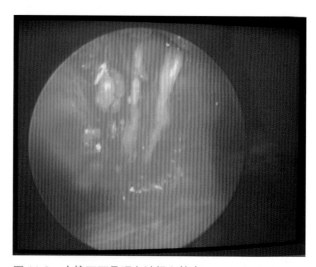

图 11.8 内镜下可见眶上神经血管束

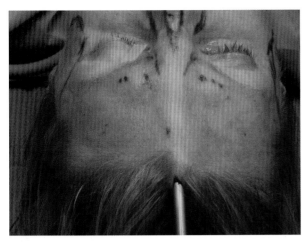

图 11.9 对鼻根和鼻背上 1/2 行骨膜下分离

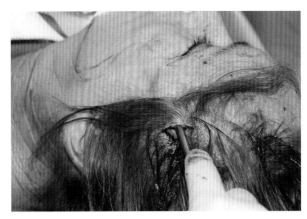

图 11.11 越过颞下线对颧部外上区域行骨膜下分离

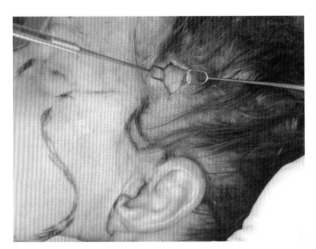

图 11.10 分离颞部并显露颞深筋膜

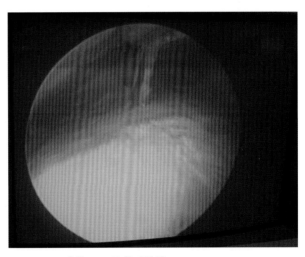

图 11.12 内镜下可见前哨静脉

面经常可以看见一薄而反光的浆液层，需要打开这一层，才能显露其下方白色不反光的颞深筋膜。在 TPF 下分离至眶外侧缘，要超过颞下线至颧骨的上外侧区域。分离的范围应与求美者的预期目标和术者手术策略相适应（图 11.11）。找到前哨静脉并烧灼，这样不仅可以防止出血，还方便进行充分的松解和悬吊（图 11.12）。如果发生渗血，可以用浸有 0.25% 利多卡因加 1 : 400 000 肾上腺素溶液的纱布填塞 10 分钟，在此期间处理对侧。这样可以保证术野清晰。

11.7 固定

如果要在垂直方向上进行提升，则需要在双侧旁正中切口原先钻孔处各拧入一枚 1.5 mm 钛钉。如果术中松解充分，并且求美者保持平卧、头部与身体保持水平的话，此时切口的前部应该已经向后移至固定点（钛钉）处。每侧各使用 3-0 尼龙线将切口前端固定在钛钉上。用 4-0 尼龙线间断缝合切口（图 11.13）。

如果要在斜向上进行提升，则需用 3-0 PDS

线将颞顶筋膜向后上方褥式缝合于颞深筋膜（图11.14）。缝合点通常刚刚超过颞部切口的后缘。由于未进行浅层分离，颞顶筋膜相当于其表面的皮肤和软组织的"载体"。每侧切口行2针褥式缝合，再用4-0尼龙线间断缝合（图11.15）。

11.8　术后护理和效果

眉上提术后对护理要求相对较低。术后无须引流和包扎。术后24小时即可淋浴。求美者睡前可用眼膏保护眼球。第二天早晨，用眼药水将眼膏彻底冲洗干净，持续1周。术后第一周求美者在清醒状态下每2小时使用一次人工泪液，第二周每4小时一次。术后前3天建议白天用冷纱布敷于眉、眼和颧骨上部等区域，每30分钟一次。同样，建议求美者在术后早期保持头部抬高20°，避免弯腰或绷紧。要向求美者特别强调不能用力碰脸，只能对着镜子轻轻触碰，以避免不注意地过度挤压（因术后水肿或感觉减退可能导致暂时性麻木）。

手术结束就应开始进行正确的护理，防患于未然，这对术后能够快速、平稳地恢复很重要。术后偶有结膜巩膜水肿或刺激征出现，常规处理方法是短期使用低效的激素—抗生素溶液联合滴眼，并可用生理盐水多次冲洗。绝大多数求美者术后一周时即便仍有轻度瘀斑，也可以安心回归日常生活，但不建议参与部分剧烈的运动，如跑步、网球和高尔夫等。此外，重负荷训练应推迟到术后4~6周后再进行。

术后2周时，多数求美者可以返回工作，并且手术痕迹不明显（图11.16）。

11.9　并发症

目前，一项对82项研究结果的Meta分析，汇总了不同内镜眉上提术术后并发症的发生率。分析结果显示，无论开放手术还是内镜手术都会导致并发症[12]。在所有的眉上提手术中，秃

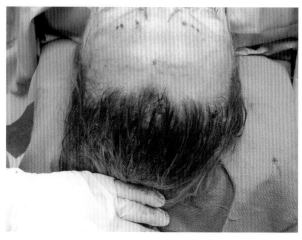

图11.13　额部每个切口用3-0尼龙线将切口前端固定于钛钉，余下的部分用4-0尼龙线间断缝合

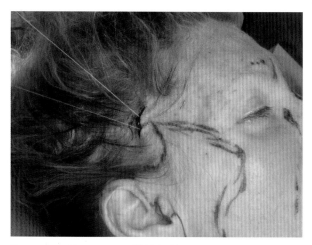

图11.14　用3-0 PDS缝线将前方的颞顶筋膜悬吊固定于切口后上方的颞深筋膜

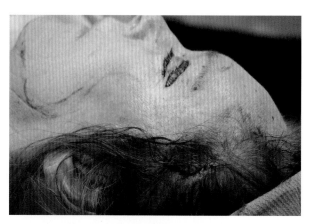

图11.15　用4-0尼龙线间断缝合颞部切口

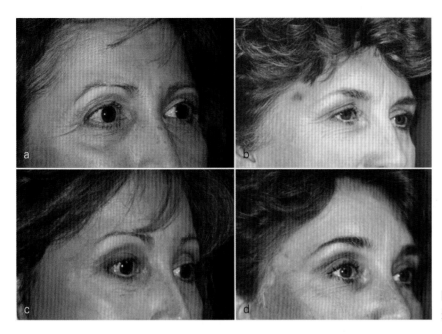

图 11.16 （a，b）眉下垂的 2 位求美者。（c，d）术后 6 个月时的外观

发（3.0%~8.5%）、运动神经损伤（0~6.4%）、感觉异常（0.3%~6.2%）和难以接受的瘢痕（1.4%~3.6%）是最常见的并发症。在所有的眉上提手术中，内镜骨膜下分离导致并发症的风险最大，常见的并发症包括感觉异常或感觉迟钝（6.2%）、不对称（3.6%）、秃发（3.0%）、眼睑闭合不全（2.7%）、再次手术（2.4%）。面神经颞支的损伤率为 1.5%。

　　无论采用哪种手术技术，手术并发症发生率均与术者的经验和技巧呈负相关。让原本做开放手术的整形医生去做内镜骨膜下手术，由于其在腹腔镜和微创手术培训期间所获得的经验很少，因而出现较高的并发症发生率也就不足为奇了。当内镜技术和微创手术成为手术标准时，受过培训的医师再做内镜下眉上提术时，上述并发症的发生率就会低很多。

参考文献

［1］Cohen BD, Reiffel AJ, Spinelli HM. Browpexy through the upper lid (BUL): a new technique of lifting the brow with a standard blepharoplasty incision. Aesthet Surg J 2011; 31: 163-169

［2］Burroughs JR, Bearden WH, Anderson RL, McCann JD. Internal brow elevation at blepharoplasty. Arch Facial Plast Surg 2006; 8: 36-41

［3］Feinendegen DL. The direct brow-lift using the flat incision technique. Aesthetic Plast Surg 2012; 36: 468-471

［4］Cheney ML, Gliklich R, Li KK, Topf P, Montgomery W. Midforehead incision: an approach to the frontal sinus and upper face. J Craniofac Surg 1995; 6: 408-411

［5］Powell B, Younes A, Friedman O. Evaluation of the midforehead brow-lift operation. Arch Facial Plast Surg 2011; 13: 337-342

［6］Bidros RS, Salazar-Reyes H, Friedman JD. Subcutaneous temporal browlift under local anesthesia: a useful technique for periorbital rejuvenation. Aesthet Surg J 2010; 30: 783-788

［7］Fogli AL. Temporal lift by galeapexy: a review of 270 cases. Aesthetic Plast Surg 2003; 27: 159-165, discussion 166

［8］Guyuron B, Davies B. Subcutaneous anterior hairline forehead rhytidectomy. Aesthetic Plast Surg 1988; 12: 77-83

［9］Friedland JA, Jacobsen WM, TerKonda S. Safety and efficacy of combined upper blepharoplasties and open coronal browlift: a consecutive series of 600 patients. Aesthetic Plast Surg 1996; 20: 453-462

［10］Wojtanowski MH. Bicoronal forehead lift. Aesthetic Plast Surg 1994; 18: 33-39

［11］Core GB, Vasconez LO, Graham HD III. Endoscopic

browlift. Clin Plast Surg 1995; 22: 619-631

[12] Byun S, Mukovozov I, Farrokhyar F, Thoma A. Complications of browlift techniques: a systematic review. Aesthet Surg J 2013; 33: 189-200

[13] Graham DW, Heller J, Kurkjian TJ, Schaub TS, Rohrich RJ. Brow lift in facial rejuvenation: a systematic literature review of open versus endoscopic techniques. Plast Reconstr Surg 2011; 128: 335e-341e

[14] Ramirez OM. Endoscopic techniques in facial rejuvenation: an overview. Part I. Aesthetic Plast Surg 1994; 18: 141-147

[15] Taylor CO, Green JG,Wise DP. Endoscopic forehead lift: technique and case presentations. J Oral Maxillofac Surg 1996; 54: 569-577

[16] Daniel RK, Tirkanits B. Endoscopic forehead lift: an operative technique. Plast Reconstr Surg 1996; 98: 1148-1157, discussion 1158

[17] Janis JE, Ghavami A, Lemmon JA, Leedy JE, Guyuron B. Anatomy of the corrugator supercilii muscle: part I. Corrugator topography. Plast Reconstr Surg 2007; 120; 1647-1653

[18] Nahai F, ed. The art of aesthetic surgery, principles and techniques. 2nd ed. St Louis, MO: Quality Medical Publishing, 2010

[19] Ho T, Brissett AE. Preoperative assessment of the aging patient. Facial Plast Surg 2006; 22: 85-90

[20] Arboleda B, Cruz NI. The effect of systemic isotretinoin on wound contraction in guinea pigs. Plast Reconstr Surg 1989; 83: 118-121

[21] Zachariae H. Delayed wound healing and keloid formation following argon laser treatment or dermabrasion during isotretinoin treatment. Br J Dermatol 1988; 118: 703-706

[22] Sorensen LT, Karlsmark T, Gottrup F. Abstinence from smoking reduces incisional wound infection: a randomized controlled trial. Ann Surg 2003; 238:1-5

[23] Glogau RG. Aesthetic and anatomic analysis of the aging skin. Semin Cutan Med Surg 1996; 15: 134-138

[24] Norwood OT. Male pattern baldness; classification and incidence. South Med J 1975; 68: 1359-1365

[25] Alper I, Erhan E, Ugur G, Ozyar B. Remifentanil versus alfentanil in total intravenous anaesthesia for day case surgery. Eur J Anaesthesiol 2003; 61-64

[26] Melloni C, Antolini F, Di Mauro L, Caporaloni M, Urso G, Almerigi P. ［Propofol and remifentanil in day surgery］. Minerva Anestesiol 2000; 66: 671-684

12　面颈部表浅肌肉腱膜系统（SMAS）首次除皱术

编写：Bruce F. Connell，Michael J. Sundine　翻译：王千文　校对：吴乐昊　侯典举

12.1　引言

随着人们预期寿命的延长，满足求美者年轻愿望的美容手术也日益增多。有大量年轻化相关的材料和工具可供医师使用。肉毒毒素可减轻动态皱纹，但即使引起皮肤皱纹的肌肉被麻痹了，皮肤还是会留下由于这些肌肉常年收缩所造成的皮肤褶皱。各种各样的填充剂可用来抚平这些皮肤皱纹，还可用来消除因面部组织容量丢失而导致的凹陷。化学剥脱术和激光有时也用于代替手术治疗，但如果求美者最终还是想拥有一个更年轻的外表，就需要进行手术治疗。

恰当的面颈部除皱手术，可以从本质上治疗面颈部老化所导致的所有问题。对于因老化而导致的面部容量丢失，在除皱的同时可进行脂肪移植。对面部表浅肌肉腱膜系统（SMAS）的合理处理，可以将面部脂肪组织重新悬吊固定在使其看起来更年轻的位置，并且可以改善因老化而出现的软组织松弛和下垂。最后，拉紧皮肤并切除多余的松弛部分能够改善肤色，同时去除多数皱纹。

尽管有关除皱手术的技术多种多样，但笔者一直使用高位 SMAS 提升除皱术。

12.2　SMAS 的重要性

在除皱术中，对 SMAS 进行处理能够改善手术效果，这一点毋庸置疑。传统除皱术只注重面部皮肤的拉紧，然后在张力下对多余的皮肤进行切除和再悬吊。皮肤是一种组织，是对外界的防御壁垒。同时，它也是一种非常有弹性并且能够被显著拉伸的组织，这一点在孕妇的腹部和极度肥胖者最能体现。由于皮肤具有弹性，因此仅对皮肤进行处理的传统除皱术会产生许多常见的问题。

单纯利用拉紧皮肤来悬吊整个面部软组织，会在皮肤上产生很大的张力。这种张力会导致面部一些结构被拉平，从而导致一种"被风吹紧"的外观。这种张力也会导致其他问题，包括切口瘢痕增宽、皮肤坏死、耳垂受牵拉造成异位或精灵耳畸形、耳屏移位，以及鬓角、颞部和枕部发际的移位变形。

生物力学研究表明，皮肤和 SMAS 都具有应力松弛和蠕变的特性，但是 SMAS 的应力松弛和蠕变能力较皮肤弱[1]。这一点意味着与皮肤相比，SMAS 更适合在除皱术中被悬吊固定来复位面部脂肪组织，从而获得年轻化的外观。

对 SMAS 的处理，除了可以使手术获得很好的效果之外，还能延长除皱术后效果维持的时间。在评估除皱术后维持时间的首篇研究报道中，Sundine 等[2]回顾了 42 例初次和再次除皱手术的求美者，求美者从第一次手术到需要再次手术的平均时间为 11.9 年。其中包括部分提前 5 年就需进行再次手术的求美者，作者将其称为早期失败案例。多数失败案例归咎于皮肤弹性缺乏，原因是光损伤或药物的作用（激素或蛋白酶抑制剂）。另一部分求美者在术后早期发生面部松弛的原因是体重大幅度下降，同时也伴有皮肤弹性减弱。

高位 SMAS 提升除皱术的另一个重要优点是可以对中面部进行协调的年轻化，对 SMAS 的处理也可根据求美者的要求而异。对多种中面部除

皱技术的论述详见第 20 章。

手术过程包括对限制 SMAS 的支持韧带进行适当的松解，然后再处理 SMAS，从而达到重新悬吊面部脂肪、恢复颧区的饱满柔软性，将下垂到下颌的组织重新上提并固定到颊部，同时抚平鼻唇沟的效果[3]。松解腮腺咬肌皮韧带，将这一区域的 SMAS 瓣向后上方提升，可以对颏下区域的组织提供支撑。将耳前 SMAS 瓣旋转至乳突区，可以为舌骨区域的软组织提供支撑，从而改善颏颈角。

将大面积的 SMAS 瓣向后上方悬吊，可以通过多种作用促进面部重塑。保留颈阔肌前部的皮肤支持韧带，有助于对颊部软组织的支持，同时形成优美的颧骨下凹。上提 SMAS 瓣也可以提升下垂的口角并改善木偶纹。与在口裂处切除三角形皮肤组织来改善口角下垂相比，SMAS 瓣提升术后口角形态会更自然[4]。与一些对 SMAS 瓣的处理会加深鼻唇沟纹的报道[5]不同的是，我们的临床实践证实提升 SMAS 瓣能够明显改善鼻唇沟上下区域，并没有加深鼻唇沟[3]。对于鼻唇沟上部分较重的求美者，将 SMAS 瓣的上部分上移固定于颞部，也会有助于使鼻唇沟上部变浅。

高位 SMAS 提升除皱术也可以显著改善眶周区域。在颧弓上缘切断 SMAS 并将该瓣向后上方悬吊，可以将原先斜行的泪沟变成沿眶下缘横行分布，这样可以使面部看起来更年轻。将 SMAS 瓣上部转位上提至颞区也会产生同样的效果。

通过对 SMAS 瓣的设计，可以形成切断眼轮匝肌下部的部分肌纤维的高位 SMAS 瓣。当把该瓣向后上方悬吊时，可以对眶隔产生压力，从而减少眶隔脂肪的凸出。求美者在接受高位 SMAS 提升除皱术后，其下睑区域预计能有 40% 的改善。

12.3 术前准备

所有求美者在术前检查都必须合格。必要的实验室检查包括血细胞计数、凝血功能、电解质和心电图。需要告知求美者能引起出血风险的药品，包括那些含有阿斯匹林，布洛芬和萘普生等成分的药品。部分求美者也会在服用某些中药和维生素制剂，这些药物同样会增加出血的风险。所有这些药必须在术前 3 周停用。求美者可以服用对乙酰氨基酚来减轻术前的不适。

吸烟求美者需要于术前 4 周戒烟。吸烟者术后发生并发症的风险很高，如皮瓣坏死、伤口愈合不良和血栓形成等。尽管如此，笔者并不会取消吸烟者的手术，但术中对组织的处理会更加小心、仔细（如不折叠皮肤或 SMAS 瓣，从而防止缺血的发生），把皮肤坏死的风险降到最低。

术前 2 周内染发的求美者可在手术 4 周后再染发。如果求美者不遵守这一建议的话，则可能有脱发的风险。男性求美者术前 2 天需要留胡须，因为胡须的分布和生长方向有助于切口设计，也有利于将切口设计为平行于毛囊方向。

术前 2 周不要进行日光浴。所有求美者术前 2 天都建议用碘伏清洗拟做切口的区域。

12.3.1 标记

术前，在手术等候区对求美者进行标记。以眶缘为参照，对眉的内侧、中间、外侧进行标记。再将眉上提到能够形成符合视觉美感的位置，标记这一新的位置。上提的距离需要与术前纸上模拟的结果相比较。随后标记额横纹和眉间纹。用圆圈标记皱眉肌的起始部，这一部分皱眉肌在术中需要被切除或切断。求美者闭眼时上提其内侧眼—眉区域，这样可以反映降眉肌的垂直条带样分布，然后在其内、外侧缘做标记。在鼻额角区域，由于降眉间肌活动所形成的横形皱纹也应标记。标记眉上提的手术切口。

下一步是对面部上提的标记。在颧突点处画一个小圆形标记，对应颧骨最突出的部位。从外侧异色缘向下做垂线，与颧骨体部相交处即为该点。圆圈标记的区域位于眶下缘下 1.5 cm。

在求美者轻轻闭眼下标记眼角鱼尾纹。在

求美者保持微笑的情况下，用手将眉外侧上提，如果从眉外侧区域向眶外侧缘形成一个明显的带状区域，标记该区域。这一部分的眼轮匝肌被 Connell 命名为眼轮匝外侧降肌（depressor orbicularis lateralis）（个人交流，2002 年）。这部分肌肉收缩时，要注意将其与斜向下走行的鱼尾纹区分开，因为这块肌肉会持续向下牵拉眉外侧，从而抵消了眉上提术对眉外侧的提升效果。

接着标记 SMAS 提升的方向：从颧突点沿颧弓上缘向后延伸至耳上 1 cm 画一条横线。从耳前 1 cm 向下至颈部胸锁乳突肌前缘画一条线，此为提升的 SMAS 后缘。与此同时，需要评估颈阔肌是否需要切断。如果需要切断颈阔肌，应在环状软骨下缘水平切断，以免在颈部形成横纹。

随后在颊部标记下颌支持韧带。将颊部向内、向下移动可使下颌袋更加明显，从而辨识这些支持韧带。下颌支持韧带位于下颊部和木偶线前方的颏区。然后标记颏下切口（如有需要）。切口位于下颌骨牙中线上，在颏下纹后 1.0~1.5 cm。切口通常宽约 3 cm。用手将颊部斜向上推，以保证颏下切口没有移位到面部。在颏下纹上做切口则会导致术后该纹更深。在颏下纹后方做切口，再向颏下纹方向潜行分离，这样可以破坏这条皱襞从而使颏下区域的皮肤组织更容易被提升。

在标记颈部环状软骨的同时也要标记颈外静脉，以防术中分离时损伤该血管。除皱的术前标记见图 12.1。

12.3.2 颞部切口的设计

要使术后效果自然协调，除皱术必须做到以下两点：第一条显而易见，即有效提升和拉紧组织；第二条也同样重要，切口应设计在隐蔽部位，不能让他人从瘢痕、移位的发际线或鬓角看出手术痕迹。因此，"小切口"法除皱术近来比较流行[6]。需要强调的是，切口的长度本来就应该在满足有效手术操作的基础上越短越好。并且，所谓"小切口"除皱术的切口并不见得比常规切口

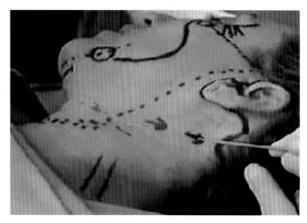

图 12.1　除皱术的标记

短多少，而其手术效果十分有限。

传统除皱术的颞部切口位于耳上的颞部头皮内。这种切口将瘢痕置于头发内，不易被发现。对于那些颞部和上颊部皮肤不是特别松弛的求美者而言，这样切口的设计没有问题，并且也不会造成发际线明显的移位。采用这种切口的求美者往往比较年轻。但如果求美者的颞部和上颊部皮肤明显松弛，这种切口则会导致颞部所切除的组织多是头皮而不是皮肤，继而导致鬓角缺失、外眦角到发际线的距离增宽。术后效果不自然而且难看，让人一看就知道接受过水平很差的除皱术（图 12.2）。这些求美者都有"蹩脚的发际线"，他们不敢将头发向后梳，否则变形的发际线会被一览无遗。那些喜欢运动却不能把头发扎起来的求美者，会因此非常苦恼。

充满年轻特点的面部，从外眦角到颞部发际线的距离一般不超过 4.5 cm（图 12.3）。术前需通过皮肤夹捏试验来评估颞区和上颊区皮肤的松弛度。术前测量的数据和皮肤夹捏试验的评估结果，共同决定了颞部切口的位置。

对于颞部和上颊部皮肤松弛不严重的求美者，切口可以设计在颞部头皮内。如果确定采用这种切口，重点是要在切口后缘的头皮设计一个凸向前方的头皮瓣（图 12.3b）。设计这个头皮瓣的目的是为了防止颞部无发区的皮肤在术中被

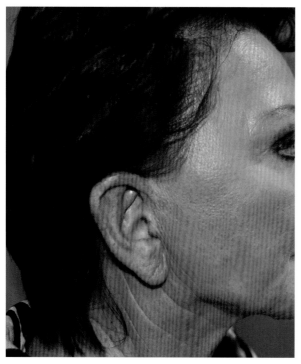

图 12.2　当颞部和上颊部皮肤松弛时，为了将切口瘢痕隐藏在颞部头皮内而采用头皮内切口，会导致颞部有毛发的头皮被切除，颞部发际线向后上方移位，形成一个"做过手术"的外观。沿发际线仔细设计切口就会避免这种畸形的出现

向上提拉到头皮内。这种畸形一直被归咎于瘢痕增宽，但事实上这是切口设计的问题。这种切口可以向上与通过冠状切口做眉上提术的切口相连续。

如果预计外眦角至颞部发际线的距离大于 5 cm，或者鬓角提升的幅度可能较大时，就要做颞部发际线切口（图 12.3c）。颞部发际线切口可以很好地改善颞部和上颊部的皮肤松弛，而不会导致发际线和鬓角位置的改变。对于颞部和上颊部皮肤松弛明显的求美者，做颞部头皮内切口会导致颞部头发向上向后移位，给人一种奇怪的、做过整容手术的感觉。对于那些颞部和上颊部皮肤松弛不太明显，但鬓角区域做过提升的求美者，他们不会接受一点点的鬓角向上向后移位，因此发际线切口对他们是最合适的（图 12.4）。对于那些之前做过除皱手术，并且已经有颞部发际线和鬓角移位的求美者也应该采用发际线切口。切口向上延长形成一个底向前面的 U 形再向后进入发际线，这样有助于处理"猫耳"畸形而不会破坏发际线。

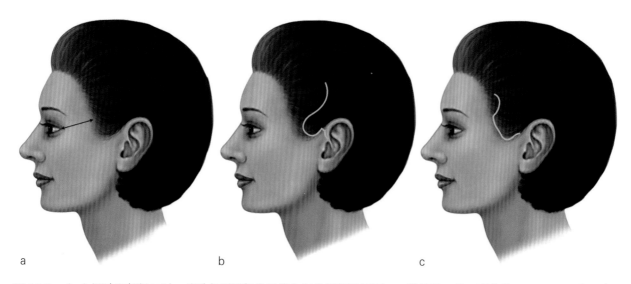

a　　　　　　　　　　b　　　　　　　　　　c

图 12.3　（a）设计颞部切口时，外眦角到颞部发际线之间的距离很重要，正常情况下这一距离为 4.5 cm。另外，也要评估颞部和上颊部皮肤松弛程度，以避免皮肤提升过多而导致发际线移位。（b）当颞部和上颊部皮肤松弛不严重，沿着下鬓角可以将切口设计在颞部头皮内。（c）对于那些颞部和上颊部皮肤明显松弛，或者外眦角至颞部发际线的距离过宽的求美者，应采用颞部发际线切口。对于鬓角已经向头侧移位的二次手术求美者，也应采用这种切口

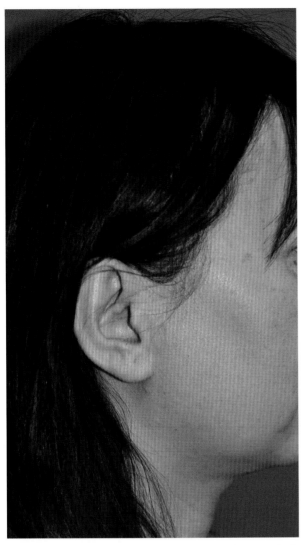

图 12.4　一位除皱术后鬓角提升自然且外眦角至颞部发际线的距离增宽的求美者。如果将此鬓角向后上方进一步提升，就会造成不自然的外观

有些医师反对做发际线切口，他们认为这种切口术后的瘢痕会宽而明显。在做颞部发际线切口时，需要严格遵守以下重要的手术原则：切开时，刀片必须平行于毛囊；修剪皮肤时需确保缝合无张力，这样可以避免术后瘢痕增宽；切口应采用半埋式褥式缝合关闭，线结打在头皮内，这样就不会在皮肤上留下可见的缝线痕迹。遵循这些原则，术后才会形成形态良好的线性瘢痕，远比做颞部头皮内切口而导致发际线移位美观。

术前与求美者沟通颞部切口的位置很重要。

两种切口设计和优缺点都要向求美者说明供其选择。如果求美者对着镜子看到做头皮内切口而造成发际线移位时的样子，他们通常是不会介意发际线瘢痕的。在伤口愈合早期，如果瘢痕发红，女性求美者可以使用化妆品对瘢痕进行遮盖。

12.3.3　耳周切口的设计

耳周切口是提示医师求美者有既往除皱手术史的重要信息。以往耳前切口经常是一条从耳轮前向下经过耳屏前至耳垂的纵切口。这种切口适用于那些颊部皮肤和耳屏皮肤的颜色与质地相似的求美者，但其实这种情况很少见。对于多数求美者，从耳屏向前至颊部，皮肤的颜色和质地是呈渐变的：耳垂皮肤偏白，而颊部皮肤显红润。对于这些求美者，使用一般的耳前切口，术后耳垂和颊部皮肤相邻，即使伤口愈合得再好，由于皮肤颜色不匹配，很容易被人看出来曾做过除皱手术。耳屏边缘的切口就不会被人看出来明显的皮肤颜色变化，瘢痕也会不很明显。

耳前切口起自耳轮缘和头皮交界处，弧形向下至耳轮脚和耳屏之间。切口应该顺着耳轮缘形成一个自然的弧度。切口不能做在耳轮软骨缘，这样会导致术后切口瘢痕过于靠前，会使耳轮看起来变宽。

轻轻向前牵拉耳屏前的皮肤，在耳屏与颊部皮肤交界处做切口。在耳屏下方，即耳屏间切迹处，切口向前旋转 90° 并继续向前，直到耳垂前缘的皱痕处。然后切口再向下旋转 90° 沿耳垂前褶皱走行。这样的切口设计的目的是保证耳屏的完整性。反之，如果设计的切口弧度过大或呈直线，术后瘢痕挛缩会使耳屏看起来变小或缺损。

切口继续沿耳垂前褶皱走行，至耳垂下极上方 3~4 mm 处，保持 2 mm 宽的颊部皮肤连在耳垂上，这样做的目的是使术后耳垂沟形态自然（图12.5）。这样所形成的耳垂形态完美，远胜于直接将颊部偏厚的皮肤上提与耳垂偏薄的皮肤缝合所产生的效果。

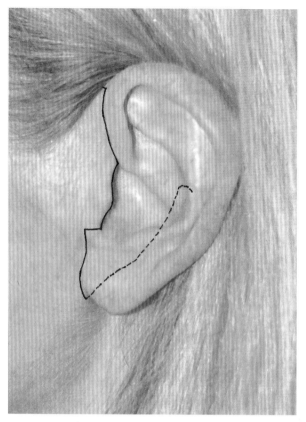

图 12.5　耳前切口的设计。实线为耳前切口，虚线为耳后切口。注意耳垂下方需携带一小块颊部皮肤，以保持自然的耳垂沟

过去经常将耳后皮肤切口设计在耳甲的后表面，然后再转向后方的枕骨乳突区皮肤（图 12.6a）。这种切口会导致耳后形成条带状、瘢痕增生和耳颅角的消失。此外，在设计耳后切口时，必须考虑颈部皮瓣提升的方向。颈部皮瓣应该更多地向后、轻度向上提升，这样对颈部和颏下区域改善最明显。如果主要向上提升颈部皮瓣，则对颈部和颏颈角改善更好，但对颏下区域改善效果较差。在耳甲后表面做切口会导致颈部皮瓣在垂直方向上被提升得更多才能关闭耳后切口，会影响术后颈部的效果。耳后切口应该直接设计在耳后沟上（图 12.6b），至耳屏上缘水平时，切口向后转至乳突区，随后沿着枕部发际线向下走行。枕部切口上缘的水平不一，依据求美者对术

后的要求而定。通常，行二次除皱手术的求美者耳后不会有太多皮肤剩余。对于这类求美者，最好是将新切口置于原切口下方，而不是在原切口处。如果在皮肤分离和 SMAS 处理之后还有多余皮肤，则可以将其向上提拉，把新旧切口之间的组织和原切口的瘢痕一并去除。

12.3.4　枕部切口的设计

设计枕部切口所要考虑的因素与设计颞部切口类似。主要的问题是发际线的移位和明显的瘢痕。过去，枕部切口常从耳后切口上端直接向后延伸到枕部发际内（图 12.7a）。做这种切口的目的是将切口瘢痕藏在头皮内。对于一些皮肤提升量很小的求美者来说，这种切口的术后效果尚可接受。这种情况常见于年轻求美者，他们颈部皮肤组织松弛程度较轻，做这种枕部切口也有助于对侧颈部进行分离。但是，对于颈部需要较大提升的求美者来说，这种切口会导致无毛发分布的皮肤被牵拉到枕部头皮内。求美者术后发际线处会有一个错位的痕迹，这种情况也会被认为是"蹩脚发际线"。（图 12.8）为了遮挡这种畸形，求美者需要留长而直的头发。

与颞部区域切口设计方法一样，可以通过牵拉试验，即向后向上提拉颈部皮肤来评估其松弛的程度。如果枕区皮肤的移行量少于 2 cm，则可以做传统的枕部切口，术后枕部发际不会出现明显的移位；如果皮肤松弛度大于 2 cm，则应做枕部发际线切口：切口沿枕部发际线走行一小段距离后转向后面进入枕部头发疏密交界处，这样颈后切口瘢痕会被头发盖住（图 12.7b）。

要确定切口止点，需要先检查颈部。从最低的一条颈纹向枕部做垂线，其与枕部发际线的交点即是枕部切口的终点。类似颞部切口的设计，枕部切口最后也要向后延伸到头皮，即设计一个蒂在下方的头皮瓣，将其转位至发际线处可以消除猫耳畸形。

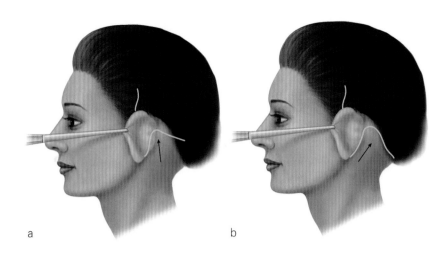

图 12.6　（a）传统切口是将耳后切口设计在耳郭上。在关闭这种切口所形成的创面时，需将耳后皮瓣更多地向上牵拉而不是向后牵拉，会影响颏下和颈部的提升效果，同时也会导致耳后形成条带状和耳颅角消失。（b）应沿耳颅沟设计切口，这样就可以更多地向后方提升耳后皮瓣

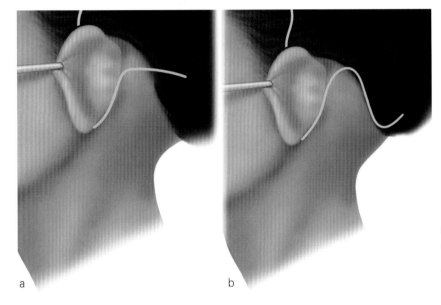

图 12.7　（a）耳颅沟以外的耳后切口的合理位置。这种切口可使耳后皮瓣更好地向后上方转位。（b）如果切口设计得过于靠上，必须更多地向上牵拉耳后皮瓣才能关闭切口，会影响颈部和颏下区域的除皱效果

12.3.5　颏下切口的设计

只有部分求美者会主动要求选择颏下切口，但事实上大部分求美者最后都需要做这一切口。颏下切口的传统位置位于颏下褶皱处，目的是减小瘢痕。但是在此处设计切口的问题是：它可能使颏下纹更明显，增加双下巴畸形的发生率，求美者低头时会更明显。

选择颏下切口有利于颈前部的分离。通过这一切口可以松解下颌支持韧带，还能对颈部进行修整，包括去除颈部皮下脂肪和颈阔肌下脂肪、二腹肌的部分切除、切除颌下腺，以及对颈阔肌进行收紧缝合。

颏下切口一般设计在颏下纹后方 1 cm 左右。切口应尽可能地短，以确保不越过下颌骨至面部。通过该切口可以切断颏下纹处从皮下至下颌骨的纤维连接，并继续向颏部分离一小段距离（图12.9）。

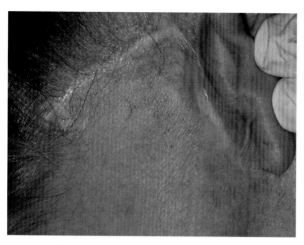

图 12.8　将无毛发的颈部皮肤移位到枕部头皮后，在发际线上所形成的痕迹

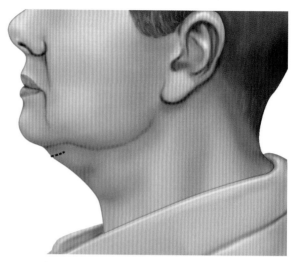

图 12.9　颏下切口的合理位置。切口应设计在颏下纹后方 1 cm 或更多。切口应尽可能地短，以确保不越过下颌骨至面部。通过该切口可以切断颏下纹处从皮下至下颌骨的纤维连接，并继续向颏部分离一小段距离

12.4　麻醉

求美者麻醉前下肢应穿弹力袜，用 RAE 管进行鼻插管全麻，以便于术中闭合口裂来观察颈部和颏下的形态，并且这样做也可减少术中移动求美者头部时气管插管所造成的呼吸道损伤。经口插管麻醉不便于术中经颏下切口对颏部的操作。虽然这一手术也可以在局麻加镇静下完成，但每位求美者的镇静程度不一样，可能会影响术中求美者的活动和血压。

麻醉成功后对求美者进行导尿。下肢穿弹力袜的目的是防止下肢深静脉血栓形成。在求美者身上盖上保温毛毯，然后再对头颈部进行无菌操作。求美者通过静脉术前预防性应用抗生素，以一代头孢为主。麻醉下每隔 3 小时再使用一次抗生素。经静脉对求美者输注 100 mg 苯海拉明，以防止术中剥离时所释放的组胺对皮瓣造成损伤。手术过程中，麻醉医师应保证求美者血压正常，这样有利于止血；如术中求美者血压偏低，就容易在术后发生出血。

随后进行消毒铺单。用稀释的碘伏对求美者头、面、颈、肩部进行消毒。用碘伏对眼周皮肤进行消毒时，要防止碘伏入眼损伤角膜。不要遮盖头皮，因为这样会影响术中对毛囊生长方向的观察，从而造成切开时损伤毛囊。术区进行三角形铺单，显露锁骨以上的区域，充分显露有助于术中观察颈部轮廓。求美者术前无须剃头，否则也会影响对头发生长方向的判断，有可能在切开时损伤毛囊。一旦损伤毛囊，术后就会造成瘢痕增宽，实际上就是形成没有头发生长的瘢痕。同理，不要用橡胶带、发带和润滑剂来固定头发，这样也会干扰对毛囊生长方向的判断。

铺单完成后，开始进行局部麻醉。局麻药为 0.5% 利多卡因加 1 : 200 000 肾上腺素溶液，注意 4 小时内药量不要超过 7 mg/kg。沿手术切口线和切开 SMAS 的部位注射麻醉剂。双侧鱼尾纹区域也行局部浸润麻醉以便术中分离。耳甲腔和外耳道下方 6.5 cm 胸锁乳突肌前方的 Erb 点，以及下颌支持韧带区也要浸润麻醉。用碘仿纱布塞住外耳道，以防术中血液流入并积聚。

12.5　皮瓣分离

沿切口标记线切开。这一看似简单的步骤也需要谨慎，时刻注意保证手术刀平行于毛囊生长方向。由于毛囊生长的方向是不断变化的，所以在做切口时需要相应调整以确保切口在正确平面上。如果跨过毛囊切开，就会导致该区域秃发，使其看起来就像很宽的瘢痕。

皮瓣分离看似简单，却是除皱术中最重要的步骤之一。许多医师不做 SMAS 除皱术，因为他们觉得 SMAS 很薄，所含的组织量少，不具备结构上的意义。出现这个问题，是因为他们在分离皮瓣时将 SMAS 连同皮肤一并掀起。对于高精度SMAS 除皱术而言，面部不同层次的分离非常重要，因为皮肤和 SMAS 必须在不同的方向上进行悬吊固定。

在直视下仔细分离皮瓣。由一位技术熟练的助手协助，与面部成 45°角的方向上拉起皮瓣，并在分离过程中给其一个对抗的力，有助于充分显露术野。采用标准化的术区照明：一个手术灯应从术者的背后越过其肩膀照射皮瓣，另一个灯应与面部成 90°角照射皮瓣。应避免使用头灯，因为它太亮，容易让术者看不清某些微小结构。皮肤分离需要在这种直视下进行，同时要确保SMAS 没有附着在皮肤上被一并分离下来。分离时要注意保护皮瓣，避免折叠，因为这样会损伤皮瓣血运。另外，要自上而下地分离皮瓣。

皮下分离的层面在真皮下血管网的下方。一些细节有助于判断分离平面是否正确。层次正确时，在分离平面下方看到的脂肪呈特征性鹅卵石状（图 12.10）。透光实验也可以判断真皮下血管网是否包含在皮瓣内：如果皮瓣的内侧面显得光亮，则说明皮瓣分离得太厚，已经连同 SMAS 被一起分离下来；皮瓣较薄的话，其内侧面就不会显得那么亮。

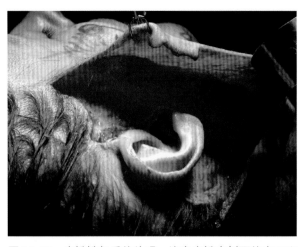

图 12.10　皮瓣掀起后的外观。注意皮瓣内侧面的皮下脂肪呈鹅卵石样外观。在透光试验下，如果皮瓣看起来比较暗或者皮瓣内侧面显得光亮，则说明分离平面过深，将SMAS 也包含在皮瓣内了

12.6　颞区的分离

颞部切口的选择应根据上颊部和颞区皮肤的松弛度而定。任何加宽外眦角到颞部发际线距离、破坏鬓角的除皱术都应当避免。

如果鬓角位置偏低而且颞颊部皮肤松弛不明显，可采用传统的颞部头皮内切口。如上所述，颞部切口在头皮内向前旋转使切口后侧的头皮瓣带上一小部分鬓角，这一点对于防止无发区的皮肤移位到头皮内很重要。切开时，手术刀一定要平行于毛囊。向深处切开皮肤和颞浅筋膜/帽状腱膜到达腱膜下平面，沿此平面分离就可以形成厚且血运丰富的皮瓣以保证毛囊的营养，避免毛囊损伤。如果在皮下进行分离，则可能会损伤毛囊。

在帽状腱膜下疏松结缔组织层向发际线方向进行分离。耳前颊部皮下分离的顺序是先向上分离发际线前面部分，再向颊部内侧分离。这样分离会显露颞中筋膜。可以在发际线处剪开颞中筋膜，从而保证皮瓣分离在同一平面内进行。颞中筋膜内包含颞浅血管。术中最好将这些血管结扎

而不是电凝，以防止术后因电凝后形成的血凝块脱落而再次出血。面神经颞支走行于颞浅筋膜前方。继续向前，在皮下层分离眉外侧区和鱼尾纹区，分离平面与颊颈部分离平面一致。面神经颞支分布于颞浅筋膜，电凝对神经损伤的风险高于由筋膜下向皮下分离。

颞部和上颊部松弛明显时，手术会使皮肤明显移位，因此颞部切口应该设计于发际线处。设计发际线切口时，切口线应位于发际内 1~2 mm。切口一定要平行于毛囊方向，以防术后瘢痕增宽（秃发）。切口向上最好不要超过眉，以防瘢痕明显。当切口取在颞部发际线时，向前分离形成的皮瓣无毛发生长，分离平面如前所述在皮下层。皮瓣分离至眉外侧，然后向下，分离鱼尾纹区，接着再向下分离至颧突。皮下分离范围如图 12.11 所示。

尽管应在 SMAS 表面分离皮瓣，但正如其他医师所描述的一样，不能按着这一层面一直分离到鼻唇沟。必须保持颊部前方的颈阔肌皮肤韧带完好，如果一直分离到鼻唇沟就会破坏这些支持韧带，导致面部轮廓变平。颊部前方区域的颈阔肌支持韧带起到了将颈阔肌和 SMAS 连于颊部皮肤真皮的作用。保持颈阔肌支持韧带完好，再向外上方提升皮肤就会形成颧下凹或 S 形曲线，从而加强颧区的形态。保留颈阔肌支持韧带还可以保持穿支血管对颊部皮瓣的血供，这样就会降低皮瓣坏死的风险。

与颊部分离一样，颈部的分离层面也在皮下层：分离乳突区时，应在胸锁乳突肌筋膜表面进行，以避免损伤耳大神经；分离时，尽量由外向内进行，以确保分离平面一致，不会误入颈阔肌下方。接下来做颏下切口，通过该切口分离颈前区，分离平面应与侧颈部一致（图 12.12）。向下分离至环状软骨水平。完成颈部分离时，再从颏下切口向颏部方向分离，松解颏下沟并分离颏部皮下（图 12.13）。接着向外上方分离松解下颌皮肤韧带（图 12.14）。

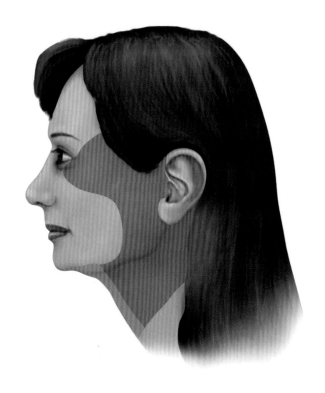

图 12.11　皮下分离的范围。保留前颊区域颈阔肌皮肤韧带很重要。红色区域经耳前切口分离，橙色区域经颏下切口分离

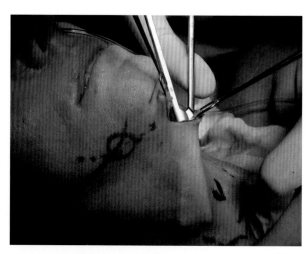

图 12.12　经颏下切口的分离。通过颏下切口对颈前区分离，使其与侧方的皮瓣分离相连续

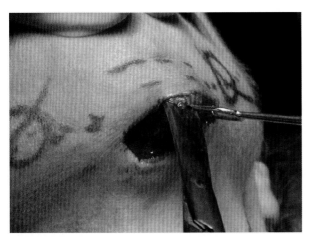

图 12.13　松解颏下纹。通过颏下切口向前分离，越过颏部松解连接至颌骨下侧面皮肤韧带，这样可以更平滑地提升颏下皮肤

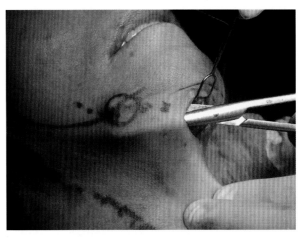

图 12.14　松解下颌皮肤韧带。通过颏下切口松解下颌皮肤韧带（可导致下颌袋形成）

12.7　鱼尾纹和眼轮匝肌外侧降肌的处理

鱼尾纹的处理是除皱术中一个重要的步骤。改善这一区域外观需要分步处理。术前要将双侧鱼尾纹（图 12.15）和眼轮匝肌外侧降肌部分都标记出来。

改善鱼尾纹区域的第一步，是松解真皮与肌肉之间的粘连：从颞部向内侧分离至颧突区域，在眼轮匝肌表面分离。皮下浸润肿胀后，鱼尾纹区的分离会相对容易。分离过程会离断许多穿支小血管，因此需要仔细止血。注意分离时不要穿破皮肤。根据我们的经验，用锋利的小剪刀分离穿破皮肤的概率要大于组织剪。

如果求美者眼轮匝肌外侧降肌较发达[6]，术中应进行相应的处理。术前用手向上牵拉眉外侧并嘱求美者微笑，然后标记垂直分布的该肌肉带。该肌肉带沿眶外侧缘分布。在眼轮匝肌表面向上提升皮瓣，再用亚甲蓝斜向上沿自然形成的鱼尾纹进行标记（图 12.16）[7]。

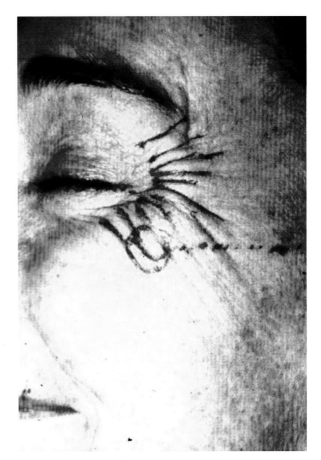

图 12.15　对鱼尾纹的标记

用两把蚊式钳夹住该部分眼轮匝肌，再用剪刀分离（图12.17），边分离边电凝止血。处理这部分肌肉的方法有两种：第一种是将该部分肌肉的边缘修剪平整，形成斜面，直到透过外眦薄的皮肤看不到台阶或不平整；第二种也是笔者更常采用的方法，将切开后的下外侧肌肉平铺到外眦区域，多点固定该肌肉以保证下睑形态良好。用5-0尼龙线将该肌肉沿眶外侧缘固定于眶周骨膜上。完成固定后，眶隔也会被收紧，从而减少了眶隔脂肪的突出，下睑形态也会得到显著改善。处理好外眦鱼尾纹区域，会使这一部位的外观得到显著改善（图12.18，图12.19）。

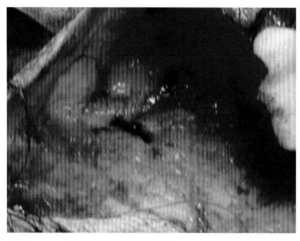

图12.16　眼轮匝肌横断面的标记。已沿眼轮匝肌表面分离。在鱼尾纹处向外下方设计横断面（亚甲蓝标记）

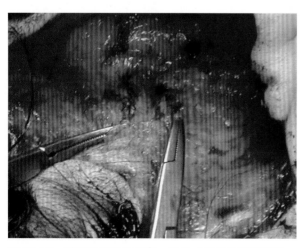

图12.17　对眼轮匝肌的分离。用蚊式钳夹住眼轮匝肌，再用虹膜剪分离

12.8　SMAS瓣的分离

将SMAS瓣向后上方悬吊，对几乎所有的求美者都有改善面部老化的效果。提升高位SMAS瓣，一方面可以通过将颊部脂肪垫重新悬吊固定在颧部，抚平鼻唇沟纹；另一方面还可以将下颌松弛的软组织重新提升到颊部，从而达到柔化颊区的目的。将SMAS瓣向后上提拉，常会在颧突区形成一个团块样凸起，本质其实是在局部形成一个"猫耳"，从而产生丰颧的效果。相对于颧弓下缘，在颧弓上缘切开SMAS并向上提升，会提高对中面部和眶下区域的改善程度。此外，因SMAS瓣向上提拉越过颧弓，可以达到丰颧的效果，从而增加颧部的突出度。

完成皮瓣分离后开始对SMAS瓣进行分离。SMAS瓣的移动度、提升的方向、所包含的组织量和结构，都应该在术前对求美者评估时设计和确定。

提升SMAS瓣的一个关键坐标点是颧突点。在此处，周围的SMAS都指向此点。这一点也对应着颊部突出的最高点，可用亚甲蓝标记该点。该点位于经外眦向下约一指宽处的颧骨体上。根据求美者是否需要处理眼轮匝肌外侧降肌和鱼尾纹来决定SMAS瓣上缘离断的位置。

如果因鱼尾纹而处理了眼轮匝肌，SMAS上缘切开的位置应始于颧突中心，然后向下经外侧眼轮匝肌下方，再返回颧弓上缘至耳前1 cm处（图12.20）。

如果没有针对鱼尾纹处理眼轮匝肌，可在颧突点水平放置一小撑开器，然后用亚甲蓝在颧突处沿颧弓上缘至耳屏前1 cm做标记线（图12.21）。再继续向下、向后标记胸锁乳突肌的前缘（图12.22）。切开SMAS-颈阔肌后需要在胸锁乳突肌前缘前方1 cm内进行分离，以防出血。SMAS瓣垂直方向的终点也是根据求美者的要求而定的。如果求美者没有明显的颈阔肌束带，SMAS瓣终点可设在下颌骨下缘约2指宽处（将

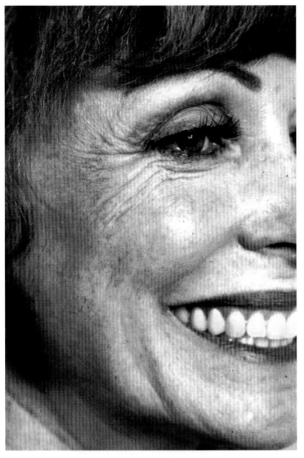

图 12.18　未矫正的鱼尾纹的术前照片

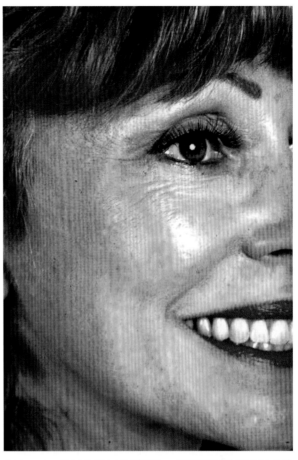

图 12.19　鱼尾纹矫正术后照片。松解了眼轮匝肌至皮肤的真皮连接，同时切断了眼轮匝肌外侧降肌部分

SMAS 瓣向上掀起后）。采用这种方式，在分离 SMAS 后，SMAS 下部和颈阔肌可向后转位至枕部，从而有助于颏颈角的塑形，并对颌下区域提供支持。

用两把 Allis 钳在耳屏前方夹住 SMAS 瓣的水平切口标记线和垂直切口标记线相交处的组织，并向上提离面部，然后用组织剪在此处剪开一个口（图 12.23）。两把 Allis 钳位于该切口的上下端，用组织剪于 SMAS 瓣下沿水平方向分离，边分离边沿 SMAS 水平标记线剪开 SMAS，直至完全水平切开 SMAS 瓣（图 12.24）。同法自上而下切开 SMAS 瓣外侧的垂直切口。采用这种方式打开 SMAS，有助于保护穿过颧弓的面神经颞支（额支）。面神经颞支由 SMAS 下方的纤维脂肪组织中越过颧弓。偏瘦以及 SMAS 已经变得很薄的二次或三次除皱的求美者，损伤面神经颞支的风险很大，因此在水平和垂直方向切开 SMAS 时要格外小心。

沿耳前自上而下垂直剪开 SMAS 瓣后，继续向下分离至胸锁乳突肌的前缘。SMAS-颈阔肌瓣的分离应不超过胸锁乳突肌前缘 1cm，这样可以避免出血。向下切开 SMAS 的终点取决于求美者的个人情况。如果求美者没有明显的颈阔肌束带，向下分离的止点约位于下颌下缘下方 2 横指处（SMAS 瓣被提升后）。这样就可以在提升 SMAS 后，将外侧多余的 SMAS 修剪成一蒂在下

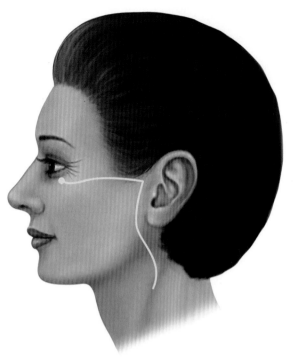

图 12.20　SMAS 瓣的标记。切断部分眼轮匝肌后，对眼轮匝肌区域 SMAS 的分离必须更靠下

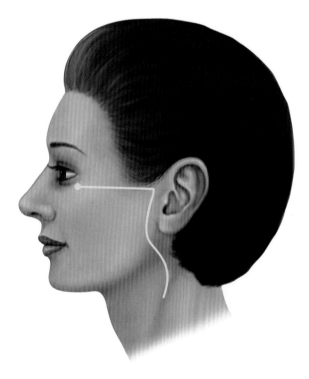

图 12.21　SMAS 瓣的标记。如果没切断眼轮匝肌，SMAS 瓣的上缘切口应沿颧弓上缘设计。SMAS 瓣的侧面切口应沿耳前 1 cm 向下，然后略向后转至胸锁乳突肌前缘

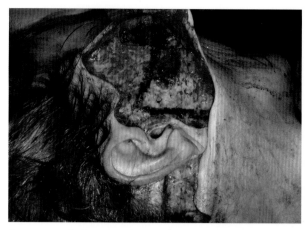

图 12.22　术中 SMAS 瓣切口。SMAS 瓣上缘横切口位于颧弓上缘，侧缘切口位于耳前约 1 cm 处

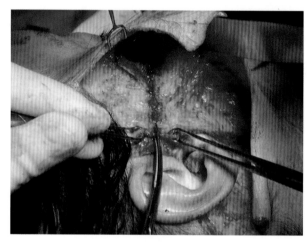

图 12.23　开始分离 SMAS 瓣。用两把 Allis 钳夹住 SMAS 瓣并向上提起，然后剪开 SMAS

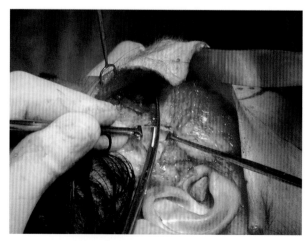

图 12.24　剪开 SMAS 瓣的上缘

方的 SMAS- 颈阔肌瓣，随后将其向后转位至乳突区有助于改善颏颈角，并对颌下区域提供支持。

然后开始分离 SMAS 瓣，并松解面部支持韧带[8]以达到需要的效果。如果皮瓣分离恰当，就会有足够厚度的 SMAS 可供分离。在耳前上方标记线折角处开始分离 SMAS 瓣。平行牵拉 Allis 钳以防撕裂 SMAS。用组织剪将 SMAS 与深部组织分离开（图 12.25）。上面部 SMAS 分离的范围要大于在腮腺前区的分离范围（图 12.26）。

分离 SMAS 的平面是在面神经之上，这一点很重要。小血管通常靠近支持韧带走行。出血时，需要精确的电凝止血，以防损伤面神经。同样，不可盲目地钳夹出血血管，从而避免损伤面神经分支。电凝止血时应尽可能调小能量，并且在电凝止血时观察面部是否出现抽动；如果有，则应立即停止电凝。

下面部的分离范围不需要像上面部那么大。用剪刀在腮腺表面开始分离 SMAS 瓣，再用钳子夹住纱布的一角，用其向前对 SMAS 进行钝性分离（图 12.27），这种方式可以松解腮腺皮韧带。腮腺前方腮腺咬肌皮韧带可视具体情况而定，并不一定需要分离，需要时可以锐性切断。分离腮腺咬肌皮韧带有助于提高 SMAS 对下颊部和下颌

缘处软组织的提升效果。对下颌角和下颌下三角区域的颈阔肌（与 SMAS 相延续）也同样采用钝性分离。分离 SMAS- 颈阔肌瓣的范围应到下颌骨下缘下方 2 横指处。只有分离到这个位置，才

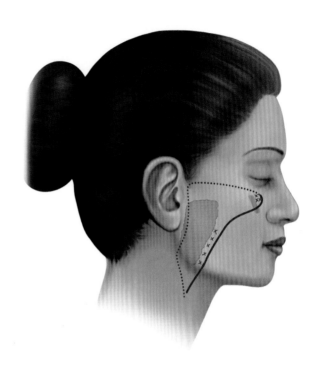

图 12.26　SMAS 的分离范围。虚线对应 SMAS 的起始切口。在颧区，分离应向前至颧大肌处，向下应分离至腮腺前缘，以便松解腮腺咬肌皮韧带

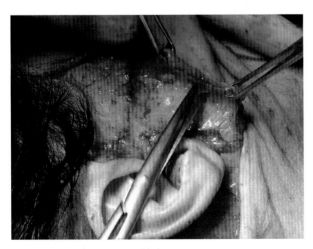

图 12.25　分离 SMAS 的技术

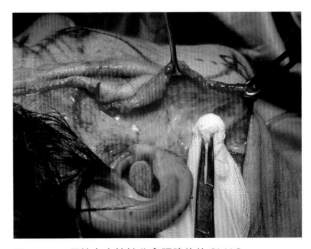

图 12.27　用纱布来钝性分离腮腺处的 SMAS

钳夹住 SMAS 瓣的后缘和上缘，向不同的方向牵拉 SMAS，以确定产生最好效果的提升方向。用皮钉固定 SMAS 瓣，然后观察颈部是否需要处理。

12.9 颈部的处理

详尽的颏下区域处理参见第 13 章。颏下和颈部脂肪去除手术是颈部年轻化的一个重要方法。在颈部塑形前对 SMAS 进行提升和固定是极其重要的。如果在提升 SMAS 瓣前就进行颌下吸脂或颈部脂肪切除，就会导致变薄的 SMAS- 颈阔肌瓣被提拉到面部或超过下颌下缘，从而导致轮廓畸形。

根据术前评估，颈部的处理有许多不同的方法。对于颈部较瘦、颏颈角形态较好的求美者，他们也会有颈阔肌束带。由于颈部菲薄，他们的二腹肌和肥大的颌下腺也会比较明显。除此之外，在由真皮缺陷所形成的褶皱处（颈横纹，译者注）缺乏皮下脂肪，真皮直接与颈阔肌相连。面颈部除皱可以改善这些皱纹，但如果要彻底消除，则需要使用真皮填充剂。

对于颈部臃肿、圆钝的求美者，则需要采用综合方法处理颈部。首先对下颌下方的颈部进行吸脂。如果颏颈角依然不明显，可在中线处切开颈阔肌。用 Allis 钳牵拉颈阔肌，然后分离其下方的脂肪组织。少量、多次去除颈阔肌下脂肪，直至颈部轮廓得到改善。注意不能将全部颈阔肌下脂肪去除，以避免出现颈部正中凹陷。去除颈阔肌下脂肪后，可见到二腹肌前腹，可切除其 80%~90% 的肌肉。

将两侧颈阔肌向中线处牵拉，用 4-0 尼龙线在中线处对颈阔肌进行单层或双层套叠缝合，从而形成年轻、饱满的颏下区域。

12.9.1 SMAS 的悬吊

完成 SMAS 剥离后开始对其进行悬吊和固定。用 Allis 钳夹住 SMAS 瓣的后上缘，向不同

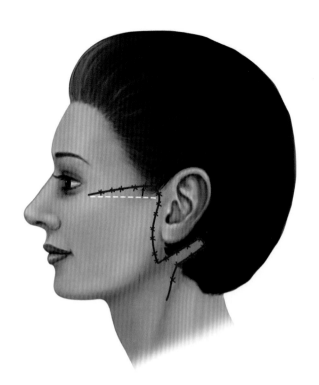

图 12.28　向后上方提拉并悬吊 SMAS 瓣。将一蒂在下方的耳前 SMAS 瓣转位至乳突区

可以将下方 SMAS 瓣转至枕区（图 12.28）。

上方 SMAS 的松解范围要大于下方。上方 SMAS 的分离要超过腮腺上部，并越过颧骨。这一区域的 SMAS 变薄并在颧大肌、颧小肌附近分层。为了进一步分离 SMAS 并松解前方的颧弓韧带，分离应在颧大肌表面和 SMAS 浅层下方进行。分离只要获得足够的 SMAS 移动度，以达到术前所预计的目标即可，而不是做完全的解剖性分离。任何的扩大分离不仅会增加创伤和肿胀，还会增加损伤重要解剖结构如面神经的风险。SMAS 的游离以拽动 SMAS 能引起人中和口角的移动，并能使鼻唇沟上部分变平为准。与先前一些认为提升 SMAS 会加深鼻唇沟的报道相反，我们发现提升 SMAS 可以使鼻唇沟变平。如果 SMAS 没有充分的活动度，可以继续松解某些残留的支持韧带，边松解边拽动 SMAS 以观察分离的效果。用 Allis

的方向进行牵拉，以确定产生最好效果时的提升方向（图 12.29）。通常提升 SMAS 瓣最佳方向是平行于颧大肌长轴。如果 SMAS 瓣被旋转得过于向上或向后，就会导致颧大肌功能失常。向后上提升 SMAS 的效果见图 12.30 和图 12.31。

用皮钉将 SMAS 瓣固定后开始对其进行嵌插缝合。用 4-0 尼龙线将 SMAS 的上缘缝合于颞筋膜，线结打在该瓣的深面（图 12.32）。不要对该瓣的上缘进行修剪，因为适当保留组织可以增加颧弓的丰满度。这些多余的组织在二次除皱术中也有用，其存在有助于预防再次分离时损伤面神经颞支。如果求美者鼻唇沟上部分较明显，可以在 SMAS 瓣的上缘设计一个带蒂的瓣，将其向颞部旋转牵拉可起到改善鼻唇沟上部的效果。将剩下的整个 SMAS 瓣的上缘悬吊固定于其初始的位置（图 12.33）。

在处理颊部 SMAS 的过程中，要考虑到耳的美学形态。由于耳屏处的皮肤菲薄，因此在耳屏前形成一个凹陷是有必要的。仅简单向后提拉 SMAS 并修剪掉多余的组织会造成耳屏前区饱满，从而破坏了耳部的形态美学。为避免出现这一畸形，应沿耳屏正前方纵行切开，形成一

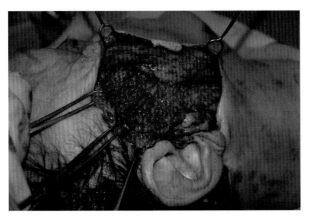

图 12.29　牵拉 SMAS 瓣。平行于颧大肌长轴向后上方牵拉 SMAS。注意皮瓣内侧面脂肪组织呈鹅卵石样，说明分离平面正确

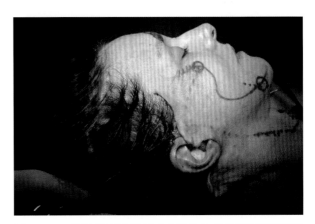

图 12.30　分离 SMAS 瓣后（未牵拉）求美者的面部状态

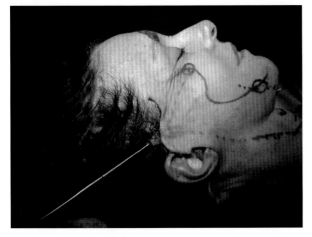

图 12.31　用 Allis 钳向后上方牵拉 SMAS 瓣，注意此时鼻唇沟变平且口角上提

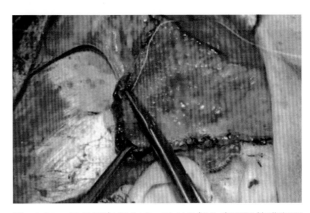

图 12.32　悬吊固定 SMAS。SMAS 插入在颞深筋膜和颞浅筋膜之间

深 3~4 mm 的沟，然后提紧面部 SMAS 瓣，在瓣的内侧面行褥式缝合将其固定于沟的前缘（图 12.34）。整个 SMAS 瓣的侧方切口（至下颌下 2 横指处）均采用此方式缝合固定（图 12.35）。

SMAS 外侧多余的部分可修剪成一个蒂在下方的 SMAS 瓣，将其转位至枕部（图 12.36）。修剪方式类似侧方 SMAS 切除术。该带蒂 SMAS 瓣可对中面部提供进一步支撑。

上述这一耳后转位瓣会有许多益处[9]：该瓣将下颌下区域和舌骨上颈阔肌向乳突区提紧，当求美者低头下视时可动态绷紧该区域；该瓣还可以减轻颈阔肌水平方向的松弛，并对颏下区域提供支持。传统的对外侧颈阔肌进行缝合固定的方式通常不会产生这一作用，原因在于上颈部组织

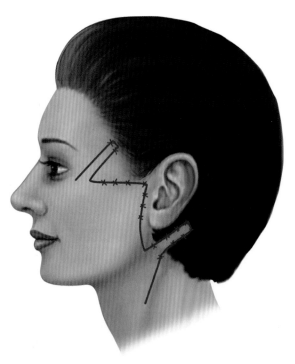

图 12.33　如果需要进一步改善鼻唇沟上部，可在 SMAS 上部形成一蒂在前方的 SMAS 瓣，并将其转位固定于颞部

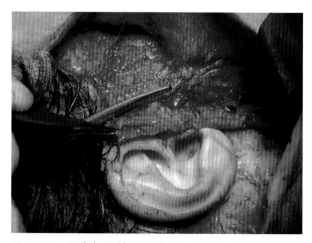

图 12.35　固定好耳前 SMAS 后，剩余的 SMAS 被设计成蒂在下方的 SMAS 瓣，可被转位至乳突区

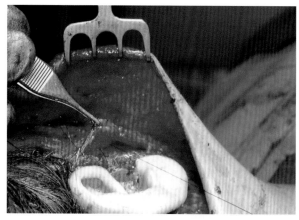

图 12.34　耳前 SMAS 瓣的固定。用 4-0 尼龙线水平褥式缝合耳前 SMAS，再将切缘多余的 SMAS 纵行切开，形成一蒂在下方的 SMAS 瓣，并将其转位至乳突区

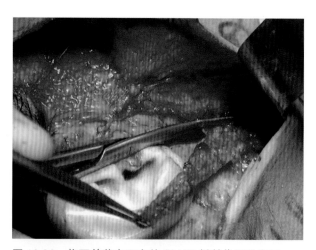

图 12.36　将耳前蒂在下方的 SMAS 瓣转位至乳突区

具有一定的移动度。

用 4-0 尼龙线将耳后转位瓣缝合固定在乳突区，线结打在瓣的深面。再在该瓣表面对其进行修薄。用 5-0 Monocryl 线对该瓣的切缘进行连续缝合。这样缝合的目的是防止瓣发生翻卷从而在颌下和乳突区形成条索带。

12.9.2 放置引流管

处理完颈部和 SMAS 后，用生理盐水冲洗面颈部皮瓣，并检查止血是否确切。随后放置两根 10F Jackson — Pratt 引流管。从乳突区皮肤插入引流管，沿颈部皮下放置，再一直向上至面部的颧突。用 4-0 尼龙线固定引流管。

12.9.3 皮肤的定位与切口的缝合

放置好引流管后开始修剪皮肤。一定要先将求美者的头颈部置于一个合适的位置。在修剪时，应保持求美者的颏颈角在 90°。如果在头部后仰的情况下修剪皮瓣，那么耳后皮肤就会被过多切除，耳前区域则会矫正不足。枕部皮瓣的张力会造成术后瘢痕增宽、增生，甚至可能导致皮肤坏死。如果头部屈曲，那么去除颈部皮肤则会不充分，由此求美者对术后效果的满意度就会降低。

去除面部皮肤的本质，是修剪提升 SMAS 后所造成的多余皮肤。面颈部软组织的支持已由 SMAS 的悬吊来完成了，并且 SMAS 的悬吊也去除了皮肤的张力。

除皱术中提升皮肤的方向对获得术后最佳效果至关重要。皮瓣提升方向有一定的原则，但应谨记的是，提升的指导原则应以提升后所产生的效果为依据。应沿垂直鼻唇沟的方向向上固定颊部皮肤，以使对颊部和鼻唇沟的改善最大化，同时减少鬓角的移位。耳后皮肤要沿皮肤皱纹并且垂直于颈前横纹的方向进行提升固定；顺着耳后切口的方向牵拉耳后皮瓣，以保证该皮瓣前部分（译者注：耳颅沟处）不会被修剪。如果提拉的方向过于垂直，那么颈前区域则可能矫正不足。

修剪皮肤后，一般认为皮瓣上有两处张力最大：一是在耳上区皮肤和头皮交界处，另一处是在耳后的枕部—乳突切口前方。实际上不应存在任何张力大的地方，皮肤应在无张力对合下进行修剪缝合，整个皮瓣上的张力应该是均匀分布的。

首先从颞部开始修剪皮瓣。如果采用头皮内切口，那么应向后上牵拉皮瓣。耳上区需要切除的皮肤和头皮的量应该很小（因为选择这种切口的求美者，他们皮肤的松弛度不大）。用 4-0 尼龙线间断缝合。

如果采用发际线切口，可用单爪钩向后牵拉切口，用 D' Assumpcao 皮瓣标记钳标记需要切除的皮肤量。切开皮肤至标记处，再将提升后的皮瓣钉在颞部头皮切口处。整个颞部发际线切口至耳轮上方的皮瓣都采用这种方式来处理（图 12.37）。用亚甲蓝标记皮钉之间拟切除的皮肤。切除皮肤时应保证切口两侧的皮肤在切口处有 2 mm 的重叠，这样可以消除缝合时的张力。用 4-0 尼龙线做半埋式缝合关闭颞部切口，线结打在头皮侧，从而可以避免在皮肤上留下缝线痕迹。用 5-0 Prolene 线行皮内缝合，彻底关闭皮肤切口，每隔 2 cm 将线穿出皮肤打结，方便拆线。

如果在切口顶端存在"猫耳"畸形，并不建议沿发际线向上延长切口，这样会延长瘢痕。最好是在"猫耳"后上方的头皮内切除一块新月形头皮，将猫耳拉入该处，从而将切口藏于头发更密的部位（图 12.38）。

将耳后皮瓣向后提拉并临时固定。在耳垂的位置斜行切开颊部皮瓣，露出耳垂，注意切口不要太长。用示指将耳屏前沟处的皮瓣向下压。这样就可以形成耳屏前沟，并使耳屏处的皮肤显得较薄。这样还可以让耳屏前皮肤不至于过度移位，从而避免耳屏变形。沿耳轮软骨边缘的弧度向下至屏间切迹处切除松弛的皮肤，再用 5-0 尼龙线连续缝合此段切口。在耳屏下缘处切开面部皮瓣，并用 5-0 尼龙线间断缝合固定，再将覆盖在耳屏表面的多余皮肤切除。用小的双爪拉钩去修薄耳屏处皮瓣的皮下脂肪。对于男性求美者，应用电凝烧灼或剔除耳屏处皮瓣内的毛囊，防止术后耳屏上长有毛发（图 12.39）。不要刻意在耳屏前皮

下缝合以帮助形成耳屏前沟，这样做会影响耳屏处皮瓣的血供。

下一步处理耳后区皮肤。去掉临时固定用的皮钉，用 4-0 尼龙线缝合耳后切口的前缘。耳后皮瓣前部的切除量应该很小，这样才能保证正常的耳颅沟形态。用 4-0 尼龙线间断缝合此处切口即可。缝合时，缝线需要带上少量深面组织，这样就可以将切口线固定在耳颅沟处，从而避免瘢痕移位或外露。

接着处理耳垂。许多除皱手术失败的最大问题就在于术后耳垂向前下方移位。有鉴于此，处理好耳垂极为重要。耳垂最适宜的位置是向前方与耳的长轴成 15° 角。有些求美者可能需要游离耳垂深面组织以便于耳垂的转位，这种处理方式更常见于二次除皱术。将耳垂向前转位到合适位置后，再小心修剪此处皮瓣，使其与耳垂良好对合。用 6-0 尼龙线连续或间断缝合切口。缝合好耳垂后，可能会在耳后皮瓣上形成小的三角形隆起，可以将其切除，再用 4-0 尼龙线间断缝合。

随后修剪耳后皮瓣。如果切口是直接延伸到枕部头皮内的，则仅需去除少量的皮肤和头皮。应保证沿毛囊方向切除头皮。这样切除后切口通

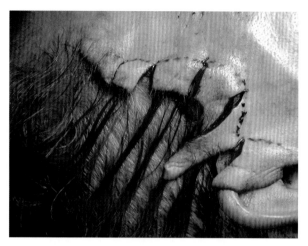

图 12.37　颞部皮肤的修剪

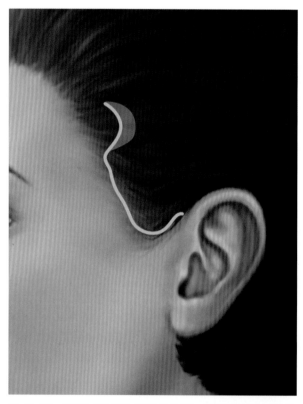

图 12.38　颞部"猫耳"畸形的处理。不建议通过沿发际线向上延长切口来处理，因为这样所形成瘢痕比较明显；也不建议按照标准的方式来处理"猫耳"，而是在"猫耳"的后上方去掉一小块新月形头皮，然后将"猫耳"插入这一区域

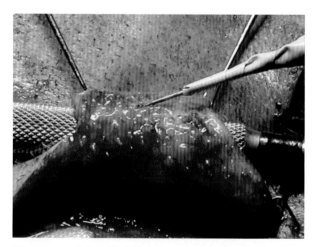

图 12.39　对于男性求美者，可用电凝烧灼耳前皮瓣上的毛囊

常是斜面的，因此用 4-0 尼龙线仔细间断缝合切口，避免切口出现台阶样外观。

极少数情况下需要在耳后切口的上方再切除少量皮肤。耳后皮瓣提升的方向更多是向后而不是垂直向上。按此原则处理后，可能在垂直方向上皮肤仍显松弛，但这通常是由于求美者平躺肩部抬高的姿势所造成的。如果沿此方向（平行于胸锁乳突肌长轴）修剪掉这部分显得松弛的皮肤，当术后求美者直立位、肩部下垂时，切口处的张力就会增加，可能会导致皮肤坏死、瘢痕增生和瘢痕增宽。

如果采用枕部发际线切口，仅需切除松弛的皮肤。类似颞部发际线切口的处理，可以使用 D'Assumpcao 标记钳来标记皮肤去除量。切开皮肤至标记处，再用皮钉临时固定皮瓣。按此方法沿枕部切口在皮瓣上多做几次后，用亚甲蓝将各固定点连起来，再沿标记线切除多余的皮肤，同时保证皮瓣在切口处有 2 mm 的重叠。用 4-0 尼龙线行半埋式水平褥式缝合关闭切口，线结打在头皮侧（图 12.40）。对合不佳的切口可用 6-0 尼龙线缝合。这种缝合方法避免了遗留切口缝线的痕迹。少量保留颈部多余的皮肤可以使切口在最小张力下缝合，从而使术后形成的线性瘢痕不明显（图 12.41）。

枕部切口下极通常会不可避免地形成"猫耳"畸形。注意不要沿项部发际线延长切口，这样会使瘢痕变得明显。应该将切口向上延长至项部头发疏密交界处的上方，在"猫耳"的上方切除一小块新月形头皮，然后再将"猫耳"插入该处（图 12.42）。有关"猫耳"处理的方法见图 12.43 和图 12.44。用 5-0 尼龙线皮下缝合关闭颏下切口，再贴上 1 英寸（约 2.54 cm）宽的免缝胶布。

手术结束时，将求美者头发清洗干净并擦干。不使用任何加压敷料包扎，因为会影响对皮瓣的观察，从而掩盖可能发生的问题。

12.10　术后护理

术后求美者出院到康复中心静养，并告知其注意事项。可以给予镇痛药和广谱抗生素（仅术后 24 小时）。求美者术后清醒时每小时冰敷 20 分钟，以减轻瘀血和肿胀。术后冰敷效果大概只

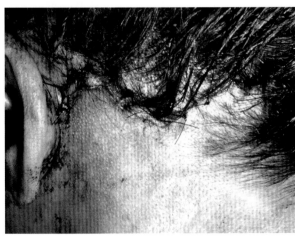

图 12.40　耳后和乳突区切口的关闭

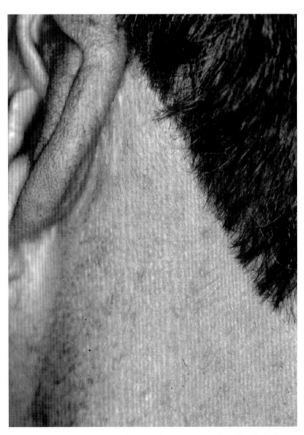

图 12.41　耳后切口愈合后瘢痕不明显，也无缝线痕迹

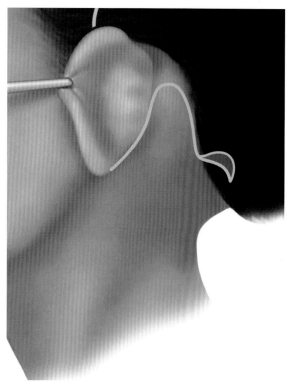

图 12.42 枕部"猫耳"畸形的处理。最好是将切口向上延长至项部头发疏密交界处上方的头皮内，在"猫耳"的上方切除一小块新月形头皮，然后再将猫耳插入该处

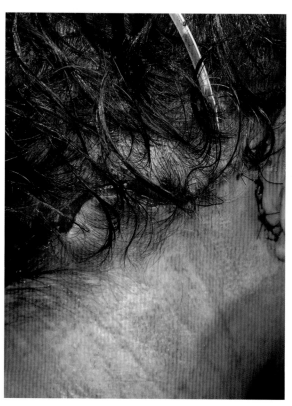

图 12.44 去除枕部"猫耳"畸形的术中示意图。切除一小块新月形的头皮后，将"猫耳"插入该处

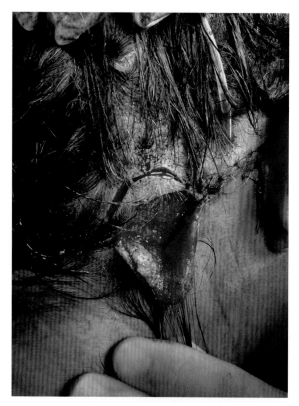

图 12.43 去除枕部"猫耳"畸形的术中示意图。在"猫耳"的上方切除一小块新月形头皮

有 5 天，之后即可不再冰敷。

要特别告知求美者，术后 10 天内不能向侧方转动头部，这样可以避免枕部切口处的张力过大。同样的道理，术后 10 天内不能开车。术后 10 天内尽量保证颏颈角为 90°。这样做的目的是使术中完全剥离的颈部皮肤能够重新与深部组织充分贴合，从而避免因皮肤折叠而出现淋巴积液。为了保证睡觉时颈部能够保持合适的位置，可以在颈后放一个卷起来的小毛巾。睡觉不应垫枕头，因为这样会使颈部皮肤松弛。尽量保持在"肘部在膝盖上方"这个动作下吃饭、阅读或者使用电脑，以避免颈部皮肤的松弛。

术后第二天检查求美者并仔细查体。如果引流量少于 30 mL 或者引流液已呈浆液性，则可拔除引流管。多数求美者可在术后第一天拔除引流管。仔细检查面颈部皮肤是否存在血运障碍，如果有影响皮肤血运的较紧的缝线的话，可剪断但不要拆除。如果耳后皮瓣出现血运障碍，则应拆除缝线，让创面愈合后再二期处理，而不是任由皮瓣坏死的发生。处理增宽的瘢痕比处理皮肤坏死要容易得多。

拔除引流管后，求美者可以淋浴和洗头。使用清洁的水和温和的洗发水不会损害伤口，洗浴会提高求美者的舒适度。在伤口完全拆线前不要强行去掉切口缝线上的结痂。

术后可进行如短途慢走这样的轻度活动，也可以上下楼梯。术后 3 周内不要进行剧烈运动，

在此阶段可逐渐增加运动量。

术后每 2 天复诊一次，直至术后第 7 天，此时可拆除耳周缝线。颏下切口的缝线在术后第 7 天拆除。术后第 10 天拆除发际线缝线。大部分的青紫和肿胀会在术后 10 天左右消失。求美者术后应休息 2 周，然后返回工作。2 周后可以化妆来遮盖发红的切口。面颈部剥离区域的皮肤麻木需要 6~9 个月的时间来恢复，术区组织愈合牢固定形也需同样时间。

典型病例见图 12.45~47。

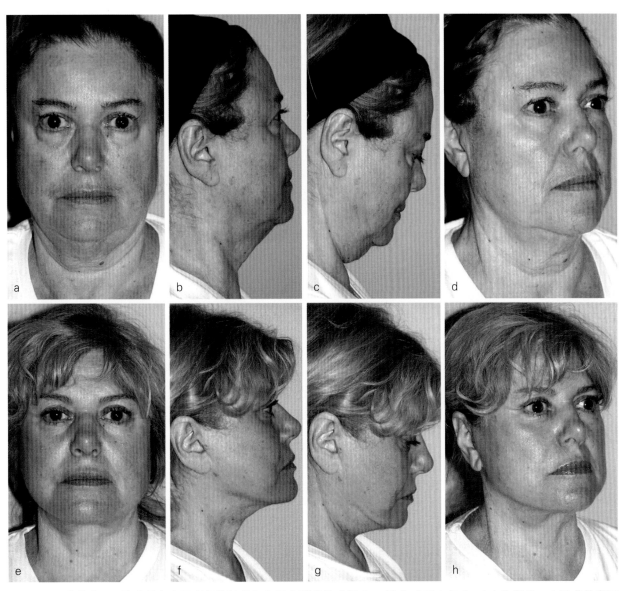

图 12.45　求美者 1。该求美者在面颈部除皱术和上唇磨削术的术前（a~d）和术后 1 年（e~h）的照片。之后求美者还接受了下睑和外眦整形术

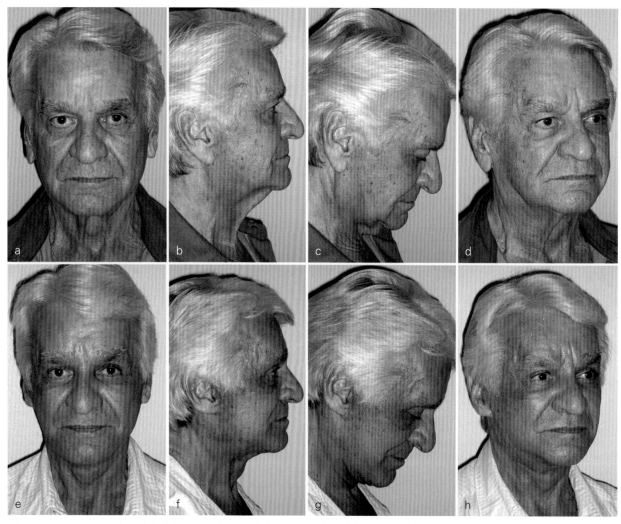

图 12.46　求美者 2。该求美者在接受面颈部除皱术和开放眉上提术（额部发际线切口）的术前（a~d）和术后 4 个月（e~h）的照片

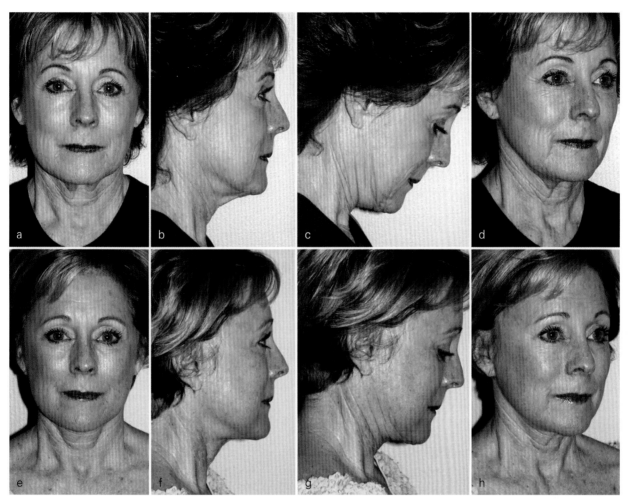

图 12.47 求美者 3。该求美者在接受面颈部除皱术的术前（a~d）和术后 18 个月（e~h）的照片

参考文献

[1] Trussler AP, Hatef D, Broussard GB, Brown S, Barton FE. The viscoelastic properties of the SMAS and its clinical translation: firm support for the high-SMAS rhytidectomy. Plast Reconstr Surg 2011; 128: 757-764

[2] Sundine MJ, Kretsis V, Connell BF. Longevity of SMAS facial rejuvenation and support. Plast Reconstr Surg 2010; 126: 229-237

[3] Sundine MJ, Connell BF. Analysis of the effects of subcutaneous musculoaponeurotic system facial support on the nasolabial crease. Can J Plast Surg 2010; 18: 11-14

[4] Weston GW, Poindexter BD, Sigal RK, Austin HW. Lifting lips: 28 years of experience using the direct excision approach to rejuvenating the aging mouth. Aesthet Surg J 2009; 29: 83-86

[5] Barton FE Jr. Rhytidectomy and the nasolabial fold. Plast Reconstr Surg 1992; 90: 601-607

[6] Baker DC. Lateral SMASectomy, plication and short scar facelifts: indications and techniques. Clin Plast Surg 2008; 35: 533-550, vi

[7] Connell BF, Marten TJ. Surgical correction of the crow's feet deformity. Clin Plast Surg 1993; 20: 295-302

[8] Furnas DW. The retaining ligaments of the cheek. Plast Reconstr Surg 1989;83: 11-16

[9] Connell BF, Marten TJ. Facial rejuvenation: facelift. In: Cohen MM, ed. Mastery of Plastic Surgery. Boston: Little Brown & Co; 1994: 1873-1902

13 颏下整形

编写：Bruce F. Connell, Michael J. Sundine　　翻译：赵思纯　校对：吴乐昊　宋维铭

13.1 引言

轮廓优美的颈部是美丽外观的重要组成部分[1]。颈部可以反映一个人的体型和精神状态，也可以体现男女性别特征、健康状况和年龄。无论是颏下脂肪堆积还是二腹肌肥大导致的下颌臃肿，在颈部矫形后都会得到改善，从而展现健康的形态（图 13.1）。轮廓优美的下颌缘和形态良好的颏下区域是美与性感的体现（图 13.2）。颏下整形术可矫正"女巫"样下颌畸形，其与面部除皱术联合，可以使衰老的面容变得年轻和优雅（图 13.3）。局部脂肪抽吸和皮肤提紧并不能完全改善下颌轮廓，只有矫正深部组织结构造成的问题并对颏下区域进行悬吊，才可以让颈部轮廓恢复 20 年前的外观（图 13.4）。

颏下和颈部最常见的问题包括皮肤松弛、颈部皮肤紧缩（"乳头样皮肤"）、颈阔肌松弛、皮下或肌肉下脂肪堆积、颌下腺肥大或二腹肌增生（见下述列表）。单纯的提拉颈部皮肤不能长期改善颈部轮廓。

13.1.1 颏下区域常见的问题

- 皮肤松弛
- 颈部皮肤紧缩（"乳头样皮肤"）
- 颈阔肌松弛
- 皮下脂肪过度堆积
- 颈阔肌下脂肪堆积
- 二腹肌过度增生
- 颌下腺肥大

13.2 二腹肌的处理

二腹肌前腹肥大、向下看时颏部突度减小以及下颌前突矫正后出现的双下巴，均可导致颏下轮廓不佳。在除皱术中去除颏下脂肪可使原本肥大的二腹肌暴露出来（图 13.5）。沿二腹肌前腹

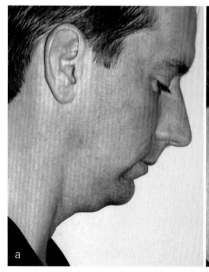
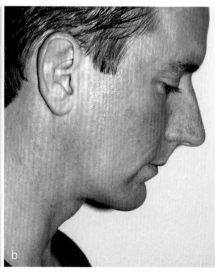

图 13.1　（a）侧面观示颏下区饱满使求美者看起来比较臃肿。（b）术后侧面观示精致的颏下轮廓，使人显得年轻和健康

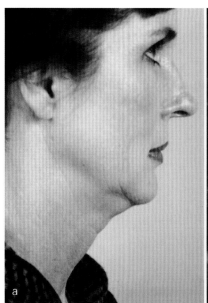
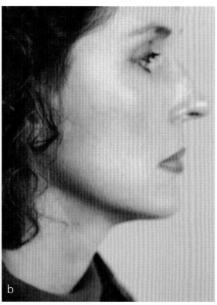

图 13.2 （a）颏下和颈部轮廓不佳。
（b）术后颏下轮廓变得美丽和性感

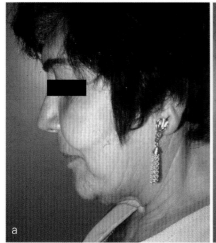
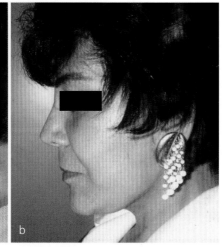

图 13.3 矫正"女巫"样下颏后，颏下轮廓得到改善，外观显得年轻和优雅

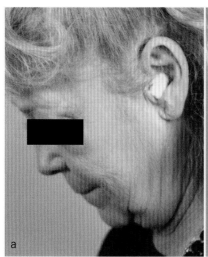
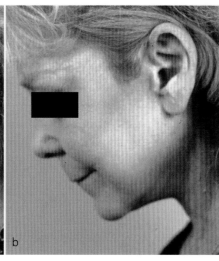

图 13.4 手术使颏下轮廓明显得到改善。颏下整形术联同面颈部除皱术后，求美者看起来至少年轻了 20 岁

的切线行局部切除可以矫正二腹肌肥大[2]。

增大的二腹肌会在颌下腺前方的皮下表现香肠样的形状，屈颈、二腹肌收缩时更明显。当下颌伸展时，二腹肌在张力下变窄，此时颏下的轮廓就会改善。当颏下区的臃肿只是由于颈阔肌下脂肪堆积造成的时，伸展下颏并不会改善下颌轮廓。颏下脂肪可能会掩盖肥大的二腹肌（图13.6，图13.7）。

二腹肌前腹切除术相对简单，可以通过颏下切口来完成。在切开颏下切口并对颈前区进行分离后，在颏下区画一条中线，可以对比牙中线来检查该线位置是否准确。用 Allis 钳沿夹住中线两侧的颈阔肌，然后用剪刀沿中线把颈阔肌（或筋膜，两侧颈阔肌在中线未完全融合区域）剪开。再用两把 Allis 钳各夹住一侧颈阔肌，用电刀在颈阔肌下进行分离。

颈阔肌下分离完成后，逐步切除颈阔肌下脂肪来改善下颌轮廓。接着处理二腹肌。分离后，在外侧颈阔肌下方可看见二腹肌。用扁桃钳穿过二腹肌前腹（图13.8），然后用电刀沿二腹肌前腹长轴做部分切除。通常情况下要切除二腹肌前

腹的 90%~95%（图13.9）。图13.10 展示了一例二腹肌切除术后颈部轮廓得到改善的求美者。

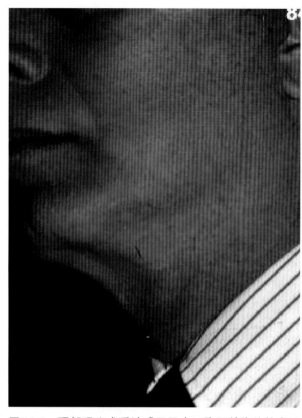

图 13.5　颈部吸脂术后造成了肥大二腹肌前腹的轮廓显现，这会造成颈部外观与面部不协调

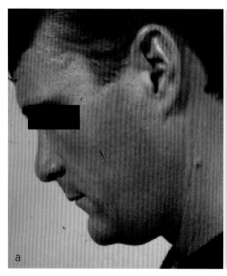
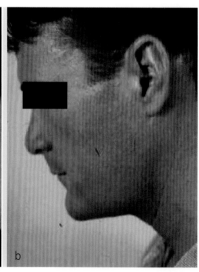

图 13.6　术后颏下轮廓欠佳主要原因有两点：切除颈阔肌下脂肪过多和二腹肌前腹的过度增生

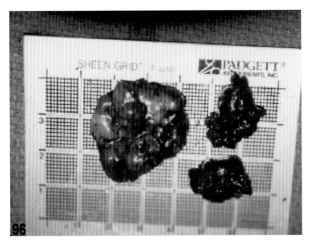

图 13.7　从图 13.6 所示求美者的颈部取出的颏下脂肪（左侧）和二腹肌前腹（右侧）

13.3　颈部治疗的多种选择

颈部治疗有多种方案可供选择（颏下区域；见下述列表）。第一种方法是单纯脂肪抽吸术。通过颏下切口行颈部提升可以解决颈部其他更严重的问题。颈部提升术也可以和下颏假体置入同时进行。也可以通过枕部切口做不需要切除皮肤的颈部除皱术，还可以做切除皮肤的颈部提升术。

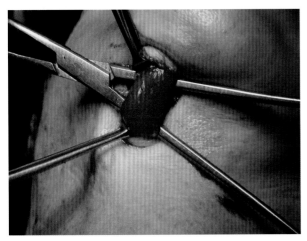

图 13.8　通过颏下切口显露二腹肌前腹

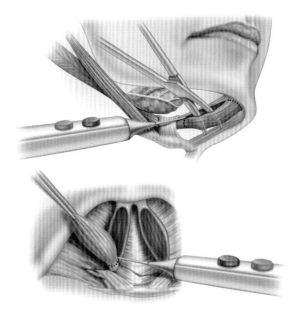

图 13.9　梭形切除二腹肌前腹

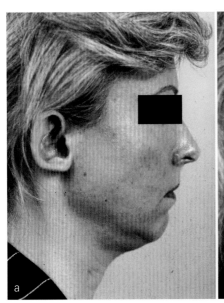
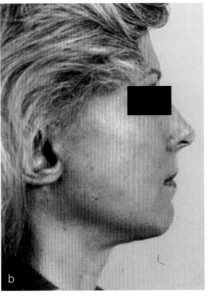

图 13.10　一位做过面部除皱和切除二腹肌前腹求美者的侧面观。注意求美者的颏下轮廓得到了显著改善

颈部除皱术也可以联合面部除皱术同时进行。颈部除皱术能够在精确保留皮下脂肪的同时，矫正深部组织相关问题。以下几种治疗方式可供选择：

· 颏下吸脂术

· 颈部除皱术（单纯颏下切口）

· 颈部除皱结合下颏假体置入术

· 不切除皮肤的颈部除皱术

· 切除皮肤的颈部除皱术

· 颈部除皱术联合面部除皱术

对于大部分求美者来说，单纯颏下吸脂术是不能完全解决问题的。很多医生选择单纯脂肪抽吸的原因，是他们认为求美者颈部轮廓外形不佳仅仅是由脂肪堆积造成的。单纯颈部脂肪抽吸术会使颈部外形有一定程度的改善，但是不能达到完全改善。笔者也见过一些颏下吸脂术后导致严重畸形的病例，吸脂术后求美者显得更老，颈部轮廓变得更差。颏下过度吸脂可去除二腹肌间几乎所有的脂肪，可在有颈阔肌束带的求美者的颏下区中央部形成凹陷。如前所述，过度去除颈部脂肪可能导致肥大的二腹肌前腹轮廓可见。颏下吸脂术后可能会导致该区域皮肤的松弛，即使使用激光吸脂这样的新技术也不能避免皮肤松弛的发生。

不切除皮肤也可改善颈部轮廓，利用松弛的颈部皮肤可以将直线型颏下轮廓变成曲线形。两点间直线的长度肯定短于曲线的长度，松弛的颈部皮肤可被用来增加颈部曲度（图 13.11）。这种手术特别适合皮肤质地好的年轻人，他们颏部轮廓问题只是由皮下和颈阔肌下脂肪堆积，或伴有二腹肌肥大造成的。图 13.12 展示了这种手术方

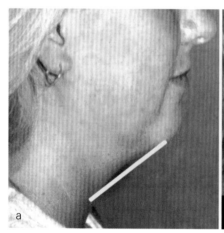
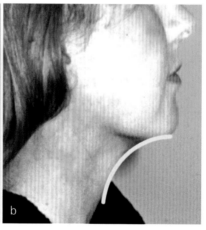

图 13.11　颈部更长的曲线会让颈部轮廓看起来更佳。提紧松弛的皮肤后使颈部轮廓显露出来。这位求美者只接受了颏下切口的颈部除皱术，经此切口去除了皮下和颈阔肌下脂肪，横断颈阔肌并且在颏下区进行了折叠。即使求美者没有置入颏假体，由于横断了颈阔肌，其颏突还是得到了很大的改善

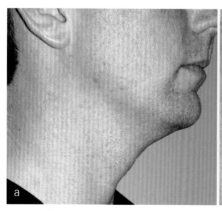
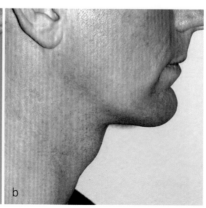

图 13.12　（a）手术前求美者的颈部轮廓圆钝、不清晰。（b）同一求美者的术后照片。求美者接受了颏下切口的颏下整形术。手术包括松解颏下沟、前部下颌韧带，切除大部分颈阔肌下脂肪，切除 95% 的二腹肌前腹和折叠颈阔肌。没有做颈阔肌横断

法的临床案例。手术结束后，颏下切口用免缝胶带粘好。应避免加压包扎，以防止形成颏下凹陷。图13.13和图13.14是这种手术的案例展示。该求美者想要去除低头时出现的双下巴。手术步骤包含了通过颏下切口去除颈阔肌下脂肪并切除95%的二腹肌前腹。

颏部假体置入结合颈部除皱术，可以改善颈部的外观（图13.15）。颏部假体置入术可以改善手术效果，但其本身不能改善颈部轮廓。颏部假体的使用可以改善颏的突度，但是假体并不能为下颌软组织提供支撑力，所以也就无法改善颏下轮廓。

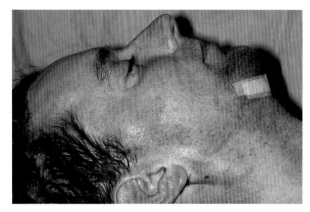

图 13.13　颏下整形术后只需用 Steri-Strip 胶布粘贴切口。不需要进行额外的加压包扎来加强颏下凹陷

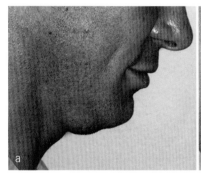
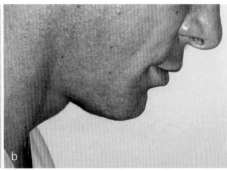

图 13.14　（a）术前求美者向下看的侧面照。求美者在向下看时有双下巴（加重了下颌区域的臃肿外观）。（b）同一求美者术后向下看的侧面照。手术包括去除颈阔肌下脂肪和切除95%的二腹肌前腹

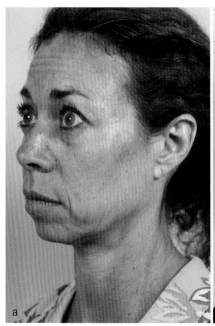
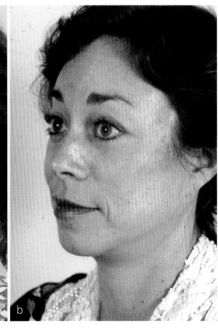

图 13.15　（a）术前斜位照片。（b）面颈部除皱术联合颏部假体置入术后斜位照片

179

部分求美者需要同时行颏下切口和枕部发际线切口来提升颈部，术中不切除皮肤。此手术适用于更年轻的求美者，其颈部的问题是由于颈阔肌紧缩导致的。可以通过枕部切口来横断颈阔肌。应沿胸锁乳突肌前缘前方 0.5 cm 切断颈阔肌，一直向下至环状软骨水平或其下方（图 13.16）。颈阔肌横断术可联合其他操作，如颈部吸脂、部分切除增生的二腹肌前腹等，可以更显著地改善颈部轮廓，使下颌缘和颏下区均得到提升（图 13.17）。如果不需要切除皮肤，可以将枕部切口设计在枕部发际线内，术中不会使皮肤错位进入枕部头皮内。

如果只行颈部除皱而不同时改善颊部、下颌线和眉，可能会使外观显得不自然、不协调。同时行颈部除皱和面部除皱，会使术后年轻化的效果更为平衡和自然。对于许多求美者，为了最大限度地改善颈部轮廓，必须切除明显松弛的皮肤（图 13.18）。对于这些求美者，颈部除皱术联合耳周切口的面部除皱术会使颈部得到最大限度的改善。术中，枕部切口必须沿发际线设计，目的是防止皮肤错位至枕部头皮内。

还有两种笔者没有用过的颏下手术方式，但其他外科医生非常喜欢使用。第一种是切除颏下部分皮肤，这是对手术错误评估所导致的结果。颏下松弛的皮肤应该被用来加强颏颈角而不是被切除。第二种手术是 Z 形整形术[3]。虽然这是一种非常简单且比其他手术效果要好的术式，但术后瘢痕位置显眼，易被察觉（图 13.19）。

13.3.1 颏下切口的位置

合适的颏下切口位置对于颈部除皱的美学至关重要。颏下沟处切口会导致女巫样颈部外观，并且会使皮肤组织在此处固定不动。在颏下沟处

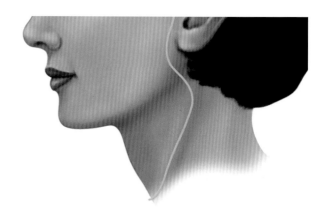

图 13.16 切断颈阔肌的位置

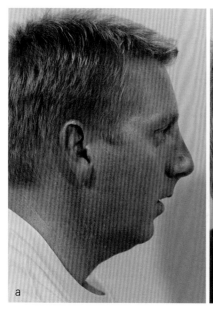
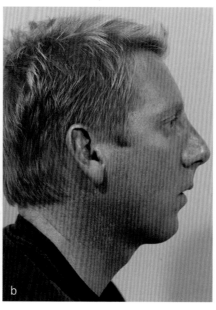

图 13.17 （a）求美者的颏下轮廓不美观。通过颏下和枕部的联合切口在环状软骨水平横断颈阔肌，切除颈阔肌下脂肪和二腹肌前腹。（b）颈阔肌横断术后颏突得到明显改善

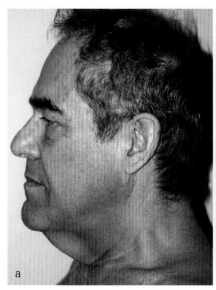
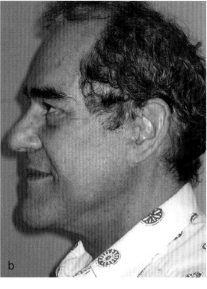

图 13.18 （a）求美者因老化导致颈部皮肤出现明显松弛。（b）该求美者接受面部和颈部除皱术后，较术前显得更年轻、更富有活力且更健康

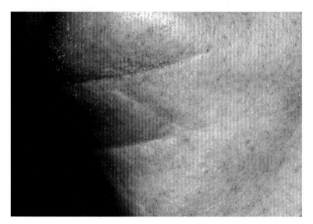

图 13.19 颏下 Z 形整形术术后形成的瘢痕

做切口将会使该褶皱更深，并且人为制造双下巴的外观，而不是形成平滑的颏下轮廓。更好的切口位置应在颏下沟后方的 1~1.5 cm 的正中线上。切口通常长约 3 cm（图 13.20）。通过颏下沟后面的切口向上松解，可以减轻原来的颏下沟，使颈部皮肤更平整。该切口也便于处理影响外形的深部组织（图 13.21）。对于男性求美者，术前 2 天不刮胡子，这样就可以清楚地辨认毛囊的方向，便于在切开皮肤时可精确地平行于毛囊，术后瘢痕也因此不会太明显。

如果同时进行面部除皱术，可能需要从颏下切口对颏下区域进行分离，这样可以使皮肤提升后更平整。在修整颏下区域的过程中需要松解求美者原有的颏下沟。通过这个切口可以向前和向后分离、松解下颌韧带，从而改善下颌袋。

13.4 颈部脂肪的处理

改善颈部美学形态的一个关键问题就是对于颈部脂肪的处理。颈部主要有 3 层脂肪：最浅层为颈阔肌前（或皮下）脂肪，第二层为颈阔肌下脂肪，另外是分布于二腹肌间的深部颏颈脂肪。

仔细查体有助于确定颈部脂肪的位置。让求美者做鬼脸（使颈阔肌收缩），就可以辨别脂肪所在的位置。如果脂肪位于颈阔肌浅面，就不易在皮肤表面看到颈阔肌的收缩。如果脂肪位于颈阔肌深部，就可以明显地看到颈阔肌的收缩（图 13.22）。另外，检查者可以捏起求美者的皮下脂肪，颈阔肌收缩后不会影响皮下脂肪。

笔者通过观察发现，那些先天性颏下饱满、颈部轮廓不美观的求美者，大多存在颈阔肌下脂肪堆积（图 13.23）。对于那些接受过面部除皱术的求美者，颈部轮廓不佳多是由颈阔肌下脂肪堆

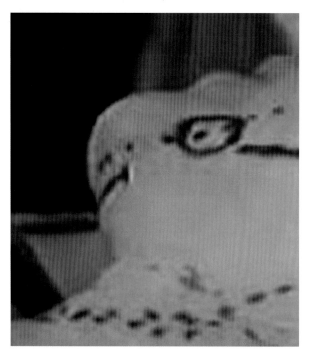

图 13.20　颏下切口的位置

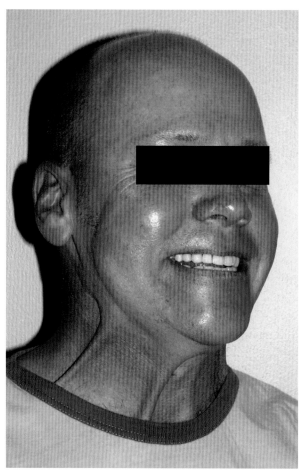

图 13.22　求美者做收缩颈阔肌的动作。颈阔肌浅层脂肪很少，说明大部分脂肪在颈阔肌深面

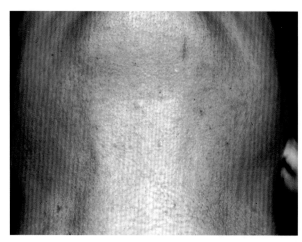

图 13.21　颏下切口愈合后的外观

积造成的。

　　手术首先是对皮瓣的分离。在适当的层面分离皮瓣非常重要。皮瓣要有足够的厚度，这样可以保持相对年轻的颏下柔软度。每一次分离都会造成皮下脂肪的萎缩，所以皮瓣上要保留足够的脂肪来弥补因脂肪萎缩而可能出现的缺陷。

　　接下来是处理颈阔肌前脂肪或皮下脂肪。如果脂肪分布在颈部中央，可直接用剪刀将脂肪剪除。如果颈阔肌前脂肪分布广泛，可采用抽脂术来矫正。笔者一般使用直径为 6 mm 的吸脂针来进行抽脂。同时进行面部除皱术和颈部除皱术时，应在抽脂前完成 SMAS 的分离和悬吊。用亚甲蓝标记下颌下缘后，从颏下和颈部侧面的切口分别用 Allis 钳夹住 SMAS 以使其保持一定的张力，再进行吸脂术。在 SMAS 提升前进行颈部吸脂则可导致颈部轮廓不佳。如果颈部除皱术只有颏下切口，先用亚甲蓝标记下颌下缘，然后从该口进行开放吸脂术，直到可看到颈阔肌。最后用剪刀修剪下颌下缘残留的不平整。

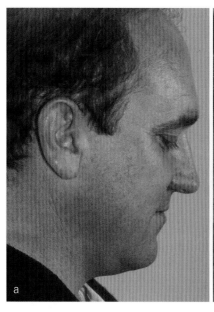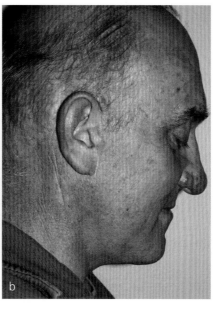

图 13.23 （a）求美者术前颏下轮廓不佳。（b）同一位求美者做完颈部和面部除皱术后 15 年

去除皮下脂肪后再处理颈阔肌下脂肪。用亚甲蓝在颏下区画出正中矢状线，然后用 Allis 钳夹住中线两侧的颈阔肌，将颏部至舌骨的肌肉沿中线打开。颈阔肌下脂肪位于颈阔肌下，并覆盖于二腹肌前腹之上，在颏下区呈三角形分布（图 13.24）。目前多使用电刀来切除脂肪，脂肪去除的量根据颏下轮廓预期改善的程度而定。去除颈阔肌下脂肪后即可看到二腹肌前腹。应根据实际需要决定是否处理二腹肌前腹。如果不处理二腹肌前腹，那么二腹肌间的脂肪也不应去除。如果去除二腹肌间的脂肪却没有部分切除二腹肌前腹，术后就会在颏部外侧看到二腹肌的轮廓。

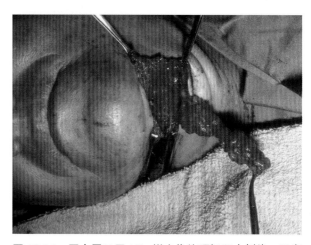

图 13.24 图中展示用 Allis 钳夹住的颈阔肌内侧缘。用扁桃钳夹住已经游离好的颈阔肌下脂肪

13.5 肥大颌下腺的处理

颈部查体时可能会发现颌下腺增大。颌下腺并不导致明显的皮肤下垂。有必要切除肥大颌下腺突出的部分[5]。切除指征是增大的腺体影响了颈部轮廓。对于较瘦或之前接受过颈部手术的求美者，可在颏下区看见增大的颌下腺的轮廓。术前触诊颌下腺很重要。有时增大的颌下腺可能被颏下脂肪、松弛的颈阔肌或皮肤所掩盖。在处理好颈部其他部位之后，增大的颌下腺就会影响颈部轮廓，术后在颏部侧面会形成一个明显的突起。

颌下腺切除术可通过位于颏下沟后方约 1 cm 的颏下切口进行。在颌下腺的前 1/3 切开颌下腺鞘（图 13.25），切除部分颌下腺直到颈部轮廓改善（图 13.26，图 13.27）。仔细止血。图 13.28 展示了一例行面颈部除皱术加颌下腺切除求美者的术前与术后效果。

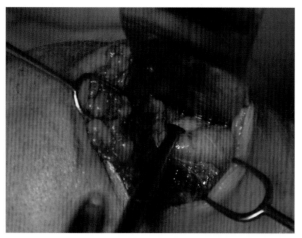

图 13.25　颌下腺的显露，Allis 钳夹在腺体上

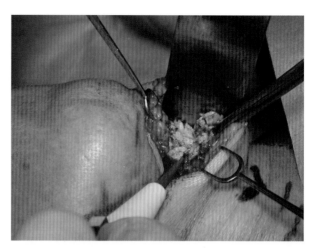

图 13.26　对颌下腺行鞘内切除

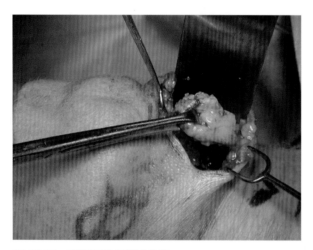

图 13.27　对颌下腺行鞘内切除

13.6　颈阔肌的处理

恰当的颈阔肌处理方案依赖仔细的术前颈部检查[6]。两种情况下需要横断颈阔肌。第一种情况是颈阔肌过短，颈部轮廓不佳，颏颈角圆钝，通常伴有颈阔肌下脂肪堆积。图 13.29 展示了这种情况。第二种情况是存在"硬"的颈阔肌束带。如果这些束带随颈阔肌收缩会变紧，说明其是由颈阔肌紧缩造成的；如果颈阔肌束带柔软且不随颈阔肌的收缩而变化，则说明其与皮肤松弛有关。横断颈阔肌对于矫正柔软的颈阔肌束带无效。

横断颈阔肌应从颈部侧面的切口（译者注：耳后切口）进行。用亚甲蓝沿胸锁乳突肌前缘画一条线。在胸锁乳突肌前缘 0.5 cm 以内有一个相对无血管区域，于此处分离肌肉很少引起出血。标记线向下至环状软骨下水平，并在此与对侧标记线相连续。用 Allis 钳在标记线的两侧夹起颈阔肌，然后切开颈阔肌。通过此切口用剪刀沿颈阔肌下分离，分开颈阔肌与深部组织。按此方式分离至环状软骨水平。在颈阔肌横断处分离时要确保将颈前静脉与颈阔肌分离开来。如果颈阔肌偏短或颈阔肌束带较硬，横断颈阔肌后可形成宽约 2 cm 的分离带。如果颈阔肌横断水平不是在环状软骨水平或其下方，那么就可能在皮肤上看到切开的肌肉边缘，或者出现颈阔肌功能异常。

多数求美者也需要行颈前颈阔肌成形术。颈阔肌成形术的目的是收紧颈部，从而改善颈部轮廓或消除颈阔肌束带。在颏部与舌骨之间，对颈阔肌进行折叠缝合。方法是将颈阔肌折叠 1~2 层，再用 4-0 尼龙线行包埋式间断缝合。很少需要切除多余的颈阔肌。

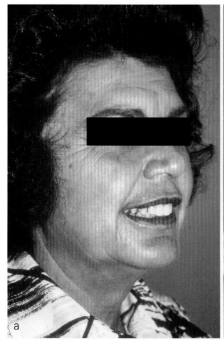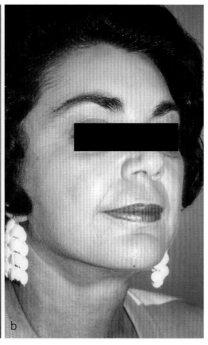

图 13.28 （a）求美者颌下腺肿大的术前照片。（b）同一求美者行面颈除皱和颌下腺切除术后照片

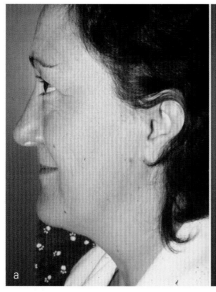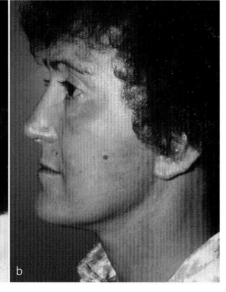

图 13.29 （a）求美者行颈部除皱术前的照片。（b）同一求美者的术后侧面照。术中切除了颈阔肌下脂肪，横断颈阔肌一直到环状软骨之下

13.7 利用 SMAS 提升颈部

在本书的第 12 章中我们已经对 SMAS 的操作进行了详细的介绍。悬吊颏下区域非常重要的前提条件是要精确地将 SMAS 与颧骨、咬肌、腮腺筋膜和下颌韧带分离，随后进行再悬吊。将面部下位 SMAS 瓣转位到乳突区，有助于为颏下区提供支撑并改善颏颈角。

13.8 小结

对于所有人来说，颏下轮廓会对年轻、活力、优美的外观产生影响。在人们低头下视时，颏下轮廓不佳肯定是没有吸引力的。优美的颏下轮廓是年轻化的重要目标，这需要对深部组织进行解剖矫正，而单纯提紧皮肤是不能达到理想效果的。

参考文献

［1］Connell BF, Marten TJ. Facial rejuvenation: facelift. In: Cohen MM, ed. Mastery of Plastic Surgery. Boston: Little Brown & Co; 1994: 1873-1902

［2］Connell BF, Shamoun JM. The significance of digastric muscle contouring for rejuvenation of the submental area of the face. Plast Reconstr Surg 1997; 99: 1586-1590

［3］Cronin TD, Biggs TM. The T-Z-plasty for the male "turkey gobbler" neck. Plast Reconstr Surg 1971; 47: 534-538

［4］Millard DR, Pigott RW, Hedo A. Submandibular lipectomy. Plast Reconstr Surg 1968; 41: 513-522

［5］Singer DP, Sullivan PK. Submandibular gland I: an anatomic evaluation and surgical approach to submandibular gland resection for facial rejuvenation. Plast Reconstr Surg 2003; 112: 1150-1154, discussion 1155-1156

［6］Guerrerosantos J. The role of the platysma muscle in rhytidoplasty. Clin Plast Surg 1983; 10: 449

14 面部除皱联合脂肪移植术

编写：Timothy J. Marten, Dino R. Elyassnia　　翻译：王千文　校对：吴乐昊　郭鑫

14.1 面部老化与脂肪注射

了解衰老时面部的变化及其深部解剖结构的问题，对提出合适的治疗建议和制订合理的手术计划是必要的。对于多数求美者而言，老化相关问题主要分为三大类：

1. 皮肤表面的老化与退化；

2. 组织下垂，皮肤松弛，年轻的面部轮廓丧失；

3. 面部凹陷及萎缩。

皮肤护理和激光皮肤重建术（又称激光换肤术）解决的是第一类问题，传统的面部、颈部、额部和眶周"提升"术解决了第二类问题[1~11]，而脂肪移植则能够解决之前我们没办法处理的第三类问题，即凹陷[12]。脂肪移植是美容外科领域数十年来最重要的进步，并且已成为多数整形医师和其他医师用来解决面部老化的强大技术。通过合理的移植技术，将脂肪注入因老化或疾病所致的面部容量丢失区域，会对面部外观产生显著而持久的改善，这一作用是其他手段所无法达到的。

14.2 除皱和脂肪注射的必要性

为什么要在除皱同时行脂肪注射，而不仅仅只做除皱术？答案是：面部老化的原因很多。事实上，在衰老过程中，脂肪萎缩与面部松弛、下垂及其他重力性作用一起，共同导致面部凹陷的出现。单纯除皱术，即使做得很彻底或很复杂，也只能解决组织下垂和松弛，并且经常给人一种"做过除皱手术"的外观。然而脂肪移植可以在

除皱的同时处理面部脂肪的缺失。两种手术联合会比单纯一种手术所产生的效果要好，能同时改善面部轮廓和凹陷，所取得的术后效果也更好（图14.1）。

14.2.1 容量复原、组织相容和"干细胞"效应

除皱结合脂肪移植还有其他优点。脂肪注射可以达到"容量复原"的效果，是能够改善面部外观的一种新方法，也是整形医师能够达到的一个新的维度。与非自体材料注射不同，自体脂肪能与面部组织结合在一起，术后效果明显更自然、稳定和持久。此外，脂肪注射或许还具有"干细胞"再生作用，来改善面部组织的质量，尽管这一观点目前尚未明确；如果这是真的话，那么除皱术结合脂肪注射就会实现真正意义上的"年轻化"。

14.2.2 脂肪注射的缺点

除皱术联合脂肪移植也存在一定的缺点，包括术者对脂肪移植技术的摸索、手术时间延长、术后水肿加重、恢复时间延长以及脂肪移植后吸收率的不确定。有时还需要解决某些求美者的错误想法，如他们会误以为注射后的脂肪会移行、下垂，或者会觉得面部脂肪注射后面部会看起来更臃肿。

14.3 为什么不只行脂肪移植？

对于健康就诊者，年龄相关的面部脂肪丢失几乎不会仅在单一部位发生，因而单纯脂肪移植也不能合理解决困扰求美者的这一问题。单纯脂

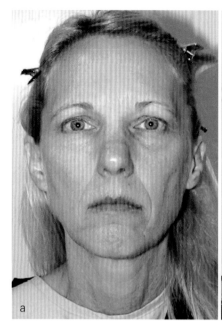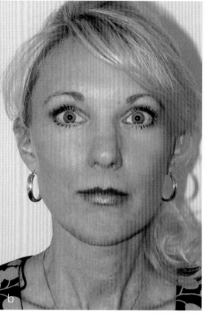

图 14.1　除皱联合脂肪填充术。两种手术联合施行所达到的效果比任何单一的手术效果都要好。（a）术前求美者面部组织既有松弛下垂又有容量丢失。（b）求美者在接受高位 SMAS 面部除皱术、颈部除皱术、微创额部提升术、上下睑整形和全面部脂肪填充术后 11 个月时的外观。对于该求美者同时行除皱和脂肪填充的效果强于单一的手术效果（手术由 Timothy J. Marten, MD, FACS 完成，照片由 Marten 整形外科诊所提供）

肪移植能否明显改善面部下垂和皮肤松弛也存在争议。尽管对松弛的面部进行足量的脂肪充填会改善面部轮廓，使面部变得平坦，但也会让面部显得过大、充填过度，看起来不自然和不柔和。后期再矫正这种过度充填的面部会比较困难。根据实际需求，在除皱的同时行脂肪移植则更合理、更实际，或者也可以在做完除皱手术后再行脂肪移植。

14.4　脂肪应该填充在哪里？

不同求美者需要填充的部位也不尽相同，因此，在设计脂肪移植之前，需要通过一个特殊的方式来观察面部。这种观察应该更像是从雕刻家的角度，而不是从裁缝的角度（而这也正是我们过去所采用的错误方式）进行的。任何可以通过非自体材料注射可以成功矫正的部位，都可以通过脂肪注射来矫正，这些部位包括但不局限于以下部位：颞部，眉区，鼻根，上眶区（上睑区），下眶区（下睑区），颊部，中面部，唇，口周区，鼻唇沟，颏颌沟，下颌缘和颏部。注射其他填充

剂所获得的经验，对于面部脂肪填充而言具有很好的参考价值。医师确定求美者面部需要注射脂肪区域的最好方法，就是仔细观察自己做过的除皱求美者，看看哪些地方做得不足。大部分情况下，对有除皱术经验的医师来说，手术最大的不足就是未能使面部容量缺陷的区域丰满，术后需要对这些区域的矫正也变得显而易见。在对这一问题进行及时、深入的思考后，我们会对面部容量丢失有更深一步的认识，并迫切地想去矫正它。图 14.2 展示了一例接受除皱和脂肪填充术术前和术后的求美者照片。

14.4.1　脂肪注射和其他操作的顺序

尽管目前对于除皱术中施行脂肪注射的最佳时机还未达成一致，但在实际操作中，最适宜的时机是在除皱之前进行脂肪注射。因为在消毒铺单之后、进行除皱之前，求美者处于深麻醉状态，此时吸脂更容易；而且此时面部尚未进行分离，也没有肿胀，术前的标记和面部标志很容易辨认。另外，原则上也应尽可能缩短脂肪离体的时间。

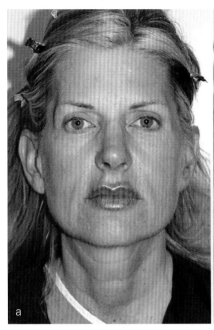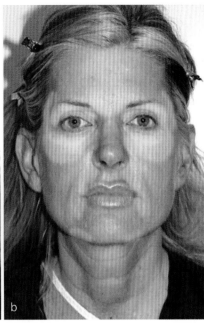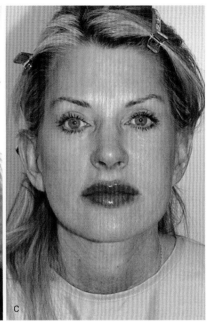

图 14.2   除皱联合脂肪填充的术前和术后照片。（a）术前照片。求美者无任何手术史。（b）阴影区代表脂肪填充区。双侧上眶部各填充了 3 mL 脂肪，双侧颞部各 4 mL，双侧泪沟各 1 mL，双侧下眶部各 3 mL，双侧颊部各 4 mL，双侧鼻唇沟各 2 mL，双侧口角各 1 mL，双侧颏颌沟各 2 mL，上下唇各 3 mL，眉间 2 mL。（c）该求美者在接受高位 SMAS 面部除皱术、颈部除皱术、下睑整形术和面部填充 50 mL 脂肪后的 2 年 4 个月时的照片（手术由 Timothy J. Marten, MD, FACS 完成，照片由 Marten 整形外科诊所提供）

14.5   脂肪注射技术

脂肪注射基本技术已在先前描述过[13]，脂肪移植过程中也应遵循由 Coleman 和 Mazzola 所设立的原则[14]。

14.5.1   除皱和脂肪移植的准备工作

很多人错误地认为，脂肪移植是一种可以在几分钟内完成的简单操作。的确有极少数情况是这样的，但大多数情况下，如果医师抱着这种态度进行手术，他们可能会很沮丧，操作慌乱，术后效果也会很差。要想手术成功，必须花费时间去吸脂、处理和过滤脂肪，而且对技术也有一定要求。脂肪移植也是一个艺术创造过程，需要术者投入相当大的精力和创造力。如果面部不仅仅是几块小区域需要处理的话，那么整个手术过程就需要 1 小时甚至更长的时间，这对于本就需要

耗时耗力的除皱手术团队而言，无疑又加重了负担，因此必须合理安排时间。

14.5.2   所需的设备

除了处理脂肪时需要一些小的设备之外，收集、注射脂肪还需要一些特殊的设备（图 14.3，图 14.4，图 14.6，图 14.9 和图 14.10）。如果用锐头注射针来注射脂肪（除了皮内注射），则有可能发生脂肪栓塞和其他严重的相关风险，包括组织栓塞、视野损伤和失明，因此不建议使用这一类针头。建议使用特制的钝头注脂针。

14.5.3   吸脂部位的选择

目前，脂肪移植的最佳供区尚无定论。供区的选择主要还是根据求美者想要轮廓得到改善的区域而定。目前一般认为最佳的供区是通过节食和运动都无法减肥的区域。对于女性而言，吸脂

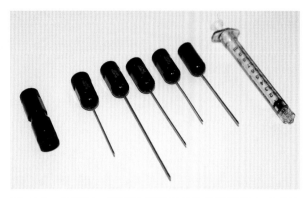

图 14.3 注脂针。需要使用特制的钝头注脂针来确保注射脂肪时的安全。使用锐头注射针术后效果可能不好。锐头注射针也会带来脂肪栓塞和一系列的相关风险（照片由 Timothy J. Marten, MD, FACS 提供）

的区域主要是臀部、大腿外侧和腹部；对于男性而言，则是腰部和腹部。

对于体型较瘦的求美者，则需要从多个部位获取脂肪，包括大腿内侧、膝内侧、臀上和腋前区域。这一过程无疑会增加手术时间。术前就吸脂供区应和求美者达成一致，并对这些部位进行标记和拍照，以免术后对术前供区外形产生争议。

14.5.4 术前面部标记

不能武断地进行脂肪移植，术前必须在求美者直立位下对其进行仔细标记。标记时需要术者注意力集中，最好是在私密的环境下进行，以免受到干扰。将求美者面部照片按照实物比例打印出来，在其上面进行初步手术标记，有助于整理术者的思路，也有利于与求美者讨论哪些区域需要处理。多数情况下，需要求美者拿着镜子对其进行标记。标记完成后，对面部进行拍照并打印出来，便于术中参照。

14.5.5 麻醉

目前，大部分除皱术耗时而且需要一定技术，在这一过程中加入脂肪移植对于几乎所有医师的

耐力和心态都是个考验。因此，强烈建议医师在进行这一联合手术时，由能力强的麻醉医生和麻醉护士来协助。

大部分除皱术是在求美者深度镇静下进行，这需要麻醉医师对求美者放置喉罩，使求美者在无气道受阻的情况下进入深麻醉，不需要使用肌松药以保持求美者自主呼吸。对深度镇静的求美者进行吸脂也会更容易，尤其是那些需要从多个部位获取脂肪者。另外，在这种麻醉状态也有利于进行面部综合脂肪移植。

14.5.6 脂肪收集

脂肪当天取当天用，不冰冻，不贮存。术者应该带着思考，以艺术的眼光，在获取脂肪的同时改善求美者供区的形态，所以应该双侧对称吸脂。

偏瘦的求美者在初次就诊时就应进行体格检查，因为他们的体脂有限，从他们身体内获取脂肪的难度相应增加，需要消耗更多的时间和精力。麻醉费、占用手术室时间和医生的费用都应据此另算。

在麻醉完成后、除皱术开始前进行吸脂。除了极个别情况外，大部分求美者不需要完全显露躯干，只需要显露标记区域，再对显露区域进行消毒。如果要从臀部或大腿外侧获取脂肪，应使求美者保持半侧卧位，消毒铺单后再进行吸脂。吸完一侧后，将求美者转到对侧，再对该侧进行吸脂。如果求美者的姿势固定得当的话，可以同时完成多个部位的吸脂，包括臀上部、大腿内侧和膝部（图 14.5）。

用多孔局部浸润麻醉针将 0.1% 利多卡因加 1：100 000 肾上腺素溶液注射到脂肪供区（图 14.6），让肿胀液充分发挥麻醉和止血作用后再进行吸脂。预计每吸出 3 mL 脂肪会同时抽出约 1 mL 的肿胀麻醉液。不必将供区浸润麻醉到肿胀起来的程度，因为过度肿胀麻醉下吸脂更加耗时。

Marten 整形诊所面部脂肪注射器械表

脂肪获取器械

数量	名称	直径	长度
1	Tulip 多孔麻醉浸润针	1.6 mm	15 cm
1	Tulip Carraway 吸脂针	2.4 mm	20 cm
1	Tulip Carraway 吸脂针	2.1 mm	15 cm
	10 cc Luer-Lock 注射器		
	Luer-Lock 一次性塑料注射器帽		

脂肪处理器械

1	Tulip LuerLock 封闭式脂肪转移套装		
1	注射器架		
	离心机		

脂肪注射器械 – 面部

数量	名称	直径	长度
2	Tulip 注脂针	0.7 mm	4 cm
2	Tulip 注脂针	0.7 mm	5 cm
2	Tulip 注脂针	0.9 mm	5 cm
2	注脂针	1.2 mm	6 cm
1	Tulip V 型剥离器 1	1.4 mm	6 cm
	1 cc LuerLock 注射器		

图 14.4　面部脂肪注射所需要的器械

另外，即使求美者全麻也需要进行局部浸润麻醉。

将特制的吸脂针连接 10 mL 注射器后，在注射器内低负压下进行脂肪抽吸，这样可以避免负压过大损伤脂肪组织（图 14.6）。避免使用锐头注射针。通常吸出的脂肪量至少要 2 倍于预计使用量，这样可以确保处理后仍有充足的脂肪量可用于面部填充。

吸脂完成后，用 6-0 尼龙线间断缝合吸脂穿刺针口。将吸脂区清洗干净，缝合处用 Tegaderm 敷料（Nexcare, St. Paul, MN）包扎。

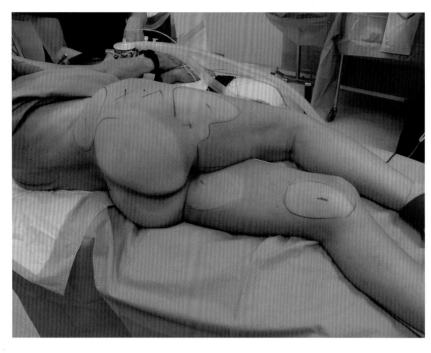

图 14.5　获取脂肪时的求美者体位。求美者取半侧卧位，可从多个供区获取脂肪，包括膝内侧、大腿内外侧、臀部、髋部和腰部。对于偏瘦、皮下脂肪很少的求美者，从多个供区获取脂肪尤为重要。完成一侧吸脂后，将求美者翻身至另一侧卧位，再进行对侧部位吸脂（照片由 Timothy J. Marten, MD, FACS 提供）

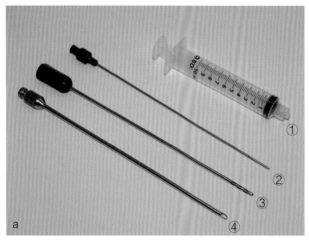
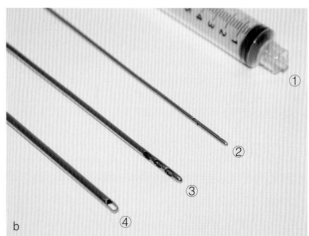

图 14.6　吸脂所需的器械。（a）用特制的吸脂针连接 10 mL 的 Luer-Lock 注射器，轻柔地在供区来回抽吸，从而无损伤地获取脂肪组织。用这些吸脂针获取的脂肪可轻易通过直径 0.7 mm 的注脂针。从上到下：① 10 mL Luer-Lock 注射器，② 1.6 mm 局部麻醉浸润针，③ 2.4 mm Tulip "三孔" 吸脂针，④ Coleman 吸脂针。（b）器械的尖端近观。从上到下：① 10 mL Luer-Lock 注射器，②麻醉浸润针，③ Tulip 吸脂针，④ Coleman 吸脂针（照片由 Timothy J. Marten, MD, FACS 提供）

脂肪的处理

抽吸出来的脂肪组织通常并不均一，因此有必要要对其进行处理从而得到均匀的、可以用于注射的脂肪组织。尽管使用"滤茶器"样滤网或在纱布上搅拌，都可以将脂肪组织简单地与油分和水分分离，但这种处理方式会损失大部分的脂肪干细胞、生长因子和细胞信使。离心则可以在将脂肪细胞与油分和水分分离的同时浓缩这些可能发挥重要作用的成分。

离心开始前，用无菌 Luer 锁帽封住注射器的注射口，以保证离心过程中脂肪组织不外流。拔除注射器活塞。将封盖了的含有未处理脂肪组织的注射器放入离心机的离心槽内，对称放置，然后离心 1~3 分钟。用于处理脂肪的离心机转子都是消毒灭菌的，这样就可以保证离心的脂肪组织也是无菌的，可以用于注射。还有一些离心机有与转子配套的可消毒的离心管，也可以用于处理脂肪（图 14.7）。

抽吸出来的脂肪通常与处理后的脂肪组织不同。每管注射器内含有不同含量的脂肪、血液、局麻药和破碎的脂肪细胞（脂滴），因此有必要对其再进行处理，以获得均匀的脂肪组织用于注射。离心可以将油分和水分与脂肪细胞分离开来，同时也可以通过浓缩得到高浓度的脂肪前体细胞（"干细胞"）。完成离心后，取出注射器，注射器内出现分层现象：上层是油，中间是脂肪，下层为水分（图 14.8）。

离心的脂肪组织分成三层，上层为油性层（破坏的脂肪组织），中间层为完整的脂肪细胞，底层是含有血液和局麻药的水性层。不同于滤网过滤，离心可以在将脂肪细胞与油分和水分离的同时，减少"干细胞""生长因子"和"细胞信使"的损失。

拔除注射器针口处的封帽，即可使注射器下层的血性液体（局麻药）流出。从注射器的上口倒出油层。可以使用 Telfa 海绵吸除少量残留的油

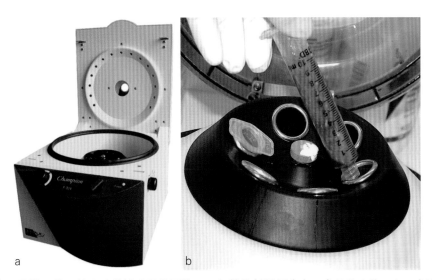

图 14.7 离心脂肪。从供区获取的脂肪的性质通常不均一。每管注射器里含有一定量的脂肪、血、麻醉药和破碎的脂肪细胞（"油"）。有必要通过处理来获得性质均一的注射用脂肪组织。离心可以使油分和水分与脂肪细胞分离，并且得到高浓度的脂肪前体细胞（"干细胞"）。（a）小的便携式台式离心机。（b）近观。将用 10 mL 注射器盛装的未处理的脂肪组织放到离心机中。注意注射器的尖端已用一次性塑料盖封闭。与转子配套的可拆卸的无菌金属套筒可以保证注射器里的脂肪组织无菌，同时也可以确保离心完毕后对脂肪的处理也在无菌范围内。有一些离心机的整个转子都可被消毒（照片由 Timothy J. Marten, MD, FACS 提供）

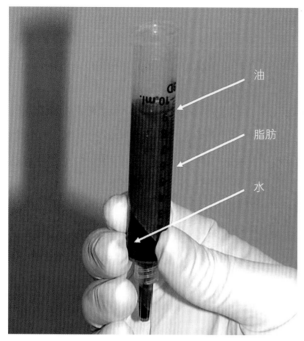

图 14.8　离心后的脂肪组织。离心后的脂肪组织分为三层：上层为油（破碎的脂肪组织），中间层为完整的脂肪细胞，下层为血和麻醉药。不同于滤网过滤，离心可以在使油分和水分与脂肪细胞分离的同时，使干细胞、生长因子和细胞信使损失最小化（照片由 Timothy J. Marten, MD, FACS 提供）

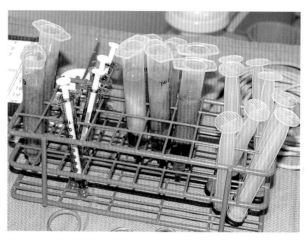

图 14.9　注射器放置架。用于放置装有脂肪的注射器的试管架，能极大地便利于脂肪注射的操作流程。左侧放置的是装有未处理的脂肪组织的注射器。试管架通常也可用来放置 1 mL 注射器、注射器部件以及其他处理脂肪时需要用到的器械（照片由 Timothy J. Marten, MD, FACS 提供）

性成分。将含有脂肪组织的注射器放置在一个试管架上，可以极大地方便脂肪处理（图 14.9）。

在架子的左侧，放置的是未处理的脂肪组织，中间放置的是离心后的脂肪组织。架子上也可以放置 1 mL 注射器，注射器的组件以及其他一些脂肪移植所需要使用的设备。

14.5.7　脂肪的注射

脂肪离心并去除油性和水性成分后，利用转接器将脂肪导入 1 mL 螺口注射器（图 14.10）。因为要想脂肪在体内很好地分布，就必须将其分为很小的颗粒进行注射，而这一过程不能通过 10 mL、5 mL，甚至 3 mL 的注射器来完成。注射器底层的 2 mL 脂肪含有高浓度的脂肪前体细胞（或称脂肪来源干细胞），可以优先用于部分关键部位（如眶区、唇部和泪沟）。如果抽吸出的脂肪组织绰绰有余，能够获得足够的高密度脂肪

组织（干细胞含量多，译者注），那么整个面部脂肪移植均可使用。

另一种麻醉方式是用 0.25% 布比卡因加 1：200 000 肾上腺素溶液进行神经阻滞麻醉，并等待其充分发挥麻醉和止血效果后再进行手术操作。如果神经阻滞麻醉和镇静麻醉都很充分，则不需要再对求美者进行局部浸润麻醉。

神经阻滞麻醉完全后，用 0.7 mm、0.9 mm 和 1.2 mm 的注脂针进行脂肪注射。注脂针口可用 11 号刀片或 20 G 的针头穿刺皮肤形成，这样形成的小切口无须缝合。

对填充区进行多平面、多通道脂肪注射，在进针、出针过程中都进行脂肪注射，通常有两个独立的进针口，尽管会进入相邻区域。从两个进针口进行注射可以使脂肪注射形成"十字交叉"，这样会使注射的脂肪更平整，有助于避免只通过单针口注射时形成"阶梯"感。

14.5.8　脂肪注射量是多少？需要"矫枉过正"吗？

临床工作中，主要是根据术者经验决定脂肪

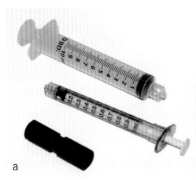
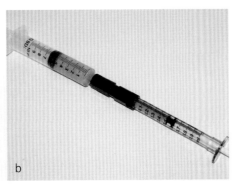

图 14.10 将离心后的脂肪转移至 1 mL 注射器内。脂肪组织通过离心并去除油分和水分之后，利用转换套装将其从 10 mL 注射器转移到 1 mL 注射器中。面部小剂量的脂肪注射不能用大注射器完成。（a）10 mL Luer lock 注射器，1 mL Luer lock 注射器，Luer-to-Luer 转换套装。（b）使用中的转换套装（照片由 Timothy J. Marten, MD, FACS 提供）

的注射量，但术者不能仅根据术中所见的情况来决定。一般来说，如果仅根据主观判断的话，注射量普遍偏保守。由于移植的脂肪并不能全部存活，因此一定程度的矫枉过正是有必要的。与使用非自体材料相比，用自体脂肪填充时所需的量要更多。大部分求美者所需的脂肪注射量可根据术前照片所见而定。实际上这也存在着经验因素，也就是"小剂量""中剂量"和"大剂量"脂肪填充。

14.5.9 怎样进行脂肪注射？

根据注脂针的走行来感觉组织的阻力。如果感觉存在阻力，则只进行小剂量脂肪注射。注脂针每次走针，注脂量不应多于 0.5 mL。这意味着 1 mL 注射器要来回穿刺走行 20~40 次，甚至更多。如果在注脂针走行过程中没有感觉到周围组织的阻力，说明此处已经注射了脂肪，就不要再次注射，将注脂针移到别的地方再行注射。这样做的目的是使脂肪与周围组织充分接触，以增加其获得血供并存活的概率。理想的脂肪注射是通过多次十字交叉的注射方式将微小的脂肪颗粒组织注射到受区，使其表面尽可能多地与周围组织接触。如果注射的脂肪形成团块，那么脂肪细胞也将会成团聚集在一起。这样就导致只有团块周边的脂肪能够与周围组织接触、获取营养存活下来；而脂肪团中央的细胞只能接触彼此，无法获得营养，

存活的可能性就很低，最终形成油性囊肿。

首次注射脂肪的医师应缓慢走针，随着自身技术的不断提高，再逐渐加快穿刺的速度。最后，在其他条件都相同的情况下，快速走针就意味着针一直在移动，这种情况下进入血管的可能性就会降低，并且将脂肪成团注射在某一区域的可能性也会降低。往复的穿刺运动能够保证脂肪注射最平整，分布最均匀。

手握注射器的姿势对控制每次注射的剂量、避免过量注射也很重要。如果用拇指顶着注射器活塞顶端这种传统方法握注射器，就很容易在组织阻力突然减小时推注过多的脂肪；而用手掌顶住注射器活塞顶端的方法，则利于更好地控制注射，更容易避免过量注射（图 14.11）。用这种方法握持注射器，手掌轻轻向内合，这样仅可以推注少量脂肪，从而更容易防止在一个部位注射过量的脂肪。

如果按照上述方法获取和处理脂肪，注脂针堵塞一般很少见。一旦发生堵塞，不应强行加大压力注射，这是导致脂肪注射过多最常见的原因。在这种情况下，最好是撤出注脂针，交给助手处理，换一个新针继续注射。术者继续操作的同时，助手来疏通注脂针。引起堵塞主要原因是脂肪堵在了注脂针和注射器连接处的内口位置，只要拔掉注射器，用小镊子将脂肪团夹出即可。

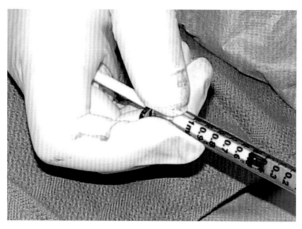

图 14.11 控制注射剂量的手持注射器的方法。如果用传统的持注射器的方法，在注射的过程当中当阻力突然减小时就会造成注射的脂肪过多。用掌心握住注射器的活塞头来注射脂肪，就可更好地控制注射剂量，避免过度注射。用这种方式握住注射器，轻微地合手只会推注少量的脂肪（照片由 Timothy J. Marten, MD, FACS 提供）

14.5.10　脂肪应该注射到多深的位置？脂肪应该分布在哪一层？

理论上脂肪注射应该多层进行，不过这需要根据受区的具体情况而定。在存在多层组织分布和表面皮肤较厚的区域，应该从骨膜层至皮下层进行多平面脂肪注射。这些区域主要包括颏颌沟（GMG）、梨状窝、中面部、颊部和颞部。其他区域则需要根据该区域的解剖特点来决定脂肪注射的层次，以达到较好的术后效果，并且保证注射区平整。这些区域包含：

1. 颞部：此处应该在皮下进行注射。

2. 上眶区、下眶区和泪沟：这些部位应该在骨膜浅面 / 眼轮匝肌下平面进行注射。

3. 唇部：应该主要在黏膜下层平面进行注射。

4. 下颌缘：应该在骨膜浅面 / 咬肌深面进行注射。注意，对于初学者最容易的注射区域是骨膜浅面。初学时，最好深进针，将大部分脂肪注射到骨膜表面。技术熟练后，再小心对咬肌深面的区域进行注射。

颏颌沟

对颏前—颏颌（"颏前"）沟（Geniomandibular Groove, GMG）区域进行脂肪注射的术后效果会很好，这也是初学者用来提升技术的一个好的注射部位（图 14.12）。尽管术后效果不会即刻显现，但对颏颌沟的脂肪注射会从颏部至颏前区形成一条优美、连续的曲线，仅通过除皱不可能获得这种效果。求美者无论男女，对术后改善的效果都会相当满意。脂肪填充术后的效果类似置入 Mittleman 颏前假体的效果，不过脂肪是自体组织，并且填充过程相对简单。使用长 4 cm、直径 0.7 mm 的注脂针对这一区域内骨膜与皮肤之间的每一层进行脂肪填充。每侧所需脂肪量为 1~3 mL（图 14.13）。

注射难度等级：初级。

颊　部

使用长 5 cm、0.7 mm 直径的针对颊部进行脂肪注射（图 14.14）。

通常每侧颊部需要 3~7 mL 脂肪，具体量要视颊部凹陷程度而定，有时需要更大的剂量（图 14.15）。由于多数求美者术前有双侧颧骨不对称，因此术中两侧颊部注射的脂肪量也会不一样。可以把在颊部行脂肪充填想象成将假体置入操作替换成进行注射填充。颊部也是初学者练习填充的一个很好的部位。

颏　部

颏部脂肪填充可以矫正因老化所导致的颏部容量、前突度和颏垂直高度的丢失，可以达到置入一个小的颏部假体时所能达到的效果（图 14.16）。注射脂肪增宽、加固颏部并填充唇颏沟和颏下纹，可以矫正老化所导致的颏萎缩（图 14.17）。颏部脂肪填充通常需从颏颌沟处开始，两者常有重叠。

使用长 4 cm、直径 0.7 mm 针进行脂肪填充隆颏，进针点可以是口周用来填充颏颌沟的部位，

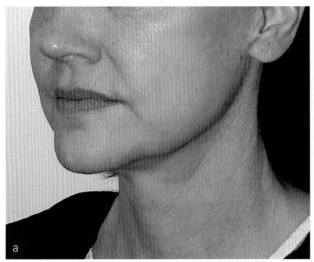 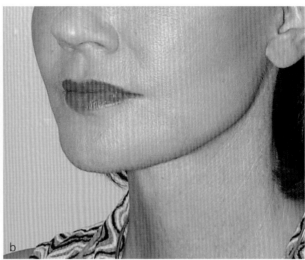

图 14.12 颏颌沟处的脂肪注射。（a）术前求美者有较深的颏颌沟，颏部显得窄而尖，颏部至下颌缘显得不连续。（b）求美者在接受面部除皱和颏颌沟（颌前沟）脂肪填充术后的照片。颏部未置入假体。颏部显得变宽，与下颌缘的连接显得更流畅。下颌缘后部、下颌角、唇部、鼻唇沟、颊部和下眶部也注射了脂肪（手术由 Timothy J. Marten, MD, FACS 完成，照片由 Marten 整形外科诊所提供）

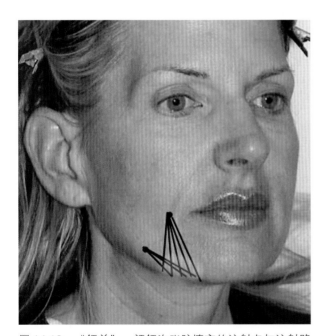 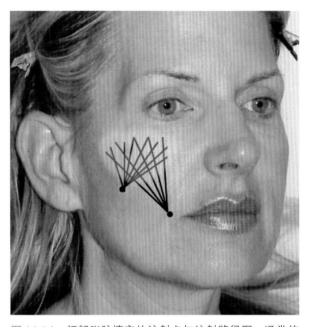

图 14.13 "颌前"—颏颌沟脂肪填充的注射点与注射路径图。使用长 4 cm、直径 0.7 mm 的注脂针对这一区域内骨膜与皮肤之间的每一层进行脂肪填充。通常每侧需填充脂肪量 1~3 mL。难度等级：初级（照片由 Timothy J. Marten, MD, FACS 提供）

图 14.14 颊部脂肪填充的注射点与注射路径图。通常使用长 5 cm、直径 0.7 mm 的针对颊部进行脂肪填充。对于多数求美者来说，从骨膜到皮肤的所有层次均要填充。通常每侧需填充脂肪量 3~7 mL。难度等级：初级（照片由 Timothy J. Marten, MD, FACS 提供）

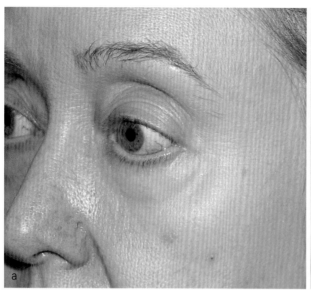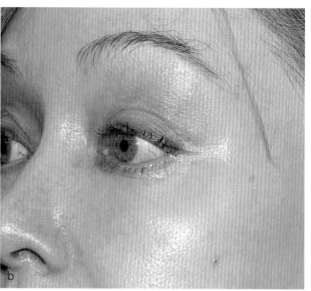

图 14.15 脂肪注射以增加颊部饱满度。随着颊部脂肪萎缩，下睑脂肪"袋"就会变得更明显、突出。去除下睑脂肪会使下睑看起来凹陷、显老。（a）颊部萎缩的求美者术前照片。下睑脂肪突出，看起来呈"袋"状。（b）颊部脂肪填充（未做下睑整形）的术后照片。颊部饱满后下睑脂肪不再显得突出，这样看起来更年轻、健康且富有吸引力。这是下睑整形所不能达到的（注意：上睑凹陷也进行了脂肪填充。手术由 Timothy J. Marten, MD, FACS 完成，照片由 Marten 整形外科诊所提供）

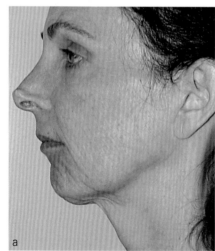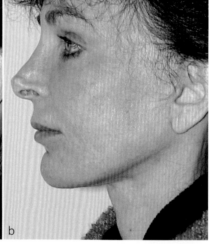

图 14.16 脂肪注射以增加颏部突度。（a）二次面部除皱术和脂肪填充前，求美者的颏部显得后缩。（b）此求美者接受二次面部除皱术和颏部脂肪填充术后的照片。颏部未置入假体。颏部脂肪注射可加强颏部的轮廓，能够达到置入小的颏部假体的效果。求美者的上下睑、颊部、唇部和颌线区域也进行了脂肪填充（手术由 Timothy J. Marten, MD, FACS 完成，照片由 Marten 整形外科诊所提供）

也可以在颏部周围重新穿刺，有时还需要在接近下唇中线处设计第三个进针点（图 14.18）。颏部从皮下至骨膜的每个层次都要注射脂肪。

通常每侧颏部注射 1~3 mL 脂肪，具体注射量根据颏的大小、形态和萎缩程度而定，偶尔需要更大的量。也可以想象成在一个需要置入"超

长解剖型"假体的颏部进行脂肪填充。

脂肪隆颏难度等级：中等。

尽管有些医师提出相反的意见，但笔者认为脂肪隆颏最好用于轻度小颏，并且在多数情况下不能替代颏假体。如果试图通过脂肪移植来明显改善颏的突度，那么颏部会显得圆实，没有轮廓

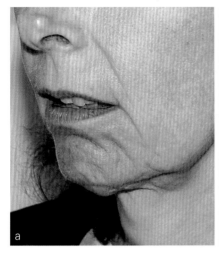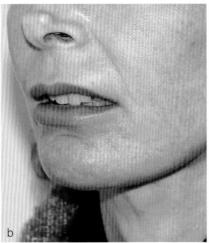

图 14.17 脂肪注射改善颏部老化。（a）术前求美者颏部萎缩，显得脆弱。（b）求美者接受颏部、颏颌沟（颌前沟）、下颌缘区域脂肪填充后的照片。颏部未置入假体。脂肪注射增加了颏部宽度和突度，使得原本萎缩、脆弱的颏部得以矫正。颏部脂肪填充的同时填充颏颌沟和下颌缘，会使整个下面部轮廓得以加强（手术由Timothy J. Marten, MD, FACS 完成，照片由 Marten 整形外科诊所提供）

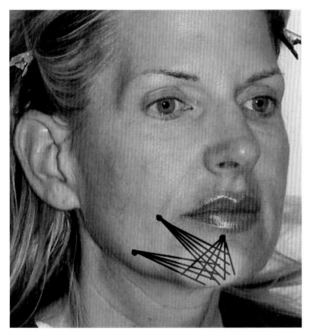

图 14.18 颏部脂肪填充的注射点与注射路径图。通常使用长 4 cm、直径 0.7 mm 的针进行脂肪隆颏，从皮下至骨膜的每个层次都要注射脂肪。通常每侧注射 1~3 mL 脂肪（照片由 Timothy J. Marten, MD, FACS 提供）

感。如果求美者需要明显改善颏突的话，假体置入无疑是最好的方法，然后根据情况决定是否在假体前面注射少量脂肪。

鼻唇沟

求美者最想进行脂肪填充的区域之一就是鼻唇沟，这也是多数医师想要处理的部位。尽管如此，医师在对此区域填充之前必须明确一些错误的观念并了解脂肪注射的一些局限性。首先是用脂肪填充鼻唇沟的效果不如非自体填充剂。与人工注射材料相比，脂肪更柔软，并且通常注射的层次更深，最好用它来矫正面部某一区域的容量丢失，而不是用来矫正因肌肉反复收缩和运动而形成的不流畅线条、皱纹或褶皱。因此，求美者通常会对单纯鼻唇沟脂肪移植的术后效果比较失望。在行脂肪移植的同时做除皱手术，将颊部和中面部组织重新悬吊固定，并切除松弛的颊部皮肤，效果才会理想（图 14.19）。鼻唇沟脂肪移植术后不会立刻产生明显效果，但当邻近部位注射了人工填充材料后，鼻唇沟处才会有明显的改善。也就是说，中颊部上区填充会对鼻唇沟有显著的改善作用，或者说两个区域联合填充时对鼻唇沟的矫正效果更佳。如果填充了颊部，那么通常只需注射少量脂肪就能改善鼻唇沟，并且整体效果也更佳。

目前，关于鼻唇沟形成的机制，普遍认为与老化造成上颌骨突度减少有关，至少在一定程度上是有关的。对鼻唇沟进行脂肪填充的目的，也正是要增加或恢复上颌骨 / 中面部的突度，而不仅仅是填充鼻唇沟。因此，上述的问题决定了脂

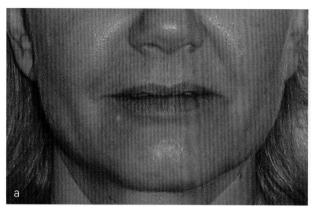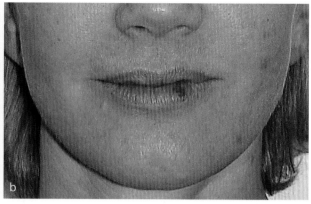

图 14.19　面部除皱的同时行鼻唇沟脂肪填充。（a）求美者中面部下垂，鼻唇沟较深。（b）此求美者接受高位 SMAS 除皱术和鼻唇沟脂肪填充后的照片。除皱联合脂肪填充所达到的效果优于单一手术所取得的效果（手术由 Timothy J. Marten, MD, FACS 完成，照片由 Marten 整形外科诊所提供）

肪填充应该如何以及在哪儿进行。应该在偏浅层次内注射脂肪，主要在皮下。如果伴有老化导致的上颌骨后缩，在鼻唇沟上部进行填充时，应该在深层注射，主要在梨状孔表面。许多求美者的鼻唇沟都需要同时按照上述两种方式处理。

使用长 4 cm、直径 0.7 mm 的针进行注射，每侧鼻唇沟所需脂肪量为 1~3 mL，具体注射量取决于凹陷的程度。

鼻唇沟脂肪填充难度：中等（图 14.20）。

如果鼻唇沟处皮肤沟纹明显，应将脂肪注射到表浅的皮下层；如果需要矫正上颌骨老化性后缩，则需要将脂肪注射到骨膜表面。如果两种情况都存在，那么从骨膜到皮下的各层都应注射脂肪。

医师在用脂肪填充鼻唇沟时，发现效果不理想后往往会追加剂量，或者改用人工填充材料，最终可能导致鼻唇沟的过分填充。为了填平鼻唇沟而过量填充脂肪是无效的，相反，这种做法只会造成中面部难看的臃肿感。另外，过度充填鼻唇沟会使求美者的口形和微笑发生改变，最终影响求美者的容貌。有鉴于此，医师应该根据求美者的实际情况给予建议，设定合理的手术目标，控制鼻唇沟处脂肪的填充量。

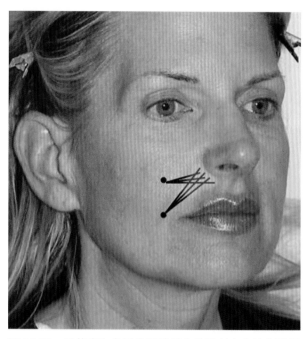

图 14.20　梨状窝和鼻唇沟脂肪填充的注射点和注射路径图。通常使用长 4 cm、直径 0.7 mm 的针进行注射。如果要改善鼻唇沟处皮肤沟纹，应将脂肪注射到表浅皮下。如果需要矫正颌骨老化性后缩，则需将脂肪注射到骨膜表面。如果两种情况都存在，那么从骨膜到皮下的各层都应注射。通常每侧鼻唇沟所需脂肪量为 1~3 mL，具体注射量取决于凹陷的程度。鼻唇沟脂肪填充难度等级: 中等（照片由 Timothy J. Marten, MD, FACS 提供）

唇　部

唇部脂肪充填的优缺点都很明显，医师和求美者对此爱恨交加。优点是脂肪是自体组织，如果注射得当且术后脂肪存活令人满意的话，那么就可以免去痛苦而又昂贵的多次注射；另外，移植后脂肪柔软且自然，常呈现轻度的矫正不全，这对那些需要行除皱手术同时又想希望他们的嘴唇有些许改善的求美者最为合适。事实上，依笔者个人经验，除非进行多次注射，否则仅通过一次脂肪填充造成唇部的过度矫正几乎是不可能的（图 14.21）；非自体注射材料则有可能造成过度矫正，使唇部过于丰满。

脂肪丰唇主要缺点是术后肿胀明显，消退缓慢，并且脂肪的存活率因人而异，术后效果也千差万别。对那些想要术后恢复快、拥有特定唇形，或者只想有轻微变化的求美者不推荐行脂肪填充丰唇。特别是要告知求美者不可能通过注射脂肪使唇部达到"蜜蜂蜇过"的外观，或者在时尚杂志上"封面女孩"的唇部外观。要想达到那种比较夸张的效果只能注射人工材料，术前要根据求美者要求给予适当建议。

只想轻微调整唇部的求美者也不适合行脂肪填充丰唇，包括：矫正轻微不对称，加强唇线，"提升"或"丰满"唇的某一特定部位等。尽管脂肪移植可能在一定程度上达到上述效果，但很难预测是否能达到或者部分达到这类求美者的要求。对于这类求美者，最适合的方式毫无疑问是使用非自体材料进行填充。

脂肪填充丰唇的消毒范围包括上、下齿龈沟，前牙的唇侧面，舌（如果术中会与术区有接触）。由于注射时需要术者将手术伸入口内，因此唇部注射应在面部其他部位注射完成后、除皱手术开始前进行。完成注射后，术者应更换手套，面部和口周再次消毒。

使用长 5 cm、直径 0.7 mm 的注脂针进行唇部脂肪注射。对于初学者，用直径稍微粗一点的针更容易完成注射，这样就不会意外穿破黏膜或唇珠。从两侧口角穿刺进针，将脂肪注射在黏膜下层（图 14.22）。

通常首先在红白唇交界处的皮下和黏膜下层进行脂肪注射，然后注射该交界处的红唇侧、皮肤侧，最后在干湿红唇处的黏膜下层注射。如果想要唇的突度更大，则在干侧红唇黏膜下层注射更多的脂肪。如果想要唇的垂直宽度增加，那么就应在红唇内侧部分沿干湿唇交界线的黏膜下层注射更多的脂肪。通常每侧的上唇需要 1.0~1.5 mL

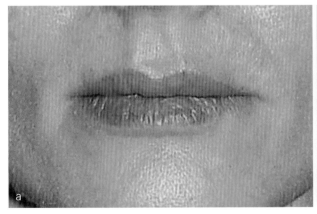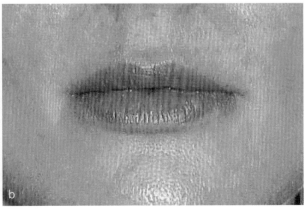

图 14.21　脂肪注射丰唇。唇部脂肪填充后显得柔软且自然，常呈现轻度的矫正不全，适合于那些需要行除皱手术同时又想希望他们的嘴唇有所改善的求美者。非自体注射材料则有可能造成过度矫正，使唇部呈现过度丰满的外观。（a）求美者接受除皱和脂肪填充术前口周区域的照片。（b）求美者在接受除皱和唇部脂肪填充后的照片。求美者嘴唇变得更丰满、厚重，同时显得柔软、自然（手术由 Timothy J. Marten, MD, FACS 完成，照片由 Marten 整形外科诊所提供）

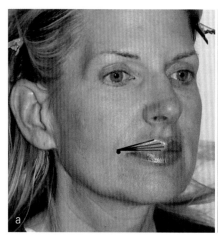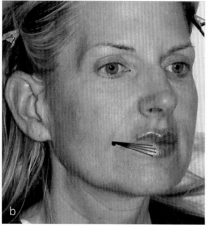

图 14.22　上下唇脂肪填充的注射点和注射路径图。使用长 5 cm、直径 0.7 mm 的注脂针进行唇部脂肪注射。脂肪填充在红唇的黏膜下以及皮肤与红唇交界区域。通常每侧的上唇需要 1.0~1.5 mL 脂肪，下唇 1.5~2.0 mL 脂肪。脂肪丰唇的难度为中等（照片由 Timothy J. Marten, MD, FACS 提供）

脂肪、下唇 1.5~2.0 mL 脂肪，也就是说，上唇一共需要 2~3 mL，下唇 3~4 mL。脂肪注射量偏少的话，在消肿后效果会欠佳；相反，大剂量注射通常只会增加肿胀程度，术后效果不会更好。

脂肪丰唇的难度：中等。

行脂肪丰唇时需要避免的一个错误，就是随意地向唇部注射脂肪，使唇部变大，但形状不佳，外观不自然，形成类似"香肠嘴"的外观。脂肪注射不应该是这样的，而是要想象消肿后求美者嘴唇的形状。优美的唇部不仅仅是大，而且要外形美观。脂肪注射可以实现这一目标。优美的下唇应该是具有两个小隆起，即在正中小凹陷的两侧存在两个丰满的区域。优美的上唇应该具有三个美学隆起，一个是在正中处的唇珠，在其两侧各有一个隆起，并且它们之间稍有凹陷。注射后形成这种自然而美观的外观是需要一段时间的。另外，在完成脂肪注射时，用两个手指分别放在唇的内外两侧，轻柔地压迫隆起之间的区域，以优化脂肪的位置和嘴唇的形状，从而形成隆起之间的凹陷。

第二个常见的错误就是使用自体脂肪或人工材料注射丰唇时，将上、下唇填充成一样大小。这种嘴唇就像"小丑嘴"，"嘴唇被人打了"或者"万圣节的蜡制嘴唇"一样不自然。从美学角度讲，自然、年轻的嘴唇形态应该是下唇明显比上唇偏大、偏丰满，因此脂肪丰唇时应将此作为手术目标。

口周区

口周脂肪注射的另一个重要作用就是治疗口周皱纹。传统的剥脱术、激光和磨削术通常不能完全矫正这些皱纹，这些方法只是处理表面皮肤，而不能丰满皮下因老化而丢失的脂肪组织。老化导致的脂肪丢失通常发生于四十多岁，此时性激素水平开始下降。传统方法处理后的口周区也会看起来比较光滑，但当她们开口说话或进行嘴部活动时，会再次产生令人烦恼的深皱纹、口周缩紧和皮下组织萎缩。通常这些问题是除皱手术也不能解决的，并且使求美者看起来比实际年龄还要老。脂肪移植可以通过恢复皮肤和口轮匝肌之间的脂肪来矫正这一问题。

尽管尚无明确证据，口周脂肪注射的第二个优点就是"干细胞"可能也发挥了作用。脂肪移植联合磨削术或激光治疗效果会更好，远在单纯脂肪注射之上（图 12.23）。

行口周脂肪注射填充时，注意不要为了消除皱纹而过度填充白唇区域，这样做会使上唇变长、露齿的程度减少，使求美者从侧面看起来呈现像狒狒那样异常突出的上唇。一个较好的填充方法就是着重处理红白唇交界的白唇侧区域及其周围的皱纹，将大部分脂肪都注射在这一区域，因为这一区域的皱纹通常最深、最令人苦恼；在其上方注射少量脂肪，再加鼻唇角基底处注射脂肪，这样效果会更好，可以从鼻底到上唇形成一个像年轻人那样的平滑过渡，并且增加上唇的突度。可使用直径 0.7 mm 的针进行口周脂肪注射，层次在皮下、肌肉浅层。更深平面和肌肉注射并不会增加手术效果。

口周区域脂肪注射难度等级：中等到高级。

下颌缘

下颌缘区域的脂肪注射能够改善面部轮廓，可以达到类似在下颌缘和下颌角置入假体的效果（图 12.24）。

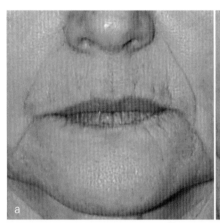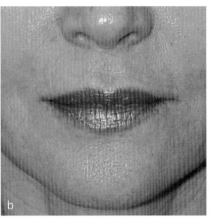

图 14.23　口周磨削术和脂肪填充案例。（a）术前求美者口周萎缩，布满皱纹，看起来显老、不健康且令人不快。（b）求美者接受高位 SMAS 面部除皱术，同期行口周磨削和脂肪注射后 2 年 7 个月时的照片。口周的萎缩和皱纹均得到改善，嘴唇看起来更年轻、更有活力和更健康。联合手术的效果优于单一手术所取得的效果（手术由 Timothy J. Marten, MD, FACS 完成，照片由 Marten 整形外科诊所提供）

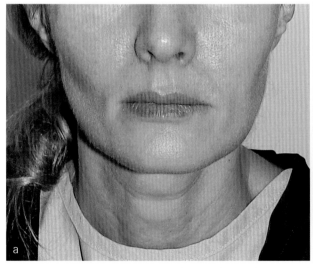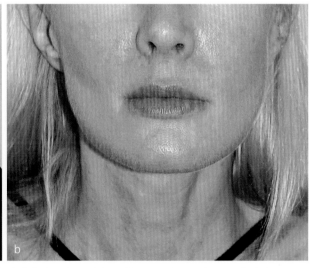

图 14.24　脂肪填充以加强颌部轮廓和改善下颌缘。（a）术前求美者看起来下颌骨偏小，下颌角之间的距离偏窄，且下面部比例不协调。（b）求美者在接受高位 SMAS 面部除皱术和颌线后部区域脂肪填充后的照片。无假体置入。改善下颌缘和下颌后缘可使面部看起来更健康，比例更协调，也有助于改善老年求美者在接受面部除皱术后下颌紧绷、不饱满的外观（注意：求美者颏部、颏颌沟、颊窝和唇部也接受了脂肪填充。手术由 Timothy J. Marten, MD, FACS 完成，照片由 Marten 整形外科诊所提供）

沿下颌缘注射脂肪以加宽、加强这一区域，从而矫正因下颌缘老化、退缩而形成的萎缩无力的外观。通常下颌缘处的脂肪填充应与颏颌沟区域同时进行，两者常有重叠。

可使用长 8 cm、直径 1.2 mm 的针于颌线处行脂肪注射。于口周区、颏颌沟区的进针口或偏前方处进针（图 14.25），脂肪应被注射到咬肌下的下颌骨表面。

通常每侧注射 3~6 mL 脂肪，具体应根据实际情况而定。偶尔每侧需要注射 7~10 mL 甚至更多。注意，不要将脂肪注射到皮下、腮腺和咬肌内。

尽管在直观上并不明显，但在下颌缘和下颌后缘进行脂肪注射后会使一个人看起来更年轻、饱满且迷人。它可与除皱手术同时施行，从而有助于矫正老化导致的瘦削、萎缩、无力的下颌轮廓。单独进行除皱手术则不能解决这类问题（见病例 3 和病例 4）。

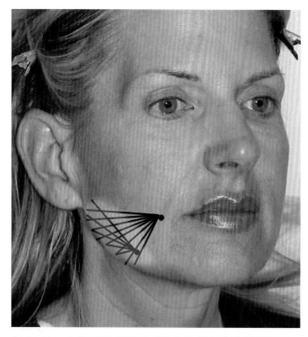

图 14.25 下颌后缘部脂肪填充的注射点和注射路径图。通常使用长 8 cm、直径 1.2 mm 的针行颌线处脂肪注射。脂肪应被注射到咬肌下的颌骨表面。通常每侧注射 3~6 mL 脂肪。注意不要将脂肪注射到皮下、腮腺和咬肌内（照片由 Timothy J. Marten, MD, FACS 提供）

对二次除皱和要求年轻化的脸型偏长的求美者而言，下颌缘处脂肪移植尤其有用。通常二次除皱的求美者下颌缘处的脂肪会因自然丢失或手术去除而显著减少，并且如果首次除皱时过度悬吊提升，会使脂肪容量不足的问题更加明显。脂肪移植能够轻松改善这种外观，是笔者对求美者行二次及三次除皱术时的重要内容。下颌缘脂肪充填对长脸求美者也能产生类似效果。对这类求美者单做除皱会使下面部更窄，脸显得更长。脂肪移植能加宽面部，改善整体比例（图 14.26）。

下颌缘脂肪移植难度等级：中等。

颞 区

颞部凹陷通常见于四十岁以上的求美者，脂肪移植可以轻松矫正这一问题（图 14.27）。通过颞部发际线内的穿刺口将脂肪注射到颞区皮下层（图 14.28）。

每侧颞部通常需要 5~7 mL 脂肪，偶尔会有需要的量更大的情况。通常会选用稍粗的钝针（长 6 cm，直径 0.9 mm），而不选用细的锐针。使用粗钝针有助于避免穿入颞静脉，从而可以避开该血管，在其周围区域注射脂肪。

操作时，注意不要在颞静脉的表面及其深部走针，但可以将针插入颞部阻力最小的区域。根据经验，这是注射脂肪最好的层次，并且损伤颞静脉的可能性最小。如果注射过程小心谨慎、严格执行上述操作，但还是不小心刺入了颞静脉，会看到从静脉破口处漏血、术区肿胀明显，最简单的处理方法就是用手术海绵按压一会儿，通常持续按压几分钟后出血就会停止，然后继续完成脂肪注射。

颞区脂肪填充难度等级：中等。

颊部凹陷区域

颊部凹陷主要见于四十岁以上的求美者，脂肪移植矫正效果非常好（图 14.29）。对于颊脂肪切除术后或 HIV 感染相关的颊部萎缩，也可以通过脂肪移植进行矫正。

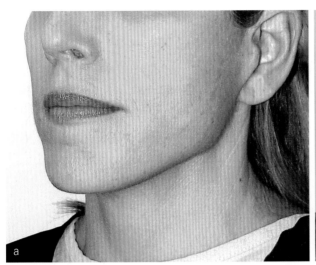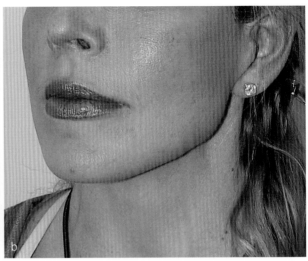

图 14.26　脂肪注射以加宽面部，矫正 "长脸" 不协调的比例。（a）小颌和 "长脸" 的求美者术前照片。求美者之前由其他医师做过面部除皱术，术后下颌缘变紧，脸显得更长。（b）求美者接受下颌缘、颏部、颊部、中面部、颊窝和唇部脂肪填充后的外观。无假体置入。"长脸" 外观得以改善，面部比例变得更为平衡和协调（手术由 Timothy J. Marten, MD, FACS 完成，照片由 Marten 整形外科诊所提供）

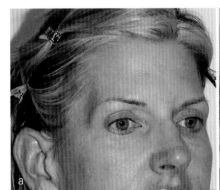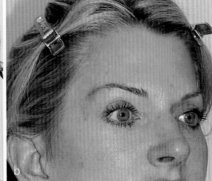

图 14.27　脂肪降颞。颞部凹陷通常是四十岁以后衰老的表现，脂肪移植可以轻松矫正这一问题。（a）有明显颞部凹陷的 45 岁求美者。（b）此求美者在接受高位 SMAS 面部除皱术和脂肪降颞术后 2 年 4 个月时的外观（注意：上下睑也进行了脂肪填充。手术由 Timothy J. Marten, MD, FACS 完成，照片由 Marten 整形外科诊所提供）

颊脂垫的切除，通常是为了使求美者颧骨显得更高，面部更有棱角而采取的不恰当的手术选择。事实上，颊脂垫切除经常会使人看起来像生病、憔悴、瘦削，或是形成不柔和的外观，在过度切除脂肪垫的求美者身上更为明显。

注射脂肪时，通常使用长 4 cm、直径 0.7 mm 的注脂针，注射量根据凹陷程度而定，并且有时需要填充更多。由于许多求美者术前颊部就存在不对称，因此术中左右两侧脂肪填充的量也会不一样。

颊部脂肪填充的难度等级：中等。

上眶部—上睑区

不论是疾病、自然老化还是手术所形成的上眶区（上睑区）凹陷，脂肪填充均能显著改善上睑外观，充填被称为 "猫头鹰眼" 的不自然凹陷（图 14.31）。

目前，对于上眶区（上睑）脂肪填充的层次存在争议：皮下 / 眼轮匝肌下，甚至眶隔下（眶内），都成为不同医师所采用的注射层次。对于一名经验不是很丰富的注射医师来说，应避免眶隔下和单纯皮下注射，将脂肪注射到骨膜浅面——眼轮匝肌下平面是最安全的。

治疗上睑凹陷一个常见的错误观念是：脂肪需要并且应该注射至上睑的眶隔前方。这样做不仅操作难度大、风险高，而且也没必要。笔者建议：可沿眶上缘的下缘将脂肪注射到眶前区域，这对矫正上睑凹陷更可行。将这一过程概念化，即可描述为：沿眶上缘的下缘在眶区注射脂肪，使原本已经凹陷，贴着眶骨的皮肤下移至眶隔前方，从而形成饱满、重睑皱襞形态良好的上睑。一旦明确了上睑形态的改善是因为眶区的脂肪充填而非单纯上睑所产生的，那么该处就需要更大的脂肪填充量。通常每侧需要填充 2~3 mL 脂肪才能达到明显的改善效果。现在可以使用更细的针进行注射，让操作更容易，更有预见性，因为细针穿刺更顺利、更精准，每次能够注射非常微量的脂肪。目前最常使用的是长 4 cm、直径 0.7 mm 的注射针，不过也可用更细的针，注射的效果也会更好。

在行上睑脂肪填充时，要时刻提醒自己即使注脂针是钝头的，也还是很容易会刺入眼球的。上眶区和上睑的脂肪移植是比较难的，医师必须

从注射相对简单的区域积累足够的经验后，再在此区域进行脂肪填充（图 14.32）。一旦技术成熟，上眶区的脂肪移植会成为自体脂肪应用中的最有艺术价值的一种，也很有可能成为上睑区年轻化手术的常规方案。

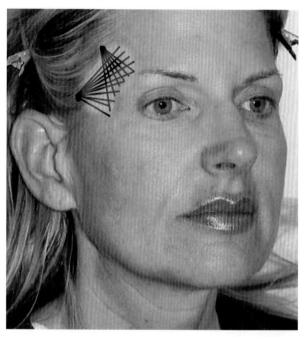

图 14.28 颞部脂肪填充的注射点和注射路径图。使用长 5 cm、直径 0.9 mm 的针注射脂肪，注射层次为皮下。每侧颞部通常需要 5~7 mL 脂肪。难度等级：中等（照片由 Timothy J. Marten, MD, FACS 提供）

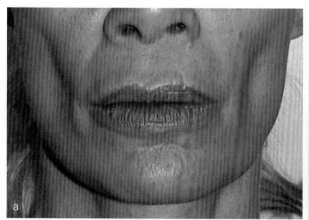
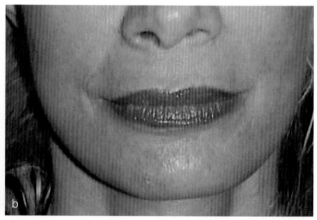

图 14.29 颊部萎缩和颊脂垫过度切除后的矫正。颊脂垫去除术经常错误地被用来制造"高颧骨"外观，使面部更显轮廓感。事实上，它经常会使面部看起来显得病态、憔悴且去女性化，尤其是过度切除颊脂垫后（注意：下眶部、中面部、口周和颌线区也接受了脂肪填充。手术由 Timothy J. Marten, MD, FACS 完成，照片由 Marten 整形外科诊所提供）

下眶区—下睑区

下眶区（下睑区）脂肪移植与上眶区脂肪移植有很多相似之处，主要是对于脂肪填充的层次有着相似的错误观念，有关决定脂肪注射部位的技术考虑也相似，以及都需注意防止意外损伤眼球。如上眶区脂肪移植一样，如果操作仔细正确，那么下眶区脂肪移植也是一种具有极高艺术成就的手术（图 14.33）。

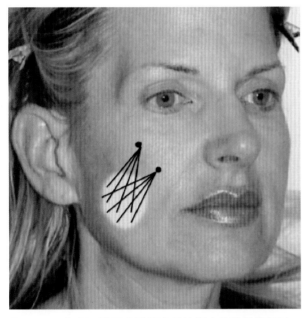

图 14.30　颊部凹陷区脂肪填充的注射点和注射路径图。通常使用长 4 cm、直径 0.7 mm 的注脂针。对于大多数求美者，脂肪注射于皮下或 SMAS 下（颊间隙）。通常每侧注射 2~5 mL 脂肪。难度等级：中等（照片由 Timothy J. Marten, MD, FACS 提供）

眶下区脂肪移植能够明显矫正老化相关的、使人看起来如"生病"或是"憔悴"的凹陷，在感官上"缩短"了下睑的长度，使下睑到颊部的过渡更年轻、优美和平滑。而传统的下睑手术，如脂肪移位、"眶隔释放"、中面部除皱、脂肪块游离移植等，通常达不到这些要求。正如眶上区脂肪移植时不应在睑板前填充脂肪一样，眶下区脂肪注射时也要注意：脂肪应注入深部的肌肉下—骨膜表面，填充的目标是使眶下缘向上抬高并增加其前向突度，而不是仅仅填充下睑。同上眶区一样，要想下睑获得满意效果，填充的量往往要比术前想象得多，通常需要 2~4 mL 脂肪。然而，与上眶区脂肪填充不同的是，最好垂直眶下缘注射脂肪，并且这样注射也最容易。注射完成后，脂肪成团分布或不平整非常少见。不应平行于睑颊沟在眶下区注射脂肪。

通常用长 4 cm、直径 0.7 mm 的注射针进行眶下区脂肪移植，注射点设在颊中部或口周（图 14.34）。注射层次在眼轮匝肌下—骨膜上层次。通常每侧需注射 2~4 mL 脂肪。注射难度较大。

同上眶区注射，在下眶区注射脂肪时，术者的非优势手（非注射侧）的示指稳固地抵在眶下缘上，以防止误伤眼球。随着注射针垂直于眶缘，顺着指尖在眶下组织中向内走行时，在眶下缘处可以感觉到眶颧韧带，将针尖向内即可轻轻穿过该韧带。这是指引术者精确定位注射脂肪位置的一个重要的解剖标志，从而术后才能获得最佳

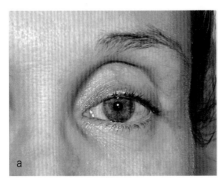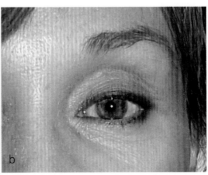

图 14.31　上眶部凹陷的矫正。（a）求美者由其他医师行上睑整形术后，形成上睑凹陷、不自然的眼球内陷（"猫头鹰眼"）外观。（b）求美者接受上眶部脂肪填充后的照片，上睑看起来更健康更年轻（手术由 Timothy J. Marten, MD, FACS 完成，照片由 Marten 整形外科诊所提供）

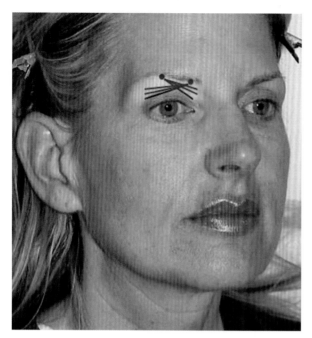

效果。通过此方式注射 3 mL 脂肪后，沿眶骨眶颧韧带分布的区域不会存在张力，这就说明了注射时注脂针的来回穿刺和脂肪充填有效地松解了该韧带，并进一步提升了总体效果。注意避免在眶下区进行皮下注射脂肪，因为此处的皮肤非常薄，皮下填充会形成包块或不平整，因此最好仅在骨膜上—眼轮匝肌下这一平面进行注射。也有人提到了表浅注射的优点（如改善皮肤的质地和颜色），除了有经验的专家，对于多数医师而言，这些改善非常微乎其微，而且这些收益并不足以抵消很可能发生的并发症，如一旦出现注射区皮肤凹凸不平处理起来会非常困难。

泪 沟

眶区的边界、"泪沟"和颊部起始区域其实很难明确界定。事实上，对于多数求美者，需要同时处理眶区、颊部和泪沟，它们在一定程度上相互重叠。此外，必须时刻牢记治疗的最终目的

图 14.32 上眶部（"上睑"）脂肪填充的注射点和注射路径图。通常使用长 4 cm、直径 0.7 mm 的注射针。注射层次为眼轮匝肌下至骨膜平面。通常每侧需要 2~3 mL 脂肪。难度等级：高级（照片由 Timothy J. Marten, MD, FACS 提供）

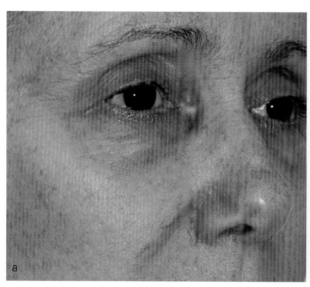

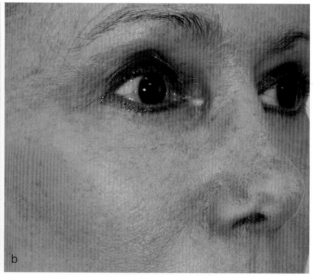

图 14.33 下眶部凹陷的脂肪填充。（a）求美者下睑凹陷，不自然的眶下区域呈现凹陷、老化的外观。（b）求美者在接受面部除皱术和下眶部脂肪填充后的外观。下睑至颊部的过度显得平滑，求美者看起来更健康、更年轻、更有吸引力（注意：上眶部、鼻根部、颊部和鼻唇沟也进行了脂肪填充，同时求美者也接受了上睑下垂矫正。手术由 Timothy J. Marten, MD, FACS 完成，照片由 Marten 整形外科诊所提供）

是形成年轻而又迷人的面部外观，而不是仅仅对某一部位的填充。同颊部和眶区注射一样，通过眶中部下方切口将脂肪垂直注入，这样泪沟就会很容易被矫正（图14.35）。

使用长4 cm、直径0.7 mm的注射针进行泪沟脂肪移植。注射脂肪的层次为骨膜上—眼轮匝肌下平面。通常每侧需要0.5~1.5 mL脂肪，注射量取决于泪沟向外下方延伸的程度。该部位注射难度较大。

随着术者经验的增加，注射时应时刻保持小心谨慎，在更浅的层次注射脂肪也会比较安全，尤其在泪沟偏下外侧、与颊部移行的部分进行浅层次的充填，这样处理后泪沟效果会更好（图14.36）。

14.6　手术结束时的按摩

当脂肪注射达到目标量时停止注射。轻轻按摩填充术区以确保脂肪均匀分布，并将团块或不平整轻轻揉开、抚平。可以放一个手指在口腔内，从内外同时按摩唇部、口角和鼻唇沟区域。眶区注射后，轻压眼球来检查是否有不平整。

14.7　手术记录

手术团队中应专门有一人负责记录脂肪填充的区域和注射量。推荐使用"脂肪注射治疗记录表"（图14.37），可以方便手术记录，并且清晰易懂。通常每注射1 mL脂肪就在表上记录一下。在没有台下护士的情况下，可以将此表装在袋子里进行消毒，手术时打开此表，助手用无菌手术标记笔在此表上暂时记录手术数据（图14.38）。手术完成后再将这些数据转录到该求美者正式的脂肪注射治疗记录表中。另一种方式就是由台下人员在求美者等比例大小的照片上标记脂肪注射量。

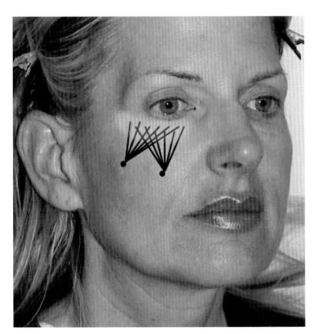

图14.34　下眶部（下睑）脂肪填充的注射点和注射路径图。通常使用长4 cm、直径0.7 mm的注射针，注射的层次为骨膜上—眼轮匝肌下平面。通常每侧需要2~4 mL脂肪。难度等级：高级（照片由Timothy J. Marten, MD, FACS提供）

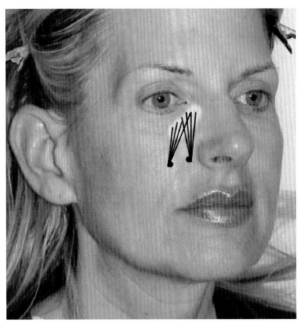

图14.35　泪沟脂肪填充的注射点和注射路径图。通常使用长4 cm、直径0.7 mm的注射针，注射的层次为骨膜上—眼轮匝肌下平面。通常每侧需要0.5~1.5 mL脂肪，注射量取决于泪沟向外下方延伸的程度。难度等级：高级（照片由Timothy J. Marten, MD, FACS提供）

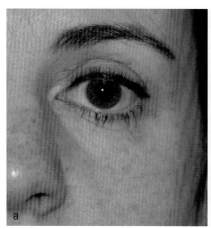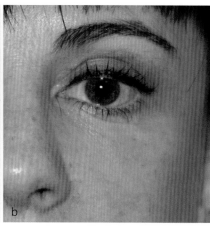

图 14.36 "泪沟"脂肪填充。(a)求美者鼻颊沟(泪沟)凹陷,眶下部凹陷、老化,显得不自然。(b)求美者接受脂肪填充后,外观看起来更健康、更年轻(手术由 Timothy J. Marten, MD, FACS 完成,照片由 Marten 整形外科诊所提供)

Marten 整形整所
450 Sutter St Suite 2222 San Francisco, CA 94108

此处粘贴求美者标签

脂肪注射数据采集表

求美者体重(磅/千克)＿＿＿＿＿＿＿＿

脂肪注射部位:

	右	左
部部间根区内沟部部前隙沟底角唇角基唇上下口颊颊颊沟沟唇下射出		
额颞眉鼻上眶泪面颊其间唇基唇上下口周颊缘沟沟唇下注内		
眉/眶 中颊 颊鼻鼻鼻 梨状孔/鼻小柱/鼻 颏颌沟/颏 下颏颏 真皮内注射 其他部位(列出)		

总注射量—面部 ＿＿＿＿＿＿＿＿

获取脂肪的部位(列出全部)
- ☐ 大腿外侧
- ☐ 髋部
- ☐ 大腿内侧
- ☐ 膝部
- ☐ 腹部
- ☐ 大腿前侧
- ☐ 腰/侧腰
- ☐ 其他(列出)

获取脂肪的数据

获取的脂肪总量(cc)＿＿＿＿＿＿＿

离心后脂肪总量(cc)＿＿＿＿＿＿＿

离心时间   ☐ 3分钟
           ☐ ＿分钟

离心速度

         ☐ ＿＿＿＿转/分

护士签名 ＿＿＿＿＿＿＿   时间 ＿＿＿＿＿＿

图 14.37 脂肪注射数据采集表。使用该数据采集表可简化对脂肪注射操作过程的记录,并且清晰易懂(照片由 Timothy J. Marten, MD, FACS 提供)

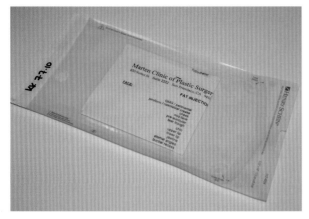

图 14.38　消毒后的脂肪注射数据采集表。可以将此表消毒后暂时装在无菌袋子里，术中助手用手术标记笔在表上暂时记录手术数据，术后再将数据抄录到求美者医疗记录里（照片由 Timothy J. Marten, MD, FACS 提供）

14.8　学习脂肪注射的技巧

· 了解萎缩是衰老的一部分。

· 学习脂肪注射技术的基本知识，了解脂肪注射所需要的设备。

· 保证充足的时间来顺利完成手术。

· 不可低估手术的技术与艺术层面的难度。

· 循序渐进地积累手术经验。

· 认真分析术后效果。

· 不断精益求精。

14.8.1　完成其他同期施行的手术

脂肪注射完成后，可开始着手其他计划同期施行的手术，如面部除皱术、颈部除皱术、额部除皱术、上睑成形术、下睑成形术、口周磨削术等。由于大部分脂肪只是被填充到前面部，与面部其他需要分离的区域不存在重叠，因此脂肪移植术后对这些部分的操作不会使移植的脂肪漏出来，也不会影响脂肪移植的术后效果。

14.9　包扎

在完成所有的手术操作并缝合切口后，用洗发露洗头并冲洗干净。不需要对术区包扎。通常求美者戴帽子、围巾和太阳镜即可出院。

14.10　术后护理

多数做完除皱和脂肪填充的求美者出院后第一晚由护理专员看护，可以将怎样护理求美者的特殊说明写下来交给他们。求美者应安静休息，并对眼睛和其他手术部位进行冷敷。术后 3 日内清醒时，每小时可冷敷 15~20 分钟，或者使用可自动调节温度的水冷面具。多数求美者水肿的高峰期见于术后 3 天。不应在面部术区用冰块或者很凉的敷料进行冷敷，这样可能会对移植的脂肪组织造成损伤，影响术后效果。

术后应去枕平卧。根据求美者需要可在颈后放置一个小圆枕，这种姿势可保证颏颈角充分打开，避免颈部弯曲。另外，在这种姿势下，瘀血肿胀就不会积聚在颏部、颈部和颏下区域，而是会向下积聚到头的后部，这不仅对求美者没有什么害处，还可以不引人注意，并且当求美者直立时，水肿会更迅速地从面部转移到躯干。术后 2 周求美者应吃柔软且易咀嚼消化的食物，避免咸、干或不易咀嚼的食物。

14.11　术后恢复与愈合

求美者术后多久才可参与工作和社交活动，主要取决于手术的大小（注射了多少脂肪），以及求美者对手术的耐受度、愈合的能力、所从事的工作类型、想参加活动的类型、对隐私的要求和对术后整体外观的感觉。建议求美者术后能够留出 2~3 周的手术恢复时间，如果计划出席重要的商业活动，参加家庭聚会、旅游或者其他一些重要的事情，那就要预留更长的时间。

术前要告知求美者，脂肪填充会加剧水肿，并且会使恢复时间延长几周。水肿在唇部和眼周最明显，并且化妆只能掩盖淤血，但不能掩盖水肿。对于唇部进行脂肪移植的求美者，可给他们圆锥形的口罩来遮挡术后早期唇部的水肿。

术后瘀斑通常很轻微，相对于水肿而言，求美者不会过多在意。

要告知求美者术后需要 2~3 个月才能恢复自然状态，不会在拍照或者重要场合中被人看出做过手术。面部和颏下部位愈合确切则需要 6~9 个月。

求美者经常会把水肿吸收和皱纹的出现错误地认为是脂肪存活不好，等到完全愈合时，脂肪就会全被吸收掉。这种误解的出现，是因为大部分求美者只记得在看到手术后面部变得饱满平滑时的喜悦心情，而忽视了移植部位的脂肪组织会在立体结构上发生微小变化，同时也忘记了他们术前没进行脂肪填充时面部凹陷的程度。术者在刚开始做脂肪移植的阶段有时也会因为类似原因而经历类似的失望，这一点需要时间来锻炼术者的眼力，从而敏锐地观察到已经取得的改善。

14.12 再次填充

脂肪移植术后 4~6 个月面部轮廓可出现可见的变化，可能是由存活的脂肪所产生的，并且可能是永久性的改善。随着水肿和硬化慢慢消去，可以告知求美者此时"大部分他们所观察到的变化就是脂肪移植后所获得的效果"。多数医师也认为脂肪移植术后面部水肿、硬结和炎症消退需要 4~6 个月，这时候如果事实表明或者求美者需要再次手术，那么可以考虑再次填充。由于能够填充到面部菲薄而萎缩的组织内脂肪的量是有限的，因此二次脂肪移植不应被视为第一次手术失败的补救，这只是该技术固有的缺点。如果首次脂肪填充达到求美者要求的效果，那么再次填充通常效果一样或更好，而且通常也不需要像第一次填充那么复杂。

14.13 并发症

笔者团队在过去的 20 年里，行脂肪移植的

同时行除皱术并没有发生如感染、栓塞这样严重的并发症。但这些严重并发症的确有报道，并且多发生在脂肪注射时。临床经验表明，使用钝针注射时栓塞极其罕见，但当使用更细的注射针以及越来越多的医师从事脂肪注射时，这种情况的发生率可能增加。栓塞及其他包括失明在内的相关并发症主要发生于使用锐针进行注射时。Coleman 等已详细报道了有关脂肪注射的并发症，读者可以参阅他们的文章[14]。

在除皱的同时行脂肪移植手术时，与脂肪移植相关的并发症主要是一些"微小的""美观"方面的问题，包括肿块、"油性包囊"、不对称、矫正不充分、过矫以及吸脂供区不平整等。更准确地说，这些是脂肪填充固有的风险，就像假体隆胸后形成包膜一样，即便手术操作很恰当、很仔细，移植后还是会存在许多不可控的变量，尤其是对于脆弱的脂肪移植物来说。

部分求美者术后发生并发症的风险要高一些，主要由脂肪的供区和受区条件不好所致。这些求美者通常包括吸烟和以前吸烟的，有面部吸脂手术史，放疗或光电类治疗（包括强脉冲光、射频、超声刀等）后的求美者。不同于激光治疗能量只集中于皮肤表面，上述这些治疗时能量能够分散到真皮和皮下组织中，可以造成组织微循环的破坏，从而影响移植物的存活。大剂量使用可产生炎症反应的填充剂（如聚乳酸或磷酸钙等）和长期使用玻尿酸制剂，也可同样影响脂肪移植术后效果。单纯使用透明质酸酶溶解玻尿酸似乎不能解决这一问题，原因可能是残留的炎症反应仍然可能会降低脂肪存活率。对所有这些求美者都应小心，并且应告知他们术后发生并发症的风险可能会增加。

之前做过吸脂，尤其是激光或者超声吸脂的求美者，要想再次获取脂肪十分困难，得到的脂肪组织质量也不会很理想，并且脂肪填充过程中更容易堵塞注脂针。如果脂肪注射方法得当并且脂肪注射量保守的话，大部分"并发症"是很小的，

而且也很容易处理。"油性包囊"可以很容易被吸除或破坏。在笔者做过的求美者中，包块形成极其罕见，但其他医师手术后发生的概率持续增加；可以通过微针吸除，直接切除或者再次填充脂肪来处理。不对称和矫正不满意可以通过再次填充来处理。吸脂供区不平可以通过对高出的部分吸脂或对凹陷的部位填充脂肪来解决。除了眶区，发生过度充填的区域可以通过使用"微针吸脂"技术来处理，即用直径 0.9 mm 或 0.7 mm 的

吸脂针连接 3 mL 注射器进行吸脂。眶区不平整或过度充填最好通过开放手术来处理，在直视下去除多余的脂肪组织。对于唇部小结块和不平整，可以通过沿唇红上褶皱的方向做放射状切口直接切除的方式进行处理。

处理并发症最好的方法就是完全避免它们的发生。花时间学习手术规范操作，选择得心应手的器械，在平时操作当中不断总结经验并且在注射时相对保守的医师，术后并发症往往最少。

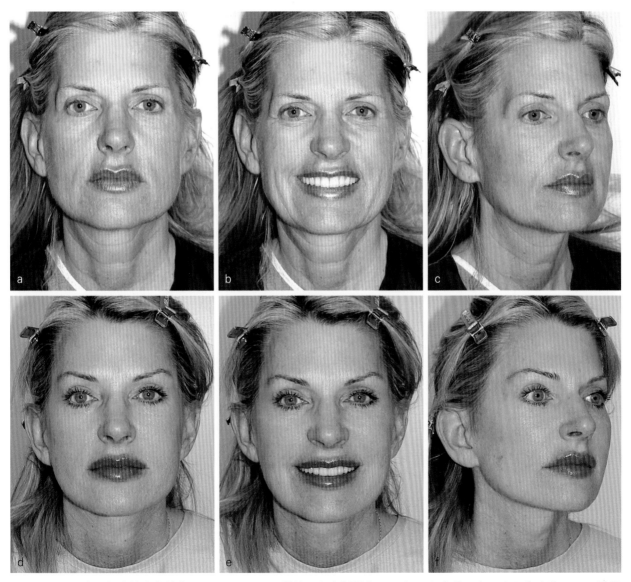

图 14.39　45 岁女性求美者术前术后的正面照、正面微笑照和右侧斜位照。（a~c）术前。（d~f）面部高位 SMAS 除皱术、颈部除皱术、微创额部提升术、下睑提升术和全面部脂肪填充（颞部、颊部、唇部、鼻唇沟、颊颌沟、口角和上下睑，共 50 mL）术后 2 年 4 个月时的照片（手术由 Timothy J. Marten, MD, FACS 完成，照片由 Marten 整形外科诊所提供）

14.14 病例展示

14.14.1 病例1

图 14.39a~c 是一位 45 岁女性求美者的术前照片。整个面部均存在皮肤松弛和组织容量丢失。该求美者之前没做过整形手术。图 d~f 展示了求美者做了高位 SMAS 面部除皱、颈部除皱、微创额部提升、下睑提升，并用脂肪对颞部、颊部、唇部、鼻唇沟、颏颌沟、口角和下睑区进行填充术后 2 年 4 个月时的照片。图 14.2 为脂肪填充示意图，总共填充了 50 mL 脂肪。注意该求美者术后面部轮廓柔软自然，没有紧绷、拉紧，或者"面部除皱术后"的不自然外观。面部容量丢失也得到了一期矫正，术后求美者外观更健康、年轻和女性化。除皱术和脂肪移植同期施行所产生的效果，是无法通过单独施行一项手术而达到的。

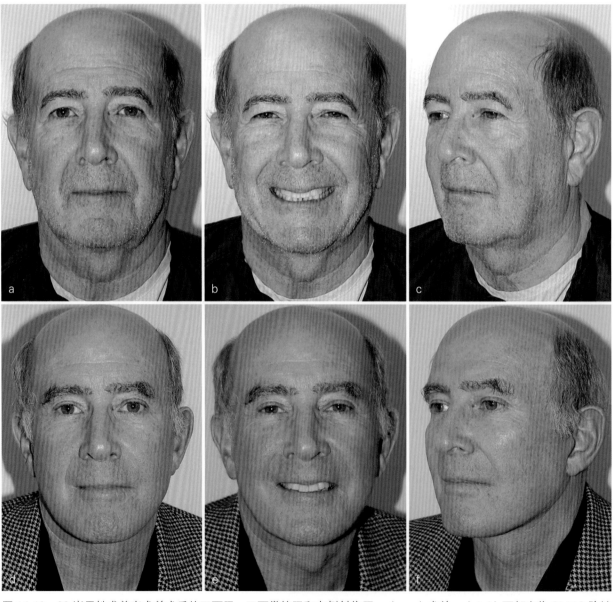

图 14.40　68 岁男性求美者术前术后的正面照、正面微笑照和左侧斜位照。（a~c）术前。（d~f）面部高位 SMAS 除皱术、颈部除皱术、微创额部提升术、上下睑提升术、部分面部脂肪填充和耳垂缩小术后 1 年 9 个月时的照片。共注射 28 mL 脂肪（手术由 Timothy J. Marten, MD, FACS 完成，照片由 Marten 整形外科诊所提供）

14.14.2　案例 2

图 14.40a~c 为一位 68 岁男性求美者的术前照片。该求美者颊部下垂，颊部褶皱较深，并且下颌松垂；颊部、眶区、口周以及颏颌沟区域的容量丢失也较明显。图 d~f 展示了该求美者在行高位 SMAS 面部除皱、颈部除皱、微创额部提升、上下睑提升、面部局部脂肪填充和耳垂缩小术后

1 年 9 个月时的效果。一共注射了 28 mL 脂肪。注意求美者术后拥有年轻、阳刚的面部轮廓，而没有紧绷或被拉紧的面部外观。面部容量丢失被同时矫正，术后求美者外观更健康、年轻，也更男性化。除皱术和脂肪移植同期施行所产生的效果，无疑是不能通过单独施行一项手术所能达到的。

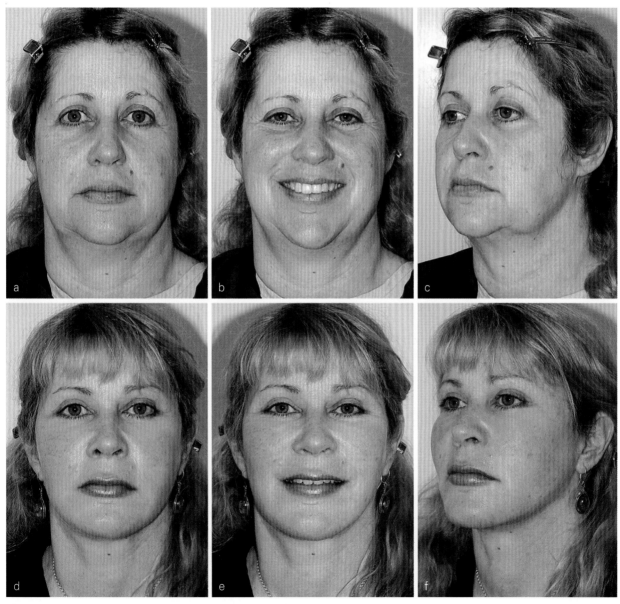

图 14.41　53 岁女性求美者术前术后的正面照、正面微笑照和左侧斜位照。（a~c）术前。（d~f）面部高位 SMAS 除皱术、颈部除皱术、颞部提升术、眦成形术和面部脂肪填充（颞部、颊部、眶下部、鼻唇沟、口周、颏颌沟、颏部和颌线区域）术后 1 年 5 个月时的照片。术中共注射 66 mL 脂肪（手术由 Timothy J. Marten, MD, FACS 完成，照片由 Marten 整形外科诊所提供）

图 14.14.3　案例 3

图 14.41a~c 为一位 53 岁女性求美者的术前照片。虽然第一眼看上去求美者面部似乎是饱满的，但仔细检查就会发现求美者颞部、颊部、眶区、口周、颊颌沟、颈部和颌线区域均存在组织容量丢失。求美者先前做过上、下睑提升术。图 d~f 展示了该求美者行高位 SMAS 面部除皱、颈部除皱、颞部除皱、眦固定术，以及颞部、颊部、眶部、

鼻唇沟、口周、颊颌沟、下颏和颌线脂肪移植术后 1 年 5 个月时的效果。总共填充了 66 mL 脂肪。求美者术后拥有柔和自然的面部轮廓，而没有紧绷或拉紧的面部外观。面部轮廓显著改善，求美者显得更年轻。脂肪移植后求美者面部更显平整和女性化。同时，求美者的唇部变得更饱满且自然。除皱术和脂肪移植同期施行所产生的效果，无疑是不能通过单独施行一项手术能够获得的。左侧上唇的黑痣也被切除了。

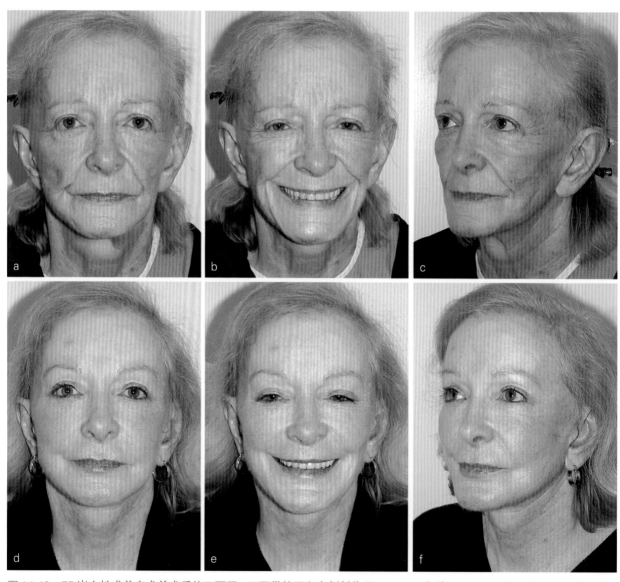

图 14.42　75 岁女性求美者术前术后的正面照、正面微笑照和左侧斜位照。（a~c）术前。（d~f）面部高位 SMAS 除皱术、颈部除皱术、额部提升术、上下睑提升术、眦成形术和全面部脂肪填充（颞部、颊部、中面部、上下睑、唇部、鼻唇沟、口角、颊颌沟、颈部和颌线区域）术后 2 年 4 个月时的照片。术中共注射 90 mL 脂肪（手术由 Timothy J. Marten, MD, FACS 完成，照片由 Marten 整形外科诊所提供）

14.14.4　病例 4

图 14.42a~c 是一位 75 岁女性求美者的术前照片。该求美者之前已经做过多次除皱和相关的手术，包括激光换肤。尽管做过除皱术，但颊部松弛仍然明显，全面部的组织容量丢失使面部看起来憔悴显老。图 d~f 展示了该求美者在行高位 SMAS 面部除皱、颈部除皱、额部除皱、上/下睑提升、眦固定术和对颞部、颊部、中面部、上下睑、唇部、鼻唇沟、口角、颏颌沟、下颏和颌线区脂肪移植术后 1 年 7 个月时的效果。术中共填充了 90 mL 脂肪。没对求美者进行过激光换肤、假体置入或其他相关的手术。在这种情况下，与除皱手术相比，脂肪移植无疑对术后整体效果更重要。面部轮廓得到显著改善，面部容积也得到恢复。术后求美者拥有健康且女性化的外貌，单独做上述任何一项手术都达不到这样的效果。

参考文献

［1］ Marten TJ. Secondary facelift. In: Plastic Surgery. Philadelphia: WB Saunders; 2012

［2］ Marten TJ. Lamellar high SMAS face and midface lift: a comprehensive technique for natural appearing rejuvenation of the face. In: Nahai F.,(ed). The art of aesthetic surgery: Principles and techniques. 2nd Ed. 2011, St. Louis: Quality Medical Publishing. pp. 1525-1620

［3］ Marten TJ. Facelift with SMAS flaps. In Guyuron B, Eriksson E, Persing J, eds. Plastic Surgery; Indications and Practice. Philadelphia: Saunders Elsevier; 2009. pp. 1445-1472

［4］ Marten TJ. High SMAS facelift: combined single flap lifting of the jawline, cheek, and midface. Clin Plast Surg 2008; 35: 569-603

［5］ Marten TJ. Secondary rejuvenation of the face. In: Mathes S, ed. Plastic Surgery. Philadelphia: WB Saunders-Elsevier; 2006

［6］ Marten TJ. Maintenance facelift: early facelift for younger patients. In: Marten T, ed. Facelift: State of the Art Seminars in Plastic Surgery. New York: Thieme Medical Publishing; 2002

［7］ Marten TJ. Facelift. Planning and technique. Clin Plast Surg 1997; 24: 269-308

［8］ Connell BF, Marten TJ. Deep layer techniques in cervico-facial rejuvenation. Deep Face-lifting. New York: Thieme Medical Publishers; 1994

［9］ Connell BF, Marten TJ. Facial rejuvenation: facelift. In: Cohen MM, ed. Mastery of Plastic and Reconstructive Surgery, New York: Little Brown and Company, 1994. pp. 1873-1902

［10］ Connell BF, Marten TJ. Surgical correction of the crow's feet deformity. Clin Plast Surg 1993; 20: 295-302

［11］ Connell BF, Marten TJ. Facelift for the Active Man: Instructional Courses in Plastic Surgery. St. Louis, MO: Mosby; 1991

［12］ Marten TJ. Combined face lift and facial fat grafting. In: Nahai F., (ed). The art of aesthetic surgery: Principles and techniques. 2nd Ed. 2011, St. Louis: Quality Medical Publishing. pp. 1621-1674

［13］ Coleman SR. Structural fat grafting: basics and clinical applications in the hand, face, and nose. In: Nahai F.,(ed). The art of aesthetic surgery: Principles and techniques. 2nd Ed. 2011, St. Louis: Quality Medical Publishing. pp. 395-474

［14］ Coleman SR, Mazzola RF. Structural Fat Grafting and Fat Injection, Vol 2. Boca Raton, FL:CRC Press; 2009

15 中面部除皱

编写：Garo Kassabian　翻译：王千文　校对：吴乐昊　周璐

15.1 引言

早期的面部衰老征象主要表现于眼周。在社交活动中，我们首先注意到的就是眼周区域。眼周形态可以使人看起来显得疲惫或者悲伤，但实际上本人并没有表达这种情感。一些年轻的求美者也会有这种后天形成的疲惫和悲伤的表情，但这些求美者通常不会考虑面部除皱手术，因为他们担心术后会变得不一样或留有手术的痕迹。

对于这些眼周和颊部出现衰老迹象的求美者，理想的解决策略是中面部除皱。其最主要的优势是使下睑—颊部变得更年轻，因为手术可以缩短下睑与颊部的距离，也可以使原先斜行的泪沟变成更显年轻的水平走向。中面部除皱是通过增加容量的方式来提升并重塑颧颊部组织。通过"提升"而非"拉伸"颊部，从而使面部看起来更年轻。中面部除皱的第二个好处是使鼻唇沟变平，上提口角，并可减少松垂的下颌袋。术中可同时提升眉外侧，使面部看起来更年轻。

术后瘢痕也不明显，因为只在口内和发际线内做了很小的切口。因此，该手术也被称为面部无痕除皱术、垂直提升术、中面部悬吊术或骨膜下颊部悬吊术。

中面部除皱术的创伤比其他除皱手术要小，术后恢复时间更短，并发症也更少。该手术无须切除皮肤，可以根据每位求美者的需求，与睑成形术、面部除皱术或颈部除皱术同时进行。

15.2 适应证

中面部除皱术最主要的适应证是眶下区凹陷伴泪沟畸形，同时颊部下垂。其他适应证包括鼻唇沟明显和下颌袋松垂。

笔者本人更倾向于行骨膜下中面部除皱术，因为这样可以对颊部组织进行提升和塑形，从而达到增加容量的效果。另外，该手术可以缩短下睑与颊部的距离，使求美者下睑—颊部移行区显得更年轻；间接的优点是可以抚平泪沟和鼻唇沟。同时，术后瘢痕十分隐蔽，手术效果确切，术后效果平均维持时间为 10 年，甚至更长。

由于简单、可靠、手术时间短、术后恢复期短，因此该手术的求美者接受度很高。该手术也相对安全，不会发生下睑并发症。

15.3 求美者的选择

老、中、青年求美者均可行此手术。

对于年轻求美者，手术重点在于改善下睑区，如早期泪沟畸形和下睑凹陷。手术也可以用来矫正面部不对称（和面部肿物或痣）（图 15.1）。总而言之，中面部除皱可以通过对颊部的提升和容量的增加从而得到美学上的改善。

对于三四十岁（图 15.2，图 15.3）的求美者，除了泪沟畸形和颊部松垂之外（图 15.4），可能还会有明显的鼻唇沟凹陷和下颌袋松垂。这类求美者在中面部除皱术后改善的效果最为明显，手术使面部变得更年轻，并且不会留下明显的手术痕迹[1]。

老年求美者也可以做此类手术。对这类求美者，中面部除皱术可以同时联合其他手术，如眉上提术、眼睑整形术、面部除皱术或颈部除皱术[2]。

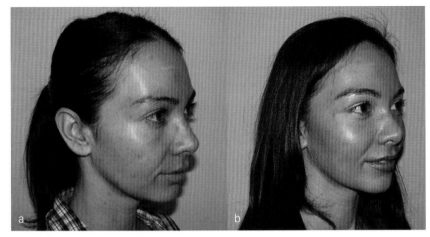

图 15.1 求美者行中面部除皱的术前和术后照片。（a）27 岁女性求美者，由于车祸导致了面部不对称，术前未做过其他矫正手术。（b）中面部悬吊术后 1 年时的照片（手术由 Garo Kassabian, MD, FACS 完成，照片由位于贝弗利山的 Lift 美容机构提供）

术前　　　　　　　中面部除皱术后 1 年

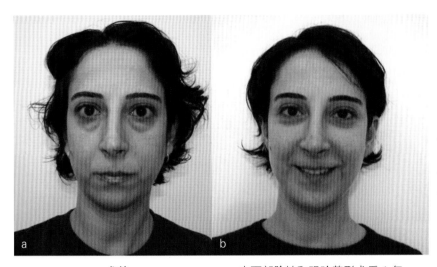

图 15.2 求美者行中面部除皱术的术前和术后照片。（a）39 岁女性求美者，术前存在明显的泪沟畸形和颊部下垂。（b）中面部除皱术、下睑整形和泪沟脂肪填充术后 1 年时的照片（手术由 Garo Kassabian, MD, FACS 完成，照片由位于贝弗利山的 Lift 美容机构提供）

术前　　　　　　　中面部除皱和眼睑整形术后 1 年

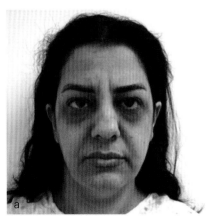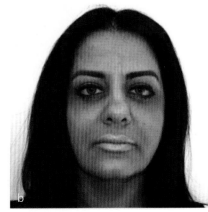

图 15.3 求美者行中面部除皱的术前和术后照片。（a）43 岁女性求美者，有明显的黑眼圈、泪沟畸形和颊部下垂。（b）中面部除皱术、上下睑整形及泪沟脂肪填充术后 1 年时的照片（手术由 Garo Kassabian, MD, FACS 完成，照片由位于贝弗利山的 Lift 美容机构提供）

术前　　　　　　　中面部除皱和眼睑整形术后 1 年

男性求美者同样非常适宜做中面部除皱术(图15.5)。为男性求美者做中面部除皱术,需要注意保持男性美学特点[3],即术后颊部突度应小于女性求美者。

15.4 美学因素考虑

在做中面部除皱时,笔者会将中面部同眉外侧、上睑、下睑和颊部视为一个整体,因为它们其中任何一个部位向上移动都会影响其上方的部位。

颊部松弛的求美者在面部无表情时通常不会有明显的下睑皮肤松弛,但微笑时即会发现需要手术处理的下睑和眉外侧部皮肤松弛。因此,笔者在做中面部除皱术的同时,也会对求美者行眉外侧上提和上/下睑整形术。

泪沟和眶下缘区域也需要进行脂肪填充。一些求美者在中面部除皱术后也需要行颧下脂肪填充[5]。这些情况在术前不一定能被发现,可以通过将求美者颊部上移来评价是否需要脂肪填充。其他需要脂肪移植的部位包括眉区、鼻唇沟和木偶纹。

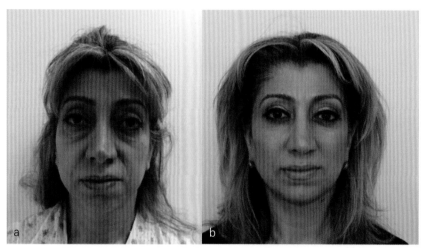

术前　　　　　　中面部除皱和眼睑整形术后 1 年

图 15.4　求美者行中面部除皱的术前和术后照片。(a)43 岁女性求美者,有明显的中面部萎缩和泪沟畸形。(b)中面部除皱、上下睑整形和泪沟脂肪填充术后 1 年时的照片(手术由 Garo Kassabian, MD, FACS 完成,照片由位于贝弗利山的 Lift 美容机构提供)

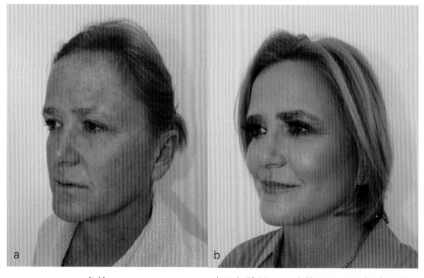

术前　　　　　　中面部除皱、眼睑整形和面颈部除皱术后

图 15.5　求美者行中面部除皱和面颈部除皱术的术前和术后照片。(a)50 岁女性求美者,术前存在明显的面部软组织下垂。(b)行中面部除皱、上下睑整形、泪沟脂肪填充和高位SMAS 面颈部除皱术后的照片。中面部除皱联合面颈部除皱术可更好地矫正面颈部软组织下垂(手术由 Garo Kassabian, MD, FACS 完成,照片由位于贝弗利山的 Lift 美容机构提供)

颊部的轮廓应呈 S 形，也称为"双曲线"，凸面位于外侧眉部和颊部。在半侧（斜）位观中，颧上颌点是颊部最突出点。该点为经眶外侧缘的垂线和经鼻翼—耳屏的水平线的交点。弧面的突度和宽度在男女之间存在差异。通常，女性的弧度大，从而面部看起来更柔和精致；而男性的弧度小，因而男性中面部更有轮廓感，更具骨感。

15.5 技术

1. 术前对求美者进行标记。

2. 求美者术前用稀释碘伏漱口。

3. 求美者可在全麻或静脉镇静下进行手术。

4. 用含 1 ： 100 000 肾上腺素的 20 mL 1% 利多卡因溶液对术区进行浸润麻醉。

15.5.1 颞部入路

在颞部发际线后 1.5 cm 处设计长 2 cm 的切口，该切口垂直于眶外侧缘和鼻翼的连线（图 15.6）。顺着毛囊方向切开，以防术后脱发。尽管不少术者建议可以使用内镜辅助操作，还能对术区提供充分照明，但笔者对此持保留态度。

在颞深筋膜和颞浅筋膜[7]之间分离眉外侧区域，一直到外眦角和颧弓中部。

切断颞部与中面部之间的联合韧带，使颞部剥离的间隙与中面部剥离的间隙相通。从眶外侧缘开始向内侧剥离骨膜，至外眦处前哨静脉内侧。牵拉眶部眼轮匝肌并切开约 2 cm。在颧弓内 1/3 的表面进行骨膜下分离，可进入中面部。

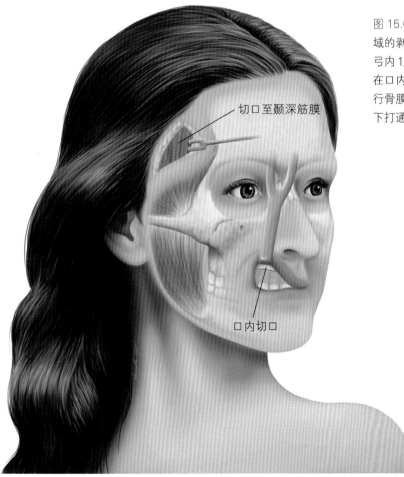

图 15.6 颞部入路中面部除皱术：眉外侧区域的剥离范围向前至外眦，向下至颧弓。在颧弓内 1/3 行骨膜下剥离进入中面部。颊部入路: 在口内颊龈沟处做第二个切口，在上颌骨表面行骨膜下剥离，并保护眶下神经。最后在骨膜下打通颞部腔隙与中面部腔隙

切口至颞深筋膜

口内切口

15.5.2　颊部入路：骨膜下颧部分离

在第二切牙水平，切开齿龈侧颊黏膜形成口内切口。注意保护眶下神经，从上颌骨向上掀起骨膜[8]。

随后在骨膜下打通中面部与颞部之间的连接，松解眶下缘中外侧部分的骨膜。

15.5.3　2–0 PDS 线悬吊

半侧位观上，颧上颌点是颊部最突出点，该点为经眶外侧缘的垂线和经鼻翼—耳屏的水平线的交点。在颧上颌点处使用 25 g 穿刺针经皮插入，作为颧部悬吊的定位点。

使用 2–0 PDS 线对中面部进行悬吊（图15.7）。从颞部切口放置悬吊线，随后提紧悬吊线观察中面部悬吊效果和突度。注意，悬吊位置越靠下，中面部的突度也就越大。如果没有达到

预期效果，应重新调整悬吊位置或者再悬吊一针。

在每侧通过颞部切口向颧下腔隙内放置一根 10 F 的引流管，用 4-0 尼龙线将引流管固定于颞部头皮。这一步骤应在颞部筋膜悬吊打结之前完成。

为了能将眉提升到合适位置，用 2-0 PDS 线将颞浅筋膜缝合固定于颞深筋膜。用克林霉素溶液和碘伏溶液充分冲洗剥离的腔隙。用皮钉关闭颞部切口，最后间断缝合口内切口。

15.6　小结

通过颞部小切口和口内切口进行中面部除皱，是一种安全可靠的方法，也是解决眶周和颊部老化的理想术式。该手术主要的优势在于：手术可缩短下睑与颊部之间的距离，使睑—颊区域显得更年轻。

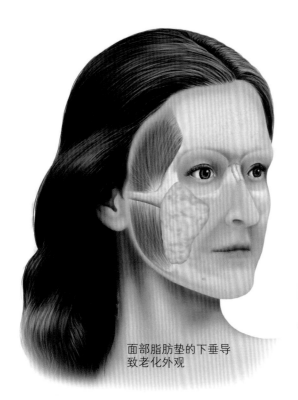
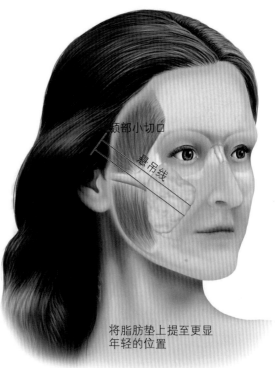

面部脂肪垫的下垂导致老化外观

颞部小切口
悬吊线
将脂肪垫上提至更显年轻的位置

图 15.7　2–0 PDS 悬吊。颧上颌点是半侧位观中的颊部最高点。该点为经眶外侧缘的垂线和经鼻翼—耳屏的水平线的交点。用单根 PDS 线经颞部切口悬吊中面部组织，并固定于颞筋膜

此手术也可以使倾斜的泪沟重新变成水平方向走行，使人看起来更年轻。中面部除皱是通过容量增加的方式来提升颧部组织并对其再塑形。其他优点还包括：使明显的鼻唇沟显得更柔和；提升口角；缩小松垂的下颌袋。手术还同时提升眉外侧，从而使面部看起来更年轻。

根据笔者的临床工作经验，对于所有年龄段的男女求美者，中面部除皱术联合眉外侧提升、上下睑整形和脂肪移植，是眶周年轻化最有效的手术方案，术后求美者满意度高。

参考文献

[1] Wulc A, Sharma P, Czyz C. The anatomic basis of the midfacial aging. In: Hartstein M, Wulc A, Holck D, eds. Midfacial Rejuvenation. New York: Springer International Publishing; 2012: 15-28

[2] Connell BF. Pushing the clock back 15 to 20 years with facial rejuvenation. Clin Plast Surg 2008; 35: 553-566, vi

[3] Connell BF. Male face lift. Aesthet Surg J 2002; 22: 385-396

[4] Buchanan A, Holds J. The beautiful eye: perception of beauty in the periocular area. In: Massry G, Murphy M, Azizzadeh B, eds. Master Techniques in Blepharoplasty and Periorbital Rejuvenation. New York: Springer International Publishing; 2011: 25-30

[5] Glasgold R, Lam S, Glasgold M. The beautiful eye: periorbital fat grafting. In:Massry G, Murphy M, Azizzadeh B, eds. Master Techniques in Blepharoplasty and Periorbital Rejuvenation. New York: Springer International Publishing; 2011

[6] Ramirez OM. The ogee of the midface aesthetic. In: Hartstein M, Wulc A, Holck D, eds. Midfacial Rejuvenation. New York: Springer International Publishing; 2012: 205-218

[7] Tan K, Oh S, Priel A, Korn B, Kikkawa D. Surgical anatomy of the forehead, eyelids, and midface for the aesthetic surgeon. In: Massry G, Murphy M, Azizzadeh B, eds. Master Techniques in Blepharoplasty and Periorbital Rejuvenation. New York: Springer International Publishing; 2011: 11-24

[8] Whipped K, Oh S, Kikkawa D, Korn B. Anatomy of the midface. In: Hartstein M, Wulc A, Holck D, eds. Midfacial Rejuvenation. New York: Springer International Publishing; 2012: 1-14

16 个性化除皱术：基于循证医学的面部年轻化术式的转变

编写：E. Gaylon McCollough，Fred G. Fedok　　翻译：邹翀　　校对：李秀琪　都乐

16.1 引言

为什么在本章标题中使用了"个性化"进行修饰呢？仔细研读下面的文字，答案将会显而易见。并非所有求美者面部特征都一样。即使是同一个人，其面部特征在一生中不同的阶段也不相同。整形外科医生们在各自不同职业生涯阶段技术也不一样。因此，所有的除皱手术事实上也是不一样的。

一个世纪以来，包括笔者在内的所有美容外科医生都在寻找所谓除皱术的"金标准"。然而，外科医生在职业生涯中不断尝试并改良当初学到的技术这一事实，就证明了"理想的"除皱术并不存在。寻找的目标本身就是错误的。理想的除皱术不是特定的单一技术，而应是基于对切口的长度、剥离的深度和广度、张力的方向、悬吊材料的应用等进行合理选择，并且根据特定阶段的面部特点应用一系列正确的技术和材料。

想要通过一种"万能术式"达到效果持久且自然的术后外观是不现实的，因为所谓的"万能术式"并不适用于某些衰老面部的极端情况。相反，对很多变量因素进行综合考量，会使手术效果更加理想：①以审美的眼光量化衰老过程中所发生的变化；②将视觉上的发现理性地转化为个性化治疗方案；③发掘为获得理想结果所必需的技艺、仪器和材料；④知道并适度把握在何时以何种程度进行干预。

对经验的总结会使美容外科医师受益匪浅，

但人们往往更善忘。因此，对比久经时间考验过的技术、产品和设备的改良，一般需要5~7年的客观观察来确定"新"的技术、工具是否能达到可以取而代之的标准。

与21世纪西方社会"快速搞定"心态相对应一样，"改变"这个词在面部年轻化治疗和手术领域中随处可见。美容行业中到处都是宣称已掌握"非手术""微创"理念及相应技术、产品和设备的新一代医生。

厂家的大量商业运作，使得不仅医疗工作者，同时求美者也被引导试图以更小创伤、效果保持时间更短的替代技术来满足他们的需求。目前，美容外科医生反而无法引领这个领域的技术发展，许多医生为厂家时髦的产品和设备所吸引，帮助厂家进行宣传和推广。最后的结果是，"越少越好"的观念充斥于美容外科行业，反对手术这一思潮使人们对面部年轻化解决方案的认知逐渐转化为更低的期望值和平庸的远期预后。

外科医生也有部分责任。当大众看到名人的面部美容整形手术效果不佳或整形手术痕迹明显且不自然时，行业中的每个医生都会为此付出代价。求美者被引导通过非手术方案来改善他们的期望，但最后往往会深深失望。

面部年轻化的艺术和科学进入21世纪的第二个十年后，一方面要设计一个"个性化"系统，通过使"一针一线"这一务实的手术治疗模式重新成为共识来建立一个"个性化"系统，从而实现更自然、持久的面部年轻化美容效果。用19世

纪法国的小说家维克多·雨果的话来说：因为"这一时代呼唤这一思想"。

下面的篇幅将要详细介绍作者之前发表过的面部年轻化分类系统和相关临床证据背后的基本原理及其临床应用，如得到全面执行，会使合适的外科医生有机会为合适的求美者在合适的人生阶段提供最佳的治疗。

16.2 面部年轻化手术的简史

早在 1912 年，就有西方文献报道了最初的面部年轻化手术尝试。早期除皱术包括简单的耳前椭圆形皮肤切除等[1]。自此，在手术技术[2]、面部老化相关解剖概念[3]和辅助技术的发展方面[4-6]取得了很多突破。

面部老化的理解重点包括：认识面部表浅肌肉腱膜系统（SMAS）[7~11]、面部支持韧带[12]、下睑和中面部相关解剖认识[13]，以及许多其他细节。这些认知将进一步推动通过面部年轻化手术来改善求美者的生活。面部老化是一个复杂过程，至少包括：皮肤失去色调和弹性，软组织松弛并失去支持结构，面部骨骼萎缩和重塑，以及邻近脂肪的萎缩和再分布。

目前，对细胞水平的面部老化机理了解甚少，很多领域尚不明确。也正是这种生物学的复杂性，使得当前的文献充斥着大量描述衰老机制和解决方案的新技术和新名词。其中，多数为有能力、可信的专家型临床医生的意见，但另一些则是模棱两可且不能被广泛应用的。许多术语是有缺陷的，缺乏具体的解剖学描述和统一的命名标准[14]。最后，对于老化的描述和结果评判的共识尚无统一意见[15]。笔者已经提出了一个旨在客观测量面部老化及其治疗结果的评估分类系统[16]，将有助于促进面部老化的研究，并使其纳入循证医学的范畴。在本章中，笔者关于面部年轻化的许多思维均与 McCollough 分类系统的应用有关。

16.3 面部年轻化的理解、交流和量化

笔者曾在美国三个不同地方跟随三位不同的外科医生学习除皱术，三位导师的手术方式均不尽相同，手术切口、剥离的程度、脂肪的处理、深层组织的悬吊、切口闭合和术后管理均各有特点。那么，年轻的外科医生应该怎么办，应该遵循哪种技术呢？其实，所有这些技术都可以获得良好的结果，并有大量成功的实践作为佐证。笔者应用从不同导师学习到的技术，分别进行 20 例连续手术并对结果进行对比，为后续病例的手术方式选择打下基础。这些积累为笔者在随后四十余年间制订个性化手术方案奠定了基础。学习到的每种技术，甚至是每个细节，都被作者纳入个人的个性化手术体系中。完成约 6 000 例手术后，笔者终于领悟到：目前，在美容外科领域，能区域化和量化面部老化或面部年轻化手术的尚无普遍接受的、可行的分类系统。

有句老话说："需求是发明之母"。作者尝试建立描述面部年轻化的标准化分类系统，以方便面部分析和医生之间的沟通，并客观地研究面部老化的自然演变。但是直到目前，外科医生仍通过内在的主观系统来制订手术方案。

需要强调的是，面部年轻化分类系统仍在不断发展和完善中，目标之一是能创建一个类似包含肿瘤、淋巴结和转移（TNM）的癌症管理系统（国际癌症控制联盟美国癌症联合委员会）的分类系统。另一个目标是使此分类系统像面瘫的 House-Brackmann 分级[17]或鼻泪腺眶骨骨折的 Manson 分类一样易用[18]。面部年轻化分类系统和面部的标准化分析，能帮助医生们针对特定求美者的解剖结构，选择相应的矫正术式。例如，使用此分类系统，能更准确地预测或选择术式组合，为每位求美者制订"理想"的手术方案；又例如，一些求美者只是需要面颊和颈部提升，而同时间年龄段的其他求美者可能需要面颊、颞部或前额手术，还有部分求美者可能会需要多种方

案联用。

随着越来越多的求美者被纳入分析和分类，分类系统的预测或指导能力也变得更加可靠，使得美容与手术领域间的交流变得更精确化，也使得基于循证医学的预后预测和手术设计成为可能。这种分类系统在不断发展，目前已经能对面部特定区域的衰老变化进行标准化分级。

在本章中，作者的分类系统作为术前分析的一部分用于拟行除皱术求美者。扩展后的分类系统可用于颈部、眶周、口周、前额、眼睑和皮肤等的老化改变。

图 16.1 描述了扩展分类系统用于术前评估，包括对颈部、眶周、口周和前额区老化的全面评估。记录包括常见面部年轻化手术涉及的所有区域。它在最初版本的基础上有所改动[19]，随着收集的数据越来越多，随后也会进一步被升级与修订。采用最全面的版本时，此系统可以采集大

量数据，因此也适用于研究。对于临床医生，系统可以被调整并用于实践。

图 16.2 该分类系统一个更简化的应用方式。图 16.3 描绘了面部老化分类中面部区域的划分。

16.3.1 咨询

在美容整形外科医生与求美者的接触中，初次咨询可能是最重要的部分，其唯一的目的是在外科医生与求美者之间建立相互尊重和相互信任的关系，这种关系将为之后每次互动打下基础。当然，初次将求美者迎入办公室会奠定第一印象。因此，每名工作成员在求美者的就诊经历中都会发挥重要作用。在本章中，我们重点着眼于外科医生的角色。

咨询对医患双方都有利：一方面有助于医生对潜在的求美者进行评估，另一方面也允许求美者对医生进行评估。求美者是聪明的，而且可以

Face-Lifting			Skin Resurfacing	
ASA	美国麻醉师学会—身体状况		SQ	皮肤质量
			WR	皱纹
			GSS	总体皮肤分值（质量和皱纹的平均值）
FH	额部		PORB	眶周的
T	颞部		CPORB	完整眶周的
CH	颊部		PORL	口周的
NE	颈部		CPORL	完整口周的
PL	颈阔肌条带		NO	鼻子
ML	唇颊沟		GLA	皱眉肌
MAR	木偶纹		FF	全脸换肤
EAR	耳垂			
V	体积			
Buc	颊脂肪垫			
Lip	嘴唇			
up	上			
lo	下			
mi	中			
R	右			
L	左			
B	两侧			
Eyelids				
UEL	上睑			
LEL	下睑			
SX	皮肤多余			
FX	脂肪多余			
nfp	鼻侧脂肪垫			
mfp	中间脂肪垫			
ofp	眶脂肪垫			

为以上各个部位分别打 0~5 分，其中 0 分为理想的，5 分代表衰老。此分级与生理老化相联系

图 16.1 McCollough 分类系统术前评估表格。（a）分类系统命名

a

求美者名字：_____　病历号：_____　性别：_____　□男　□女

评估者：_____　□主治　　□进修　□其他 _____

□初次问诊　　　　　□随访　　　　评估日期 _____

之前手术史：_____

图 16.1（续）　（b）分类系统评估表

除皱术分类

分期	ASA	PSY	FH	T	CH	NE	PL	ML	MAR	EAR		V				
										R	L	up-1/3	mid-1/3	low-1/3		
														Buc	Lip-up	Lip-low
0																
I																
II																
III																
IV																
V																
医生的建议																
求美者的决定																

除皱术注释：

ASA: American Society of Anesthesiologist Physical Status
PSY: Psychological Readiness
FH: Forehead
T: Temporal
CH: Cheek
NE: Neck
PL: Platysmal Banding
ML: Melo-labial Groove
MAR: Marionette Groove
EAR: Earlobe
V: Volume
R/L: Right/Left
V: Soft Tissue Volume
up: Upper
mid: Middle
low: Lower
1/3: Da Vinci's Horizontal Thirds
Buc: Buccal Fat Pad
Lip-up: Upper Lip
Lip-low: Lower Lip

EYELID ANNOTATIONS:

FX: Fat Excess
SX: Skin Excess
ofp: Orbital/Lateral Fat Pad
mfp: Middle Fat Pad
nfp: Nasal Fat Pad

RESURFACING ANNOTATIONS:

GSS: Global Skin Score (the mean of all SQ & WR scores)
UPORB: Upper Peri-Orbital
LPORB: Lower Peri-Orbital
UPORL: Upper Peri-Oral
LPORL: Lower Peri-Oral
NOS: Nose
GLA: Glabella

上睑

分期	FX				SX	
	R		L		R	L
	mfp	nfp	nfp	mfp		
0						
I						
II						
III						
IV						
V						
医生的建议						
求美者的决定						

下睑

分期	FX						SX	
	R			L			R	L
	ofp	mfp	nfp	nfp	mfp	ofp		
0								
I								
II								
III								
IV								
V								
医生的建议								
求美者的决定								

换肤术分类

分期	GSS	皮肤质量								皱纹							
		FH	T	CH	UPORB	LPORB	UPORL	LPORL	NOS	FH	T	CH	UPORB	LPORB	UPORL	LPORL	GLA
0																	
I																	
II																	
III																	
IV																	
V																	
医生的建议																	
求美者的决定																	

手术日期：_____　　手术医生：_____

b

除皱术分类

分期	ASA	PSY	FH	T	CH	NE	PL	ML	MAR	耳朵		V				
										R	L	up-1/3	mid-1/3	low-1/3		
														Buc	Lip-up	Lip-low
0																
I																
II																
III																
IV																
V																
医生的建议																
求美者的决定																

图 16.2　该分类系统一个更简化的应用方式

通过各种手段获得大量信息，因此从他们的角度对一位医生进行评估很容易，很快就能确定面前的这个医生是否在试图"兜售"他们的手术或产品。如果他们心中给出的答案为"是"，求美者很可能会换医生或医从性很低；假如手术效果没有达到求美者的预期值，医患关系则会变得紧张。因此，医生在咨询中应注意在心理层面与求美者建立一种稳定、快乐的关系。

医患之间进行首次咨询的环境应该是温暖、有美感和专业的（图16.4）。医生绝不能分心或给求美者以匆忙的感觉，必须将所有注意力集中于求美者。

咨询的持续时间反而没有咨询的质量重要，特别是与求美者互动交流的质量。在初次见到求美者时，美容整形外科医生应该确定求美者的精神和身体健康状态以及手术动机。手术动机应当真实存在，并且是建立在现实的目标与期望之上的，否则手术效果可能无法达到求美者的预期。如果求美者的手术动机是建立在情绪冲动或不良

意愿的基础上，则不是一个良好的手术对象，最终的结果可能会是双方不欢而散。

美容整形外科医生或助手应该获取求美者的详细病史，包括一般健康状况、手术史和麻醉史，以及完整的用药史和过敏史。一些健康问题会对求美者是否进行手术产生影响，包括但不限于危及生命的心脏病、使用抗凝剂或血小板抑制剂等。重要的是在进行需要广泛剥离皮肤和面颈部的手术前应该停止使用抗凝剂。如果术前检查发现高危因素，应请相关专业人士会诊。

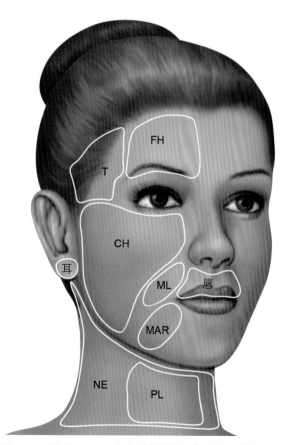

图16.3 McCollough 分类系统面部"标准"区域图示。Ch，颊部；FH，额部；MAR，木偶纹；ML，颊唇沟；NE，颈部；PL，颈阔肌

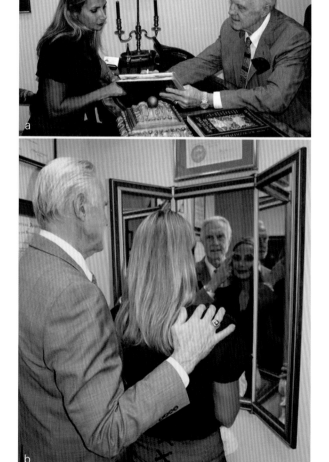

图16.4 临床图片显示最初面诊最佳的环境设置。（a）求美者和外科医生坐在桌子两侧讨论医生在查体过程中的发现和建议。（b）使用三面镜展示面部细节

既往手术史能为求美者进行除皱术时对麻醉耐受力的术前评估提供线索。当然，同样重要的是注意求美者之前是否有过面部手术、切口的位置、求美者对手术效果的评价，以及是否发生过并发症。

虽然目前已经可以通过电子媒体初步筛查求美者，但新技术并不能取代外科医生对求美者面对面的检查，特别是在使用会改变求美者精神状态的药物时。

术前检查不应仅限于视觉评估，也应进行面部结构的触诊以及皮肤质量、松弛度和弹性的检查。

部分检查需要在镜子前进行。多数外科医生在评估求美者的皮肤、面部和颈部时有一个常规路径。笔者一般从上面部开始，随后向下评估眉、眼睑、脸颊和下巴区域，最后是颈部。通过触诊并轻轻地触摸组织结构，医生给求美者既有视觉反馈也有触觉反馈。

三面镜是求美者术前教育中一个重要的工具，能让医生从各种角度向求美者展示自己的发现，特别是任何面部的不对称。再通过轻拉将皮肤和皮下组织重新定位到外观更年轻的位置，以展示通过手术可以达到松弛改善效果，求美者可以亲眼看到面部下垂和凹陷如何得到改善的皮肤。在适当方向上轻提皮肤，求美者可以看到其颈部、下颌、颊部和下颌袋矫正手术后的效果，以及面颈部切口的位置和去除皮肤的量。同样，也可以通过镜子向求美者演示眼睑成形术中要去除的多余皮肤的量。

最后，如果存在任何皮肤的瑕疵或光损害，都应该向求美者指出并给予皮肤重建术的处理建议。虽然本章的重点是除皱术，但同时进行若干手术会使求美者获益最大化，包括眼睑成形术、鼻成形术、面部和嘴唇的填充和皮肤重建术等。因此，"知情同意书"里应包括在面部年轻化手术中对这些因素之间关系的处理和替代治疗方法。

咨询的另一个重要部分包括签署手术同意书，并且以适当的绘画来演示手术方案（图16.5），包括切口、术后瘢痕、组织提升方向和换肤术治疗区域。要给求美者充足的时间进行反馈，并鼓励他们讨论或提出任何问题。美容整形外科医生应直截了当地回答这些问题，包括术式、替代治疗方案、手术局限性、风险、不可预知的因素和术后康复等。

应向求美者提供手术相关的纸质或电子材料，鼓励他们在出现任何问题时及时打电话咨询。某些情况下，如求美者对手术计划或术后治疗存有疑虑，可再次咨询。每位求美者都应该在咨询后与手术秘书落实手术费用、麻醉、手术室费用、术后护理药物和材料，以及随访等方面的事项。术前说明这些费用，有助于维持长久和谐的医患关系。

16.3.2 应用 McCollough 分类系统选择手术技术

图 16.6、图 16.7 和表 16.1 说明了如何应用 McCollough 分类系统。示例求美者术前编码为 V-3，FH-3，CH-4，ML-4，MAR-3，NE-3 和 PL-2。此求美者有 III 期老化，因此前额、颞部、面颊和颈部除皱术，并辅以脸颊吸脂和颈部脂肪切除术会使求美者术后效果更佳（注：求美者还接受了上和下睑成形术，但为了在此节简化说明，没有编码）。随着数据收集更多，此分类系统将在综合分析后给出最优化手术建议。

16.4 术前准备：手术室环境

强烈建议距离医院在一个小时以上路程的求美者，于手术前一天住在城里或医院周边的酒店，以防止堵车、不可预见的延误和绕行等，并且可避免赶路相关的焦虑。建议手术前一天求美者吃高蛋白质晚餐，因为他们午夜后不能吃 / 喝任何东西。如果需要，建议求美者提前一天晚上服用温和镇静剂如对乙酰氨基酚和苯那君，以消除焦虑和帮助入睡。

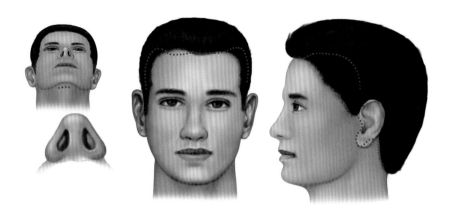

图 16.5　术前设计除皱术的切口。知情同意书中应包含这样的图，方便手术医生在咨询期间可以更形象地展示手术计划

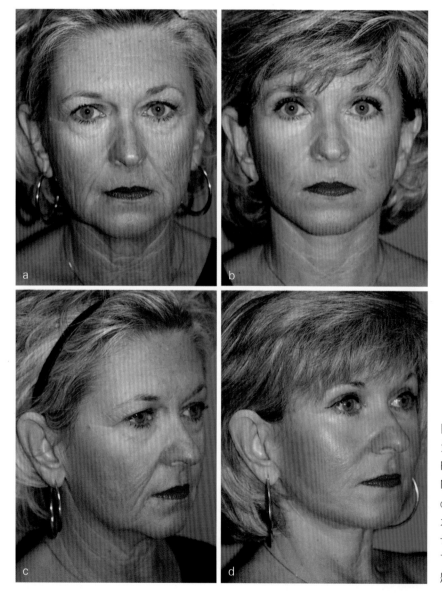

图 16.6　求美者的临床照片；编码为 McCollough 分类系统的 V-3、FH-3、CH-4、ML-4、MAR-3、NE-3 和 PL-2。(a, c) 术前。(b, d) 术后。后额、颞、颊和颈部除皱术，并辅以脂肪抽吸的颊颈部脂肪切除术（注意：求美者也进行了上、下睑成形术，但为了这一章节的主题而简化了）

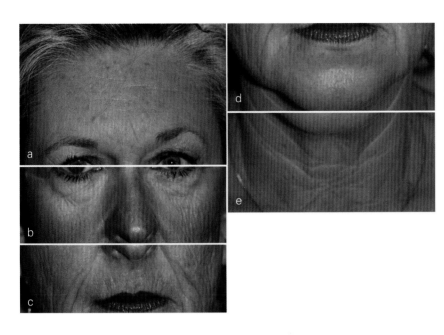

图 16.7　显示图 16.6 所示求美者裁剪后的标准化照片，按面部解剖区域进行分类。（a）前额。（b）面颊。（c）鼻唇沟。（d）木偶纹。（e）颈部和颈阔肌束带

表 16.1　模拟分类表

分期	ASA	PSY	FH	T	CH	NE	PL	ML	MAR	EAR		V		
										R	L	上 1/3	中 1/3	下 1/3
												Buc	唇上	唇下
0														
I		×												
II	×						×			×	×			
III			×		×			×		×	×	×	×	×
IV					×			×						
V														
术者推荐	额部、颞部、颊部和颈部提升，辅以颊部和颈部吸脂术													
求美者决定	同意													

ASA，美国麻醉医师协会；PSY，心理准备；FH，额部；T，颞部；CH，颊部；NE，颈部；PL，颈阔肌；ML，颊唇沟；MAR，木偶纹；Ear，耳垂；V，容量；R，右；L，左

16.4.1　手术当天：简短讨论，皮肤标记，麻醉

多数情况下，医生应与求美者在手术当日早上再次会面。此时，将再次讨论该手术，重新核实并签署手术同意书，并回顾之前谈话中的图示或照片（图 16.8）。然后用手术标记笔在求美者皮肤上做标记，注意切口部位和剥离的范围。如果要放置置入物，相关位点可以在其体表的皮肤上进行标记。如果可能，行皮肤重建术的区域也

应标示出来。当所有问题都沟通完成后，给予术前药物并为手术做最终准备。多数情况下，术前药物足以让求美者在送入手术室之前保持放松和镇静。麻醉师开始进行局麻镇静或全麻，以及麻醉监测。给药后，再用不同浓度的利多卡因、肾上腺素和布比卡因对面部组织行局部浸润麻醉。在计划切口的区域，用浓缩的麻醉液以提供最佳

麻醉和血管收缩效果。在 McCollough 研究所，多数除皱术在（麻醉护理监测或 MAC）麻醉下进行。如同时行体部手术，通常采用气管插管的麻醉方式。

16.5　手术：除皱术

多数除皱术的手术步骤如下。如颏下脂肪堆积，可行吸脂辅助的脂肪切除术。在颏下反折处做一个小切口。如果颈阔肌束带不明显，并且不准备行前路颈阔肌成形术，切口就只需要能够插入用来剥离颈前部皮肤组织的 4 mm 钝头注射针和解剖剪刀即可。将 4 mm 脂肪抽吸管插入切口，在吸脂辅助下行广泛的脂肪切除术并横向扩展至两侧下颌角水平，但不要越过下颌骨体，以避免损伤下颌神经（图 16.9）。除了极少数情况，吸脂术只在皮下进行，并将吸脂管的开口朝向皮肤的相反方向。如果求美者需行"开放性"脂肪切除术、颈阔肌成形术或两者均做，则应扩大切口以提供必要的操作空间。

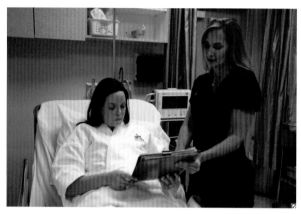

图 16.8　求美者正在重新阅读知情同意书

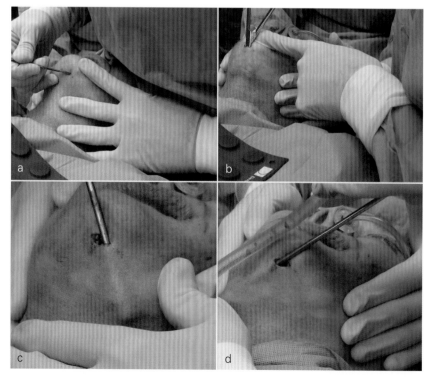

图 16.9　术中照片展示吸脂辅助的颏下区脂肪切除术。（a）颌下切口。（b）组织剪剥离。（c，d）交叉吸脂模式

求美者（面部老化至少为Ⅲ期）的典型除皱术的手术切口如图 16.10 所示。通常先进行右侧手术。切口从耳前开始，在耳垂水平向上至耳轮与后发际线交叉点，这样可以使耳周非毛发区域切口更加隐蔽。耳后切口位于耳后褶皱以上几毫米（图 16.11），从耳后切口顶点区域沿后发际线延伸。这样可以避免瘢痕在愈合期间向后下方移位，并将瘢痕隐蔽在耳后褶皱。

用手术刀以至少 45° 倾角斜行切开皮肤。切口位于发际线内 1~2 mm，穿过切口上方多条毛干和多个毛囊。毛发将最终在瘢痕上生长，这种技术可以很好地遮盖多数瘢痕（图 16.12）。

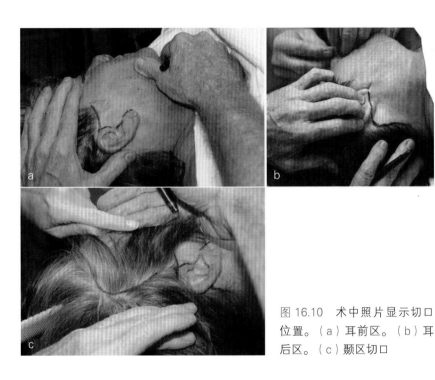

图 16.10 术中照片显示切口位置。（a）耳前区。（b）耳后区。（c）颞区切口

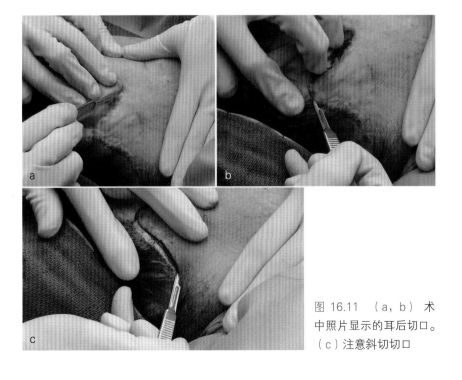

图 16.11 （a, b）术中照片显示的耳后切口。（c）注意斜切切口

随后，将注意力转至脸颊和颞部区域的切口。颞部切口一般位于耳前颞部鬓角发际线内1~2 mm，一直延伸到耳前褶皱。在枕区，随时间推移，许多病例的头发会在鬓角瘢痕上生长并覆盖（图16.13）。

求美者无论男女，耳前切口通常开始于耳轮上方。理想情况下，它应该位于耳轮和面颊不同质地皮肤的交界处。在女性（以及胡子稀疏男性），切口随后转向耳屏缘后方走行（图

16.13），然后向下沿着耳垂前缘切开并与耳后切口相接。如果是胡子茂密的男性，切口应在耳屏和耳郭前约1 cm处，以避免将带着毛发的皮肤移至耳屏。沿自然耳郭曲线的切口在愈合后通常比直线瘢痕更不显眼。

上述方法适用于大多数求美者，具体可根据求美者特定的老化表现，设计个体化的良好切口。切口个体化应基于要实现的目标和所需手术的部位。例如，对于无明显颈部皮肤松弛（Ⅱ期），

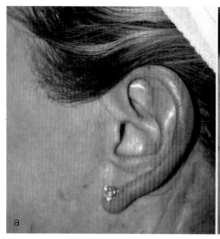
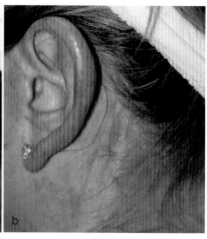

图16.12　照片显示远期预后良好的耳后切口。注意头发生长在瘢痕上。（a）鬓角区和耳前区。（b）耳后区

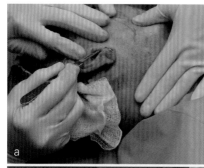
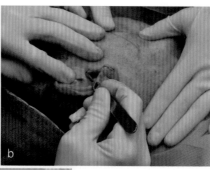
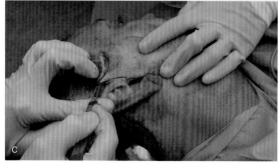

图16.13　（a，b）求美者术中临床照片，显示耳前切口沿鬓角、耳前区域、耳屏后缘延伸。（c）沿着鬓角斜向切开皮肤

只有很少量颌下脂肪堆积的年轻求美者，可能只需行面颊除皱术（图16.14），因此鬓角和耳前切口就足够；而面颊和颈部皮肤均极度松弛（V期）的求美者，可能需要延伸到耳后区域的更长的切口和沿着后发际线的切口（图16.15）。分类系统在此时有一定辅助价值。最后，如果求美者有手术史或影响皮瓣血供或凝血功能的情况，则必须对切口做出调整。

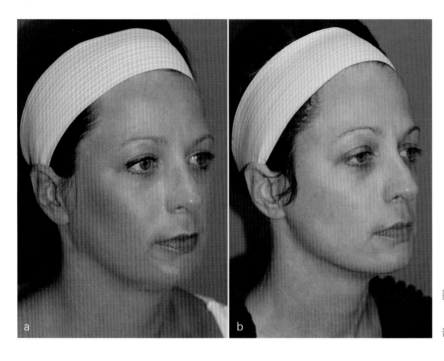

图16.14　颞颊部除皱效果。（a）术前。（b）颞颊部除皱术、吸脂辅助颊颈部脂肪切除术和上睑眼睑成形术后

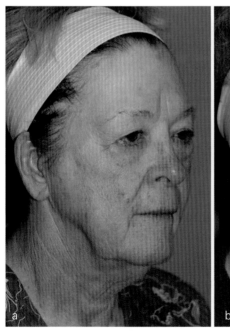
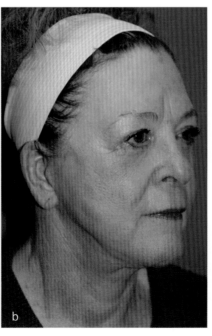

图16.15　颞颊颈部除皱效果。（a）术前。（b）颞颊颈部除皱术和吸脂辅助颊颈部脂肪切除术、颈阔肌成形术和上下睑眼睑成形术术后

16.5.1　皮瓣剥离范围

切开一侧皮肤的切口后，将皮瓣掀起。皮瓣可以剥离至少 6 cm（距耳周切口），有时可以更多。对于许多求美者，充分剥离在后续处理 SMAS 和沿正确方向牵拉皮肤时十分重要。在提升组织并且切除多余皮肤后，通常只保留一个宽 2~4 cm 的"皮瓣"。存在某些会危及血供的因素时，这种改良是有益的，如吸烟、口服凝血剂或动脉硬化性疾病晚期求美者。

对于皮肤去除量大而且弹性差的求美者，需要扩大剥离范围并向前下方延伸，才能确保切除足量的皮肤。皮瓣提升的程度可根据求美者具体条件适当调整。

就笔者经验而言，在进行前路颈阔肌成形术时，为避免所谓的"眼镜蛇"畸形，就需要松解下颌韧带、剥离颈部皮肤，并将其与颌下皮瓣一起提升。如果面颊和颈部皮肤没有广泛剥离，闭合吸脂辅助脂肪切除术可以将皮瓣与皮下组织次全分离开来。通过这样处理，这些部位大部分的感觉神经和血供可得以保留。

16.5.2　吸脂术

在颌下、面颊和前颈部区域的脂肪切除辅以脂肪抽吸时，通常用 4 mm 脂肪抽吸针来进行吸脂。对于面颈部吸脂，标准的壁式负压吸引即可满足要求。吸脂程度取决于求美者脂肪堆积的情况。吸脂的目的有时是为了减少过多脂肪，有时是为了协助皮瓣剥离。如果不需要去除脂肪，脂肪抽吸管可作为钝性剥离工具使用。

在颏下区，一般通过颏下切口或双侧耳周切口入路吸脂。吸脂时应以往返交叉的方式进行，以避免对真皮造成不当的创伤。这两种技术因素可有效降低术后出现褶皱的风险。吸脂时，除了双手触诊，观察吸出物的颜色也是确定停止吸脂的很好方法，如看到与脂肪等量的血液被吸出时，提示应该停止抽吸（图 16.16）。

16.6　前颈部处理：颈阔肌成形术

Ⅳ和Ⅴ期求美者通常需要行前路颈阔肌成形术。可以通过分离形成 SMAS 筋膜瓣，并向侧后方悬吊固定来处理颈阔肌。笔者认为，静息时前

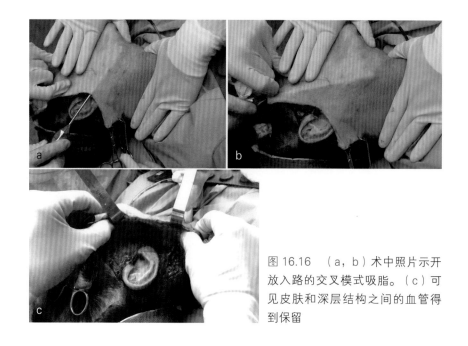

图 16.16　（a，b）术中照片示开放入路的交叉模式吸脂。（c）可见皮肤和深层结构之间的血管得到保留

颈阔肌轮廓突出和部分颌颈角呈钝角的求美者适于开放式前路颈阔肌成形术。这些求美者需要行颈阔肌成形术，联合颈阔肌上、下脂肪切除术。

颈阔肌成形术的具体方法如下：在下颌下皱纹线处做长约 3 cm 的切口。用 Conn 剪对前颈部皮肤进行剥离，随后进行吸脂辅助的开放式脂肪切除术，用于去除该区域多余脂肪并显露双侧颈阔肌前缘。

确定颈阔肌内缘后，小心地将其与下方的脂肪剥离。如果颈阔肌束带很小，可能要切除一块小楔形（1~2 cm 的等边三角形）的颈阔肌，并在切除前用双极电凝充分止血。多数情况下，需在舌骨的水平楔形切除颈阔肌，然后再用双极电凝细致止血。

当求美者颈阔肌束带确定为 IV 或 V 期老化时，可将前侧组织以束状用 3-0 可吸收线连续缝合（图 16.17）。

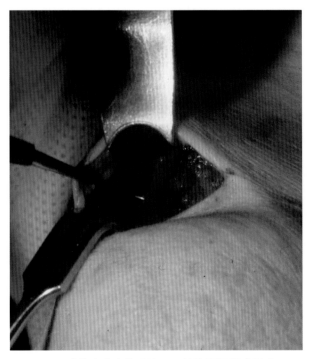

图 16.17　求美者术中的照片，示前路颈阔肌成形术

16.7　SMAS 筋膜的处理

2014 年春，在（美国）亚特兰大举行的一场有关除皱术的讲座，笔者对观众说："有些人似乎就想展现他们可以做多么复杂的整形手术，而我自己花了整个职业生涯试图在保证效果良好的情况下尽力简化这个手术。"我这样做的目的是使美容整形外科医生重新审视相关基本常识，而不要被目前面部年轻化领域各种浮夸的术式、命名和术语所迷惑。为了使自己能在众多同行中脱颖而出，各种水平的美容外科医生们都在大肆宣扬变化和改良。比较聪明的改良主要涉及切口设计或长度、剥离范围、深度和悬吊方向的改变等；而这对没有经验的外科医生来说，这些"改良"会使原本已经十分复杂的除皱手术变得更繁杂。

除皱术中，一个一直引人注意并且意见不一的方面是对 SMAS 的处理。近年来，作者注意到对 SMAS 的处理已经变得越来越复杂，其中很多根本没有必要。

谨慎的外科医生通过不断积累经验和教训来提高技术。笔者对 SMAS 的处理原则是在安全和有效的前提下，创造提升面部下垂结构所必需的移动性。在过去的几十年里，作者在撰写的文章、教科书中都建议只切除覆盖在腮腺浅叶表面的部分 SMAS，但不应超出腮腺前界。如此，就可以直视 SMAS 切口的两个边缘。折叠缝合 SMAS 切口的前后缘，可使下颊部和颈部更深层的结构分别前移和后移。在笔者早年所做的（15 年，约 2 200 例）除皱术中，一直采用这种方法来得到最自然的外观。

对这些病例的回顾发现，这种方法对下颊部和颈部的改善效果良好，但在中面部效果难以达到预期。因此笔者对此技术进行了改良，扩大了腮腺表面 SMAS 的切开范围，即在颧弓下形成倒"L"形曲线，曲线尾端朝向外眦，但在颧弓以下。SMAS 瓣的后缘一般位于耳前切口前约 2 cm 处。在此处，瓣的垂支位于面神经浅面。切口可向前延伸，但需要注意保持在颧弓水平之下（图 16.18）。

于 SMAS 切口的前缘处进行剥离并掀起皮瓣，注意保持剥离在同一平面内进行，最终可以得到一层纤薄的筋膜瓣。继续向前方剥离，直到可以看到中面部组织明显的移动。这种扩大游离 SMAS 要超出腮腺前缘 1~2 cm。一旦达到这个点，就要通过钝性剥离来对更深的层面进行分离，以获得额外的组织活动度（推动量），但不要到达所谓"深平面"技术所描述的那种能看到面神经或颧大肌的深度。再次强调一点，外科医生在那些描述所谓"深平面"技术的文章和教材推出之前，已经在那个平面进行操作有几十年了。所不同的是，在"经典"的深平面技术中，剥离更靠前，在需要时可以显露面神经分支。

采用这种方式分离筋膜瓣，可在 SMAS 深面形成一个更大面积的"有利瘢痕"区，向前至颧弓下，向后至枕骨区，整个中、下面部可以向后上方充分移动，从而最大限度地改善颊部、下颌缘和颈部的形态。基于作者经验，没有必要常规采用"深平面"技术对 SMAS 深面进行扩大剥离，并且目前也没有确切研究结果表明 SMAS 深面的扩大剥离有任何的长期收益。

在修复手术病例中，有时 SMAS 下有一大片"有利瘢痕"存在，这时可进行 SMAS 折叠式缝合，对覆盖在腮腺表面的 SMAS 筋膜或瘢痕组织进行或不进行新月形切除均可。悬吊线放置的方式与首次手术一样。

在二次除皱术中，只需轻微提升和折叠（如脂肪折叠缝合，采用折叠或悬吊技术）就足以使深层面颈部皮肤和肌肉达到充分提升和悬吊效果。

16.7.1 SMAS 的提升方向和固定

掀起 SMAS 瓣后，用有齿镊抓住位于下颌角附近的 SMAS 瓣后缘并向上朝着耳屏下极提拉。在头—尾轴的不同点牵拉 SMAS 瓣时，观察颈部并进行调整。标记颈部可得到最大改善时的提拉点，于此点提拉 SMAS 并用 2-0 可吸收线间断缝合，将其固定于耳屏下筋膜。注意将线结埋

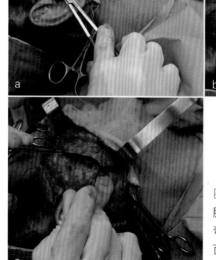
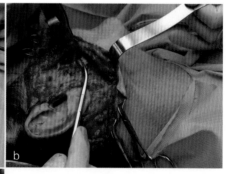

图 16.18 术中照片示建立表浅肌肉腱膜系统（SMAS）瓣。（a）在改良弯 L 形切口下行锐性剥离至 SMAS 深面。（b）剥离 SMAS 皮瓣。（c）提起 SMAS 皮瓣

在深面。

将 SMAS 瓣向耳屏下点—口角连线方向牵拉时，确定第二个主要固定点。依然使用 2-0 可吸收线间断缝合，如前所述将线结埋在深面。

注意这两个缝合在方向总是一个向上、一个向后，如此可以避免出现除皱术后的外观畸形。

于此两个关键点置入缝线后，沿着平行于它们的方向需要增加若干其他缝合，来进一步提拉筋膜瓣，通常最后几针置于颧弓上方的颞筋膜。最后，再提起 SMAS 瓣将颈阔肌和 SMAS 后缘悬吊于胸锁乳突肌近端之上。在耳后区缝合时，应垂直入针以避免损伤耳大神经。这一预防措施同样适用于在颞部进行缝合时。以这种方式处理 SMAS 能达到最佳效果（图 16.19）。

16.8 皮肤处理

除皱术的最后步骤是皮瓣的提升和剪裁，确定适当的张力，关键的缝合，切除多余的皮肤并细致关闭切口。

对每侧面部行手术时，最先提拉的应该是上颈部、下颌、颏颈角和耳后上区的皮肤。皮瓣切口平行于耳郭后缘与耳垂上方的连线，将由此产生的"切迹"向后上方发际线切口与耳后上切口的接合处提升。多数情况下，耳垂切迹也位于此连接点处。如果没有，可将后方皮瓣略向前上方提拉以形成锚定点。正确的皮肤定位，应该通过在提拉和旋转皮瓣的情况下颈部的提升效果来确定。通过系列微调，外科医生权衡颈部效果与在后方切口处形成"猫耳"的风险。在确定最优锚定点后，通过钉合将所述切迹固定于耳后切口处（图 16.20）。

第二个皮瓣固定点在前方，最佳位置应位于于耳前切口的上方。再次强调，最好的固定点需要通过微调整皮瓣位置后仔细观察来决定。医生应该观察面颊和下睑处的效果，权衡调整后的效果与在鬓角区形成"猫耳"的风险。通常在皮瓣上方做一个切口，最大限度地将其置于耳郭上方的固定点（图 16.21）。在这两个关键点进行固定后，提起并去除多余的皮肤。

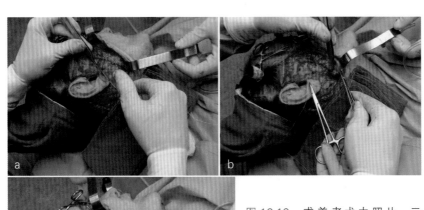

图 16.19　求美者术中照片，示提升和缝合表浅肌肉腱膜系统（SMAS）瓣。（a）将缝线固在耳屏下方。（b）确认缝合 SMAS瓣的最佳位置。（c）提升和固定皮瓣，可发现颈部外观得到显著改善

用镊子抓住第一钉合处和切口下端之间的皮瓣中点。向后或向上适当牵拉皮肤，以确定切开的最佳位置。钉合固定皮瓣与枕部切口交叉处，随即切除中间皮肤，注意用斜切法以利于毛发重叠生长。其余枕部切口部用皮钉封闭。外科医生应避免枕部切口张力过大，因为这可能会使瘢痕扩大和增生。多数求美者无须深层减张（图16.22）。

为了避免耳垂下方变形，切除耳垂周围皮肤时，皮瓣应设计为向上并稍向后"花束"样包裹耳垂（图16.23）。耳屏皮瓣通过在耳屏上下切线

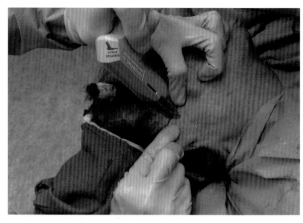

图16.20　术中照片，示面颈部皮瓣提升，用钉合器进行第一个关键缝合

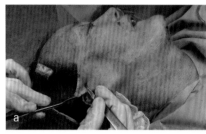
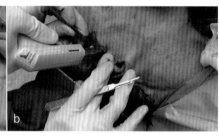

图16.21　术中照片显示提拉皮瓣，在第二个关键点进行钉合固定。（a）向后提拉皮瓣，去皮和最小化猫耳。（b）于关键点钉合固定

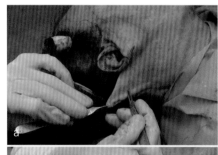
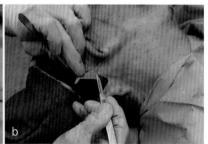
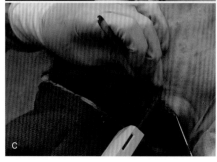

图16.22　术中照片显示皮瓣后方的修剪和切口关闭。（a）向后牵拉皮瓣，去皮和最小化猫耳。（b）皮钉固定后进行去皮。（c）沿耳后发际线钉皮，注意只用单爪钩牵引切口以使猫耳最小化

处皮瓣各做一个水平切口，在耳屏上连接处形成一个小三角形切迹来实现。注意避免在耳屏上界沟处形成"系带"样瘢痕。保守地修剪耳屏后的皮肤，保留一定的冗余量，可避免耳屏随着愈合前移（图 16.24）。

在耳屏下方与耳郭前方修剪皮肤，注意应斜切以使皮肤边缘外翻，然后同法修剪耳屏上鬓角处的皮肤切口。在修剪有毛发的区域时要注意保护毛囊，于皮瓣边缘行斜切，可使头发在术后生长，穿过并覆盖瘢痕。最后，在鬓角周围修剪皮肤。在任一方向上切除大量皮肤，都可能会形成猫耳畸形并需要处理（图 16.25）。

16.8.1 眉和额部

眉提升的方法很多。对于前额入路的眉提升，通常采用隐形瘢痕技术（图 16.26）[20]。切口一般位于两侧或横跨前发际线。对于部分求美者来说，切口设计类似常规的颞部入路提眉术。切口位于在发际线处还是其后方，取决于术前发际线的位置，或求美者额部的高度。重要的是要向求美者解释：与其他整形外科手术一样，鱼与熊掌不可兼得。如果通过内镜或开放冠状入路行前额除皱和眉上提术，切口位于发际线后方，切口前方组织提升，则发际线必然会随着这些组织的提

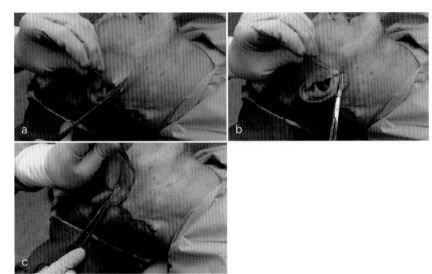

图 16.23 术中照片显示耳和耳垂的处理和修剪相邻皮肤。（a）沿耳轮缘修剪皮肤。（b）处理耳垂。（c）压住耳郭保守修剪耳后的皮肤

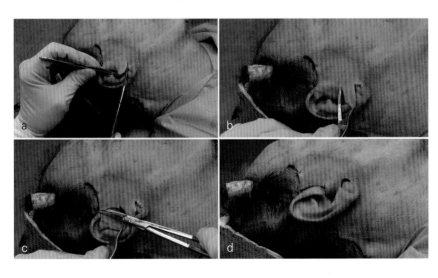

图 16.24 术中照片显示闭合伤口前修剪耳屏处皮肤和耳前皮肤切口。（a，b）通过两个切口形成耳屏。（c）修剪耳前皮肤。（d）注意在耳屏上方皮肤处有意地回切，以形成耳屏与耳轮之间的分界

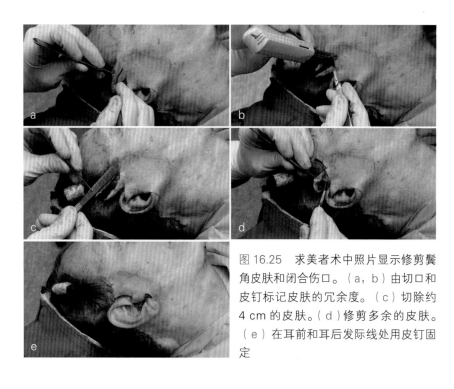

图 16.25　求美者术中照片显示修剪鬓角皮肤和闭合伤口。(a，b)由切口和皮钉标记皮肤的冗余度。(c)切除约 4 cm 的皮肤。(d)修剪多余的皮肤。(e)在耳前和耳后发际线处用皮钉固定

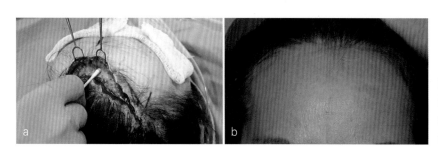

图 16.26　求美者照片显示隐形切口的眉上提术。(a)术中照片显示倾斜的不规则切口。(b)头发生长在切口上，效果令人满意

升向上和向后移动。另一方面，如果切口设计在发际线处，发际线不仅不会向上和向后方移动，还经常会降低。许多求美者宁可选择一个有毛发生长的单薄瘢痕，也不愿发际线被提高。无论是哪种情况，都应该由求美者做出决定，并对这一方案感到安心。在过去十年里，主流观点已经发生改变，要求做经典冠状切口额部除皱术和眉上提术的求美者越来越少。最常见的需求是上提眉外侧以消除颊部提升所造成的中面部—颞部交界处的皮肤堆积。

16.8.2　软组织充填

目前，面部年轻化手术的趋势是通过艺术性和技巧性的充填来解决面部老化问题。除皱术中切除的 SMAS 筋膜就是一个优秀的自体移植材料的来源。SMAS 可以被置于嘴唇和鼻唇沟深层、木偶纹和眉间凹槽以及面部的其他区域，包括鼻唇角（图 16.27）[21]。

16.8.3 皮肤重建术

皮肤重建术（又称"皮肤换肤术"）是面部年轻化的一部分，并常与除皱术联合应用。笔者在行除皱术时，常规用 Baker–Gordon 剥脱剂（苯酚剥脱剂）行皮肤剥脱或使用钢丝刷进行皮肤磨削。保险起见，不应在剥离过浅的皮肤表面进行磨削[22]。除皱术联合皮肤重建术的收益包括恢复时间以及额外麻醉、交通、住宿和医疗费用的减少，缺点是可能危及操作区域的血供。有经验的外科医生一般会建议将皮肤重建术区域限于未行手术的区域。

16.8.4 皮肤缝合

求美者虽然无法看到皮肤下的手术效果，但她们可以清楚地看到手术留下的瘢痕。因此，细致缝合皮肤切口对于提高求美者术后满意度至关重要。对那些切口从鬓角延伸到后发际线的求美者，通常关闭切口的过程如下：有头发的皮肤切口可用外科钉合器关闭，耳屏前缘切口用 5–0 聚丙烯线缝合，耳屏后切口用 5–0 肠线关闭，耳后和发线处切口在皮钉钉合的基础上先用 5–0 肠线连续缝合加强，耳垂下方切口用 5–0 聚丙烯线行垂直褥式缝合。注意耳后切口不应缝合太紧密。在缝线之间保留约 1.0 cm 的空隙以方便术后引流，无须常规放置引流管。

16.9 包扎

术后以大敷料包扎并保留过夜，在第二天早上移除。在护理员的帮助下，可以洗头。除皱术后第二阶段采用弹性带支撑的冷敷包扎。第三阶段始于术后 72 小时，在面颊和颏下区域提供温和的支持和压迫，以防止血肿形成（图 16.28）。

16.10 术后护理

术后建议求美者至少在医院附近的宾馆留宿一晚。训练有素的护理人员负责监测求美者的恢复并为求美者提供从诊所康复出院后的帮助。除皱术后 4~6 周，建议求美者睡觉时平卧。术后最初的 3~4 天内，未被敷料遮盖的面部可行冷敷。可根据求美者需要使用镇痛药、止吐药和安眠药（图 16.29）。

皮肤重建术与除皱术联用时，使用无孔、无黏性的产品和材料以防止干燥和结痂。在皮肤重建术表面的伤口处直接应用凝胶产品（DermalAiD），并覆盖薄的半透明敷料（如 Saran Wrap），直到一层新的皮肤生长覆盖伤口后为止。

16.11 随访

术后第一周，护理人员每日查看住在病房或附近的求美者，一方面可给予求美者更佳的术后

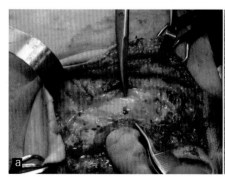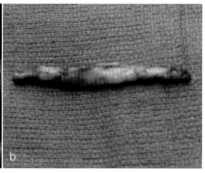

图 16.27　术中照片显示（a）去除表浅肌肉腱膜系统（SMAS）移植物后的空隙。（b）SMAS 移植物

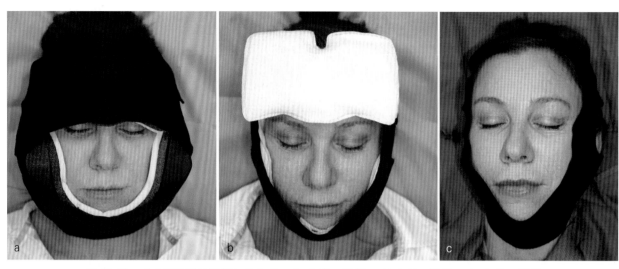

图 16.28　术中照片显示常规包扎方式：（a）第一阶段；（b）第二阶段；（c）第三阶段

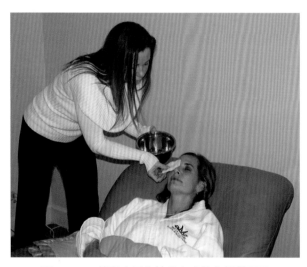

图 16.29　护理人员为躺椅上求美者提供照顾

伤口管理，另一方面可在求美者愈合过程中给予心理支持。通常在术后第一天去除敷料。

纸质和音频材料的使用可为求美者与护理人员提供指导，并可减轻求美者的焦虑。

对于那些无法每日来办公室的求美者，住院医师或工作人员应进行电话随访，也可用手机或 iPad 照相后通过电子邮件发给医生来随访。这是一个让求美者和医生保持联系的好办法。

术后第 7 天，除了耳垂处的固定线以外，去除所有其他皮钉和缝线。耳垂处缝线在术后 12~14 天拆除。切口局部应用过氧化氢和抗生素软膏，直到拆线和血痂脱落。应避免使用新霉素软膏，因为更容易导致局部过敏反应。建议头发较暗的求美者在头皮内缝线或皮钉处使用金缕梅酊剂以预防色素脱失。术后随访在很大程度上取决于求美者住得远近。最初的 2 周后，上级医师一般倾向于在术后 1 个月、3 个月、6 个月和 12 个月时进行随访。住得远的求美者一般通过电子邮件定期发送照片，通过 Skype 或电话等与医生保持联系。

16.11.1　McCollough 分级系统在术后的应用

求美者在术后 6 个月和 12 个月复查，结果记录在 McCullough 分类系统中。

术后微调

无论采用何种手术技术以及如何组合，也无论由哪位医生进行手术，老化都是一个渐进过程。除皱术后求美者的皮肤和肌肉会持续衰老，在开始显示出新的老化迹象时，可以做一些微调。手术后多长时间进行这些操作取决于多种因素，有一些并非外科医生所能控制。

那些希望在职业生涯中始终保持年轻外观的名人们，可以接受多次微创"调整"，但前提是初次手术打下了良好的基础。如何减缓老化过程在医学界仍有争议，但是加速老化的因素却是很清楚的：压力、悲伤、营养不良和个人疾病，或者家人出现这些状况，都会造成提早老化。只需要看看美国总统在他们开始就职时的外观，并与他们完成一届或两届任期后的外观作一个对比就知道了：在任职的 4 年中，他们似乎老了 10 岁。

16.11.2 典型病例

对求美者进行一种整形手术或一组手术，取决于求美者术前评估的总体分级。基于分类编码，求美者的面部老化分为 1~5 级（表 16.2），手术方案设计和选择以术前分级为基础。图 16.30~32 展示了这种分级应用的手术结果。

表 16.2 McCollough 分类系统的老化分期方法

1 期（30 岁以内行除皱术）	年轻求美者的皮肤很少或没有松弛，可能仅需要抽脂以去除不需要的脂肪和膨出的脂肪
2 期（30 多岁行除皱术）	开始出现眉和面颊下垂，尚无颈部下垂的求美者。只要下垂组织存在，就必须使面部肌肉和脂肪恢复年轻时的位置关系。此时，可能需要去除少量松弛的皮肤
3 期（40 多岁行除皱术）	呈现眉部、脸颊和颈部下垂的求美者。其中一部分可能无须行吸脂术来改善下颌袋和颏下臃肿。所有求美者都需要通过悬吊技术来处理肌肉和脂肪
4 期（50 多岁行除皱术）	有广泛面部和颈部下垂的求美者。可伴或不伴有下颌袋和口周皱纹。求美者的肌肉、脂肪和皮肤松弛更加明显，因此必须对这些结构进行更多的悬吊
5 期（60 多岁行除皱术）	晚期老化伴有包括前额、眉部、面颊和颈部等所有面部区域下垂的求美者。在这个阶段，求美者在鼻部和面部之间的凹槽形成很深的褶皱，下颌袋下垂超出下颌缘，颈部肌肉出现从下颏到上胸部的垂直束带。多数求美者的皮肤也开始出现皱纹和斑点

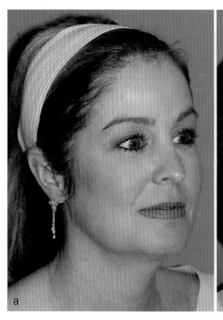
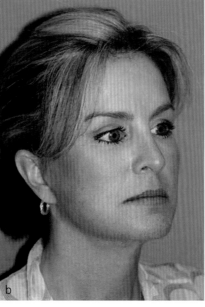

图 16.30 Ⅲ 期（40 多岁行除皱术）：适用于出现眉部、面颊和颈部下垂的求美者，其中部分可能无须行吸脂术来改善下颌袋和颏下臃肿，但所有求美者都需要通过悬吊技术来处理肌肉和脂肪。临床照片：（a）术前。（b）术后。求美者在接受颞颊颈部除皱术的同时，行吸脂辅助的面颊和颈部脂肪切除术、上下睑成形术和功能性鼻中隔鼻成形术

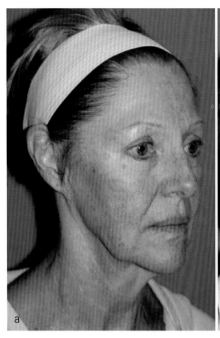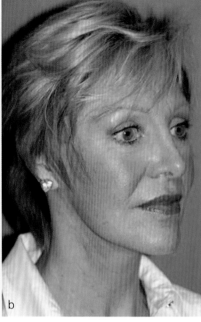

图16.31 IV期（50多岁行除皱术）：适用于有广泛面部和颈部下垂的求美者，可能伴或不伴有下颌袋和口周皱纹，其肌肉、脂肪和皮肤松弛更加明显。因此，必须对这些结构进行更多的悬吊。临床照片：（a）术前。（b）术后。求美者在接受额颞颊颈部除皱术的同时，行吸脂辅助的脸颊和颈部脂肪切除术、颈阔肌成形术、上下睑成形术、上下唇丰唇术和功能性鼻中隔鼻整形术

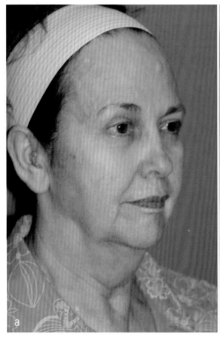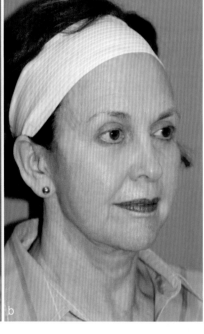

图16.32 V期（60多岁行除皱术）：适用于晚期老化，伴有包括前额、眉部、面颊和颈部等所有面部区域下垂的求美者。在这个阶段，鼻部和面部之间的凹槽形成很深的褶皱，下颌袋下垂超出下颌下缘，颈部肌肉出现从下颏到上胸部的垂直束带。多数求美者的皮肤也开始出现皱纹和斑点。临床照片：（a）术前。（b）术后。求美者在接受颞颊颈部除皱术的同时，行吸脂辅助的面颊、颈部脂肪切除术、颈阔肌成形术和上下睑成形术

16.12 小结

"某时代已经来临"的说法，多建立在一定的健康常识的基础之上。当今是一个整形外科医生将医学科学融入面部年轻化艺术的新时代。我们提倡应用基于可量化的方式，创建一种新的治疗模式。这一量化分类系统不仅可以方便美容外科医生进行交流，也可以简化新外科医生的教育。

更为重要的是，这一系统能根据客观条件为求美者提供个性化、自然和持久的美容效果。

对于多专业、学科交叉的美容手术，可量化的分类系统提供了一种基于循证医学的分析和统计方法，使世界各地的类似结果之间的横向比较成为可能，最终结果是所有参与者的共赢。

参考文献

[1] Hollander E. Cosmetic surgery In Joseph M and Axenfield T eds. Handbuch der Kosmetik. Leipzig, Germany: Vertzg von Velt; 1912: 688

[2] Feldman JJ. Corset platysmaplasty. Plast Reconstr Surg 1990; 85: 333-343

[3] de Castro CC. The anatomy of the platysma muscle. Plast Reconstr Surg 1980; 66: 680-683

[4] Connell BF. Contouring the neck in rhytidectomy by lipectomy and a muscle sling. Plast Reconstr Surg 1978; 61: 376-383

[5] Teimourian B. Face and neck suction-assisted lipectomy associated with rhytidectomy. Plast Reconstr Surg 1983; 72: 627-633

[6] Fedok FG, Sedgh J. Managing the neck in the era of the short scar face-lift. Facial Plast Surg 2012; 28: 60-75

[7] Mitz V, Peyronie M. The superficial musculo-aponeurotic system (SMAS) in the parotid and cheek area. Plast Reconstr Surg 1976; 58: 80-88

[8] Skoog, T. The aging face. In Skoog, T ed. Plastic surgery. Stockholm: Almqvist & Wiksell International; 1974. pp.-300-331

[9] Mitz V. The superficial musculoaponeurotic system: a clinical evaluation after 15 years of experience. Facial Plast Surg 1992; 8: 11-17

[10] McCollough EG, Perkins SW, Langsdon PR. SASMAS suspension rhytidectomy. Rationale and long-term experience. Arch Otolaryngol Head Neck Surg 1989; 115: 228-234

[11] Webster RC, Smith RC, Smith KF. Face lift, Part 4: use of superficial musculoaponeurotic system suspending sutures. Head Neck Surg 1984; 6: 780-791

[12] Furnas DW. The retaining ligaments of the cheek. Plast Reconstr Surg 1989; 83: 11-16

[13] Yousif NJ. Changes of the midface with age. Clin Plast Surg 1995; 22: 213-226

[14] McCollough EG Scurry WC Jr, Shirazi MA. The "midface-lift" as a misnomer for correctly identifying procedures designed to lift and rejuvenate the cheeks and malar regions of the face. Arch Facial Plast Surg 2009; 11: 257-262

[15] McCollough EG. Minimally invasive-minimally effective: the paradigm shift toward mediocrity in facial plastic surgery. Arch Facial Plast Surg 2007; 9: 293-294

[16] McCollough EG, Ha CD. The McCollough Facial Rejuvenation System: expanding the scope of a condition-specific algorithm. Facial Plast Surg 2012; 28: 102-115

[17] Lee HY, Park MS, Byun JY, Chung JH, Na SY, Yeo SG. Agreement between the Facial Nerve Grading System 2.0 and the House-Brackmann grading system in patients with Bell palsy. Clin Exp Otorhinolaryngol 2013; 6: 135-139

[18] Leipziger LS, Manson PN. Nasoethmoid orbital fractures: current concepts and management principles. Clin Plast Surg 1992; 19: 167-193

[19] McCollough EG. The McCollough Facial Rejuvenation System: a conditionspecific classification algorithm. Facial Plast Surg 2011; 27: 112-123

[20] Holcomb JD, McCollough EG. Trichophytic incisional approaches to upper facial rejuvenation. Arch Facial Plast Surg 2001; 3: 48-53

[21] Recupero WD, McCollough EG. Comparison of lip enhancement using autologous superficial musculoaponeurotic system tissue and postauricular fascia in conjunction with lip advancement. Arch Facial Plast Surg 2010; 12: 342-348

[22] Maloney BP, McCollough EG. Deep-depth chemical peeling. Facial Plast Surg 1995; 11: 30-38

17 二次除皱术

编写：Michael J. Sundine, Bruce F. Connell　　翻译：邹翀　校对：李秀琪　李芯

17.1 引言

随着二战后出生的一代人对美容整形手术接受程度的增加，美容整形外科的手术量也随之增加。伴随手术量增加的是求美者群体寿命的延长。因此，曾经成功尝试过除皱术的求美者会随着老化对进一步获得面部年轻化效果自然产生兴趣。据美国整形外科医师学会统计，2012 年有 160 000 例除皱手术[1]，较上一年手术量同比增加 6%。

然而，二次除皱术并没有初次除皱术那么引人关注[2-16]。在大部分已发表的文章中，也很少有相关的病例报道。在目前的文献中，几乎很少有求美者是由同一位整形外科医生进行前后两次除皱术的。De Castro 和 Braga 报道了一组接受二次手术除皱术的 19 例求美者。然而报道并没有提到初次手术确切的操作步骤，也没有记录关于这组求美者中任何一位的初次手术是否由两位作者之一来完成的。Guyuron 等[5]报道了一组接受二次除皱术的 33 例病例，通讯作者只对其中的 3 例进行了初次和二次手术。该报道也没有提到任何关于初次手术和二次手术的操作记录。他们的调查结果主要来自求美者的回忆。结果显示，从初次除皱术到二次除皱术之间的时间平均为 8.48 年。Morales 在他的文章中并没有公布任何客观的临床数据[6]，但却提出了几个关于二次除皱的临床概念。De la Torre 等报道了一组接受二次颧脂肪垫提升术的 14 例病例[9]。在这组病例中，初次手术到需要第二次手术的平均时间是 40 个月。

为了评估同一术式的持续效果，我们回顾了一组由笔者完成初次和二次除皱术的 42 例求美者，并进行了 8 年的随访[17]。结果从初次手术到二次手术的平均时间为 11.7 年。我们总结了初次手术后早期失败的原因。手术后早期失败定义为：初次手术后 5 年内行二次手术，或出现任何严重的相关并发症。有 9 例求美者在初次除皱术后 5 年内进行了二次除皱术（21.4%），原因包括皮肤弹性消失（5 例），由于体重增加所致的颈阔肌下脂肪增加和颈部皮肤皱纹（1 例），因继发于人类免疫缺陷病毒（HIV）感染使用蛋白酶抑制剂所致的皮肤弹性丢失（1 例），因使用皮质类固醇所致的皮肤弹性消失（1 例），肥大的二腹肌和颏下脂肪残留（1 例）。

17.2 术前面部分析

在二次除皱术前必须进行仔细分析。二次除皱术的求美者会在初次手术后继续衰老，很可能出现更多的身体疾病和问题。事实上，Guyuron 等[5]观察到 42% 的求美者在计划接受二次除皱术时已经有了新的疾病，58% 的求美者初次手术后开始进行新的药物治疗。与初次除皱术一样，这些求美者需要在二次除皱术前获得其初级保健医生的许可。

如果能得到求美者之前的手术记录当然最好，但是由于二次手术和初次手术间隔久远，往往很难得到。因此，我们让求美者将自己过去每隔 5~10 年的照片带来，以观察他们年轻时的外观和他们觉得自己最好看时候的外观。

从细致、全面的面部分析开始，术者仔细标记之前的手术瘢痕。这种分析还包括仔细分析前

额、颞部、耳后和枕部发际线。任何发际线的改变都要记录并纳入后续的手术计划。

前额和眉的评估。记录从眉和眶缘到发际线的距离，记录眉与眶缘的相对位置以及为了眉恢复美学形态而在内侧、中间、外侧所需提升的量。然后检查额部横纹，对前额横纹的量和额肌收缩的相对强度都进行评估，以确定需要削薄的额肌量。记录由皱眉肌收缩导致的眉间皱纹的量以及降眉间肌收缩所致的鼻前额角处横向皱纹的数量和深度。然后让求美者紧紧地闭眼来对抗在眉内侧施加的向上阻力，以检查降眉肌。

上睑的评估。许多二次除皱的求美者之前曾接受过眼睑整形手术。将眉置于美观的位置后观察过度松垂的皮肤量，并注意上睑内侧和外侧突出脂肪的量。记录眼睑水平位置，以助于发现任何可能的睑下垂。通常，笔者不会在做提眉术、除皱术和颈部提升的同时行上睑成形术。对之前曾经接受过大量皮肤切除的眼睑成形术求美者，可能会因为害怕眉上提术造成眼睑闭合不全（"兔眼"）而导致眉上提程度的不足。

下睑、面部和颈部检查。需仔细评估手术可切除的多余皮肤量。在二次除皱术中发现的皮肤松弛通常多为垂直方向，而不是在初次除皱术中看到的水平方向。注意耳屏前、耳垂前和颞部多余的皮肤，评估脸颊皮肤在垂直方向上松弛的程度。记录半侧和整个颈部松弛的情况。评估本次手术时可利用的皮肤量时，需要综合考虑求美者先前的切口和二次手术的需求（如形成耳前凹陷或颌下区凹陷）。

接下来评估下睑。记录外眦的位置和下睑相对于虹膜的位置。使用"牵拉试验"来测试下睑的张力。记录内侧、中间、外侧下睑眶隔脂肪的膨出，并确定多余皮肤的量。我们通常避免在做除皱术的同时行下睑修整术。能良好处理浅表肌腱膜系统（SMAS）的除皱术能使下睑外观改善约40%。此外，整形外科医生可能会被除皱术造成的皮肤和皮下组织明显移位所误导而去除了过量的下睑皮肤，从而导致术后下睑外翻。

颧部和鱼尾纹评估。许多求美者的眶缘下区域比较饱满，是因为局部自限性水肿无法手术治疗，也不能用药品如利尿剂来改善[18]。术前向求美者解释这一点很重要，因为术后此区域依然会有水肿和饱满，应让求美者理解这不是手术的失败。在初次除皱术和二次除皱术的求美者中，软组织会松垂至颧突下方，下垂到鼻唇沟的固定线上导致鼻唇沟上方隆起，使鼻唇沟加深。此外，它还会导致颧部区域的骨感化，并且当合并下颌区软组织下垂时使面部呈现四边形、成角的老化外观，而不是年轻人柔和的心形外观。通过SMAS重置面部软组织可以恢复颧部区域的饱满度，减少鼻唇沟上方组织的厚度[19]。提拉SMAS并不会加深鼻唇沟。

评估是否有鱼尾纹及其程度。在外眦和下睑外侧剥离眼轮匝肌，会显著改善鱼尾纹。还应对眼轮匝肌降部进行评估，我们称之为眼轮匝肌外侧降肌。当此肌肉肌力很强时，会对抗任何上提眉外侧的动作，导致提眉术后眉外侧下垂的复发。该肌的肌力可以通过压住求美者眉外侧并嘱其微笑来测试。如其肌力较强，则可将其离断以减弱降眉的力量。在游离了鱼尾纹区眼轮匝肌和皮肤之间的连接后，下睑60%以上的冗余皮肤会由于面部提升皮瓣的移位而减少。如果没有充分游离笑纹或皮肤肌肉连接，除皱术将对下睑没有效果。游离肌肉与皮肤间连接也改变了泪沟的方向，从老化的倾斜外观恢复年轻化的水平外观。

检查口周区。让求美者微笑来确定面神经是否功能完好。在二次整形求美者中记录面神经的状态是特别重要的。观察口裂以确定是否存在口唇下降和下翻。充分游离SMAS并精准重置SMAS瓣可以提高口角[20]。笔者更喜欢用这个方法对口周进行年轻化，而不是用Weston等倡导的切除法[21]。

记录上唇的细垂直线（吸烟者线）。笔者对这些线的处理方法是在完成除皱术后进行皮肤磨削。笔者常会选择在行除皱术的同时对上唇进行处理。磨皮通常会改善嘴唇的黑色素沉着，外观颜色效果较好。对磨削后上唇皮肤活检显示有大量的胶原蛋白形成，有助于呈现平滑的外观。如果需要对口周进行皮肤磨削，那么下唇和下颌处的皮肤磨削将在随后的第二阶段完成。口周的磨削会使求美者难以张口。最后评估求美者的嘴唇，如果较薄可以行丰唇术。

然后进行下颌和颈部的检查，关注皮肤的松弛度，检查颈部、颌下瘢痕及其位置。这些瘢痕通常位于颌下皱纹中，二次手术时很可能会被忽视。注意颈部皮肤皱襞的最低水平，因为枕部区域皮肤切口是垂直于此折痕的。注意颌下腺的大小和突出度。检查颈部是否有二腹肌肥大，因为它可能导致颈部颌下区域突出，或影响颌颈角和颏下区的美观。注意下颌袋和下颌韧带。注意颈阔肌，评估颈阔肌束是否过紧以及是否需要横断颈阔肌。注意环状软骨和甲状软骨的位置。检查颈部是否有初次手术后导致的外观不规则。

最后，仔细评估耳郭。检查耳的感觉以确保耳大神经功能完整。注意耳垂与耳轴的成角，通常应沿耳轴后倾 10°~15° [22]。但实际上，在二次除皱术求美者中经常可以看到许多"精灵耳"

畸形，这种情况通常是因为在裁剪皮肤时过度去除皮肤，并且没有将耳置于适当的位置。为了纠正这种畸形，有必要在耳垂前保留 4~5 mm 的多余皮肤，使得在二次手术时将耳向后移。二次除皱术可能无法完全纠正这种畸形，这一点应该在术前充分与求美者沟通。耳垂处可以用楔形切除或修剪尾缘的方法，使得耳垂与除皱术后外观更为协调 [24]。

17.3 老化向量的方向

面部老化的向量是软组织向外下方和前方移位 [25]。随着鼻唇沟的加深、鼻唇褶皱的扩大和颌下脂肪的出现，软组织的变化造成了面部老化的特征性外观。软组织似乎从颧突点下垂，使面部呈现方形、成角的老化外观。然而，二次除皱术时在前后方向上几乎没有皮肤松弛，大部分皮肤松弛发生于垂直方向。皮肤松弛的方向有时会使初次手术所造成的畸形难以矫正。

关于此问题的典型例子就是我们所看到的"精灵耳"畸形（图 17.1）。为了充分矫正这种畸形，必须将 5~15 mm 的皮肤向后推以向后方重置耳垂。如果一个求美者同时有"精灵耳"畸形和耳前区丰满，可能需要额外 1 cm 的皮肤来形

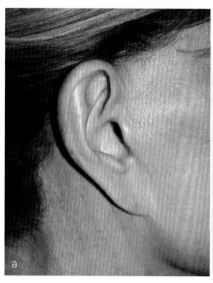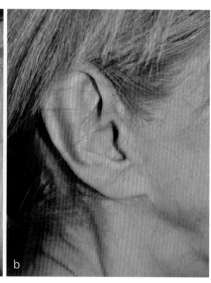

图 17.1 "精灵耳"畸形。（a）耳垂被拉向前下方。（b）耳垂被栓系于前下方。通常，造成此结果的原因是缝合耳垂时张力过大，或没能将耳垂置于耳长轴的后方

成耳屏前凹陷和矫正"精灵耳"畸形。此外，手术的时机也非常重要，因为可能没有足够松弛的皮肤来矫正初次手术造成的畸形。所以，告知求美者二次手术可矫正以及无法矫正的问题非常重要。如果求美者理解力有限，那么可以将手术的局限性和可能性写在一封信中交给求美者。

17.4　初次除皱术后发现的问题

高质量的初次除皱术可以为二次手术打下良好的基础，这是做除皱手术最重要的。相比之下，设计和操作很糟糕的初次除皱术将使二次手术的难度很大，甚至几乎不可能获得高质量的结果。因此，笔者在初次除皱术中，设计高位 SMAS 除皱技术来获得最好的结果，也为安全和美观地完成二次除皱术打下基础。如果第一次皮瓣剥离不准确，将会使第二次剥离 SMAS 瓣变得十分困难。然而，如果仔细剥离皮瓣的话，那么可以在第三次甚至第四次除皱术中也能做出优质的 SMAS 瓣。

求美者的许多问题可能都源于初次除皱术，并且期望通过二次除皱术来解决。在颞部区域，增宽的瘢痕可以从耳轮顶部向上垂直延伸到颞部头发区域。增宽的瘢痕表明有过多的带有头发的皮肤被切除，这也可能会导致颞部发际线的变形以及外眦至颞部发际线之间的距离加宽（图17.2）。因此，颞部发际线是初次除皱术后常见的问题来源。用无毛发耳前皮肤替代颞部有毛发皮肤会导致头发的减少，在视觉上使颞部的瘢痕扩大；另外，还可能导致鬓角缺失或变形。还有一些其他的错误，如将无发皮肤转移到鬓角。颞部发际线的切口可能不会顺着发际线和鬓角的自然曲线，而形成奇怪或不自然的发际线（图17.3）。

除皱瘢痕应沿着耳轮的视觉曲线向下，而不是呈直线（图17.4）。再向下，瘢痕应该沿着耳屏的边缘而非耳屏前走行。忽略这一点会形成明

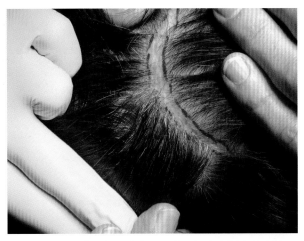

图 17.2　瘢痕上过大的张力，造成颞部头皮增宽的瘢痕

显的瘢痕，因为它忽略了从耳屏到脸颊皮肤的自然颜色变化。切除皮肤后，两种不同颜色的皮肤对接在一起（图17.5）。切口设计在耳屏边缘，可以像图17.6一样基本上看不见的瘢痕。

为追求更自然的外观，有必要制作一个小的新月形皮瓣与耳垂连接，以保留耳垂—面颊交界处自然的沟槽（图17.7）。当然，也不能保留太多的皮肤（图17.8）。理解耳屏应该有一个轮廓分明的垂直高度也是非常重要的。耳屏上缘是耳轮根部和耳屏上方之间的切迹，下缘是耳屏间切迹。在耳屏间切迹，切口应向前旋转 90°。在耳垂前面的褶皱，切口应该向下旋转 90°。随着伤口的正常愈合，会得到一个自然的耳屏外观。如果不做这种切口，则耳屏的外形会比较糟糕（图17.9）。在耳屏的上方需要有凹陷，在耳屏的尾部终止处需要有颜色改变，这些确定了耳屏的视觉高度。建立一个耳屏前凹陷会使耳屏皮肤看起来变薄。

在耳后区，切口应该靠近耳—耳后皮肤连接处。如果切口做到耳的后方，会在耳颅沟形成蹼样瘢痕（图17.10）。颈部皮肤的切除应主要在垂直于颈部褶皱的后方，去除少量甚至不去除耳后切口顶点的皮肤，以避免皮肤坏死或肥厚性瘢痕

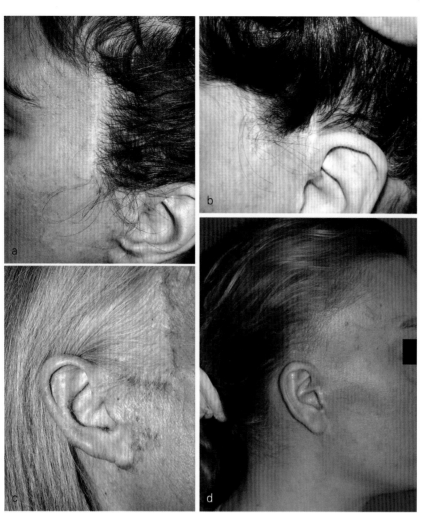

图 17.3 （a）颞部发际线处的瘢痕增宽是瘢痕张力过大的结果，注意颞部发际线处不自然的直线外观。为避免这种情况的发生，可以顺着颞部发际线的自然曲度将猫耳置入颞部头皮，而不是在颞部发际线。（b）将无发皮肤转位到颞部头皮，从而造成鬓角畸形和颞下鬓角畸形。（c）求美者的颞部发际线不自然，形状不符合自然曲度并后移。如果某求美者的发际线在颞部后方，那么他发际线所在之处可能存在可见的瘢痕。可以告诉这些求美者他们可以通过单株毛发移植来遮盖瘢痕。此外，该求美者的耳垂下切口被设计在了在耳沟处，破坏了自然的折痕。质地较厚的颊部皮肤也被置于薄的耳垂皮肤上。（d）求美者颞部切口设计在颞部头皮中。为处理多余的皮肤而切除了被覆头发的皮肤，从而导致颞部发际线的严重变形和鬓角缺失

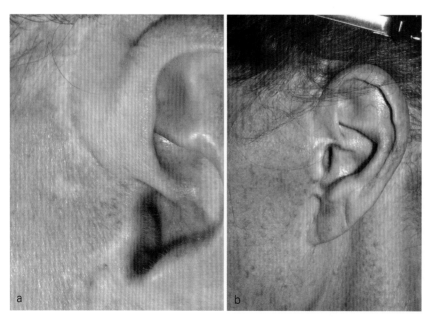

图 17.4 （a）瘢痕的弯曲部分位于耳轮缘的视觉曲线前。在二次除皱求美者中，必须有足够多的皮肤，使得皮肤后移后能形成更自然的外观。（b）耳前切口的上部是竖直的，未能沿着耳轮边缘的自然曲线走行

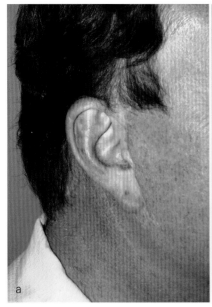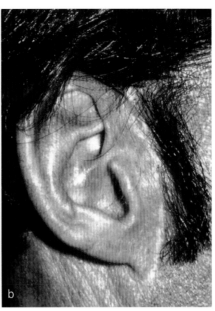

图 17.5 （a）竖直的耳前瘢痕。耳和耳屏处较白的皮肤直接与脸颊处的红润皮肤对接，即使伤口完美愈合也会在耳前区留下可见的线性瘢痕。（b）求美者竖直的耳前瘢痕。面颊红润求美者的伤口在耳前区域经常会愈合形成明显的白色瘢痕。但如果能将切口设计在求美者耳屏边缘，并去除耳前颊部皮肤的毛囊，效果会更佳

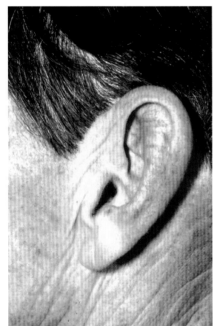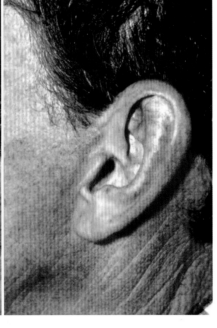

图 17.6 沿着耳屏边缘设计切口的瘢痕愈合效果

形成。因为求美者处于仰卧位，肩的位置虚高，所以任何耳后切口顶点的多余皮肤都无法反映真实情况。

为了防止头发移位，避免留短发和向上梳的发型。枕部切口设计应该沿着发际线，除了最后方外，而该处的"猫耳"可被转至枕部。文献和教科书中描述的传统切口从耳后切口延伸到枕部，经常将无发皮肤转到枕部头皮区，形成一个不自然的三角形脱发区（图 17.11）。枕部发际线处的瘢痕增生是由皮肤移位方向错误或过度切除

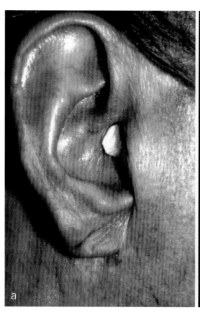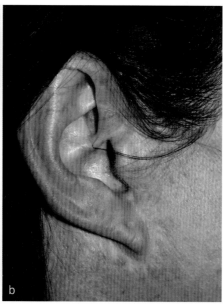

图 17.7 （a）将切口做在耳垂沟时的耳垂外观，并没有做一个新月形的皮瓣与耳垂接合。（b）切口设计在耳垂沟中的外观。耳垂周围的瘢痕不理想

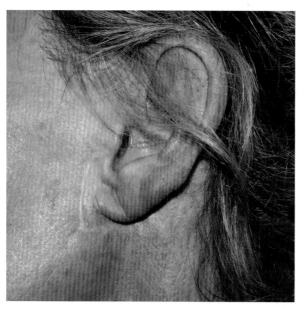

图 17.8 过量的皮肤与耳垂接合时的外观

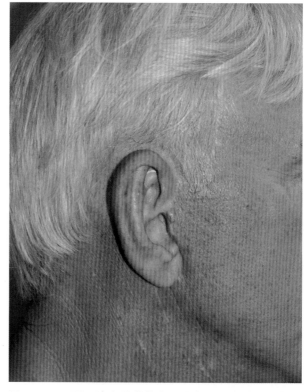

图 17.9 耳屏不清晰的求美者。注意由于沿着颞部发际线去掉"猫耳"造成的奇怪的垂直线性外观。图 17.7 很清楚地显示了一个没有起始边界的耳屏

皮肤所致（图 17.12）。为了避免过度切除皮肤，剪裁枕部皮肤时应保持颌颈角在 90°。皮瓣处理不当、切口张力过大或敷料对皮瓣的压力，都可能引起枕部发际线处的皮肤坏死（图 17.13）。

在初次除皱术后，可能会有颈部轮廓不规则和部分颈部区域未经治疗或未充分处理。颈阔肌

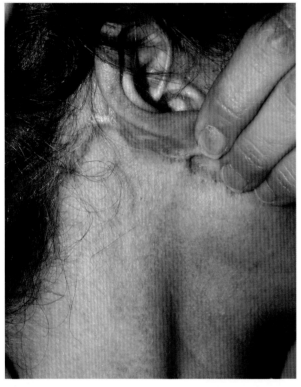

图 17.10　将切口设计在外耳处而导致的耳后区蹼状瘢痕。求美者在耳后切口的顶点和沿着枕部发际线处也有肥厚性瘢痕

处也可能有部分未松解的紧束带。可以看到脂肪过度切除所致的颈部中央凹陷；或者初次除皱术没有处理二腹肌，当求美者向下看甚至向前看时颌下区域会有突出隆起（图 17.14）。此外，颌下腺也可能增大，导致颌下区的过度饱满。

年轻化的脸配上老化的耳垂是很不协调的。佩戴较沉的耳环可能会导致耳垂被拉长。为达到面部年轻化，应通过修剪耳垂的尾缘或通过在耳垂做楔形切除来减小耳垂长度（图 17.15）。初次除皱术时必须对发际线进行周密的考虑，不然许多颞部和枕部发际线的畸形只能通过毛发移植来治疗[26]。

17.5　二次手术的时机

选择二次手术的时机基于对求美者的仔细评估。理想情况下，二次手术时机为求美者准备好做二次手术时。如果存在显著的畸形（如耳垂被向前牵拉）或缺乏耳前凹陷，需要使用大量皮肤时，可能会建议求美者延迟手术，等待其随着年龄增大皮肤更加松弛时再行手术。

17.6　首选技术

首先标记眉相对于眶缘的位置。如果需要的话，可在预期位置处标记眉（如同时做眉上提术的话）。标记皱眉肌、降眉肌皱纹以及皱眉肌的

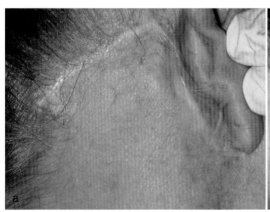
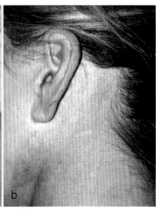

图 17.11　（a）将无毛发皮肤转置到枕部头皮导致的枕部发际线变形。（b）枕部的无毛发皮肤插入发际线形成的凹口

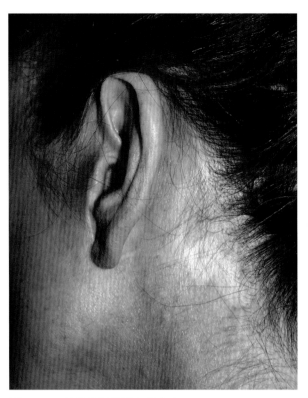

图 17.12　枕部发际线增宽的瘢痕

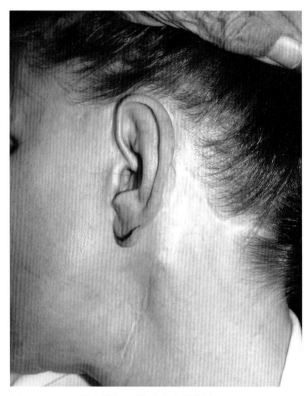

图 17.13　耳后皮肤坏死导致瘢痕区增宽

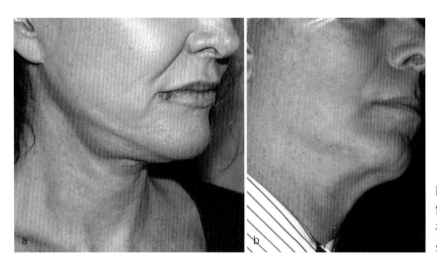

图 17.14　（a）二腹肌突出，同时伴头下颌下角过度的脂肪抽吸。（b）在之前的面部除皱和颈部提升时没有处理二腹肌突出的问题

隆起。如果眼轮匝肌降部肌力较强，标记此区域以计划离断。随后标记 SMAS 的颧轴点，应与颊部的高点相对应，通常位于外眦下方一横指处。标记计划提升的 SMAS 的垂直支和水平支。标记

下颌韧带、环状软骨、甲状软骨和颈外静脉的位置。

所有求美者在诱导麻醉前穿戴弹力袜，使用经鼻气管插管进行全身麻醉，因为这种插管方式

可更精确地矫正颈部。然后仔细衬垫求美者，放置导尿管。静脉给予抗生素，若求美者不过敏，常规给予头孢氨苄。头皮、脸和颈部用碘伏消毒，眼周区域用碘伏溶液消毒。全身麻醉后局部使用 0.5% 利多卡因加 1 ： 200 000 肾上腺素溶液行浸润麻醉。首先阻滞感觉神经，然后阻滞皮肤切口线和设计的 SMAS 切口线。不推荐使用肿胀浸润技术，因其不利于皮瓣的精细剥离，并可能损伤皮肤活力。

颞部和枕部的切口设计基于除皱术所需的皮肤移位量。在二次除皱术中，颞部切口通常设计在发际线处，以防止外眦到发际线间的距离增宽。鬓角区域也可能在初次除皱时已经被提高了。耳前切口应沿着耳轮曲线走行，然后沿着耳屏边缘到耳屏下方颜色变化处。对于二次除皱术求美者，可能需要采用耳屏前切口，直到有足够的皮肤可以使瘢痕移到耳屏边缘。在耳屏下方，切口先垂直转向，然后再次垂直转向耳垂下邻近区域行走（见图 12.5）。即使切口之前是做在耳垂下沟槽内，也要留下一个与耳垂下方连接的边。

耳后切口应靠近耳后沟槽，直到与枕部切口相连。耳后切口通常应低于初次手术切口。在修剪皮肤皮瓣时，如果皮肤活动良好，皮瓣可以向头侧移位更多。

即使在初次除皱术时颌下切口就设计在颌下褶皱，二次除皱术的颌下切口也要设计在颌下褶皱后面。要求男性求美者留胡子至少 2 天以便判断毛囊的方向，应平行于毛囊做切口。

自切口向前进行皮下剥离，直至能让皮肤有一定的动度。此处皮肤提升的方向不同于 SMAS，通常比 SMAS 的提升方向更向上（图 17.16）。与 SMAS 和皮肤相连的前方颊部无须剥离。剥离鼻唇沟前方的皮肤会影响皮瓣的存活率；同时，剥离也会破坏前方颈阔肌皮肤韧带。向上牵拉 SMAS 并且颈阔肌皮肤韧带保持完整时，会在颌下区域形成一个令人满意的凹陷区。SMAS 的旋转点应被设计得能使得颧部突度增大。随后，分离颈部至环状软骨以下水平。通过颏下切口松解颏下皱纹和下颌骨皮肤韧带，不要试图在 SMAS 下平面松解下颌骨韧带。

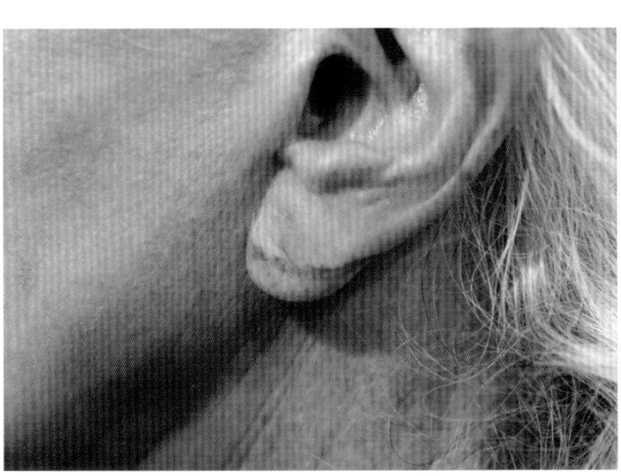

图 17.15 耳垂的长度。还要注意耳屏有没有明确的边界

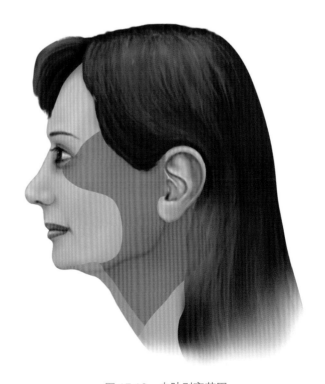

图 17.16 皮肤剥离范围

二次除皱术最关键的问题就是皮瓣的提升。如果皮瓣太厚，就会将 SMAS 包括在内；如果皮瓣太薄，则可能会对皮肤血运产生影响。在我们的二次除皱术病例中[17]，91% 的求美者能够建立 SMAS 皮瓣，而 7% 的求美者由于 SMAS 不足只能进行折叠。对建立 SMAS 皮瓣至关重要的是适当的皮肤剥离。在男性求美者，合适的平面恰好在胡须毛囊下方。女性求美者则会面临更大的挑战，因为可能很难确定剥离是在旧瘢痕组织层面还是 SMAS 层面，应在直接光照和透照试验相结合的情况下掀起皮瓣。如果初次手术时皮肤提升过于靠近真皮下网状血管层，则透照试验可能会不够精确。

接下来是提升 SMAS 瓣，剥离范围根据术前针对求美者的评估结果来确定。SMAS 切口的横支通常位于颧弓上缘并向内延伸，通过眼轮匝的下部肌肉到颧轴点。SMAS 切口的下支位于耳屏前方约 1 cm 处，并向下延伸至颈部胸锁乳突肌前缘 1 cm 处。用两把 Allis 钳提起 SMAS 瓣并在其间切开 SMAS，以避免损伤面神经。然后用 Allis 钳夹住 SMAS，提起 SMAS 皮瓣后松解颧弓韧带和咬肌皮肤韧带。当 SMAS 皮瓣提升至理想的效果时，停止剥离，向后、向上提升 SMAS 皮瓣并将其暂时缝合固定于相应位置。还可以根据需要将 SMAS 瓣分为双叉或三叉[27]。

在多数二次除皱术求美者中都可以成功建立 SMAS 瓣。如果求美者做过 SMAS 外侧切除术[28]，那么二次除皱术中可能很难再建立 SMAS 瓣，因为这些求美者的 SMAS 很薄。如果求美者的 SMAS 已被向下转到颧弓或在初次手术时已被损坏，SMAS 二次除皱手术的效果会受到明显影响。对于二次除皱术求美者，可能无法使用耳屏前 SMAS 瓣转移为枕部皮瓣。

在 SMAS 瓣具有一定功能后，根据需要修整颈部，包括：横断颈阔肌，通过开放性脂肪抽吸或直接切除颈部脂肪，去除颈阔肌下脂肪；切除部分二腹肌；缩小颌下腺体积；折叠颌下筋膜以防止颈部下方出现凹陷。多数二次除皱求美者需要在环状软骨水平下方横断颈阔肌，以改善紧绷的颈阔肌束带。

然后向后上方提拉 SMAS 瓣使其插入颞浅筋膜，之后放置两个闭式引流并修剪皮肤。笔者发现，在二次除皱术中，皮肤移位的方向更趋于垂直而不是向后。如果皮肤松弛度允许，可以将耳后皮肤向上提升至之前低位乳突区域的瘢痕以上。颞部和枕部皮肤用 4-0 尼龙线行半埋式水平褥式缝合，颞部区域用 5-0 聚丙烯线行皮内缝合，耳周围的切口用 6-0 尼龙线行间断或连续缝合，用 4-0 尼龙线间断缝合耳后切口。

手术结束后，求美者应留观过夜，在次日晨出院，当天下午晚些时候回来复诊，多数情况下此时就可拔除引流管很少情况下，在术后第 2 天拔除引流管。在术后第 1、2、5、7 或 8、9 或 10 天随访观察求美者。在第 5 天拆除耳前缝线，并在接下来的 5 天中拆除剩余的缝线。不使用压力性除皱敷料，因其可导致皮肤坏死（图 17.13，图 17.17）。

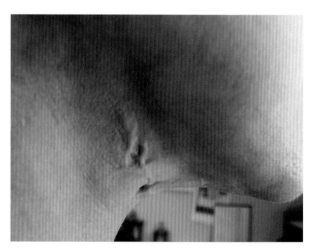

图 17.17　加压包扎造成的颈部瘢痕

应向求美者说明特定的活动和伤口护理，叮嘱求美者不能把颈部从一侧转到另一侧，要把肩和颈作为一个整体移动。要避免打呵欠，但可以微笑。躺下时头后不要垫枕头，可以用一个小枕头或毛巾卷起放在颈后。应保持颏颈角应大于90°。求美者不能在床上吃饭，可以用肘部支撑膝盖在餐桌吃饭。术后10天内要小口进食流质或半流质饮食。除了进食，用装满冰的手套或外包布的冰袋在眼睑和鱼尾纹区域连续冰敷3天。求美者应平卧以减轻下睑的肿胀。求美者应从术后第3天开始到2周内使用家用洗发水每天清洁头发，告诉求美者水流过切口和眼睛并不会造成影响。如果求美者接受了上唇或下唇磨削术，无须

涂抹任何类型的软膏。手术后10天内禁止开车。手术后1个月内禁止染发。

17.7　并发症

将知情同意书交给求美者并告知除皱术相关的各种风险，包括瘢痕、血肿、血清肿、皮肤脱落、肿胀、瘀血、麻木、神经损伤（面神经和感觉神经）等。就笔者经验来说，并发症的发生率很低。我们的42例初次和二次除皱术都由资深外科医生完成，没有出现血肿或皮肤脱落，没有永久性面部神经损伤[17]。图17.18展示的是一个在初次手术前以及二次手术术前和术后的临床病例。

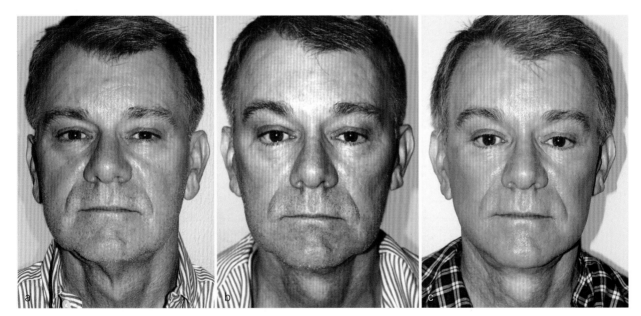

图 17.18 （a）初次面部和颈部除皱的术前照片。（b）面颈部二次除皱术前照片。（c）面颈部二次除皱术后照片

参考文献

[1] American Society of Plastic Surgeons (ASPS) Procedural Statistics. Arlington Heights, IL: ASPS; 2012

[2] Aston SJ, Thorne CHM. Facialplasty. In: McCarthy JG, ed. Plastic Surgery. Philadelphia: WB Saunders; 1990: 2384-2392

[3] Wolfe SA, Fusi S. Treatment of the particularly fatty neck and the short-interval secondary facelift. Aesthetic Plast Surg 1991; 15: 195-201

[4] de Castro CC, Braga L. Secondary rhytidoplasty. Ann Plast Surg 1992; 29: 128-135

[5] Guyuron B, Bokhari F, Thomas T. Secondary rhytidectomy. Plast Reconstr Surg 1997; 100: 1281-1284

[6] Morales P. Repeating rhytidoplasty with SMAS, malar fat pad, and labiomandibular fold treatment: the NO primary procedure. Aesthetic Plast Surg 2000; 24: 364-374

[7] Bernard RW, Aston SJ, Casson PR, Klatsky SA. Secondary facelift. Aesthet Surg J 2002; 22: 277-283

[8] Matarasso A, Wallach SG, Difrancesco L, Rankin M. Age-based comparisons of patients undergoing secondary rhytidectomy. Aesthet Surg J 2002; 22: 526-530

[9] de la Torre JI, Rosenberg LZ, De Cordier BC, Gardner PM, Fix RJ, Vasconez LO. Clinical analysis of malar fat pad re-elevation. Ann Plast Surg 2003; 50: 244-248, discussion 248

[10] Hatef DA, Sclafani AP. Secondary rhytidectomy. Semin Plast Surg 2009; 23: 257-263

[11] Funk E, Adamson PA. A comparison of primary and secondary rhytidectomy results. Aesthetic Plast Surg 2011; 35: 96-99

[12] Haiavy J. Reoperative face and neck lifts. Oral Maxillofac Surg Clin North Am 2011; 23: 109-118, vi-vii

[13] Luce J, Faivre JM. Periauricular contouring suspension in secondary face-lift. Aesthetic Plast Surg 2012; 36: 517-525

[14] Rasko YM, Beale E, Rohrich RJ. Secondary rhytidectomy: comprehensive review and current concepts. Plast Reconstr Surg 2012; 130: 1370-1378

[15] Beale EW, Rasko Y, Rohrich RJ. A 20-year experience with secondary rhytidectomy: a review of technique, longevity, and outcomes. Plast Reconstr Surg 2013; 131: 625-634

[16] Sundine MJ, Kretsis V, Connell BF. Longevity of SMAS facial rejuvenation and support. Plast Reconstr Surg 2010; 126: 229-237

[17] Pessa JE, Garza JR. The malar septum: the anatomic basis of malar mounds and malar edema. Aesthet Surg J 1997; 17: 11-17

[18] Sundine MJ, Connell BF. Analysis of the effects of subcutaneous musculoaponeurotic system facial support on the nasolabial crease. Can J Plast Surg 2010; 18: 11-14

[19] Connell BF, Marten TJ. Surgical correction of the crow's feet deformity. Clin Plast Surg 1993; 20: 295-302

[20] Connell BF, Marten TJ. The trifurcated SMAS flap: three-part segmentation of the conventional flap for improved results in the midface, cheek, and neck. Aesthetic Plast Surg 1995; 19: 415-420

[21] Weston GW, Poindexter BD, Sigal RK, Austin HW. Lifting lips: 28 years of experience using the direct excision approach to rejuvenating the aging mouth. Aesthet Surg J 2009; 29: 83-86

[22] Loeb R. Earlobe tailoring during facial rhytidoplasties. Plast Reconstr Surg 1972; 49: 485-489

[23] Connell BF. Correcting deformities of the aged earlobe. Aesthet Surg J 2005; 25: 194-196

[24] Yousif NJ. Changes of the midface with age. Clin Plast Surg 1995; 22: 213-226

[25] Radwanski HN, Nunes D, Nazima F, Pitanguy I. Follicular transplantation for the correction of various stigmas after rhytidoplasty. Aesthetic Plast Surg 2007; 31: 62-70

[26] Connell BF, Semlacher RA. Contemporary deep layer facial rejuvenation. Plast Reconstr Surg 1997; 100: 1513-1523

[27] Baker DC. Lateral SMASectomy. Plast Reconstr Surg 1997; 100: 509-513

[28] Stuzin JM, Baker TJ, Baker TM. Refinements in facelifting: enhanced facial contour using vicryl mesh incorporated into SMAS fixation. Plast Reconstr Surg 2000; 105: 290-301

18 除皱术并发症的预防

编写：G.Hunt Neurohr　翻译：邹翀　校对：李秀琪　卢建建

18.1 引言

从美学的角度来讲，面部无疑是人体最重要的部分。它直接反应一个人的特性，所以选择手术来改善容貌对于一般人来说不易接受。然而就安全性而言，根据超过 12 000 例除皱术的（美国）全国性调查，报告的除皱术后并发症发生率实际上相当低，主要系统性并发症发生率为 0.1%[1]。对比其他数据可能会更加明确：据（美国）国家高速公路安全管理局统计，持驾照司机死亡的风险是 1/16 000，约为 0.006 25%；在商业航空中，每年每 30 亿乘客中约有 300 人死于事故，那就是每 1 000 万人中有一人死亡，死亡率仅为 0.000 01%。在美国，每年有 130 000 例除皱术，每 9 万 ~20 万例手术死亡 1 例[2]，相当于每年 1~2 例除皱求美者于术后死亡，死亡率为 0.000 8%。换句话说，除皱手术尽管不如坐飞机那么安全，但比开汽车更安全（表 18.1）。

除皱术的低风险并不意味着可以对手术的死亡风险掉以轻心。1994 年，在著名的纽约曼哈顿眼耳鼻喉医院 2 个月内连续发生了 2 起死亡案例。

表 18.1　美国平均死亡风险

开车	1/16 000	0.006 25%
除皱术	1/130 000	0.000 8%
乘飞机	300/3 000 000 000	0.000 01%

医生们都是国际著名的业内领军人物且求美者似乎也没有很高的健康风险。但它确实发生了，并令全世界所有整形外科医生感到惊讶[3]。

同时，整形外科医生自身也面临风险。1991 年，一位华盛顿的女性求美者因不满于她的除皱术效果，开枪杀害了为她做手术的医生，并随后自杀[4]。因此，不得不承认除皱手术是一件非常严肃的事情！本章主要描述如何辨别除皱术相关并发症，并帮助读者更好地了解风险管理，从而避免或最小化发生并发症的风险，并使每位求美者的美容效果最大化，进而将风险—回报平衡牢牢倾向回报一侧。

主要手术风险可以分为系统性和局部性风险。系统性风险包括潜在的致命性疾病，如深静脉血栓形成（DVT）、静脉血栓栓塞（VTE）、肺栓塞（PE）、术中麻醉事件、术后药物滥用、心脏事件如心肌梗死和心律失常，以及呼吸障碍如阻塞性睡眠呼吸暂停（OSA）、慢性阻塞性肺病（COPD）和哮喘[5]。局部风险可分为血管性、神经性、创面愈合性和创伤性外科技术（表 18.2）。

轻微的除皱并发症风险更多局限于外观问题，但这对求美者来说可能是灾难性的。它们多由手术造成，包括发际线和耳的畸形、瘢痕问题、轮廓异常变化、畸变的面部形状与比例，这些话题将在本章详细探讨。在选择求美者的过程中还必须仔细评估相关心理风险因素[6]。

表 18.2　主要的风险

系统性	深静脉血栓形成 VTE，肺栓塞（PE），麻醉和药物过量；心脏：心肌梗死，心律失常；肺：阻塞性睡眠呼吸暂停，慢性阻塞性肺疾病，哮喘
局部性	血管，神经，伤口愈合，创伤外科技术

18.2　求美者选择

高品质的除皱术离不开精密的计划和实施，并始于求美者的选择。最初咨询应全面收集多层次信息：主观、客观、心理、医疗、家庭、工作、社会和艺术。这包括视觉信息交换、口头互动，以及"动手"评估面部组织的质量、体积、支持、松弛和移动性。这些能使外科医生识别特定的诊断问题，并帮助计算为有效矫正需要的组织移位量。外科医生可将矫正后的样子展现给求美者，求美者自己也可以观察评价，大家一同对可见的预期结果进行讨论（图 18.1）。

在对话中，应仔细地了解求美者的行为、个性，并调查其家庭情况、婚姻状况、工作和个人利益，通过这些可能会发现求美者的焦虑、抑郁或退步倾向。如果有，在手术前需要从正规的精神病学角度进行考虑[7]。对于正在使用精神药物如抗抑郁剂和情绪稳定剂的求美者，询问用药史很重要，因为有些药物如盐酸文拉法欣在麻醉下可引起高血压。在处方医师的指导下，经常服用文拉法欣的求美者应该在术前 6~8 周平稳切换到另一种抗抑郁剂。有些求美者很忌讳他们精神药物治疗史。对此，外科医生可以积极、友善地提供帮助支持，通常能产生良好的结果并让求美者坦白个人问题。药物和酒精依赖性问题也需要解决，如有必要还需要进行相关治疗。与求美者的初级保健医生保持密切联系，是避免手术并发症的关键。对所有 40 岁以上的求美者或有病史的年

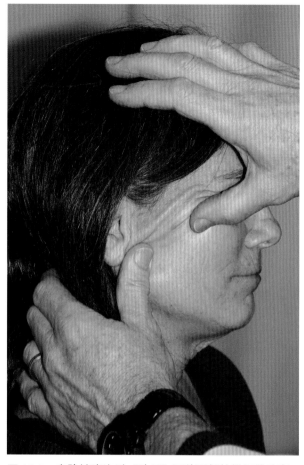

图 18.1　在除皱咨询时"动手"评估面部软组织移动度

轻求美者都需要进行彻底的身体检查，包括心电图和实验室检查。避免并发症最首要、最万无一失的方式就是拒绝对高危求美者进行手术。细心的、有经验的员工善于发现"有问题的求美者"，可以经常提醒外科医生可能被忽视的潜在危险。在诊治罕见的具有反社会特征的求美者时，通常是护士或接诊人员对那个人的行为"产生警觉"。这些人善于精心编造故事来迷惑医生，但是专业的员工通常会发现他们言行异常并提醒医生。这种求美者充满了反社会的危险，绝对不要为他们做选择性美容手术。对付这些求美者必须坚定、果断[8]。不要说你做不到的，也不要主动介绍其他有资质的专家。如果这些情况中的任何一个发生，立刻寻求帮助以避免悲剧的发生[9]。

在处理不满意或出现并发症的求美者时，优秀的员工是不可替代的，这样的员工是称职的、可用的、能提供帮助的和值得信赖的。有时候，当求美者总是对一个问题不断抱怨或气愤时，外科医生可能会感到沮丧，但一定不能生气。医生的工作是解决问题和帮助他人，而不是将问题也变成并发症。保持专业客观性和镇静的言行举止，可以让外科医生顺利解决几乎所有医疗并发症。

外科医生切忌对下列求美者进行操作：着实不招人喜欢的，没有幽默感的，整容手术的"瘾君子"，无法和医生的观点达成一致的，有权力和影响力影响医生正确判断的，以及偏执者。求美者通常不会起诉他们喜欢的医生。要认识并真诚地讨论问题，努力改进问题。目标往往是完美的，但各种限制也是不可避免的。这么说不是要否认问题、忽略问题，而是为了尽量减少其潜在的损害和影响。所以，再次强调，应避免为以下求美者手术：

- 不招人喜欢的求美者；
- 没有幽默感的求美者；
- 整容手术上瘾者；
- 无法和医生的观点达成一致的求美者；
- 有权力并能影响医生的正确判断的求美者。

知情同意对求美者的教育和手术准备至关重要。应该为每个环节提供具体的表格，其内容必须包括手术细节的解释、风险、可能的并发症以及手术要实现的目标。求美者需要与工作人员一起阅读信息并提出问题。如有必要，求美者可以再次与医生谈话并弄清楚所有问题。让朋友或家人同时在场也往往是非常有帮助的，因为朋友或家人可能会帮助求美者记住重要的信息。切记不能对求美者做出任何保证。要求求美者对每页记录进行草签并在签名页签字，证明对手术操作具有可接受的了解程度。最后，由见证人（通常是工作人员或其他能胜任的第三方）出席并签署表格。还要为求美者和医生的档案各准备一份复印件。通过签字同意手术这一程序，求美者的信心

会有一个飞跃。术前约3周内筹集费用，术前约2周收集实验室标本。此外，术前还需要初级保健医生或专科医生，如心脏专科医生、呼吸专科医生或精神科医生提供体检合格证，手术方可进行。

术前标准化的照片必不可少，可以在术前或手术当天早晨拍摄。分别拍摄正位、45°侧位、侧位和低头俯视侧位的照片。为了术中决策与术后比较，也经常拍摄显示颈阔肌肌力、前额肌肉动作或面部不对称的视频。人们会在术后迅速忘记他们术前的样子。这组照片是一个强大的工具，有助于应对挑剔的或有强迫症的求美者。

18.3　主要的系统性风险

潜在的致命性风险需要医学专家进行处理和治疗。DVT（深静脉血栓形成）和PE（肺栓塞）之所以备受关注，是因为其所造成的死亡人数占门诊手术死亡人数的50%以上[2]。然而，除皱术求美者的相关数据表明VTE事件的发生率相当低。2001年，Reinisch对273例病例进行了回顾性研究，发现DVT发生率为0.35%，PE发生率为0.14%[10]。尽管如此，由于这种并发症的潜在危害性，外科医生有必要识别高危求美者并以最佳的方式尽量降低这一风险。还应该注意进一步评估既往的DVT、静脉功能不全、使用口服避孕药或女性激素替代疗法病史，以及远距离旅行特别是乘坐飞机等的既往史。应对适龄妇女进行妊娠试验。全身麻醉、肥胖和腹壁整形手术与VTE的风险相关性更高[11]。美国整形外科协会VTE任务小组已批准以2005年Caprini风险评估模型作为一种有效的评估VTE风险方法。美国麻醉学会（ASA）身体状态（PS）分类也已被证实有助于识别VTE风险较高的求美者（图18.2）[12]。

对于除皱术求美者，术前预防性应用低分子量肝素（LMWH）仍存在关于风险与收益方面的争论，其结果显示高Caprini分数（≥8）有更高的VTE风险[13]。Pannucci已经证明，一般整形

每一项危险因素代表 1 分	每一项危险因素代表 2 分	每一项危险因素代表 5 分
☐ 41~60 岁	☐ 60~74 岁	☐ 择期下肢大关节成形术
☐ 计划行小手术	☐ 关节镜手术	☐ 髋骨、骨盆或下肢骨折（1 个月内）
☐ 之前有大手术史（1 月内）	☐ 恶病质（之前或现在）	☐ 中风（1 个月内）
☐ 静脉曲张	☐ 大手术史（>45 分钟）	☐ 多发性创伤（1 个月内）
☐ 炎性肠病史	☐ 腹腔镜手术史（>45 分钟）	☐ 急性脊髓损伤（瘫痪）（1 个月内）
☐ 下肢水肿（现在）	☐ 限制卧床者（>72 小时）	**只限女性，1 项 1 分**
☐ 肥胖（BMI>25）	☐ 制动石膏固定（<1 个月内）	☐ 口服避孕药或激素替代疗法
☐ 急性心肌梗死	☐ 中央静脉通路建立	☐ 孕期或者产后（1 个月内）
☐ 充血性心力衰竭（1 个月内）	**每一项危险因素代表 3 分**	☐ 无法解释的死胎，反复发作的自发性流产（≥3 次），毒血症或发育限制的早产婴儿
☐ 脓毒症（1 个月内）	☐ 年龄超过 75 岁	
☐ 严重的肺疾病，包括肺炎（1 个月内）	☐ DVT/PE 病史	
☐ 肺功能异常（1 个月内）	☐ 血栓栓塞家族史 *	
☐ 目前卧床休息者	☐ 凝血因子 V Leiden 点突变	
☐ 其他危险因素	☐ 凝血素 20210A 突变	
	☐ 血清同型半胱氨酸升高	
	☐ 狼疮抗体阳性	
	☐ 心磷脂抗体升高	
	☐ 肝素诱发血小板减少症	
	☐ 其他先天性或获得性血栓形成倾向 如果是：_____	风险因素总分
	类型：_____	
	* 最常被忽略的危险因素	

2005 Caprini Risk Assessment Model Reprinted with permission from Joseph A. Caprini, MD

图 18.2　静脉血栓栓塞风险的 Caprini 危险因素评分表（经许可引自 Joseph A. Caprini，MD）

和重建手术求美者围术期给予 LMWH 没有显著增加术后血肿发生率[14]；然而，Durnig 已经表明了在除皱求美者围术期给予预防血栓用药显著增加了血肿发生率。结果显示，给予 LMWH 的求美者的血肿发生率为 16%，而未给予药物预防的求美者为 1%。两组一共 600 例求美者均没有出现 VTE。作者将风险降低归因于使用静脉镇静替代全身麻醉和下肢充气加压设备的使用[15]。Stuzin 同意和倡导求美者尽早下床活动[16]。

在约三分之二的病例中，VTE 事件是无症状的。但在 PE 的第一小时内，死亡率高达 10%[17]。栓塞后综合征幸存者发生继发性 VTE 事件的风险更大[12]。PE 的典型症状是胸痛并因咳嗽加重，气短，心动过速以及低血压导致休克。VTE 事件确诊后，应立即住院治疗，并通过介入技术来处理血凝块，恢复重要的心肺功能。

阻塞性睡眠呼吸障碍综合征（OSA）在整容手术中也会产生问题，包括死亡率的增加[2]。OSA 常常表现为打鼾，睡眠期间频繁觉醒并有窒息的感觉以及白天嗜睡。疑有 OSA 的求美者应转诊给专科医生并在术前进行深入的评价。OSA 具有明显的麻醉气道风险。ASA-PS 指南有助于操作计划的制订。对于高风险的求美者，或许不应在独立的门诊进行手术[18]。如果 OSA 求美者有除皱术适应证，那么需要由熟练的麻醉师进行静脉镇静、局部麻醉与区域神经阻滞以及使用喉罩，这对气道控制和提高求美者舒适度是有效和安全的。连续正压通气（CPAP）装置的使用对 OSA 求美者是非常有益的。让求美者在除皱手术后应用 CPAP 装置可能有点困难，因为支撑带很紧并且可能会破坏较细的缝线，但它是可行的并且对维持正常血氧水平非常有益。外科医生和护理人员应该熟悉该设备，以尽可能地帮助求美者[11]。此外，还应限制阿片类药物和镇静剂的使用，因为它们可以引起呼吸抑制。这会使求美者频繁咳嗽（会增加出血风险），出现不自主的头部运动，术后恢复期间采用不适当的姿势。所有这些都可能会影响求美者的手术效果。对于这些求美者，则需要细心的护理人员进行更多、更频繁的监测。

成功的除皱手术需要发现和有效控制心血管异常状况。心律失常是已知的致死风险[2]。在心脏病专家许可之前，对有心脏病病史或有心电图异常的求美者必须进行仔细的检查和评估。另外，对心脏药物治疗和手术时间进行协调和密切沟通也是至关重要的。通常可以在手术当天早晨用一小口水将药物服下。有必要在术中持续监测心电，做好术中使用药物的应变计划。外科医生、麻醉师、手术工作人员和护理人员都应该在场并具有系统的心肺复苏支持的资质，手术医生应该有收诊急症求美者入院的权利。在发生重大心脏事件的紧急情况下，手术团队应当及时抢救，拨打急救电话，控制除皱术区，安全关闭伤口，并通过救护车转运求美者入院。不要因为自大而阻碍了这种情况下的最佳处理方式。记住，立即拨打急救电话，这可能会挽救一条生命！

心脏病求美者若平安无事，术后应继续监测一晚。确保求美者在称职护理人员的照看下出院，还需要有负责的成年人照料7~10天。必须按照指示小心使用处方药物，使用不当会增加恢复期除皱术求美者的死亡率风险[2]。不要在这个重要的术后恢复期间忽略了对求美者的监管。

尽管60岁以上的老年人会发生心脏病和其他并发症的风险更大[19]，但在做除皱手术的健康老年人中，发生并发症的风险并没有显著增加[20]。ASA物理状态（ASA-PS）评估将年龄超过70岁的健康求美者归为ASA2。为了避免整形手术的并发症，应根据求美者的ASA分类于术前仔细

评估相关风险。与麻醉人员合作监测核心温度，积极保暖避免低温对所有求美者都很重要，尤其是老年求美者。识别易感恶性高热（MH）的求美者是避免这一可怕并发症的关键。在MH事件中，需要临床路径就位并准备丹曲林以便在紧急情况下使用。对肺部疾病如COPD和哮喘，以及代谢性疾病如糖尿病，都应该在相关医学专家指导下进行管理，并与麻醉师密切协作。最好由专业麻醉师仔细管理并协调，同时围术期使用合适的药物进行治疗，以最优化求美者的护理。

18.4 主要的局部风险

除皱手术并发症的主要局部风险可以分为血管性、神经性、伤口愈合性和手术医源性。血管风险可以是缺血性或出血性的，在动脉性扩张、血肿的情况下两者可并存（图18.3）。

血肿是除皱术后最常见的并发症。大血肿后果非常严重，可以引起因压力性局部缺血所致的全层皮肤脱落和气道阻塞，并成为医疗紧急情况，需要紧急手术去除血肿和控制出血部位。对于较小的和稳定的血肿，通常可以用16~18号钝头针安在10 mL注射器上穿刺抽吸。血肿形成的危险因素包括高血压，使用阿司匹林和其他非类固醇抗炎药物、影响血小板功能的膳食补充剂，出血性恶病质如血友病、C反应蛋白病、血管性血友病和血小板减少症等。术后男性的血肿发生率比女性高。1977年，Baker等对7 358例除皱术进行了一项联合研究，其中男性约占5%。研究发现，大血肿在男性的发生率是8.7%，相比之下，女性发生率约为1%[21]。随后的研究显示血肿发生率下降，但男性发生血肿的风险一直高于女性。Jones和Grover在英国对910例除皱术求美者进行了血肿相关研究，结果显示肾上腺素局部麻醉是除皱术中唯一的重要影响因素[22]。既往有高血压病史、术中血压低于100 mmHg、术后压力高于140 mmHg，都是导致血肿发生率增高的重要因素[23]。笔者认为用于治疗高血压

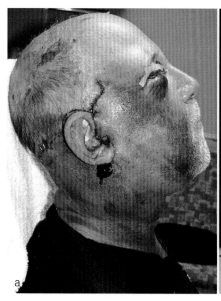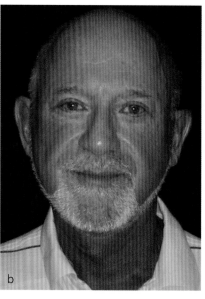

图 18.3 （a）60 岁白种人男性，术后 48 小时时出现巨大扩张性血肿，但术后第二天检查没有显示任何出血迹象。注意求美者没有使用压力较大的敷料。立即对他进行手术并对血肿进行抽吸，用大量盐水溶液冲洗伤口，然后电凝止血后关闭切口。（b）第二张图片是在手术后 6 个月拍摄的。血肿发生后及时发现和处理可避免缺血性皮肤坏死

的药物管理没有手术时机那么重要。他们的报告显示，除皱手术量越大且越有经验的外科医生，术前会越频繁地使用可乐定（一种多能 α2 受体激动剂，在减少外周的血管阻力的同时可抗焦虑和镇痛）控制血压。拉贝洛尔是一种可在术中适当使用的短效 β 受体阻滞剂，每 2~10 分钟静脉注射 2 mg，直到心率恢复正常、收缩压低于 130 mmHg。肼屈嗪通过直接作用于平滑肌引起小动脉扩张而降低血压，可采用 20~40 mg 大剂量静脉给药，注射后 10~80 分钟效果达峰，所以必须在用药后密切监测。氯丙嗪有助于控制焦虑、不安和冲动求美者的高血压，这对从麻醉中醒来伴有易怒情绪、缺乏注意力和正在服用止痛药的慢性疼痛求美者特别有好处，可以在手术结束时有效控制反跳性高血压。通常以 10 mg 的增量静脉给药，具有叠加效应，因此必须谨慎使用。多数求美者只需要 10 mg，但有些可能需要 30 mg，最大剂量为 50 mg。除了有降压作用，它还是镇静剂，所以它可以使求美者从麻醉阶段进入恢复阶段的过程平缓。部分求美者在手术后的早晨会说他们经历了生来最宁静的睡眠。氯丙嗪不推荐用于准备在手术当天回家的求美者。因为血管网扩张，适当补液和保持电解质平衡是管理应用氯丙嗪求美者的关键。几乎所有的除皱术求美者都应该留置导尿，以监测尿量。

让局部麻醉的肾上腺素作用"逐渐消失"，有助于识别和控制出血，控制可能会造成血肿的潜在血管出血。在血压正常的情况下进行麻醉，可使反跳效应最小化。手术出血量并不是血肿形成的危险因素。多数血肿发生于手术后的第一个小时内，通常以疼痛为预兆。血管性出血最常见于乳突皮瓣下方和下颌下方，其中有穿支动脉从面动脉向外、向下穿过浅表平面到下颌皮肤韧带[24]。手术医生需要细致止血并在关闭切口前彻底、系统地处理整个手术区域。大面积压力敷料在除皱手术中并不起作用，它会使血肿变得隐匿并延迟治疗干预。越快识别并控制血肿，并发症越轻。因为使用大面积加压敷料会延迟治疗，可能会导致更严重的并发症，所以应该避免使用。使用关于这一点，经验丰富、细心周到的护士是非常重要的。如果护士观察到术后求美者的面部轮廓出现异常，应该立即向医生报告。对于医生

来说，深夜接到电话令其感到不安的唯一原因是护士在发现问题后不立即打电话报告。通常，求美者术后最好在医院手术室或为术后求美者准备的恢复室留观一晚，这些地方需要配备重新开放面部切口和治疗扩张性血肿的设备。另外，还需要准备一些东西：备皮工具、无菌洞巾、手术器械、头灯、手套、局部麻醉剂、无菌盐水、海绵、负压吸引装置、电凝、缝线和抗焦虑药物等。排出血肿较为简单：在头灯照明下，拆除部分缝线后用吸管吸出血肿；彻底清除血液和血凝块，可为找到出血血管显露术野，有时也可能没有发现活动性血管出血。

冲洗有助于清理术野并更好地定位出血点，以便止血。随后精准地关闭伤口。除皱手术中通常需要放置引流管，虽然无法避免血肿的形成，但可以从术区中缓慢引出液体以减少青紫，并可能部分减轻肿胀。通常引流管保留 1~5 天。发生血肿的危险因素有：①男性，②使用阿斯匹林，③肾上腺素代谢，④术后收缩压大于 140 mmHg，⑤术中收缩压小于 100 mmHg。

血管缺血也可导致并发症，如皮肤脱落，可以分为两种类型：全层皮肤坏死和部分厚度皮肤损伤。在已发表的文献报道中，皮肤坏死的发病率为 1%~3%[24, 25]。由于术后求美者护理的改善，广泛缺血性皮肤损伤已经罕见。吸烟是已证实的缺血性皮肤并发症的危险因素，与不吸烟者相比，皮瓣坏死风险增加 12 倍。将香烟烟雾的化学成分吸入身体后，会产生组织缺氧、血管收缩、延迟伤口愈合和细胞功能受损。这些可促血栓形成，并可随着持续吸烟引起慢性和进展性的动脉内膜炎。研究显示，非吸烟者的浅表皮肤脱落率为 5%，而吸烟者为 20%[26]。吸烟在除皱术后会影响皮肤组织的愈合。理想情况下，所有吸烟者应在术前彻底戒烟，然而吸烟具有强大的成瘾性，使得吸烟者经常说谎。单纯吸烟不是禁止求美者进行除皱术的原因，但是必须对风险进行坦诚地讨论并建立真诚的关系。讨论通过有效的措施来帮助

这些求美者戒烟：尼古丁口香糖、透皮贴剂、鼻喷雾剂、锭剂和药物如安非他酮（Zyban）和伐仑克林（Chantix）。如果吸烟求美者因除皱术而戒烟，他们也将会为做有益的事而戒烟，从而更加有益健康。求美者应该在手术前后至少 2~3 周内戒烟。鼓励求美者真正地依从和坦白。即使他们半途而废，这些信息也可以帮助外科医生更好地对求美者进行管理。对于经常吸烟的求美者，更应该进行限制性戒烟。让求美者理解吸烟的代价：吸烟会限制除皱术的效果；吸烟者术后面部老化可以得到改善，但结果可能不如未吸烟求美者那么好。所以需要告知求美者，烟雾中的一氧化碳取代了血液中的氧气，使皮肤缺氧，有时甚至会导致皮肤坏死，这一点是求美者应该能明白的。

即使是吸烟者，对于其中大部分，通过手术的技术和策略也可以达到非常好的美观改善效果。个体化定制，轻柔的组织处理，直视下精确解剖，准确地再定位皮肤以适当地去除多余皮肤，精细缝合以使张力最小化，这些构成了顶级美容手术和无创技术的特点。在手术过程中，确定去除颈部皮肤的量和位置，是避免张力事故和皮肤损失的关键。在手术台上测量皮肤去除量时，将头部定位在 90° 角是非常重要的。因为这时头部处于自然的位置，可将后续操作最优化。如果是在下颌伸展时测量，则会去除过多的皮肤，过度的张力会增加皮肤坏死和结痂的风险。在颈部，应该通过适当地移动垂直于颌下的枕部皮肤来移除恼人的颌下的皮肤冗余（下颌带）。旋转点对于计算很重要，它的位置垂直于颌下冗余的皮肤袋的最低折痕处。耳后皮瓣的提升旋转始于这一点，确保在该点的周围有足够的皮肤—头皮皮瓣移动量。使用 D'Assumpcao 标记钳保持皮肤张力略大于静止张力，进行关键性缝合。随后重置并切除皮肤，进行无张力闭合，将其精准地与耳后皮肤对接部位相吻合。

在面颊部，因为 SMAS 瓣起到了减张的作用，提升表浅肌肉腱膜系统（SMAS）后在张力

最小的情况下可以很容易地进行皮肤重置（图18.4）。

部分整形外科医生存在一个错误的理念："拉得越紧，持续的时间越长。"这个想法与Halsted的外科手术原理相矛盾，并可造成缺血性皮肤并发症、奇怪的面部外观和恢复期的延长。粗暴处理组织所致的挤压伤，会导致皮肤坏死、脱落。所以，提升皮瓣时必须温和，并且只在外科医生需要显露的区域才有必要。牵开器下面的皮瓣折叠会损伤微循环，形成局部损伤，在阻碍愈合的同时会在耳前和枕部皮肤血管"分水岭"区域引起缺血性损伤。所以，对于牵开器要严格操作。

术中保持轻微的张力并经常放松牵开器以避免组织损伤，有利于良好的手术效果和求美者满意度。切勿在剥离皮肤时进行推剪，盲剥会撕裂、绞乱皮下血管丛，造成该区域去血管化和皮肤的坏死。此外，"推剪"技术造成的皮下脂肪层不规则，可能会导致几乎不可修复的、难看的表面轮廓。

综前所述，术后应该避免使用加压敷料包扎，因为压力可以损害脆弱的皮瓣。保持求美者的颏颈角在90°~110°是非常重要的。如果让求美者弯曲颈部，皮瓣边缘会形成有害的张力并影响血供，可能导致皮肤脱落或增生性瘢痕。所以，应告知求美者需在术后保持这种姿势8~11天。在这期间，还需要积极的陪护人员指导并提醒他们遵守医嘱。

如果发生全层皮肤脱落，应立即开始仔细的伤口护理，但不要过于激进。最好的方式是观察、再确定和逐步清创。通常，当皮瓣边缘升高时，组织会出现挛缩和上皮形成。然后彻底清除感染组织，通常局部使用抗生素并定期换药。如有侵入性感染的迹象，则在收集细菌进行培养后全身应用抗生素。上皮形成可能需要4~8周以覆盖伤口，瘢痕成熟需要6~12个月或更长的时间。不应在此时间前进行修复手术。另外，高压氧治疗可用于皮肤脱落的早期治疗。虽然有争议，但给求美者提供积极的治疗方式，在生理和心理上可能对求美者有帮助（图18.5）。

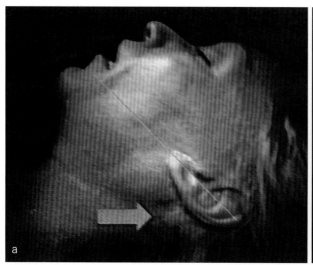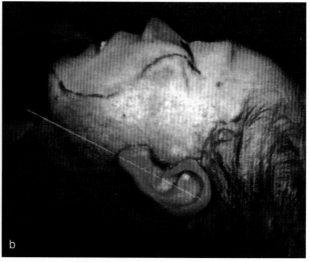

图18.4 术中图片显示不正常的皮肤变化，正常解剖结构发生扭曲。（a）左图显示耳部轴线向前旋转，使得耳外观奇怪，耳后囊状皮肤聚集说明了皮肤再定位不当。箭头表示张力向量，导致了这个不幸的结果。（b）在第二张图片中，使用表浅肌肉腱膜系统（SMAS）来垂直移动脸颊组织，恢复了耳的自然方向，颈部轮廓更加分明，颏颈角的下颌轮廓更为年轻

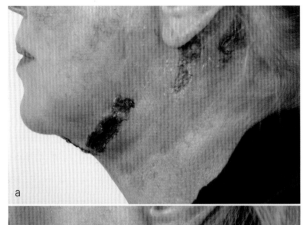

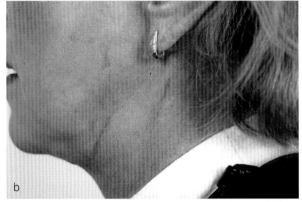

图 18.5 （a）65 岁求美者，术后 2 周出现全层皮肤脱落。
（b）伤口保守处理后 2 个月

18.4.1 神经并发症

对面部解剖的深刻理解，是外科医生能够在除皱手术中避开麻烦的基础。在面颈部手术中，没有什么比处理面部神经更重要的了。幸运的是，已发表的文献表明除皱术后永久性神经损伤的发生率非常低[27, 28]。第 7 对脑神经（面神经）末端分支是额部神经支和下颌缘神经支。颞支和颊支之间有多个连接，如果这些分支受损通常可通过旁路途径再生[29]。面部支持韧带和面神经位置之间的关系是非常准确和可重复的。1966 年，Pitanguy 等描述了面神经额支的走行，从耳垂前凹陷开始走行到眉外侧上方 1.5 cm 处，即颞上线和颞下线外侧一指宽处。通过外侧眼眶空间，它由深到浅，从腮腺和腮腺颞筋膜下的 SMAS[30] 走行到额肌背面，即穿过外侧眶区。该区域以眶支持韧带为前界，以在颧弓上的颧弓皮肤韧带外侧面为下界，以颞下隔膜为上界（图 18.6）[31]。这也解释了为什么用两把 Allis 钳将浅筋膜从下方组织结构分开进行高位 SMAS 分离是安全的，同

面神经分支和面部支持韧带的关系

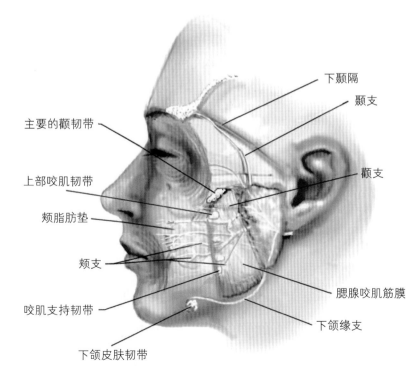

主要的颧韧带

上部咬肌韧带

颊脂肪垫

颊支

咬肌支持韧带

下颌皮肤韧带

下颞隔

颞支

颧支

腮腺咬肌筋膜

下颌缘支

图 18.6 面部支持韧带和面部神经分支的关系（经许可引自 Oxford University Press）

时也解释了为什么从上方进入中面部空间时必须要保持在颞筋膜深层，一直到跨过颧弓至掀起颧骨骨膜的点。

颧支走行较深，在颧骨皮肤韧带主干的下方约1cm处。为了达到最理想外观，松解SMAS筋膜并分离韧带是安全的和必要的。释放颧大肌和颧小肌之间的支持韧带虽然不是必需的，但对于通过SMAS有效提升中面部颊脂肪垫和上唇是很重要的。此外，剥离层次应保持在面部肌肉的浅面以避免面神经损伤。然而，有2%~6%的面神经分支在这一点上走行较表浅，所以在这个区域必须进行精细和清晰的剥离。通常，在这里会遇到较小的穿支动脉，使用可延伸的细针头并设置为低强度（如15）的单极电凝是比较安全的。

颧韧带（McGregor's patch）是一个解剖标志，经常需要分离以释放SMAS。它位于咬肌韧带的上部并且包含穿支动脉。当将其提起离开咬肌空间的顶部时，可以安全地进行电灼。在此结构的下面和前面可见面神经颊支和深层脂肪垫。通常需要不同程度地释放咬肌皮肤韧带，以便松解上方和下方的颊部脂肪垫并向头侧重置。神经分支在通过咬肌韧带时走行更为表浅。然而，它们在腮腺前方可见，轻柔的垂直钝性剥离结合直视下精确的锐性剥离可以避免损伤。

下颌缘支沿下颌骨边界下方的走行极其多变[27]，在2~3个位置是非常易受损伤的。第一处是下颌角附近的耳前下方区域，具体位于颈阔肌皮肤附属物相对致密而皮下脂肪相对较薄处。有时会意外地将颈阔肌与皮瓣一块掀起。对于接受二次、三次除皱手术以及有腮腺手术史者，尤其容易出现这个问题。在此区域进行颈阔肌下分离时如不小心，可能会导致面神经横断。如果术者发现该情况，应立即进行修复。

第二个重要的区域是下颌神经跨过面动脉的位置，位于下颌皮肤韧带的外侧和下面。通常，此处常出现一支穿支动脉并需要电凝止血。不幸的是，这是一个术野狭窄的区域，有时难以止血。

过多电凝和狭窄的术野增加了发生神经热损伤的风险。这种损伤通常在6~12周内恢复，但亦可为永久性损伤。损伤的结果是降口角肌（DAO）去神经支配后导致的歪笑面容（图18.7）。

下颌缘支损伤处理方法有限。6~12个月后对神经行探查和吻合是可行的，但是效果并不乐观，将对侧降口角肌通过化学或手术实现去神经化是另一个选择。面动脉穿支出血很难自行停止。最好的操作是退开并停止电凝，让手术助手适当按压出血血管。之后一段时间内，手术医生可在面部其他区域进行操作。按压一段时间后，这一区域通常可实现止血。如果出血未停止，此时会更易看到出血血管并控制出血。双极烧灼是最有效的止血方法，局部使用止血剂如液体明胶可能会有帮助。

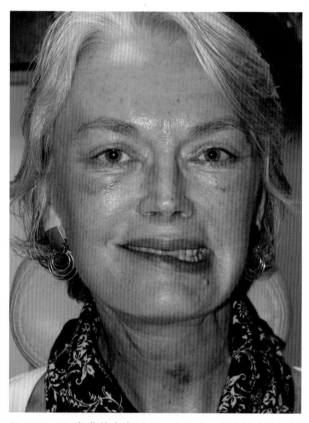

图18.7 61岁求美者术后9天的照片。在除皱术中烧灼出血的穿支孔动脉时导致右侧面神经下颌缘支的热损伤。给予心理安慰，但没有采取干预措施。6周后症状自行改善

下颌缘支第三个可能受损的部位是在颌下腺包囊外。只有当颌下腺切除术作为除皱术的一部分进行时或剥离偶然进入包囊外时，才有可能会误伤这一区域。有时，去除部分腺体时会发生明显出血，而不精确的烧灼可能会损伤神经。为了便于在颌下腺次全切除术中进行外膜内止血，熟练应用吸引技术以保证清晰的术野至关重要。在此区域进行操作时，Aufricht 牵开器（Spiral Surgical Co.）或小型延展性牵开器，以及吸引凝血装置将会是十分有用的工具。

耳大神经是除皱手术中最常受损伤的神经。在一项大型联合研究中，其损伤发生率为 0.16%[1]。耳大神经支配耳朵中下部皮肤感觉，其损伤可引起麻木、感觉迟钝和疼痛性神经瘤。因此，了解其走行十分重要。它源于颈丛并从胸锁乳突肌（SCM）后缘穿出，在外耳道下缘下方 6.5 cm 处穿过 SCM 的中点，并在耳垂和腮腺下方向前、后发出分支[32]。耳大神经几乎总是向后延伸并平行于颈外静脉。所以在行颈阔肌成形术时，剥离颈阔肌至 SCM 前缘前 1 cm 处十分安全。如果神经被切断，应立即进行修复。如出现痛性神经瘤，则建议延迟修复。

18.4.2 感染

除皱术后发生手术部位感染（surgical-site infections，SSIs）是很罕见的[28]。即使发生的话，通常持续至少 5 天，有时可达 2 周。疼痛出现前，局部可以出现肿胀、红斑或疑似渗液等症状。SSIs 通常发生在未经治疗的血肿液化[33]。最常见的病原菌来源是位于耳道的假单胞菌属、位于鼻的葡萄球菌属（包括耐甲氧西林的金黄色葡萄球菌，即 MRSA），以及位于皮肤的葡萄球菌和链球菌。除皱术的皮肤准备范围应包括整个头颈部，胸部向下到乳头。用制备溶液清洗头发，应用抗生素软膏涂耳朵和鼻腔。术中用抗生素溶液灌洗也可能会有帮助。手术后 2 天内出现发热的 SSIs 往往比较严重，通常是由梭菌属或化脓性

链球菌所导致的。及时引流、培养并使用抗生素是首选治疗方法[34]。当发热伴有心动过速、低血压和多系统问题时，则可能发生了另一种感染并发症——术后中毒性休克综合征（PTSS）。在这种情况下，培养结果经常是阴性的。曾有报道称 PTSS 在择期美容手术后确实发生过[35]，需要及时住院治疗，必要时应行重症监护。在过去的 20 年里，MRSA 感染是一种在院外环境中发生率持续增加的感染威胁。目前，MRSA 感染分为医院获得性（HA）或社区获得性（CA）[34]。已知的载体去集落化措施包括使用氯化胆碱淋浴 5 天，联合使用莫匹罗星软膏涂鼻孔 7~10 天。此外，推荐勤洗手，但是如果求美者居住或工作在 MRSA 感染多发的环境中容易发生再感染。万古霉素一般不推荐作为治疗 CA-MRSA 的一线用药。优选的治疗方案是苯唑西林、头孢唑林或克林霉素。有 HA-MRSA 感染风险的求美者推荐用万古霉素。在这种情况下，传染病咨询是必不可少的，在美国的 MRSA 感染病例诉讼案也越来越多。

18.5 头发、耳、瘢痕和有创外科技术

张力是诸多面部和颈部美容手术问题的罪魁祸首。皮瓣过紧或牵拉方向错误可以破坏求美者的外形，造成不可逆的皮肤瘢痕、脱发、耳部畸形和面部轮廓不自然（图 18.8）。

一百多年前，William Stewart Halsted 确立了手术的关键原则：轻柔处理组织，精细止血，保留血供，严格的无菌技术，对组织的最小张力，精确组织对合以及消灭死腔。自那时以来世界发生了很多改变，但从整形手术角度来看，严格遵循基础外科原则将降低并发症的发生率。

18.5.1 Halsted 的外科原则

- 轻柔处理组织
- 精细止血
- 保留血供
- 严格的无菌技术

· 对组织的最小张力

· 精确组织对合

· 消灭死腔

然而，错误的判断常会误导外科医生。想纠正面颈部如鼻唇沟、双下巴或眉下垂等老化现象，所以拉紧皮肤以移动或抚平该区域，以至于缝线处有太多的张力。为使除皱术的效果更佳、持续时间更长，发展了一系列可使皮瓣承受所谓"极限张力"的各种分离技术。这些与经典外科原则背道而驰的结果导致了并发症的发生。头皮上的紧密缝线可造成脱发和发际线移位，进而导致颞部区域的医源性秃发（图18.9）。

耳部可能出现"精灵耳"畸形、耳屏扭曲以及失去耳轴关系等并发症。在耳后皮肤切口闭合处的张力可以导致皮肤缺血或感染，并遗留丑陋的瘢痕。增生和扩大的瘢痕还可伴发迹线畸形（图18.10，图18.11）。

短瘢痕技术可降低瘢痕并发症的风险，但具有一系列潜在问题，如当无法适当地将多余皮肤再定位时会出现不美观的皮肤堆集（图18.12）。通常，在术前计划和术中执行不佳的手术后，许多原本要解决的老化问题会复发。更大的问题是，求美者术后会呈现奇怪的外观，有时术后失去了原有的特征，看起来像另一个人，从而导致心理问题的出现。

为了最小化并发症风险和更好地保留求美者特征，更保守、侵入性较小的手术技术结合增加容量的操作，在过去几年越来越流行。适当的面部提升是能被接受的。而且正如有人说的，手术的目标不应是异常的结果，而应是自然的结果[28]。对于寻求求美者最佳效果的美容外科医生来说，追求完美是一件崇高、困难而有益的事情。而对于每个个案制订个体化最佳的解决方案，详细制订精确的手术计划并进行熟练的手术可共同为手

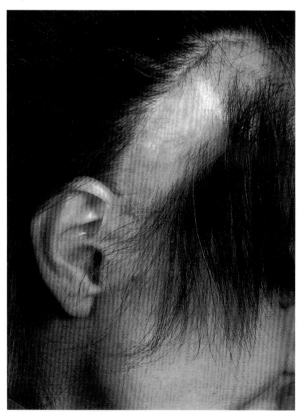

图18.8　由于皮瓣闭合张力过大导致毁灭性的结果

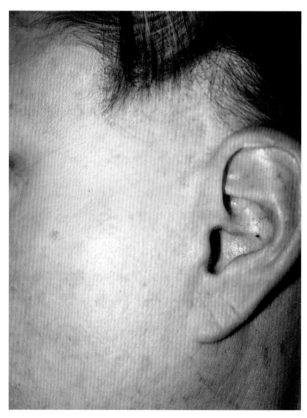

图18.9　除皱术操作不当导致颞部解剖异常

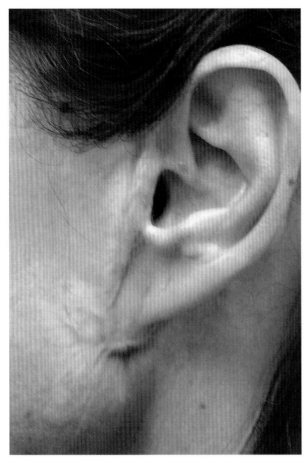

图 18.10　"精灵耳"畸形伴增生性瘢痕

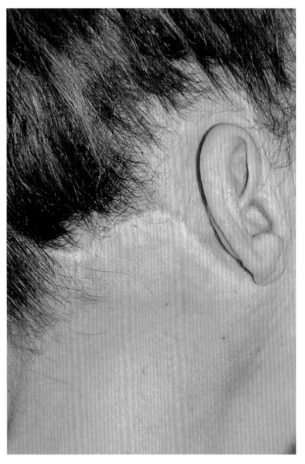

图 18.11　枕部瘢痕畸形

术成功提供支持。几十年来，Bruce Connell 医生证明了老化面孔的年轻化和颜值提升可以成功唤起求美者的快乐和信心。

　　手术主要并发症的发生率在过去 30 年基本保持一致，各种分析研究一直无法证明任一技术的优越性，所以市场决定了哪种技术具有最佳的除皱效果。心满意足的求美者通过"口碑"相传荐回客户。大量诱人的网站营销方案、低价格和有力的促销方案，为某些医生吸引了许多潜在的求美者，对于优质求美者的竞争始终是非常激烈的。求美者的选择几乎总是基于其对最佳效果的感知。然而问题是，你为自己、你的爱人或家庭成员要些什么呢？

18.6　小结

　　彻底消除除皱术的并发症是不可能的，但在实现最佳手术结果的同时最小化并发症发生率并维持其可控性却是可能的。做一个优秀的医生，实践希波克拉底誓言，不要为高风险求美者进行手术；雇用优秀的工作人员，听取他们对某些求美者的意见；不要在除皱术前忽略病史和体格检查，要对求美者进行适当的评估和检查，心肺健康在这些病例中必不可少。此外，术前评估求美者医疗条件、药物和麻醉风险也十分有必要。

　　血肿是除皱术后最常见的并发症。男性求美者、使用阿斯匹林、肾上腺素撤药反应和血压控制不佳是主要危险因素，应在术前尽可能地消除。

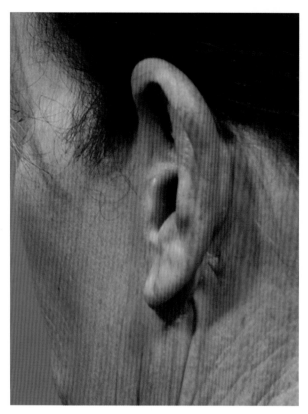

图 18.12　短瘢痕除皱术导致皮肤耳后聚集

VTE 和 PE 是除皱术后最常见的主要系统性和潜在致死性的并发症。筛查那些有风险的求美者。Caprini 风险评分、家族史、最近的旅行史和药物使用史对风险评估是非常重要的。对求美者在除皱术前进行详尽教育，让他们在真正知情的情况下签署同意书。熟知面部解剖。制订实用和准确的手术计划。有明确的预期的效果和目标，不要偷工减料。用最好的状态对待每个病例。遵循 Halsted 原理，进行精细技术操作。避免在张力下关闭切口。提供周到、专业的术后护理和谨慎用药。术前持续加强指导和信息传递。即使在最困难的情况下，也要保持镇静。遇事不慌乱是成功的必备条件。语言和行动的一致有助于产生信任并加强医患关系。因此，当在愈合过程中遇到困难时，要做到坚定信心、争取时间，静候有利结果的出现，真正使求美者和医生共享成功的除皱手术所带来的益处。

参考文献

[1] Matarasso A, Elkwood A, Rankin M, Elkowitz M. National plastic surgery survey: face lift techniques and complications. Plast Reconstr Surg 2000; 106: 1185-1196

[2] Keyes GR, Singer R, Iverson RE et al. Mortality in outpatient surgery. Plast Reconstr Surg 2008; 122: 245-253

[3] Kuczynski A. Why did they die in cosmetic surgery? New York Times. June 20, 2004

[4] Associated Press. Police say woman unhappy with plastic surgery kills doctor, self. Bellevue, WA. April 17,1991. http://www.apnewsarchive.com/1991. Accessed April 15.2014

[5] Accident Database 1993-2012 HYPERLINK "http://www.planecrashinfo.com/"http://www.planecrashinfo.com Published 1997-2015. Accessed April 15, 2014

[6] Musgrave RH. Learning to say no. In: Kaye BL, Gradinger GP, eds. Symposium on Problems and Complications in Aesthetic Plastic Surgery of the Face. St Louis MO: CV Mosby Co; 1984; 23: 3-5

[7] Reich J. Problems in management of the aesthetic plastic surgery patient. In: Kaye BL, Gradinger GB, eds. Symposium on Problems and Complications in Aesthetic Plastic Surgery of the Face. St Louis MO: CV Mosby Co;1984; 23:16-25

[8] Goin MK, Goin J. Dissatisfaction. In: Kaye BL, Gradinger GB, eds. Symposium on Problems and Complications in Aesthetic Plastic Surgery of the Face. St Louis MO: CV Mosby Co: 1984; 23: 26-34

[9] Stout M. The Sociopath Next Door. New York: Random House; 2005

[10] Reinisch JF, Bresnick SD, Walker JW, Rosso RF. Deep venous thrombosis and pulmonary embolus after face lift: a study of incidence and prophylaxis. Plast Reconstr Surg 2001; 107: 1570-1575

[11] Haeck PC, Swanson JA, Iverson RE, et al. Evidence based patient safety advisory for ambulatory surgery. (Vol. 124). Plast Reconstr Surg 2009;124(4 Suppl): 6S-27S

[12] Miller TJ, Jeong HS, Davis K et al. Evaluation of the American Society of Anesthesiologists physical status classification system in risk assessment for plastic and reconstructive surgery patients. Aesthet Surg J 2014; 34: 448-456

[13] Wilkins EG, Pannucci CJ, Bailey SH, et al. Preliminary report on PSEF venous thromboembolism

prevention Study (VTEPS): validation of the Caprini risk assessment model in plastic and reconstructive surgery patients. Plast Reconstr Surg 2010;126:107-108 PSEF Session Abstracts.

[14] Pannucci CJ, Wachtman CF, Dreszer G, et al. The effect of postoperative enoxaparin on risk for reoperative hematoma. Plast Reconstr Surg 2012; 129: 160-168

[15] Durnig P, Jungwirth W. Low molecular weight heparin and postoperative bleeding in rhytidectomy. Plast Reconstr Surg 2006; 118: 502-507

[16] Stuzin J. Discussion. Plast Reconstr Surg 2006; 118: 508-509

[17] Seruya M, Venturi ML, Iorio ML, Davison SP. Efficacy and safety of venous thromboembolism prophylaxis in highest risk plastic surgery patients. Plast Reconstr Surg 2008; 122: 1701-1708

[18] Sabers C, Plevak DJ, Schroeder DR, Warner DO. The diagnosis of obstructive sleep apnea as a risk factor for unanticipated admissions in outpatient surgery. Anesthesia Analgesia. 2003; 96(5): 1328-133

[19] Chung F, Mezei G, Tong D. Pre-existing medical conditions as predictors of adverse events in day-case surgery. Br J Anaesth 1999; 83: 262-270

[20] Esteban M. The safety of rhytidectomy in the elderly. Plast Reconstr Surg 2011; 127: 2455-2463

[21] Baker DC, Aston SJ, Guy CL, Rees TD. The male rhytidectomy. Plast Reconstr Surg 1977; 60: 514-522

[22] Jones BM, Grover R. Avoiding hematoma in cervicofacial rhytidectomy: a personal 8-year quest: reviewing 910 patients. Plast Reconstr Surg 2004; 113: 381-390

[23] Trussler AP, Hatef DA, Rohrich RJ. Management of hypertension in the facelift patient: results of a national consensus survey. Aesthet Surg J 2011; 31: 493-500

[24] Hugo NE. Complications in the neck following rhytidectomy. In: Kaye BL, Gradinger GB, eds. Symposium on Problems and Complications in Aesthetic Plastic Surgery of the Face. St Louis MO:

CV Mosby Co; 1984; 23: 283-289

[25] Barton FE Jr. Aesthetic surgery of the face and neck. Aesthet Surg J 2009; 29: 449-466

[26] Riefkohl R. Association between cutaneous occlusive disease, cigarette smoking, and skin slough after rhytidectomy. Plast Reconstr Surg 1986; 77: 592-595

[27] Baker DC, Conley J. Avoiding facial nerve injuries in rhytidectomy: anatomical variations and pitfalls. Plast Reconstr Surg 1979; 64: 781-795

[28] Pitanguy I, Machado BH. Facial rejuvenation surgery: a retrospective study of 8788 cases. Aesthet Surg J 2012; 32: 393-412

[29] Mendelson BC, Wong CH. Surgical anatomy of the middle premasseter space and its application in sub-SMAS face lift surgery. Plast Reconstr Surg 2013; 132: 57-64

[30] Trussler AP, Stephan P, Hatef D, Schaverien M, Meade R, Barton FE. The frontal branch of the facial nerve across the zygomatic arch: anatomical relevance of the high-SMAS technique. Plast Reconstr Surg 2010; 125: 1221-1229

[31] Alghoul M, Codner MA. Retaining ligaments of the face: review of anatomy and clinical applications. Aesthet Surg J 2013; 33: 769-782

[32] Ozturk CN, Ozturk C, Huettner F, Drake RL, Zins JE. A failsafe method to avoid injury to the great auricular nerve. Aesthet Surg J 2014; 34: 16-21

[33] Owsley JQ. Platysma-SMAS rhytidectomy: a 4 year experience with 273 patients, In: Kaye BL, Gradinger GP, eds. Symposium on Problems and Complications in Aesthetic Plastic Surgery of the Face. St Louis MO: CV Mosby Co; 1984; 23: 146-149

[34] Elward AM, McAndrews JM, Young VL. Methicillin-sensitive and methicillinresistant Staphylococcus aureus: preventing surgical site infections following plastic surgery. Aesthet Surg J 2009; 29: 232-244

[35] LoVerme WE, Drapkin MS, Courtiss EH, Wilson RM. Toxic shock syndrome after chemical face peel. Plast Reconstr Surg 1987; 80: 115-118

19 自体脂肪填充眶周年轻化

编写：Yifan Guo, Brian C. Drolet, Patrick K. Sullivan 翻译：邹翀 校对：李秀琪 王太玲

19.1 引言

眼睛是面部美学的一个主要特征。因此，对于美容外科医生来说，眶周和面部上 1/3 区域是最值得关注的部位，也是美学上最重要的区域。本书中的许多章节都讨论了这些区域的年轻化，包括上、下睑成形术和提眉术。虽然非手术方式包括应用神经调节剂（如肉毒毒素）和填充剂（如透明质酸）常作为这个区域面部年轻化的临时方法，但是不能替代在本书其他部分讨论的长效方式（手术）。

进行其中一种手术时，脂肪注射填充是微调和改善最终效果的一种极佳选择。考虑到软组织体积和张力的老化效应，增加特定美学亚单位的容量是非常重要的，特别是在眶周。一般来说，自体脂肪已成为许多整形外科医生填充材料的首选，并因若干原因被认为优于人工合成填充剂[1~4]。脂肪几乎是"最理想的填充材料"，它源于自体，无毒、生物相容性佳、有分化潜能，并且在多数求美者中容易获取[5~7]。另外，使用改良的获取和制备技术，自体脂肪的寿命可长于人工可注射填充物。与异体移植相比，自体脂肪移植更丰富、有韧性并且耐受感染。外源性填充物因为需要反复注射，成本可能超过自体脂肪注射。

十多年来，我们已经使用自体脂肪移植填充各个面部亚单位（如上睑沟），同时使用精细吸管，对老化引起的脂肪堆积部位进行脂肪抽吸（如口周）[8~10]。虽然每个病例都会有独特的解剖变异，眶周区经常需要在去除部分区域的脂肪的同时向其他区域填充脂肪，实现容量的再分布。本章重点介绍对接受眶周手术的求美者的评估，以及适当应用自体脂肪移植进行治疗。

19.2 眶周解剖

更多关于眶周解剖的详细描述可以在本书的其他章节找到，本章专注于眶周脂肪的解剖。鼓励读者阅读相关眶部解剖内容，以便更深入地了解衰老的病理生理学和相关手术技术[11~15]。

19.2.1 上睑

上睑最浅层是菲薄的皮肤，其深面紧邻眼轮匝肌。皮肤和肌肉间的脂肪很少或没有。眼轮匝肌深层和睑板头侧是眼轮匝肌后脂肪（ROOF），表现为在眶隔浅层和眶上缘上方的一层纤维状脂肪组织。由于 ROOF 的存在被认为有利于眼轮匝肌在眶缘平滑的滑动，因此不推荐对其进行切除[16]。

眶隔位于眼轮匝肌和 ROOF 的深面，向上附着于眶缘，向下在睑板边缘上方 1.5~2 cm 处融入上睑提肌腱膜。眶隔深面由上斜肌隔开眶隔脂肪的内侧团（鼻侧）和中间团。内侧脂肪团的颜色偏白且黏度较高，脂肪来源的干细胞含量较高[17]。相反，中间脂肪团不那么致密且颜色更黄。泪腺位于中间脂肪团的外侧面，即位于外上眶缘后表面的泪腺窝。泪腺脱垂可以表现为外上睑凸起，因此有可能在上睑成形术期间被错误切除[18, 19]。

19.2.2　下睑

与上睑一样，下睑的皮肤也很薄，眼轮匝肌刚好在其深面。类似上睑的 ROOF，下睑的眼轮匝肌下脂肪（SOOF）位于眶下外侧的眶隔浅面。组织学上，与眶隔脂肪相比，ROOF 和 SOOF 都含有更多的纤维组织[20]。

下眶隔在插入睑极下缘前约 5 mm 处汇入睑缘腺筋膜，位置刚好位于眼轮匝肌深面。与上睑不同，下睑具有三个眶隔脂肪团：内侧（鼻侧）、中间和外侧脂肪团。内侧和中间脂肪团由下斜肌分开。在行眼睑成形术或眶底手术时应非常小心，避免损伤该肌肉。中间和外侧脂肪团被 Lockwood 韧带分隔开。下睑板筋膜弓状扩张部与下斜肌共同形成睑囊筋膜。

19.2.3　眶颧沟

眶颧沟是包括泪沟（内侧）和睑颊沟（外侧）在内的解剖学畸形（图 19.1），可见于年轻求美者，但随着年龄的增长常变得更加明显。具有明显眶颧沟的求美者经常主诉眼睛下方出现黑眼圈和眼袋。

这种畸形是由眼轮匝肌支持韧带（ORLs）的真皮附着引起的。眼轮匝肌在下眶缘下方延伸，并通过 ORLs 插入上颌骨前表面。ORLs 源自眶下缘 5 mm 下方的骨皮质，通过眼轮匝肌并插入真皮[21]。ORLs 环形围绕眼眶，横跨内眦韧带到外眦韧带。ORLs 将眶部与颊部分隔开来[22]。

19.3　老化的生理机制

面部皮肤和皮下组织的老化是一个复杂的过程。面部不协调是环境相互作用、结缔组织生物力学性质变化和不同软组织容量丢失共同作用形成的复杂结果。

过度日晒会加速正常的老化过程。与正常老化过程中特征性的真皮变薄相反，光损伤的皮肤老化伴有真皮增厚。显微镜下，光损伤导致真皮中的弹性蛋白和胶原降解。阳光中的紫外线辐射造成 DNA 损伤，并且还通过改变金属蛋白酶机制导致皮肤结缔组织的失调，进而导致直接和间接的皮肤变化。

老化真皮变薄与皮肤结缔组织成分的变化有关。从组织学上来看，与年轻人真皮相比，老化真皮总胶原蛋白含量有所降低[23]，1 型胶原与 3 型胶原的比率也随之发生变化：3 型胶原的量在

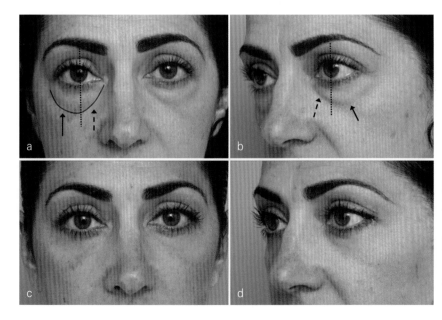

图 19.1　（a，b）40 岁女性求美者，眶颧沟明显（实线）。畸形始于内侧的泪沟（虚线箭头），并且向外延伸到睑颊沟（实箭头）。（c，d）术后图片显示这种畸形可以用眶隔脂肪重置和支持韧带松解来矫正（经许可引自 Sullivan 等[5]）

老年人皮肤中保持不变，1 型胶原蛋白因为合成受损有所减少[24]。胶原含量的减少一般被认为会导致皮肤变薄。此外，因为与弹性纤维相比胶原的减少更明显，老化的皮肤失去抵抗变形的能力并变得更有弹性。这种现象最典型例子的就是上、下睑皮肤松弛。

胶原蛋白减少的另一个影响是筋膜变薄和支持韧带松弛。在眼眶周围，眶隔的弱化导致脂肪体积位移，临床上表现为眶隔脂肪的假性疝出（图19.2）。在下睑，正常老化也会产生体积缺失，进而造成下眼眶凹陷。随着颧脂肪垫下移，以及皮肤被眼轮匝肌支持韧带固定在下方的骨膜上，经典 V 形凹陷在睑颧交界处变得明显。凹陷的内侧被称为泪沟（鼻颊沟），外侧则称为睑颊沟。年轻化的下睑偏短，下睑部呈凹面，并且与凸起颧部的过渡平滑[25]。相对应的，因假性眶隔脂肪疝出和颧部脂肪移位，老化的下睑在眶颧沟的分隔下形成双凸畸形[26]。

19.4 求美者评估和术前计划

应该对所有拟行面部年轻化手术的求美者进行彻底的病史和手术史回顾。记录一般医学情况如高血压、出血性疾病、糖尿病、甲状腺疾病、心血管疾病、肺疾病、之前的麻醉并发症或其他重要的疾病，以及吸烟、饮酒、非法药物使用、精神和心理疾病等关键病史。回顾药物和补剂的使用史，特别是那些可能增加出血风险者。

获取完整和详细的眼科病史，包括任何眼球、角膜和眼睑的问题和既往手术史。进行全面的眼科检查以评估眼外肌运动功能。用纸张进行 Schirmer 测试以评估有无干眼。术前上睑评估应包括上睑下垂和上睑提肌功能。检查下睑以记录眼睑的位置的异常，如睑内翻和睑外翻、巩膜外露和下睑松弛。

系统评估面部，并进行完整的面神经功能和感觉检查。评估前额是否存在深的横向皱纹，在休息和动态状态下检查求美者眉的位置和对称性。许多求美者会有眉不对称，应该建议行眉成形术（图19.3）。记录深的、垂直的和浅的、横向的眉间皱纹。

在求美者面向前方的情况下，评估眶周区域是否有任何轮廓异常，记录浅表脂肪和眶内脂肪的位置。标记和圈出上、下睑的凹陷或凸起。在上睑，评估眼眶外侧边缘的充盈情况以及有无泪腺脱垂。在睑—颊连接处，检查眶颧沟。标记拟切除的多余眼睑皮肤，以及其他需要面部脂肪填

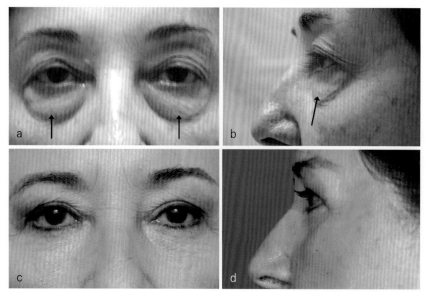

图 19.2 （a，b）70 岁女性求美者，术前照片提示眶周脂肪假性疝出。（c，d）去除和重置眶隔脂肪用于消除睑颊沟并得到平滑的轮廓。箭头示下睑脂肪突出（经许可引自 Sullivan 等[5]）

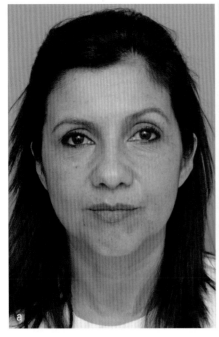
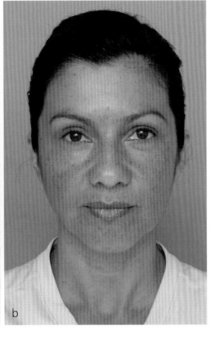

图 19.3 （a）50 岁女性求美者，术前右侧眉下垂较左侧重。（b）在面部年轻化手术中对此进行矫正，同时行上下睑成形术

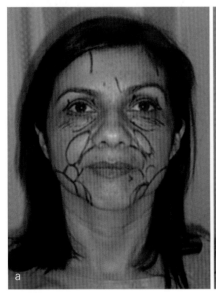
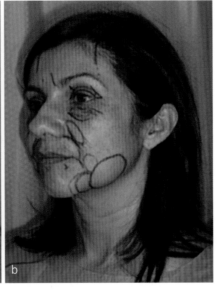

图 19.4 求美者的术前标记。评估剩余的面部皱纹和轮廓异常，可行多种年轻化手术，如眉上提术、额部除皱术、眼睑成形术、颈部提升或除皱术，以恢复年轻的面部

充或抽吸的区域（图 19.4）。

19.5 手术技术

脂肪体积不足和移位是面部老化过程中不可避免的，所以眶周脂肪移植是面部年轻化手术的关键步骤。吸脂辅助脂肪切除术（SAL）和眶内

脂肪团都可以作为充填用脂肪。已证明腹部、侧腹和大腿的 SAL 可为面部填充提供数量和质量可靠的脂肪[27]，不仅有足够的容量以矫正体积不足，也能为去除过量脂肪的区域提供修补。然而，需要告知求美者额外的手术部位与 SAL 相关的风险，如出血、疼痛和肿胀，并且已有报道 SAL 造

成供区部位轮廓外形异常的情况（尽管笔者尚未在临床观察到），应该向求美者如实说明风险和收益。

另一种脂肪来源是眶内脂肪团。在拟行眼睑成形术并有过多的眶隔后脂肪的求美者，脂肪可以切除、检查并分离出来作为游离移植物置于凹陷区域，或者可以使用薄的带蒂脂肪组织重塑相邻的凹陷区域。典型的带蒂脂肪移植是用中间脂肪团来填充眶颧沟[26]。

19.5.1　脂肪获取

许多供区可用于脂肪移植，包括腹部、侧腹和大腿。笔者通常从大腿获取脂肪，手术开始时供区与面部同时开始消毒和铺巾。通过隐藏在大腿折痕处的小切口插入 14 号管，用 0.1% 利多卡因加 1 : 1 000 000 肾上腺素溶液局部浸润麻醉。10 分钟后血管收缩，用连接 10 mL 注射器的 17 号钝头吸脂针通过小切口插入以获取脂肪。通过回抽注射器活塞产生低压进行抽吸。应避免高压抽吸，以使脂肪细胞的损伤最小化。沿着大腿前部和中间在皮下层面均匀进出吸脂针来获取脂肪，以避免形成任何轮廓畸形，特别是在较瘦的求美者。

19.5.2　处理脂肪

获取了足够的脂肪，可通过重力沉淀技术从脂肪抽吸物中分离出用于注射的脂肪组织。取出注射器柱塞，将内容物倒在 7.5 cm×20 cm 的 Telfa 垫（Tyco Healthcare）上。通过在 Telfa 垫摊开和滚动脂肪产物，可清除含有血液和肿胀液的血清。一旦脂肪变黄、变厚，就可置入 1 mL 螺口注射器中。笔者使用小容量注射器，以便精确控制脂肪移植量。

19.5.3　脂肪注射

在术前预计脂肪注射量，但为实现令人满意的轮廓，也可以在手术中予以调整。通常用 1 mL 螺口注射器通过小钝针 Coleman 管进行脂肪注射。将注射器握在手中，活塞稳定于手掌。手掌用温柔压力将适当体积的脂肪精确注射于目标位置。

19.5.4　眉间皱纹和眉

皱眉肌过度强大可在眉间产生深的垂直皱纹，最常见的方法是通过神经调节器或皱眉肌切除术来解决。在寻求面部年轻化的求美者中常见眉下垂、轮廓损失和前额皱纹，并伴随上面部容量的缺失。我们通过在正中线两侧发际线后 1.5~2 cm 的两个纵切口，用内镜技术来处理眉部。在内镜直视下用剥离子在帽状腱膜下平面进行分离，使眉部充分松解并移动到所需位置。如有必要，可进行内镜下皱眉肌切除。可以使用微型钝针将脂肪注射到眉间凹陷区域，或在骨膜上平面改善眉部的凹陷区域。

19.5.5　上睑

评估求美者上睑皮肤松垂和轮廓异常。假性脂肪疝出和萎缩可导致上睑膨出和凹陷。皮下注射含肾上腺素的利多卡因溶液后，梭形切除上睑皮肤，用手术刀沿着标记锐性切开皮肤并使用电凝针尖切除。对于上睑丰满的求美者，通过小切口探查上睑眶隔的脂肪团。必须谨慎操作以避免过度切除脂肪，导致上睑部的外观过于骨性化。脂肪移植可用于填充上睑凹陷区域。

19.5.6　下睑

下睑老化包括皮肤松弛、中面部下垂和明显的眶颧沟。精心设计年轻化手术来处理这些畸形，目标是重新建立平滑的睑—颊连接处轮廓，并恢复协调的面部外观。笔者偏好通过结膜切口处理下睑。拉开下睑，在睑板缘下 7~8 mm 处结膜做横切口（图 19.5），在眶隔后分离，显露眶周内侧、中间和外侧脂肪团（图 19.6）。

切除脂肪应保守一些，以避免术后出现凹陷，并在术前确定切除量。脂肪切除后轻压眼球，以

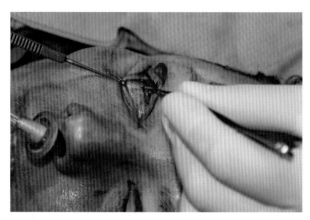

图 19.5 通过结膜切口处理下睑。拉开下睑，做睑缘下的结膜横切口

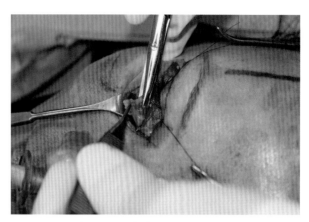

图 19.6 通过眶隔后的操作。显露中央、内侧和外侧下睑眶隔脂肪，并且精细切除过量脂肪

检查是否有额外的脂肪膨出并需要切除。对比两侧的脂肪切除量和对称性。经常应用脂肪注射来矫正容量不足。也可以在弓状缘释放隔膜后，将带蒂的眶隔脂肪向前转移，将其覆盖于眶缘骨膜，并用可吸收缝合线固定（图 19.7，图 19.8）。通过经结膜和眶隔后操作技术，可避免对眼轮匝肌和眶隔的破坏，同时最大限度保证带血管脂肪移植物的血供。脂肪移植是恢复眶周容积和协调睑—颊沟的重要手段，脂肪移植后可以切除下睑多余皮肤，切除量由夹捏测试确定。最后，常规通过外侧悬吊外眦固定术为下睑提供额外的支撑。

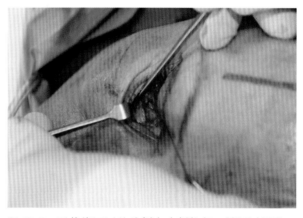

图 19.7 弓状缘可以从外侧向内侧拉起，并通过骨膜下剥离，同时在睑颊沟畸形区域松解眼轮匝肌支持韧带

19.6 术后护理和并发症

因为脂肪移植通常是面部年轻化的辅助性操作，术后护理通常由其他手术决定。脂肪受区不需要敷料包扎。闭合皮肤切口后，用小敷料覆盖供区。求美者头部保持抬高，休息时垫多个枕头或用楔形枕头，以尽量减轻肿胀。几周内应避免剧烈活动以尽量减少疼痛、肿胀和手术部位出血，之后可逐渐恢复正常活动。

通常脂肪移植很安全，严重并发症很少见，因为只有少量的脂肪被吸出和移植。脂肪移植最

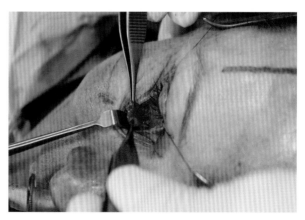

图 19.8 来自下睑的带蒂眶隔脂肪可以向前重置，覆盖在眶缘骨膜上以填充睑颊沟

严重的并发症之一是误将脂肪注入血管，这可能导致脂肪栓塞或局部缺血。可以通过低压推进、使用钝针、缓慢退针注射来防止。

大部分术后求美者的不满意与供区、受区的畸形有关。在抽取脂肪移植物时，如果过于表浅并且不均匀，供区常出现线性轨迹或凹槽样异常。精细的抽脂技术通常可以防止这种并发症。术中发现这些问题时，可以使用 Coleman 管将脂肪重新注入浅表皮下组织来矫正。

在受区，轮廓不规则可能由肿块、过矫和欠矫造成。眶周空虚可以是浅表或眶内脂肪过度切除，或脂肪移植不当的结果。相反，过度填充可能导致过度丰满和肿胀。笔者不推荐直接在眼轮匝肌深面行浅表脂肪移植，因为造成轮廓畸形的可能性很大。防止轮廓不规则最好的办法是细致的术前计划、仔细记录体积切除和移植量，使用适当的器械进行精细手术操作。因为这个区域是不允许犯错误的，极好的美学计划和高超的手术技对眶周手术至关重要。

参考文献

［1］Coleman S. Structural Fat Grafting. St. Louis, MO: Quality Medical Publishing; 2004

［2］Kanchwala SK, Holloway L, Bucky LP. Reliable soft tissue augmentation: a clinical comparison of injectable soft-tissue fillers for facial-volume augmentation. Ann Plast Surg 2005; 55: 30-35, discussion 35

［3］Kaufman MR, Bradley JP, Dickinson B et al. Autologous fat transfer national consensus survey: trends in techniques for harvest, preparation, and application, and perception of short- and long-term results. Plast Reconstr Surg 2007; 119: 323-331

［4］Locke MB, de Chalain TMB. Current practice in autologous fat transplantation: suggested clinical guidelines based on a review of recent literature. Ann Plast Surg 2008; 60: 98-102

［5］Coleman SR. Structural fat grafting: more than a permanent filler. Plast Reconstr Surg 2006; 118 Suppl: 108S-120S

［6］Coleman SR. Structural fat grafts: the ideal filler? Clin Plast Surg 2001; 28: 111-119

［7］Kaufman MR, Miller TA, Huang C et al. Autologous fat transfer for facial recontouring: is there science behind the art? Plast Reconstr Surg 2007; 119: 2287-2296

［8］Hoy E, Freeman M, Sullivan R, Migliori M, Sullivan P. Safe and effective autologous fat graft augmentation of the upper lid sulcus: an anatomic and clinical approach to rejuvenation. Plast Reconstr Surg 2010; 126 4S: 31-32

［9］Sullivan PK, Hoy EA, Chang J. Transconjunctival Retroseptal Lower Eyelid Blepharoplasty for Treatment of the Lid-Cheek Junction Deformity. Boston: American Society for Aesthetic Plastic Surgery; 2011

［10］Sullivan PK, Hoy EA, Mehan V, Singer DP. An anatomical evaluation and surgical approach to the perioral mound in facial rejuvenation. Plast Reconstr Surg 2010; 126: 1333-1340

［11］Zide BM. Anatomy of the eyelids. Clin Plast Surg 1981; 8: 623-634

［12］Zide BM, Jelks GW. Surgical anatomy of the orbit. Plast Reconstr Surg 1984; 74: 301-305

［13］Jelks GW, Jelks EB. The influence of orbital and eyelid anatomy on the palpebral aperture. Clin Plast Surg 1991; 18: 183-195

［14］Most SP, Mobley SR Larrabee WF Jr. Anatomy of the eyelids. Facial Plast Surg Clin North Am 2005; 13: 487-492, v

［15］Muzaffar AR, Mendelson BC Adams WP Jr. Surgical anatomy of the ligamentous attachments of the lower lid and lateral canthus. Plast Reconstr Surg 2002; 110: 873-911

［16］Cho I. Aging blepharoplasty. Arch Plast Surg 2013; 40: 486-491

［17］Korn BS, Kikkawa DO, Hicok KC. Identification and characterization of adult stem cells from human orbital adipose tissue. Ophthal Plast Reconstr Surg 2009; 25: 27-32

［18］Massry GG. Prevalence of lacrimal gland prolapse in the functional blepharoplasty population. Ophthal Plast Reconstr Surg 2011; 27: 410-413

［19］Hundal KS, Mearza AA, Joshi N. Lacrimal gland prolapse in blepharochalasis. Eye (Lond) 2004; 18: 429-430

［20］Hwang SH, Hwang K, Jin S, Kim DJ. Location and nature of retro-orbicularis oculus fat and suborbicularis oculi fat. J Craniofac Surg 2007; 18: 387-390

［21］Ghavami A, Pessa JE, Janis J, Khosla R, Reece EM, Rohrich RJ. The orbicularis retaining ligament of the medial orbit: closing the circle. Plast Reconstr Surg 2008; 121: 994-1001

[22] Rohrich RJ, Pessa JE. The fat compartments of the face: anatomy and clinical implications for cosmetic surgery. Plast Reconstr Surg 2007; 119: 2219-2227, discussion 2228-2231

[23] Smith L. Histopathologic characteristics and ultrastructure of aging skin. Cutis 1989; 43: 414-424

[24] Lovell CR, Smolenski KA, Duance VC, Light ND, Young S, Dyson M. Type I and III collagen content and fibre distribution in normal human skin during ageing. Br J Dermatol 1987; 117: 419-428

[25] Mendelson BC. Fat preservation technique of lower-lid blepharoplasty. Aesthet Surg J 2001; 21: 450-459

[26] Sullivan PK, Drolet BC. Extended lower lid blepharoplasty for eyelid and midface rejuvenation. Plast Reconstr Surg 2013; 132: 1093-1101

[27] Rohrich RJSE, Sorokin ES, Brown SA. In search of improved fat transfer viability: a quantitative analysis of the role of centrifugation and harvest site. Plast Reconstr Surg 2004; 113: 391-395, discussion 396-397

20 中面部年轻化技术的比较

编写：Michael J. Sundine, Bruce F. Connell　翻译：邹翀　校对：李秀琪　王太玲

在整形手术文献中，"中面部"受到了极大的关注。本章将回顾中面部的相关解剖和各种用于改善中面部区域的手术方式。文献报道有一点共识就是：专门针对中面部区域的手术方式只适用于非常少的求美者。当中面部除皱术用于老年求美者时，均需要联合其他手术来获得比较满意的结果。高位 SMAS 除皱术联合皮肤填充或脂肪移植是很好的处理老化相关问题的手术方式，并提供协调且全面的面部老化解决方案。高位 SMAS 除皱术联合辅助手术可以更好地改善求美者的外观。

除皱术起源于 20 世纪初，由最早的皮肤切除和拉紧不断演变而来。Skoog[1] 提出的深平面技术以及 Mitz 和 Peyronie[2] 对 SMAS 的描述，开启了面颊和颈部除皱术的新时代[3~12]。由于这些手术方式都存在某些方面的不足，一些学者开始着重研究专门处理中面部的手术技术[13]。很多不同术式已经可以实现中面部老化特征的改善，总结于表 20.1。本章重点在于比较各种方式的中面部除皱术。

20.1　相关解剖

中面部的上界为眶下缘，下界是口角的水平线，内侧界是鼻唇沟，外侧界是咬肌的前缘[14]。中面部的一个关键解剖特征是颧脂肪垫，其下垂是中面部老化的一个重要因素；同时还有眶下缘皮下组织的缺失。眶隔松弛和颧脂肪垫下垂导致在求美者的侧面能看到双凸面，并且下睑到面颊的距离增加。颧脂肪垫的下垂也会产生使鼻唇沟更加明显。

表 20.1　解决中面部老化的手术技术

冠状 / 眉部	骨膜下
经颞部内镜	骨膜下
	骨膜前
经睑成形术	骨膜下
	骨膜前
线雕	
基于 SMAS 处理的手术	复合除皱术 / 深平面
	外侧 SMAS 切除术
	短瘢痕 MACS
	SMAS 瓣提升

缩写：MACS，最小入路颅骨悬吊术；SMAS，表浅肌肉腱膜系统

20.2　冠状入路的骨膜下除皱术

针对解决中面部问题的早期尝试是通过冠状切口进行骨膜下除皱术[6, 8, 11, 12]。该技术由 Tessier[11] 首先尝试并由 Psillakis 等[8] 报道。该术式涉及通过冠状切口进行面部骨膜下剥离，类似用于修复面部骨折或行中面部截骨术的入路。可辅以龈颊沟切口以完全释放中面部下方，然后缝合颧大肌起点处的骨膜，并且将骨膜悬吊并固定于颞筋膜。这一悬吊可提供强有力的中面部提升。

骨膜下除皱具有以下几个优点：首先面神经的软组织都在此剥离面的浅层，这对新手是有利的，因为相对于深平面和 SMAS 除皱，此方法损

伤面神经颞支和颊支的可能性更低；同时，最大化地保留了皮瓣的血供，不会形成过长的皮瓣，进而降低皮瓣坏死的可能。

这种方法也具有一些缺点：骨膜下除皱重新定位颞部肌肉组织的起点，可能导致中面部过度增宽；术后面部水肿可能比其他方法更严重；多数外科医生在颧弓前进行骨膜下剥离，这也增加了损伤面神经颞支的风险。最后，如果有明显的下面部松弛，必须结合其他术式如下面部除皱术以获得满意的结果。

20.3 经颞部入路内镜中面部除皱术

内镜从 20 世纪 90 年代中期开始应用于整形外科。最初，面部年轻化侧重于眉提升，但随后内镜逐渐用于中面部提升结合提眉术。内镜手术的切口更小并能提供极好的组织视野和放大。多数外科医生在骨膜下平面进行操作[16~19]，少数在骨膜上平面[20]，多平面技术也有尝试[21]。

该术式的适应证一般是相对年轻，仅有中面部老化和早期下颌袋形成，尚不能接受更大范围的除皱手术和那些不能接受耳前瘢痕的求美者。皮肤松弛更严重的求美者需要额外的下面部除皱术，并可能涉及 SMAS 瓣提升，从而限制了颞部入路内镜在中面部除皱术中的应用。

多数外科医生使用三个在发际线后方约 2 cm 处的切口，并需要另在颞部发际线后方切取一个较长的切口。最初的剥离是在帽状腱膜下平面进行的，随后向更下方进行剥离，有几个不同平面可以选择：颞深筋膜浅层浅面、颞深筋膜浅层深面，或者穿过颞深筋膜深面提升颞中脂肪垫和颞深筋膜浅层。在颧弓和颧骨浅面继续骨膜下剥离。龈颊沟切口可用于充分释放中面部下份。然后将缝线置于颧脂肪垫或颧大肌起点的位置。向上和向后悬吊中面部组织，随后固定到颞筋膜或用钛钉固定到适当位置。也可以使用 Endotine（中文译名：安多泰）装置来悬吊中面部组织，然后将

Endotine 装置的上端缝到颞筋膜[17]。

报道的内镜除皱术方法的优点是切口小、隐蔽，能清楚观察术区的解剖，中面部组织可以作为一个整体游离和重新定位。

笔者对已发表的系列文章进行回顾后发现，采用这一术式手术后颧部区域的容量有明显增加；然而，求美者似乎都需要辅助手术来实现高质量的手术效果，尤其是在下面部，需要进行"下面部除皱术"以获得下面部、下颌和颈部的改善。经颞部的内镜中面部除皱术对口角似乎没有产生任何效果，并且对鼻唇沟改善效果也有限。

20.4 经下睑缘切口的中面部除皱术

Hester 等开启了应用经睑入路提升中面部的时代[22]。之后也有医生使用经睑入路进行骨膜下或者骨膜前除皱术[23, 24]，手术适应证通常是需要改善中面部老化的年轻求美者。

该手术通常采用睫毛下切口。在皮下层进行剥离，保留睑板前肌肉，掀起皮肤肌肉瓣。之后，打开骨膜并保持骨膜完整，向下方进行骨膜下剥离，注意不要损伤眶下神经。在剥离的末段，可以松解骨膜，也可以不松解。骨膜剥离向眶缘下延伸约 4 cm，然后将面颊软组织悬吊在眶外侧缘或颞筋膜。辅助手术包括外眦固定术或外眦成形术，在眶外侧缘进行颊部吸脂术并经颞部切口将皮肤从皮下组织掀起，以防止皮肤在外眦区域堆积。

经睑入路的术后并发症发生率较高。并发症包括外眦外移、巩膜外露、干眼症和眶下神经损伤等。也许最重要的是需要辅助手术来达到可接受的结果，包括下面部除皱、激光治疗和化学剥脱。

20.5 线雕

为了完善中面部提升的话题，必须要讨论线雕技术。这个手术主要用带刺或呈齿状的线带在

不同方向上穿过组织，倒刺牵引啮合组织。该术式不能维持长期效果，需要定期再次手术，线也有外露的风险。如 Abraham 等所述，线雕这一技术"最终结果可能与求美者为此所冒的风险不成比例"[26]。

20.6 基于 SMAS 处理的相关技术

基于 SMAS 处理的技术常用于处理面颊和颈部。Hamra 提倡深平面剥离，形成皮肤、皮下组织和 SMAS 的复合瓣，并向上方和侧方提升[7]。最近，Hamra 加用眶隔脂肪来填充泪沟区，该技术操作时间短并且具有良好的皮瓣血供。然而，此技术只有一个提升方向，并且皮肤和 SMAS 必须沿相同的方向提升。术后恢复期、肿胀期较长，限制了该手术的实用性。

侧方 SMAS 切除术由 Baker 提出[3]。该技术涉及皮下剥离、去除条状腮腺前面的 SMAS 组织，缝合 SMAS 移动区与 SMAS 固定区。该术式操作时间短，但也存在与深平面除皱同样的问题，即 SMAS 和皮肤的移动方向相同。

小切口悬吊提升（MACS 提升）是一种"微瘢痕"技术，通过耳前和颞部发际线切口提升皮肤，然后使用 2-0 聚丙烯线或 2-0 编织尼龙线行荷包样缝合。近来，作者在原来两条线的基础上，增加了第三条缝合线，试图增强对中面部的提升效果[27]。新添加的荷包缝合线是从颞深筋膜的前下方延伸到颊脂肪垫，并绕回其起点。该手术操作便利、时间短，但是回顾研究表明，此术式对于下颌袋和颈部的效果有限。

许多作者继续宣传低位 SMAS 中面部除皱术，利用 SMAS 重新定位面颊和中面部的脂肪[9]。然而，因为设计本身的缺陷，低位 SMAS 手术存在局限性。它设计在颧弓下方，只能很小，几乎不能改善中面部，以达到提升颊脂肪垫或口角的目的。低位 SMAS 设计也会造成"横扫"畸形，当求美者向下看时畸形特别明显。

20.7 年轻化的目标

面部老化很少单独发生在面部的某一个区域，几乎每位中面部下垂的求美者也同时伴有下颌袋、木偶纹和颈部的颈阔肌束带。考虑到这一点，单独的"中面部手术"对于绝大多数求美者的效果很局限。一系列文献报道均提及需要进行额外的手术（通常是应用 SMAS 皮瓣的下面部除皱术）以弥补中面部手术的不足。理想的手术应全面协调地处理面部老化的各个方面。手术方式应方便进行辅助性手术以提高最终手术结果。手术效果应该有长效性，而不是需要立即重复或频繁重复手术。到目前为止，笔者所采用的高位 SMAS 手术效果持续达 12 年，并是目前唯一关于除皱术效果的平均维持时间的报道[10]。笔者选择"高位 SMAS"面部除皱术，是因为这一术式能符合本文列出的大部分标准。

多数中面部除皱文章认为 SMAS 手术无法充分改善中面部，因为他们认为牵拉 SMAS 不会改善鼻唇沟，并以此作为他们"独创"手术的理论基础。多数 SMAS 手术无法改善中面部变化的原因，是手术医生只进行了低位 SMAS 手术。因为低位 SMAS 手术横切口在颧弓下，只对面颊、下颌和颏下区有效，而对中面部组织结构没有任何作用。

要获得最理想的面部除皱术效果，需要仔细考虑 SMAS 提升和悬吊的方向。为改善中面部的老化，SMAS 瓣的横断缘应该在颧弓上方（即高位 SMAS 瓣）。由于其他外科医生已经使用颧弓下横断的 SMAS 瓣[9]，因此有必要明确 SMAS 瓣是高位 SMAS 瓣还是低位 SMAS 瓣。低位 SMAS 手术的提倡者认为将 SMAS 横切口置于面神经颞支下方，更不容被损伤面神经。临床经验和仔细的解剖研究表明，高位 SMAS 手术是安全的，不但可以掀起 SMAS 瓣，且面神经损伤发生率较低。高位 SMAS 手术的优点将在后文阐述。

20.8 高位 SMAS 瓣的提升效果

- 支持下睑的眶周脂肪
- 减轻下睑皮肤松弛，并通过除皱术使皮肤移位，支持下睑
- 泪沟从老化的斜向变为年轻的水平方向
- 填充颧骨区域
- 抚平鼻唇沟上部
- 抚平鼻唇沟下部
- 提升口角的高度
- 支持前颊
- 支持颏下和颌下区域的组织

在上述 9 个优点中，前 8 个是针对中面部的。

在高位 SMAS 瓣提升时，部分较低的眼轮匝肌纤维被离断。皮瓣向后上方移位后，对眶隔形成压力有助于减少眶隔脂肪的疝出，使下睑在不做成形术的情况下改善约 40%。此外，对 SMAS 瓣的牵引力和相关的皮肤移位，减少了下睑的皮肤量，并且会对下睑皮肤形成支撑，使下睑外观得到改善。SMAS 瓣的移位还对颧脂肪垫产生牵拉，从而将泪沟从老化的倾斜方向转变为更显年轻的水平方向。

SMAS 瓣的水平缘延伸到颧区，该点对应于颧部最突出处并且决定了颧部移植物最突出处的位置。将 SMAS 瓣提升并向后上方转移时，SMAS 的重叠可恢复颧部区域的容量。提升 SMAS 瓣会明显改善鼻唇沟。笔者发表了关于提拉 SMAS 瓣改善鼻唇沟的文章[29]，这与当前 SMAS 瓣不能改善鼻唇沟的意见相左。避免广泛剥离鼻唇沟来保持颈阔肌皮肤韧带前部及其他面颊皮肤和皮下组织之间的连接，当提拉 SMAS 瓣时会使颧部和颧弓下方凹陷更显年轻。避免这种前部的鼻唇沟剥离，可以保持皮瓣良好的血供。高位 SMAS 瓣提升的另一个效果是口角的提升。通过 SMAS 皮瓣来提升口角，可以形成比骨膜下技术或直接切开技术更自然的口角角度。

所列出的高位 SMAS 除皱术的最后一个效果（见前文高位 SMAS 皮瓣优点的列表）是针对中面部下份的。尽管如此，形成协调年轻的外观也是很重要的。可在皮下松解下颌韧带并向后上方向上牵拉 SMAS，下颌袋皮肤将被释放并重置于颊部。最后，牵引颈部 SMAS 和颈阔肌以改善颏下区和颌下区。

高位 SMAS 手术也能联合其他手术而无须额外的剥离或显露。这些手术可以大大增强面部除皱术的效果。例如，可以在外眦向下约 30° 的鱼尾纹处分开眼轮匝肌的外周部分，以帮助提高眉外侧位置并改善鱼尾纹[28]。横断的眼轮匝肌下部的边缘向后上方缝合于颧突骨膜，可以很好地使凸起的眶隔变平。在颈部，可以进行皮下开放性脂肪抽吸，于中线处打开颈阔肌，去除颈阔肌下脂肪，甚至修薄部分二腹肌前腹以改善颈部外观。如果颈阔肌较紧，可以在环状软骨水平对其进行分离。图 20.1~6 显示了笔者"高位 SMAS"的手术案例。

我们的观点得到 McCollough 等[30]的支持。在术者所完成的 53 例颞颊部除皱术中，所有求美者的中面部特征均得到有效改善，而且颞颊部除皱并不比许多文献报道的中面部手术更加激进。

20.9 小结

文献中描述了处理中面部的许多不同方法。笔者试图分享自身经验以便于读者理解文献中的多种中面部手术。每种技术都有其优点和适用人群。然而，"中面部"技术应用在限定的人群之外时，需要进行附加手术以实现良好的结果。因为面部老化很少涉及面部的某个特定区域，外科医生应该针对整个面部进行全面、协调的处理。我们首选是高位 SMAS 除皱术，并辅以脂肪移植或皮肤填充剂填充，来处理眶下缘、鼻唇沟和下颌前沟等区域。

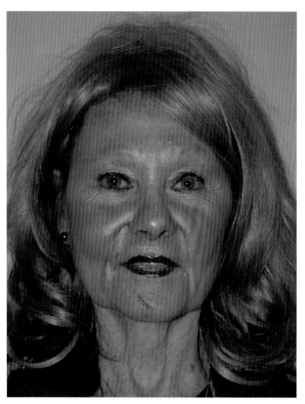

图 20.1　求美者 1：术前正面照

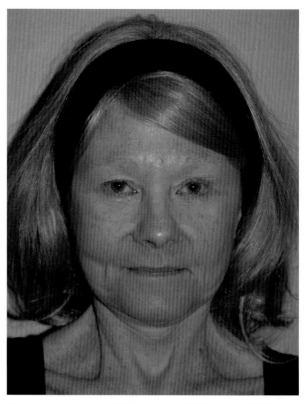

图 20.2　求美者 1：高位表浅肌肉腱膜系统面颈部除皱与上唇磨削术后正面照

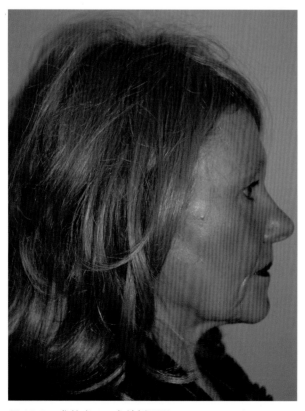

图 20.3　求美者 1：术前侧面照

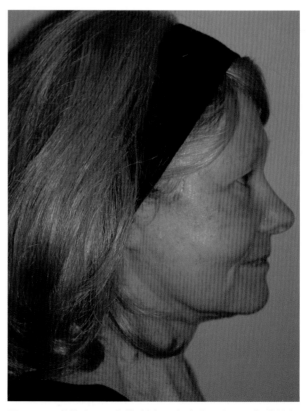

图 20.4　求美者 1：高位表浅肌肉腱膜系统面颈部除皱与上唇磨削术后侧面照

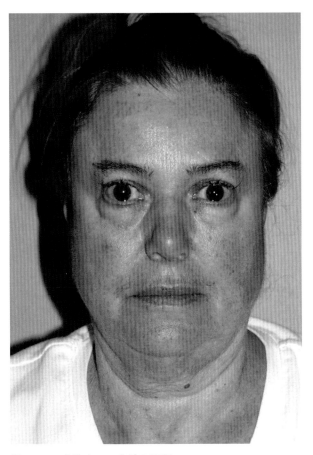

图 20.5 求美者 2: 术前正面照

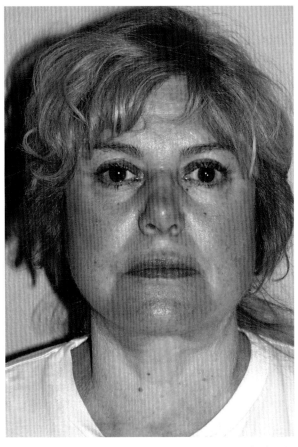

图 20.6 求美者 2: 高位表浅肌肉腱膜系统面颈部除皱与上唇磨削术后正面照。求美者在另外一次手术中行双侧外眦固定术和下睑成形术

参考文献

[1] Skoog T. The aging face. In Skoog T, ed. Plastic Surgery-New Methods and Refinements, Philadelphia: WB Saunders; 1974:330-331

[2] Mitz V, Peyronie M. The superficial musculo-aponeurotic system (SMAS) in the parotid and cheek area. Plast Reconstr Surg 1976; 58:80-88

[3] Baker DC. Lateral SMASectomy. Plast Reconstr Surg 1997; 100:509-513

[4] Connell BF, Marten TJ. Facial rejuvenation: facelift. In: Cohen MM, ed. Mastery of Plastic Surgery. Boston: Little Brown & Co; 1994:1873-1902

[5] Connell BF, Semlacher RA. Contemporary deep layer facial rejuvenation. Plast Reconstr Surg 1997; 100:1513-1523

[6] Finger ER. A 5-year study of the transmalar subperiosteal midface lift with minimal skin and superficial musculoaponeurotic system dissection: a durable, natural-appearing lift with less surgery and recovery time. Plast Reconstr Surg 2001; 107:1273-1284

[7] Hamra ST. Composite rhytidectomy. Plast Reconstr Surg 1992; 90:1-13

[8] Psillakis JM, Rumley TO, Camargos A. Subperiosteal approach as an improved concept for correction of the aging face. Plast Reconstr Surg 1988; 82: 383-394

[9] Stuzin JM. Restoring facial shape in face lifting: the role of skeletal support in facial analysis and midface soft-tissue repositioning. Plast Reconstr Surg 2007; 119:362-378

[10] Sundine MJ, Kretsis V, Connell BF. Longevity of SMAS facial rejuvenation and support. Plast Reconstr Surg 2010; 126:229-237

[11] Tessier P. Face lifting and frontal rhytidectomy. In: Ely JF. ed. Transactions of the Seventh International

Congress of Plastic and Reconstructive Surgery. Rio de Janeiro, 1980:393

[12] Toth BA, Daane SP. Subperiosteal midface lifting: a simplified approach. Ann Plast Surg 2004; 52:293-296

[13] Schwarcz RM. Techniques in midface-lifting. Facial Plast Surg 2007; 23:174-180

[14] Goldstein SA, Goldstein SM. Anatomic and aesthetic considerations in midfacial rejuvenation. Facial Plast Surg 2006; 22:105-111

[15] Owsley JQ, Roberts CL. Some anatomical observations on midface aging and long-term results of surgical treatment. Plast Reconstr Surg 2008; 121: 258-268

[16] Anderson RD, Lo MW. Endoscopic malar/midface suspension procedure. Plast Reconstr Surg 1998; 102:2196-2208

[17] Berkowitz RL, Apfelberg DB, Simeon S. Midface lift technique with use of a biodegradable device for tissue elevation and fixation. Aesthet Surg J 2005;25:376-382

[18] Quatela VC, Choe KS. Endobrow-midface lift. Facial Plast Surg 2004; 20: 199-206

[19] Williams EF III, Vargas H, Dahiya R, Hove CR, Rodgers BJ, Lam SM. Midfacial rejuvenation via a minimal-incision brow-lift approach: critical evaluation of a 5-year experience. Arch Facial Plast Surg 2003; 5:470-478

[20] Isse NG. Endoscopic facial rejuvenation. Clin Plast Surg 1997; 24:213-231

[21] Byrd HS, Andochick SE. The deep temporal lift: a multiplanar, lateral brow, temporal, and upper face lift. Plast Reconstr Surg 1996; 97:928-937

[22] Hester TR, Codner MA, McCord CD. The "centrafacial approach for the correction of facial aging using the transblepharoplasty subperiosteal cheek lift. Aesthet Surg J 1996; 16:51-58

[23] Gunter JP, Hackney FL. A simplified transblepharoplasty subperiosteal cheek lift. Plast Reconstr Surg 1999; 103:2029-2041

[24] Williams JV. Transblepharoplasty endoscopic subperiosteal midface lift. Plast Reconstr Surg 2002; 110:1769-1777

[25] Moelleken B. The superficial subciliary cheek lift, a technique for rejuvenating the infraorbital region and nasojugal groove: clinical series of 71 patients. Plast Reconstr Surg 1999; 104:1863-1876

[26] Abraham RF, DeFatta RJ. Williams EF III. Thread-lift for facial rejuvenation:assessment of long-term results. Arch Facial Plast Surg 2009; 11:178-183

[27] Verpaele A, Tonnard P, Gaia S, Guerao FP, Pirayesh A. The third suture in MACS-lifting: making midface-lifting simple and safe. J Plast Reconstr Aesthet Surg 2007; 60:1287-1295

[28] Connell BF, Marten TJ. Surgical correction of the crow's feet deformity. Clin Plast Surg 1993; 20:295-302

[29] Sundine MJ, Connell BF. Analysis of the effects of subcutaneous musculoapo-neurotic system facial support on the nasolabial crease. Can J Plast Surg.2010; 18:11-14

[30] McCollough EG. Scurry WC Jr, Shirazi MA. The "midface-lift" as a misnomer for correctly identifying procedures designed to lift and rejuvenate the cheeks and malar regions of the face. Arch Facial Plast Surg 2009; 11: 257-262

21 上睑成形术

编写：Robert S. Flowers, John Nassif, Christopher R. Costa   翻译：李杉珊   校对：邹翀   朱珊

21.1 引言

本章的目的是向整形外科医生、美容从业者以及感兴趣的人们介绍如何将低垂、无神的上睑形态变得明亮而又充满神采。虽然本章重点讨论上睑成形术，但是优美的上睑形态还与许多其他相关结构有关，因此在介绍上睑成形术的同时，我们会对相关结构适当地进行讨论。

很多美容从业者总是想通过单纯切除皮肤的方式来解决眼周问题，尤其对上睑。不幸的是，这种"简单"的术式往往会带来糟糕的术后效果，如静息时出现的眉下垂和夸张的眉间纹，这些表现会使求美者面部呈现不满意甚至发怒的表情，为其生活带来诸多不便。当我们试图通过复原部分"多切"的皮肤来矫正这种糟糕的术后效果时，上睑则会完全恢复术前松垂的状态（图 21.1）。

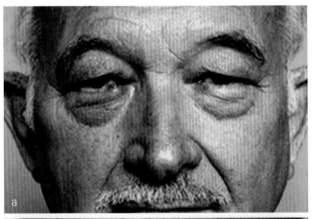
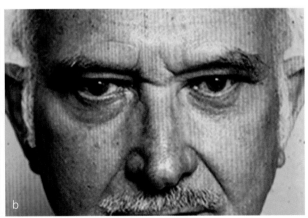
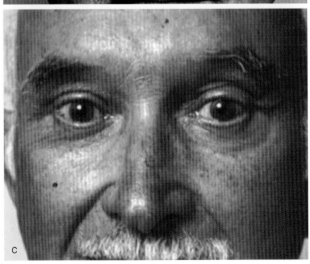

图21.1 （a）一名65岁的男性寻求上睑和下睑的整形手术。医生建议他同时完善额部提升和皱眉肌切除手术。求美者拒绝了这一建议，但表示如果上睑成形术后确实出现了眉低垂和眉间纹加深问题会考虑二次手术。（b）单纯上睑皮肤切除术后3个月，该求美者出现了严重的眉下垂和明显的怒视面容。再次手术中同时进行了下睑成形术和眦固定术。（c）该求美者第二次术后1年（额部提升及皱眉肌切除术）。求美者高6英尺3英寸，因此几乎没人能注意到那个位于额部的本来就不明显的瘢痕。求美者和妻子在后续的20年随访中均表示对手术效果很满意

对手术效果的不满意会促使求美者接受再次或多次修复手术，然而每一次手术都可能进一步造成眼周形态异常。最终可能会表现出极度低垂的眉和更加夸张的皱眉肌，使求美者呈现惊恐、悲伤和愤怒的面容（图 21.2）。

在进行第二次甚至第三次修复手术前，希望大家能充分检查眼周区域，了解那些使眼睑恢复正常状态的必不可少的信息。这一点是最主要但也是最容易被忽略的，我们将在稍后着重讨论。

21.2　有欺骗性的拍照手段

许多自诩通过单纯切除上睑皮肤就能得到良好效果的病例并不真实。这些刊登在杂志或文献上的，甚至在会议中展示的病例大多还接受过额部除皱术以抵消单纯切除上睑皮肤所带来的弊端。一些没有提及的改善，如肉毒毒素注射或皱眉肌切除（有时可能是由他人完成），在术前术后对比照的说明中却很少被提及。

另外，照片本身也具有欺骗性。摄影师（有时是医生）善于通过特定的姿势或表情来达到自己理想中的手术效果，同时也可隐藏缺陷。这种投机取巧的手段在普通人尤其是女性中广为流传，她们可以通过改变拍照的角度、姿势来修饰自己的外貌，我们称为照相脸或修饰性摆拍。

年龄的增长和单纯切除上睑皮肤都会造成眉下垂，隐藏眉下垂的两种方法是让头稍稍后仰和抬眉。此时，如果求美者皮肤较薄且额头没有被遮挡，则可在额部观察到弓形皱纹（图 21.3）。

即使独处时，一旦照镜子或拍照，人们也会无意识地抬眉并使头后仰，以期隐藏眼周的老化或不自然的手术效果。这种情况不仅发生在照镜子或照相时，也发生在当女性意识到有人在注意她们时。我们称这种无意识的反应为拍照反射，

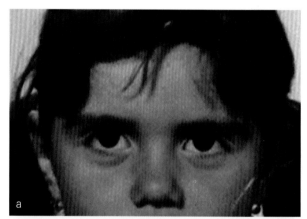

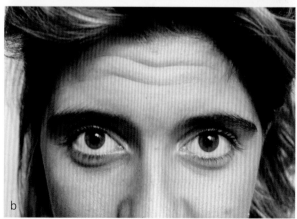

图 21.3　（a）4 岁女孩，需要不断收缩额肌来改善眉下垂遮挡视野的问题。因年轻、皮肤富有弹性，此时的额纹不明显。（b）20 年后，随着皮肤逐渐变薄，当其睁眼时，额部的皱纹清晰可见。对于此类求美者，单纯切除上睑皮肤的上睑成形手术只会给其功能和外观带来灾难性的后果。然而，她却可以通过额部提升术来获得极大的改善。但是最终，该求美者决定在年轻时不做任何处理

图 21.2　传统单纯切除皮肤上睑成形术后出现上下睑形态异常（没有接受眉矫正手术），包括眉头下垂、眉间纹加重、眉毛异位，并伴有下睑巩膜外露

在后续章节会进一步讨论。

照片中总有蛛丝马迹可寻。每一名美容整形外科医生都应熟知那些常用的修饰方法，特别是偏头、抬眉和苦笑。可以通过观察内外眦连线夹角（图21.4）来识别抬头后仰对照片的影响：分别在每只眼睛的内、外眦做连线，对比术前术后的照片，若角度不同则说明其头部的位置不同。如果连线的内眦处高于外眦处，则说明头部有后仰，也许求美者正在试图掩饰眉下垂（可能由上睑皮肤切除导致）和下睑巩膜外露（可能由单纯下睑皮肤切除导致）（图21.5）。内、外眦连线每向内上翘起1°，则可以掩盖1 mm的巩膜外露；反之，眼间连线每向外上翘起1°，则可以暴露1 mm的巩膜（后者很少见于医学图片，但多见于时尚杂志）。

21.3 你真的认识自己的脸吗？

21.3.1 照相脸（photo face）

多年的经验告诉我们，求美者多半会带着自己的一张不经意中被抓拍的照片来寻求帮助。求美者通常会对抓拍照片（没有摆拍）中的自己感觉很陌生，有时甚至对自己的脸看起来竟会是如此难看而感到诧异。迄今为止最常被诟病的部位是：正面照时脸部的不对称和眼部的不对称（当然，侧面照时突出的鼻子也经常被提起，本书不讨论）。这些"不经意的"抓拍的数量正随着手机的普及、脸书（Facebook）的流行和其他高科技的发展而激增。

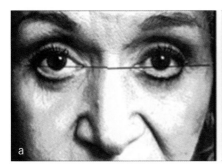
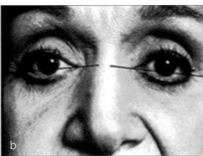

图 21.4 （a）该求美者做过单纯上睑和下睑皮肤切除成形术，注意此时内外眦连线近似水平。（b）同一求美者轻度抬头后仰，这样可以使得眉看起来没有那么低垂，减缓上睑下垂的表现，并且可以抵消部分巩膜的过度外露（Flowers 和 Flowers 供图[1]）

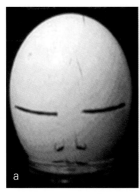
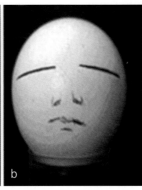
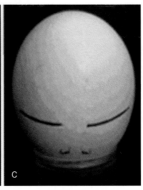

图 21.5 用画在鸡蛋上的脸来演示仰头和低头对内、外眦连线夹角的影响。（a）头部正视前方时，内、外眦连线近乎水平。（b）仰头时，内眦高于外眦。（c）低头时，会出现外高内低的带有异域风情的眉形，这也是模特拍照时常用的技巧

多数女性认为自己放松时的样子看起来有些不一样。男性也一样，但是程度轻一些，毕竟他们不是那么注重自己的外表。当女性意识到有人注视自己或仅仅感觉可能被注意时，她们通常会下意识地立刻做三件事来改善自己的外表，让自己看起来更年轻一些：①抬眉，②轻微抬头后仰，③微笑[1]。

这种反应太普遍了，我们称之为拍照反射（图21.6）。它不仅仅发生在被拍照和被注视时，也会发生在照镜子时。反射三联征会在人们完全意识不到的情况下变戏法似地改变一个人的容貌，人们沉浸在"自己看起来还不错的"感觉里，直到有一天抓拍的照片被拿到了眼前。

多数成年人会不同程度地通过收缩额肌（无意识地）来抬高眉，以确保正常视野不被遮掩。单纯移除部分上睑组织（而不行额部除皱术）会导致额肌松弛，这种松弛意味着眉会下降到较低的位置，一般来说在内侧会比外侧降低更多。此

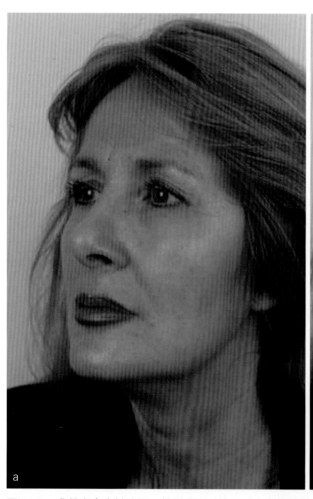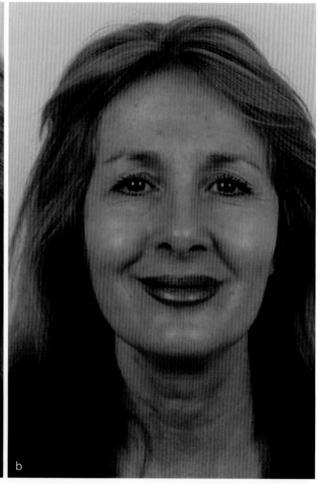

图 21.6　求美者会在被注视、拍照或面对镜子时无意识地做出一些表情。这种无意识的姿态变化很普遍，我们称之为拍照反射。（a）求美者抬眉（内侧多于外侧）的同时睁大了双眼，使得她看起来更加年轻。这是因为抬眉加宽了上睑，减少甚至抵消了眉间纹，并且还减少了上睑的皱纹。这种影响是由额肌收缩带来的，额肌收缩可以提升额部的皮肤，特别是眉中间的区域。额肌的收缩可以拮抗皱眉肌的收缩，从而消除眉间纹。（b）求美者轻微抬头后仰，进一步增加了上睑的宽度，轻微向下看以抬高下睑的位置，此时下睑能达到或者超过虹膜的下缘，从而减少了下睑巩膜的外露。轻微仰头也减少了眼球的暴露，并且改变了内外眦连线的角度。求美者微笑时提升了下睑缘，减少了眼裂的宽度，使眼睛看起来没有那么圆，更接近椭圆形的同时也增加了一点上倾的角度。微笑同时也隐藏了因下睑松弛或者下垂所导致的巩膜外露。除了提升下睑，微笑还提升了颊部，增加了颊部的饱满度，这无疑可以使人看起来更加年轻，更加积极乐观

外，松弛的额肌会失去拮抗皱眉肌的能力，因此会造成眉间纹的加深。为了改变这种现象，笔者一生致力于研究如何改进眼睑和眼周手术的效果（图21.7）。

上睑手术后的额肌松弛会使眉持续低垂，直至到达底线或额肌再无拉伸的余地。每次下降都会使上睑看起来像"松弛的皮肤"又增加了一样。这种情况会使医生陷入不断切除上睑处的皮肤但仍觉得切除不彻底的恶性循环[2]。

随着时间的推移，这种恶性循环会导致很多问题，即使是那些在年轻时没有明显的额肌收缩和眉上抬问题的求美者也不例外（详见章节21.4.1）。

不幸的是，尽管单纯上睑皮肤切除术常导致面容和表情的改变，这类手术却还是为媒体所标榜并继续推广。再次强调，此类手术非但不能上提任何组织，还会引起了眉下垂甚至畸形（图21.8）。早在数十年前，笔者就将这类手术命名为"眼部老化手术"，因为其只能使求美者看起来更老，更疲惫，更狰狞。

21.4　少数适合单纯上睑成形术的情况

21.4.1　单纯上睑成形术的适应证

在某特定的情况下，可以进行上睑皮肤切除眼睑成形术。单纯上睑成形术的手术适应证有三种，在这三种情况下行单纯上睑成形术是利大于弊的。此外，我们会讨论第四种类型，该类求美者在做完单纯上睑皮肤切除术后需要眉上提术来恢复上睑的正常形态。

第一类：额肌放松状态下眉仍能处于正常位置的人群

有小部分求美者在额肌放松的状态下也能保持眉在正常且相对对称的位置，需要进行严格的测试来筛选此类人群。首先，要仔细测试求美者眉位置的控制力：嘱求美者闭眼，使额肌以及眼睑肌肉均处于放松状态，如果此时眉仍旧有良好的形态、位置，那么该求美者可行单纯上睑成形术，无须提升额部。

对这一类型的人群来说，单纯上睑成形术并不会导致闭眼时的眉下垂（图21.9）。但需要明确的是，这类求美者只占极少数，多数求美者在经历了单纯上睑成形术后都会出现眉下垂，虽然有时只出现在闭眼和额肌完全放松时。

第二类：东亚人和与东亚人上睑结构类似的人群

在东亚地区，该类型求美者占绝大多数。可能是由于额部较短、眉骨平坦，使其没有突出的眶缘和深陷的眼窝，他们生来就具有较高的眉位

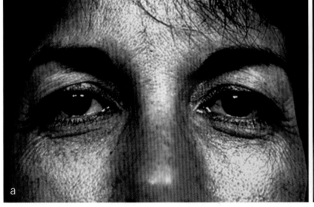
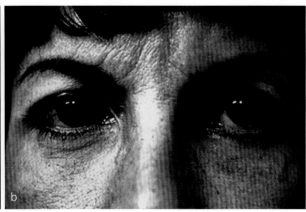

图21.7　（a）笔者自己做单纯上睑皮肤切除成形术的经历。术前的照片可以看出她通过抬头后仰和抬眉来改善自己的外观。（b）在经历了一个教科书般的上睑成形术后，可以看到她出现了低眉（内侧）、夸张的眉间纹以及衰老且愤怒的面容。这个手术改变了术者的生活，并且使她开始致力于改善眼周和眶周手术的研究

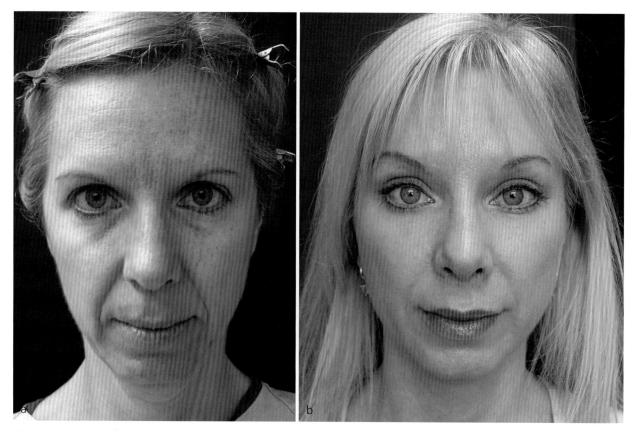

图 21.8　（a）48 岁女性求美者，12~15 年前于外院行单纯上睑皮肤切除术，术后即刻出现眉下垂（内侧明显）和显著的眉间纹。（b）额部提升、皱眉肌切除、下睑提升、双平面眦固定术和中面部提升术后 4 个月，这些手术本应在她第一次手术时就完成。注意双平面眦骨膜固定术可以收紧下睑及其支持结构（如 Lockwood 韧带、眶隔、外眦韧带）并提升眶内组织，包括眼球，后者填充并改善了上睑眼窝凹陷

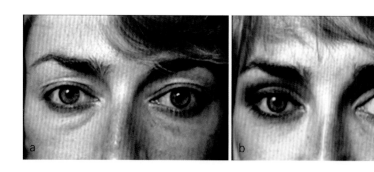

图 21.9　（a）单纯上睑皮肤切除成形术的理想适应证求美者（第一类）。无论睁眼和闭眼，她的双眉处于同一位置。（b）重睑术后 6 个月，下睑泪沟少量填充后面部变得更加漂亮

置（图 21.10）。这一类型的人群可从单纯上睑成形术中获得良好的效果，并能获得完美的重睑褶皱，在东亚地区该术式被称为"双眼皮"手术，在非东亚地区被称为"锚定式"（anchor）或者"内陷式"（invagination）上睑成形术（图 21.11）。通过单纯上睑成形术，求美者以最小的手术创伤

得到了明亮的大眼睛（图 21.11）。

　　尽管东亚人中高位眉占大多数，但相同种族中也存在因额肌无力呈现低位眉者。若这类东亚求美者只做简单的传统"双眼皮"手术，那么术后注定会出现眉下垂。这类求美者需要同时做切除皱眉肌的眉上提术，来避免因皱眉肌收缩导致

上睑和眉下垂而带来的衰老面容。

第三类：老年人群

中老年人群通常会有严重的上睑或额部皮肤松垂的问题，即使是在努力收缩额肌抬眉时，上睑也还是会松垂并遮挡视野。（如果没有严重的颈椎病的话）求美者时常通过抬头后仰来解决自己的视野受限的问题。但是，对于皮肤松弛很严重的老年求美者来说，上述动作并不能完全解决上睑皮肤遮挡视野的问题，特别是外侧部分。因为额肌在两眉中间的附着比较牢固，通过额肌的

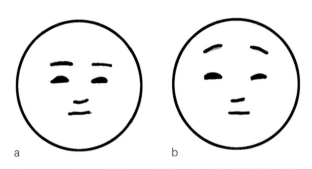

a   b

图 21.10　（a）一张孩子气的脸。（b）简单地抬起眉头，即使是孩子也能辨认出像这样的脸是属于亚洲人的

收缩可以帮助抬高眉间的皮肤，因此内侧的遮挡程度要小于外侧。

不管是东亚求美者还是西方的老年求美者，若想确保静息状态下视野不受遮挡，均需要强有力的额肌收缩来上抬松弛的皮肤和下垂的眉。有些求美者，甚至是在年轻时就需要如此。虽然这种动作会使面部美观打些折扣，但是求美者不得不通过这个动作来保持足够的视野。出于多种原因，也许是受限于身体条件、经济原因、医疗保险或者只是单纯不在乎美观，他们选择了单纯上睑成形术而不是额部提升手术。

对于这些老年求美者来说，切除上睑松垂的皮肤的确可以明显改善视野，但是同时手术可能会使上睑的褶皱消失，变成"单眼皮"。另一选择是行重睑术（即"双眼皮"手术），该术式可以适度改善视野，并且通过再造重睑线使双眼看起来更具吸引力，同时也可避免大量切除上睑皮肤所带来的暴露眼球的风险（图 21.12）。对于这类求美者，其额肌的收缩力度要远远大于皱眉肌，

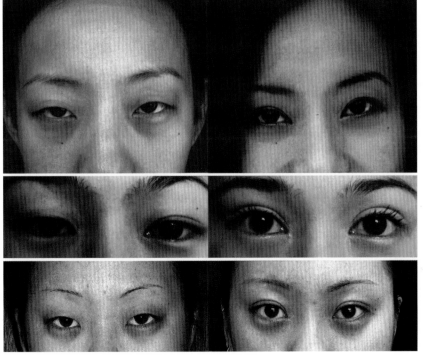

图 21.11　高抬的眉在东亚地区无论从婴孩到成人都很常见。这种眉在其他人种中少见。这三例求美者由本章作者手术。上睑皮肤切除后，过分上抬的眉的位置被矫正，并且伴随上睑褶皱的形成（重睑术）。颜值的提升也改变了求美者的生活

致使后者很难对眉的位置产生影响，因此术后眉仍可处于抬高位而很少下降。

对于老年求美者来说，移除上睑松垂的皮肤可以增强提眉对改善视野遮挡的效果，同时也解决了轻微放松额肌即会出现夸张的眉间纹的问题。上睑皮肤切除越多，眉就越有下垂倾向，并且会使上了年纪的求美者看起来更显老态。对于那些必须通过过度抬眉以改善视野，否则感觉非常不舒服的老年人来说，单纯切除上睑松垂皮肤的手术会为其带来很大的改善（图 21.13）。同样，该手术也适用于那些相对年轻，并且可以良好维持眉的位置的求美者。需要说明的是，多数被归类为第三类的求美者如果同时行眉上提术将会获得更好的术后效果。

第四类: 单纯上睑皮肤切除术后效果欠佳，需要矫正眉下垂的求美者

这类求美者通常在 30 岁左右时为了矫正"上

睑皮肤松弛"而接受了能使自己看起来更年轻的单纯上睑皮肤切除术。然而事与愿违，术后引起的眉过度低垂，尤其是内侧，会使他们看起来更显老并且疲惫不堪（图 21.14）。并且，由于皱眉肌不再受额肌的拮抗，眉间区域会形成严重的眉间纹，使其看起来不仅仅是疲惫，还给人以愤怒的感觉。上睑皮肤切除越多，上述状况越明显。通常来说当他们的年龄超过 65 岁的时候，医疗保险会覆盖他们眼睑整形的费用，所以多数求美者会选择此时来做手术。

做过上述手术的求美者很少有再次切除上睑皮肤的指征，但需要去找有经验的外科医生来提升眉，并通过眉上提术和额部提升术的切口同时行局部皱眉肌切除术。其他方法已经在之前的章节中介绍过了。

综上所述，在行单纯上睑皮肤切除术时应提高警惕。对于多数求美者来说，术后可能导致眉

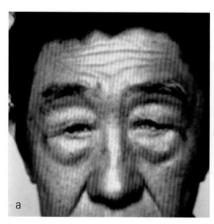
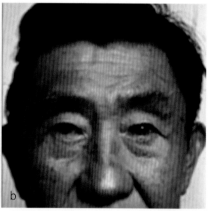

图 21.12　（a）患有重度肾炎的男性求美者，虽极度抬眉，但仍遮挡视野。（b）大量眼睑皮肤切除解决了他上睑皮肤松垂影响视野的问题，使其可以在睁眼时无须费力抬额头。虽然在其睁眼时还是需要收缩额肌，但是不用那么费力。同时在下睑切除了大量的脂肪和皮肤，并且行眦固定术

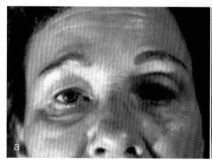
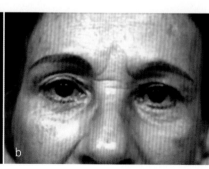

图 21.13　（a）63 岁老年女性求美者，她必须抬头后仰、扬眉来扩大自己的视野（可以看到突出的额肌插入眉间）。（b）她只同意做单纯的上睑皮肤切除术。她了解术后仍需要抬眉帮助睁眼，但是没那么困难了。她属于第三类求美者，知道皱眉肌会突出，但认为改善遮挡的视野比外貌更重要

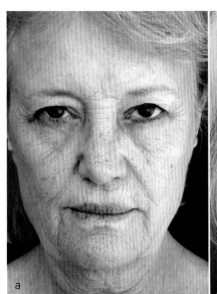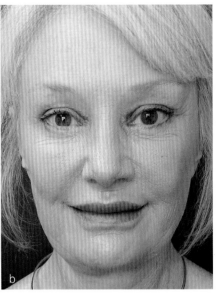

图 21.14 （a）63 岁老年女性求美者，在经历过单纯上睑皮肤切除后出现双侧眉下垂（右侧严重）和轻度的右侧上睑下垂。虽然比典型表现有所缓解，但眉间纹依然存在。（b）笔者为其做了额部提升（外侧重点提升）和皱眉肌切除（外加双平面眦固定术，多层次中面部提升，多层次下睑整形术）。从术后 5 年的照片可以看出，眉间纹彻底消失了，双侧眉得到了对称性提升，尤其是外侧（非对称性切除了更多的外侧额部组织）。没有对上睑再做其他手术调整[4]。求美者还计划行 Valentine 口角整形术来提升其口角位置

下垂、眉间纹加深和上睑皮肤的再次松垂。如果已移除较多的上睑皮肤，那么通过眉上提来修复的手术方案将不再适合，因为此时残留的上睑皮肤将不足以在眨眼和睡眠时保证眼睑良好闭合。

21.5 术前评估

求美者未收缩额肌时，很少有医生能准确恰当地测试出其真正的样子。只有医患双方都充分了解求美者术前眼周的真正状态时，才能在术前制订最佳的设计方案。

我们需要通过"指压测试"感知眉的真正位置，来完成这项简单但又十分重要的步骤（图 21.15）。首先，让求美者端坐在椅子上，嘱其放松并轻轻闭合双眼，保证额肌和睁眼相关肌肉处于完全放松状态。请助手站在求美者身后，四指或三指并拢置于求美者眉的上方，并双侧同时加压。这一区域是额肌牵拉额部皮肤的位置。用力压住该区域，使眉不能随额肌的收缩而上抬，此时眼和眼睑仍保持放松状态。

保持手部持续用力，嘱求美者睁眼。此时，对于那些眉下垂且会遮盖视野的求美者，助手的手部会因为求美者试图抬眉而立即感受到额肌的

收缩。对于那些我们将其归为第一类型的求美者，由于其眉处于相对较高的位置且不随睁眼 / 闭眼的改变而改变，则感受不到强烈的额肌收缩。

在双侧眉不对称的求美者中，约有一半的求美者的眉下垂侧有真性上睑下垂。另一半的求美者可能是假性上睑下垂，可以通过简单的提眉术来矫正。对于有真性上睑下垂的求美者，也通常因被上睑松弛的组织掩盖而得不到真正的诊断，其病因可以是先天性的、发育性的、退变性的或病理性的（图 21.16）。术前正确诊断上睑下垂很重要，外科医生可据此开展修整手术。

如果无论求美者处于睁眼还是闭眼的状态下两侧眉均不对称，则很有可能是由于较高一侧的眶骨和眼球偏高的原因。如果眉不对称只出现在睁眼时，则可能是眉较低的一侧有隐匿性的上睑下垂。但是，若眉低垂侧影响了视野，那么睁眼时无意识的抬眉动作可能使该侧的眉看起来略高。

对于眉下垂的求美者，我们要判断其属于真性上睑下垂还是假性上睑下垂，真性上睑回缩还是假性上睑回缩。导致假性上睑下垂的最常见的原因是眉下垂（或低位眉）伴有过度松弛的上睑

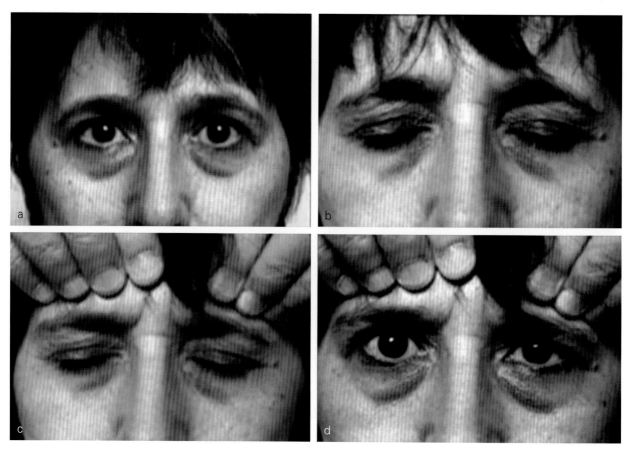

图 21.15 （a）即使是被要求放松，多数求美者还是会或多或少地无意识地通过收缩额肌来保持抬眉，并且是内侧上抬高于外侧。为了掩盖因此而产生的抬头纹，他们多用刘海来遮盖额头。（b）使求美者完全闭上双眼并且彻底放松额部（可通过轻柔按摩额部达到目的），此时可观察到眉下垂和明显的眉间纹。若单独行上睑皮肤切除术，求美者术后则会出现这样的面容。（c）当额部肌肉和皮肤完全放松后，用闭拢的四指压住眉上方的组织，将其向骨面紧紧压住。（d）保持眉位置被压住不变，嘱求美者睁眼，此时求美者会立即试图猛抬眉来帮助睁眼以获得足够的视野。位置偏低的左侧眉严重影响了求美者的左眼外侧视野。这也解释了为何在图（a）中求美者的左侧眉呈现异常高的位置。在行额部提升术时，左侧眉应当提升更多以矫正左侧眉下垂并改善双侧的对称性。成功的眉上提术可以使眉的外侧抬高，内侧降低

皮肤（图 21.17）。此时，松垂的眉和松弛的皮肤压低了上睑缘的位置。

　　眉下垂通常伴有眼睑异位，可以是上睑下垂或上睑退缩，而又都有可能隐藏在松垂的眉和眼睑下。此时，可以通过最大限度的抬眉，使视轴不再被遮掩来判断真伪。如果确实是因为眉和皮肤松垂而出现的代偿反应，那么遮挡被移除时，上睑就会恢复正常的位置。

　　有时鉴别上睑下垂或上睑退缩并不那么容易，上睑下垂的一侧可能看起来很正常，而正常的那一侧可能看起来有些上睑退缩。Hering法则的同神经支配效果可以解释这种情况（图21.18）。根据 Hering 法则，单侧上睑下垂会代偿性地引起双侧上睑提肌神经支配作用同时增强，即在代偿性收缩患侧上睑提肌的同时也会对健侧产生同样的效应，使得患侧眼睑被提升到了正常的位置，而健侧看起来像是出现了上睑退缩。仔细的术前检查有助于减少这类误判。

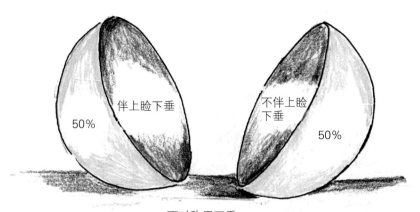

伴上睑下垂

不伴上睑
下垂

50%

50%

不对称眉下垂

a

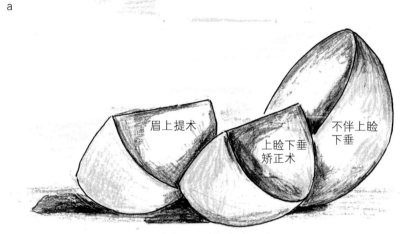

眉上提术

上睑下垂
矫正术

不伴上睑
下垂

b

不对称眉下垂伴上睑下垂

图 21.16　不对称的眉下垂和上睑下垂。一般来说，约一半的不对称眉下垂求美者是真性上睑下垂，需要手术治疗；另一半是假性上睑下垂，可通过眉上提术来改善（图引自 R. S. Flowers, circa 1993）

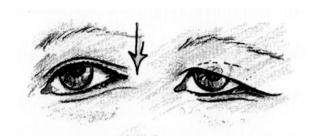

图 21.17　导致假性上睑下垂的最主要的原因是眉下垂的同时伴随上睑赘皮（图引自 R. S. Flowers, circa 1993）

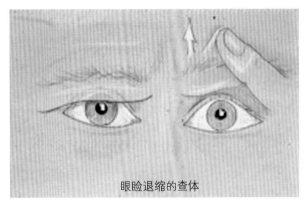

眼睑退缩的查体

图 21.18　永远要记得检查隐藏在眉下垂中的上睑下垂或上睑退缩。在仔细的术前检查中，如发现右侧眉有下垂，当提起右侧眉时，会发现左侧上睑退缩消失了。根据 Herling 法则，双侧上睑会同时上抬直到较低一侧也达到视轴，而此时左上睑看起来是呈退缩状态的（图引自 R. S. Flowers, circa 1993）

有趣的是，根据我们的观察，人群中约80%的人右侧眉低于左侧眉，只有10%~12%的人左侧眉低于右侧眉，剩下的则两侧眉一样高（图21.19）。

需要注意的是，因为额肌可以单侧收缩（不像上睑提肌，Hering法则不适用于额肌），下垂侧眉的位置通常在睁眼时因被提升而较正常侧更高。一旦让求美者闭上双眼，强制放松额部（指压测试），眉就会回到原来较低位置。此时，医生需要做出正确的评估，到底是行上睑手术还是行提眉手术，以及是做对称的还是非对称的提眉手术来使术后两侧眉的位置保持一致。系统性评估与调整眉和眼睑的位置，对制订正确的手术方案和术后创造漂亮的眼睑形态非常重要。

由于术后出现眉下垂和上睑下垂或退缩的情况很常见并且是可预见的，因此我们必须对每一位要求做上睑整形术的求美者进行充分的术前检查，并向他们讲解那些主要的误区，这样可以为眉上提术和皱眉肌切除术的施行减少不必要的麻烦。

通常情况下，术后出现的上睑下垂是由于术前未能发现并诊断上睑下垂，而术后眼睑水肿会使症状加重而被发现。此时，求美者便会怪罪医生是手术使其出现了上睑下垂。解决的方法是术前仔细检查眉的情况，及时发现并诊断哪怕是轻微的上睑下垂或者回缩，并且仔细地向求美者说明术后出现的水肿可能会加重上睑下垂，使其理解并且同意做修复手术。

即使是术前照片可以证明求美者确实有上睑下垂或回缩，如果医生没有在术前谈话时提及并讨论，也没有在术中修复，那么医生也将会为此负责。永远不要在不矫正上睑位置的情况下做单纯的眉上提术或上睑成形手术。如果手术暴露了上睑下垂而且还修复失败的话，那么在求美者摘下纱布的那一刻将会是充满怨气和怨言的。

21.6 上睑皮肤切除术的技术要点

当你已经充分检查求美者，诊断其是否患有眉或上睑的下垂或退缩（以及确定求美者是否属于上述4种类型之一），并且决定了手术方案后，此时可以根据情况实施上睑皮肤切除术了。

21.6.1 第一步

如果不想再为求美者做一次重睑术，术中最好注意保留求美者原有的重睑线。如果切除了上睑皱襞而后又只是单纯对皮肤进行了缝合，那么最终将会呈现出奇怪的上睑褶皱，有时甚至出现多条褶皱。

哪侧眉较低？

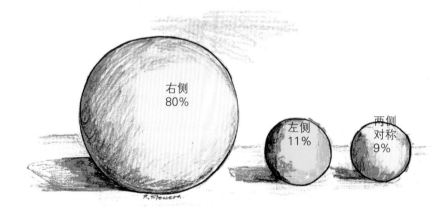

图21.19 不对称的眉下垂。约80%的眉下垂为右侧眉较低，11%为左侧眉较低，其余为双侧低垂程度基本一致（引自R. S. Flowers, circa 1993）

在原有重睑线稍上的位置标记切口的高度并测量，从内眦到眶外缘画平滑的弧线，注意切口尽量不要超过眶外缘，否则会留下较为明显的瘢痕。

如果原有的重睑线明显高于睑板，为避免形成多条或不规则的重睑线，最好先找到上睑提肌断开或者较薄弱的地方，用折叠的方法矫正下垂，并同时形成一条确切的重睑线（图21.20a）。

21.6.2 第二步

判断需要切除的皮肤量，首先要确定术后求美者睁眼平视前方时睑板前皮肤的暴露量。对于西方人来说，一般3~5 mm比较理想；对于东亚人来说，一般1.5~3 mm更佳。我们将睑板前皮肤暴露量（重睑线到睑缘的距离）定义为X，在睑板前分三点标记X。将每一点上睑板前皮肤超出X点的垂直距离定义为Y。Y乘以2（皮肤有折叠）并加上1.5 mm（皱襞底部反折处），因此总共需要切除的皮肤范围为2Y+1.5 mm（图21.20b）。

确保上睑皮肤的总长度至少保留30 mm。决定上睑可切除皮肤的最大范围需要遵循以下几点：①测量睁眼时从眉下缘到重睑皱襞下缘的距离（图中为12 mm）；②皱襞反折处增加1.5 mm（图中所画为1~2 mm）；③加上重睑皱襞反折处到重睑线的距离（图中为5 mm）；④加重睑线到睑缘的距离（图中为12 mm）。将这些测量数据相加之后减去30 mm，得到的数据即为可切除的最大皮肤量。在图21.20c中，数据相加的总和为12 mm+1~2 mm+5 mm+12 mm=30.5 mm，这是保证眼睑闭合的最少上睑皮肤量。

通常皮肤的切除量远远少于可切除的最大量。眼睑是具有个体差异的，每个人的眼睑大小、垂直高度、皮肤厚度都不一样，而这些因素会改变上睑所需的皮肤量（笔者早年曾认为上睑所需的最少皮肤量为28 mm，现在看来上述皮肤量不足以在眨眼或者睡眠时保证眼睑的良好闭合）。

如果求美者的眉特别低，可能会让术者产生不需要保留30 mm皮肤的错觉；但应时刻谨记，如没有保留足够的皮肤，后续在需要进行眉或上睑修复手术时将会十分被动。上睑皮肤的缺失是无法通过植皮来得到很好矫正的，植皮无法满足该区域的美学要求，并且很难把握精准的宽度。

21.6.3 步骤三

用镊子夹捏皮肤的方法来估计上睑皮肤切除量也不准确，可能会导致皮肤切除过量，而不能保留足够的睑板前皮肤。最好的办法是绷紧上睑皮肤，沿设计线用刀尖仅划开皮肤，不切除眼轮匝肌、上睑提肌或眶隔。只要可能，最好将下方的切口设计在原有重睑线之上（图21.20d）。

21.6.4 步骤四

用剪刀或者刀将拟切除的皮肤从眼轮匝肌上分离。充分止血以避免血肿。从眉下缘到上睑缘至少要保留30 mm的皮肤（图21.20e）。

21.6.5 步骤五

注意分离过程中不要损伤眼轮匝肌下的眶隔。有时可以适当去除1~2 mm或更多一点的眼轮匝肌来帮助重睑的形成，但无须过度切除眼轮匝肌，否则可能会影响眼睑的闭合和功能。通常来说，当我们做重睑术（即双眼皮手术），眶隔切除是很重要的一个步骤。沿眼睑的弧度由外至内切开眶隔，注意切勿去除过度（图21.20f）。

21.6.6 步骤六

在眼睑外侧打开眶隔，去除眶隔内脂肪垫。可以只是简单地通过小切口打开眶隔；但如果眶隔内脂肪很多或者眶隔组织臃肿，也可以打开整个眶隔（图21.20g）。

如果需要打开整个眶隔，由外向内进行操作时要注意剪刀的角度应始终向上，以避免损伤上睑提肌，并且应平行眶隔转折部释放其内的眶隔

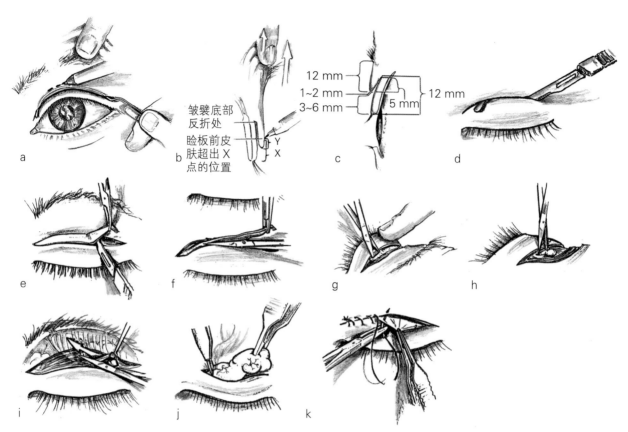

图 21.20　（a）在原有重睑线稍上的位置标记切口的高度并测量，从内眦到眶外缘画平滑的弧线，注意切口尽量不要超过眶外缘，否则会留下较为明显的瘢痕。如果原有的重睑线明显高于睑板，为避免形成多条或不规则的重睑线，最好先找到上睑提肌断开或较薄弱的地方，用折叠的方法矫正下垂，并同时形成一条确切的重睑线。（b）判断需要切除的皮肤量，首先要确定术后求美者睁眼平视前方时睑板前皮肤的暴露量。对于西方人来说，一般 4~6 mm 比较理想；对于东亚人来说，一般 2~4 mm 更佳。左图：保持眉处于静止状态，应用回形针在上睑模拟合适的重睑线，将其距离睑缘的距离定义为 X（睑板前皮肤的暴露量）。右图：在睑板前分三点标记 X。将每一点上睑板前皮肤超出 X 点的距离定义为 Y。Y 乘以 2（皮肤有折叠）再加上 1.5 mm（皱襞底部反折处），因此总共需要切除的皮肤宽度为 2Y+1.5 mm。（c）决定上睑可切除皮肤的最大宽度需要遵循以下几点：①测量从眉下缘到上睑皱襞下缘的距离；②皱襞反折处增加 1.5 mm；③然后加上从皱襞到反折部的距离；④最后加睫毛缘到褶皱的距离。将这些测量数据相加之后减去 30 mm，得到的数据即为可切除的最大皮肤量。（d）保持上睑的张力，沿着标记先用刀尖划开皮肤，此时不要破坏眼轮匝肌、上睑提肌或眶隔。永远记住最好将下方的切口设计在原重睑线之上。（e）用剪刀或者刀将拟切除的皮肤与眼轮匝肌分开。充分止血以避免血肿。从眉下缘到上睑缘至少要保留 30 mm 的皮肤。（f）根据切除皮肤的量，有时需要去除 1~2 mm 的眼轮匝肌，有时甚至更多，来帮助重睑的形成。但无须过度移除眼轮匝肌，否则可能会影响眼睑的闭合和功能。（g）在外侧打开眶隔，去除眶隔内脂肪垫。可以只是简单地做小切口打开眶隔；如果眶隔内脂肪很多或者眶隔组织臃肿，也可以打开整个眶隔。（h）如果需要打开整个眶隔，由外向内操作时要注意剪刀的角度应始终向上，以避免损伤上睑提肌。到达鼻侧时，剪刀角度微微向下调整，轻轻剪开直至眶隔膜消失。（i）从眶隔中释出多余脂肪，并钳夹其基底部，注意不要误将疝出的泪腺当成脂肪去除。有时泪腺和脂肪都位于该区域，前者比后者质韧，略呈粉红色。（j）移除全部眶隔内脂肪的决定要慎重，移除过量会出现上睑凹陷。如果在中间或外侧确实存在大量突出的脂肪团，视情况进行适当修剪。在去除眶隔脂肪前注意先在其基底部电灼止血。（k）我们一般采用间断缝合和／或连续缝合的方法。推荐应用尼龙线，但 6-0 快速吸收铬肠线也不错，非常适合那些术后拆线困难的求美者。如果可能，缝合时尽量带上少量上睑提肌腱膜下缘

脂肪团。具体做法是嘱求美者睁眼，在外侧 2/3 做平行上睑缘的切口，并向上、向内走行；当剪刀到达眼睑内侧 1/3 的位置时，嘱求美者闭眼，将剪刀的角度微微向下调整，平行于闭眼时上睑缘内侧的弧度继续切开，至内眼角外 3~5 mm 处停止。注意避免损伤上睑提肌（图 21.20h）。

21.6.7 步骤七

拉宽上睑的切口并轻压，准确移除眶隔内脂肪。不要过度切除眶隔脂肪，打开眶隔时也尽量不要从眶隔底部开始。注意不要误将疝出的泪腺当成脂肪去除。有时泪腺和脂肪都位于该区域，但前者比后者质韧，略呈粉红色。在去除眶隔脂肪前注意先于其根部电灼止血。

做切除全部眶隔内脂肪的决定要慎重，切除过量会导致上睑凹陷。如果在内侧或外侧确实存在大量突出的脂肪团，应视情况进行适当修剪，一般不会去除像图中那样多的脂肪（图 21.20i）。

21.6.8 步骤八

充分止血后，下一个步骤是缝合。我们一般采用间断缝合和 / 或连续缝合。推荐应用尼龙线，但 6-0 的快速吸收铬肠线也不错，非常适合那些术后拆线困难的求美者。如果可能，缝合时尽量带上少量上睑提肌腱膜下缘。我们会在后续的章节中讨论上睑提肌腱膜与睑板前组织固定的细节（图 21.20k）。

21.7 重睑术

在任何情况下，与单纯切除皮肤的上睑成形术相比，我们都更推荐重睑术。虽然这类手术操作更为复杂，技术不熟练的医生可能会出现较多的并发症（后续章节有详细讨论），但其优点也是显而易见的。因此，我们还是更倾向于这种术式，联合眉上提术效果更佳[3]。

当单独行重睑术而不做任何类型的眉上提术

时，要明确该术式虽然对于改善视野更有效（通过提高睑缘），但是术后也更可能引起眉下垂。一旦视野遮挡问题得到缓解，眉就会回到静息时的位置，并且眉间纹会加深。确保在术前充分评估求美者眉的位置并选择合适的求美者，以避免眉下垂。

对于本身有较严重上睑凹陷的求美者，要慎重使用该术式。绝大多数求美者可以不切除或少量切除眶隔脂肪。深陷的眼窝看起来很像重睑线，此时最好不要在上睑再造一条新皱襞来对抗已经存在的深沟。值得注意的是，在为这类凹陷的眼睛设计重睑线时，宽度应尽量窄，要尽量贴近睫毛（睑前皮肤暴露 1~3 mm 即可）。如果设计了较高的重睑线，术后效果看起来将非常奇怪。

对于眼窝深陷的求美者，多层次眦固定术更为适合，而无须考虑行重睑术。适度的眦固定术可以通过拉紧悬吊系统，并将其固定到骨上来提升眼球和眶内容物（包括 Lockwood 韧带、眶纤维的面部延伸、眶隔、外眦韧带）（图 21.21）。

除此之外，对于眼睛前突的病例在行重睑术时也应特别注意，因为固定时会拉紧上睑的附属结构并提升睑缘，这可能会导致部分求美者的上睑牵拉过度，甚至出现上睑退缩，特别是在外侧。

重睑术的多数手术步骤与单纯的上睑整形手术类似，另外还有如下附加步骤。

21.7.1 步骤一

首先翻转上睑，观察睑板中线的垂直高度。观察双侧睑板是否被缩短过，如上睑下垂修复手术（如 Fasanella-Servat 或 Putterman 手术），这些可能会限制固定的高度。像之前讨论的一样，如果想在睑板前呈现 5 mm 宽的睑板前皮肤，则需要在睫毛缘上 10 mm 处做切口；想呈现 4 mm 宽度，则应于睫毛缘上 9 mm 做切口；若想呈现 2~3 mm 宽度，则应做 7~8 mm 高的切口。确保做标记时双侧上睑的张力一致并且没有睫毛外翻（图 21.22a）。

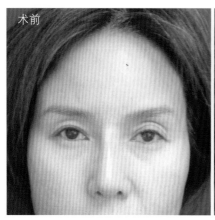
术前

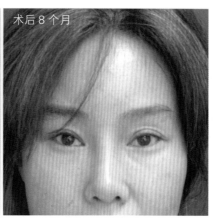
术后8个月

图 21.21　上睑凹陷的东亚女性求美者。额部提升术矫正了双侧眉的不对称。双平面眦固定术通过提升眼球和眶内容物并将其固定至骨膜，缓解了上睑凹陷

21.7.2　第二步

应用之前介绍过的"指压测试"，确保求美者自然睁眼时眉处于静息位置。用弯曲的回形针在上睑比出合适的重睑线的位置，一般位于睫毛缘上 7~10 mm。确保没有睫毛外翻的发生（图 21.22b）。

在三个不同位点评估脱垂的上睑皮肤的量。拟暴露的睑板前皮肤量（X），拟暴露皮肤量（X）减去实际暴露皮肤量即为超出量（Y），2 倍的超出量（2Y，内外层脱垂皮肤总和）加上尾端的皮肤转折部 1 mm 即为需要去除的组织量（2Y+ 1 mm）（图 21.22c）。

21.7.3　第三步

在决定好所要切除的组织的量后，标定上下切口线，并使其在两端呈梭形连接。漂亮的重睑线应该是连续平滑的，切口外侧 1/3 的线条更应趋于平行，距离睑缘的高度是基本一致的；而内 1/3 要略低于中外侧，并且越靠近鼻侧距离睑缘越近，下方切口的最内侧应距内侧睑缘 3~4 mm（东亚人应为 2~3 mm）。另外，切口不宜距离内眦过近，否则可能在术后出现内眦赘皮样改变，后者也是东方人较常要求进行整形的情况（图 21.22d）。

21.7.4　第四步

如前所述，分步切开和切除上睑皮肤。与普通的上睑成形术不同，我们通常打开整个上睑眶隔。打开眶隔的时候注意剪刀的方向要向上，这样可以避免损伤上睑提肌。打开眶隔后轻压眼球，使眶隔内脂肪团疝出。与单纯上睑成形术相比，去除眶隔脂肪时要相对保守，特别对内侧脂肪团。

应用皮肤拉钩向上牵拉皮肤和眼轮匝肌，切除睑板前筋膜。注意剪刀的角度向下。尽量将睑板前结缔组织或脂肪等切除干净，暴露裸露的睑板，这样有利于缝合后形成粘连（图 21.22e）。

21.7.5　第五步

用 6-0 的 Vicryl 可吸收线在睑板前皮瓣上缘水平，将睑板前皮肤瓣的真皮层、提肌腱膜与睑板前筋膜进行缝合固定。注意缝合时不要使皮瓣绷得太紧，否则可能出现睫毛外翻；但是，如果术前已经存在睫毛下垂，在这个环节反而可以使其很容易得到良好矫正。

首先用 Vicryl 可吸收线在标定的高度横行穿过睑板前组织，随后挂上睑提肌腱膜，最后带上极少量睑板前皮瓣的真皮深层。中间最多固定 3 针，内侧固定 1~2 针。外侧只将真皮和腱膜做 1~2 针的固定（此处睑板已经消失）；缝合后形

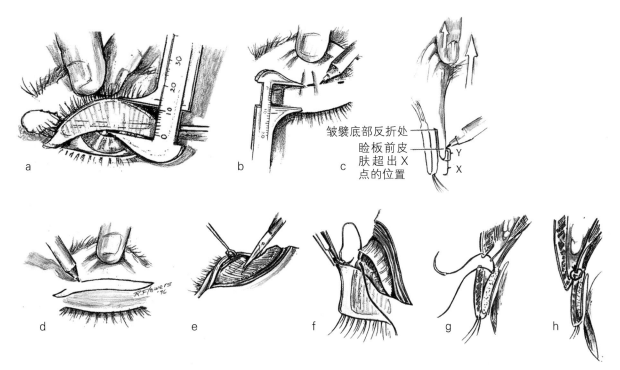

图 21.22 （a）首先翻转上睑，观察睑板中线的垂直高度，并确定所要缩短的睑板的宽度。如果想在睑板前呈现 5 mm 宽的皮肤，需要在睫毛缘上 10 mm 处做切口；若想呈现 4 mm 宽度，则应在睫毛缘上 9 mm 处做切口；若想呈现 2~3 mm 宽度，则应做 7~8 mm 高的切口。（b）用弯曲的回形针在上睑确认重睑线的合适位置，确保没有睫毛外翻发生。（c）在三个不同位点评估脱垂的上睑皮肤的量。拟暴露的睑板前皮肤量（X），拟暴露皮肤量（X）减去实际暴露皮肤量即为超出量（Y），2 倍的超出量（2Y，内外层脱垂皮肤总和）加上尾端的皮肤转折部 1 mm 即为需要去除的组织量（2Y+1 mm）。（d）漂亮的重睑线应该是连续平滑的，切口外侧 1/3 的线条更趋于平行，距离睑缘的高度是基本一致的；而内 1/3 要略低于中外侧，并且越靠近鼻侧距离睑缘越近，下方切口的最内侧应距内侧睑缘 3~4 mm（东亚人应为 2~3 mm）。（e）如前所述，分步切开和切除上睑皮肤。与普通的上睑成形术不同，我们通常打开整个上睑眶隔，更为保守地去除眶隔脂肪，尤其是内侧脂肪团。（f~h）用 6-0 的 Vicryl 可吸收线在睑板前皮瓣上缘水平，将睑板前皮肤瓣的真皮层、提肌腱膜与睑板前筋膜进行缝合固定。首先用 Vicryl 可吸收线在标定的高度横穿睑板前组织，随后挂上睑提肌腱膜，最后带上极少量睑板前皮瓣的真皮深层。中间最多固定 3 针，内侧固定 1~2 针。外侧只将真皮和腱膜做 1~2 针的固定（此处睑板已经消失）；缝合后形成重睑皱襞。需要注意时外侧固定缝合不宜过紧，否则会出现上睑退缩

成重睑皱襞。需要注意时外侧固定缝合不宜过紧，否则会出现上睑退缩（图 21.22f~h）。

21.7.6 第六步

充分止血后，可按前述方法进行间断和连续缝合。我们推荐使用尼龙线，对于那些术后拆线有困难的求美者来说，6-0 的快吸收铬制肠线也是不错的选择。

注意进行固定缝合时要让求美者睁眼—闭眼来检查并确保重睑线的对称和美观。发现问题要及时调整。

部分东亚求美者常伴有严重的内眦赘皮，影响重睑线的固定和形成。为了使"双眼皮"手术效果更好，此时可以行内眦赘皮矫正术[3]（图 21.23）。这种固定缝合可以使求美者获得近似永久的重睑，效果持久且弧度自然，在不切除过多上睑组织的前提下获得了良好的术后效果，可以说是兼顾了美观和功能两方面的要求。

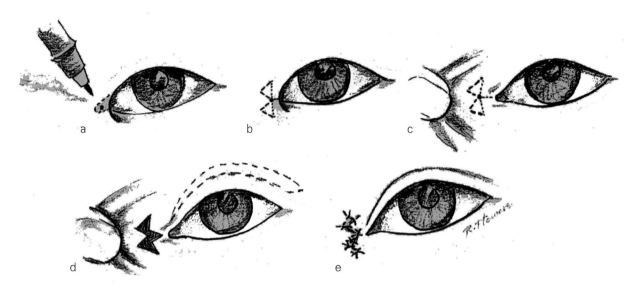

图 21.23 （a）在内眦内侧 3 mm 处定点。（b）以该点为中心，在其上下各做一个边长 3 mm 的三角瓣。（c）向鼻侧牵拉皮肤保持张力，用刀尖划开所有的标记线。（d）切除三角瓣处的内眦赘皮。如果同时做重睑术，重睑线的起点应在上方三角的下方。（e）6-0 尼龙线缝合，切口呈 W 形

该术式的缺点是手术时间较长，需要较高的手术技巧，并且可能造成较严重的额肌松弛和眉下垂。对于眼睛凸出或眼窝深陷的求美者，做重睑术时操作需要格外小心。我们发现确切的下睑眦固定术可以很好地解决上睑凹陷的问题。

21.8 上睑成形术的代替方法

对于那些不适合做单纯上睑成形或重睑术的求美者，系列备用方案也能获得良好的术后效果。

我们将展示在不做上睑成形术的情况下，如何选择其他的方案来创造出合适的眼形、眼睑和眶周组织，从而使双眼变得美丽优雅。

最优的选择，也是最好的补救措施就是额部提升＋皱眉肌切除术（要彻底破坏皱眉肌），以及颊部、下睑提升联合眦固定术（图 21.24~31）。

21.9 小结

通过本章的学习，希望读者能充分了解单纯切除皮肤的上睑成形术只适用于某些特定类型的人群。如果选择了非适应证的求美者进行手术，则通常会引起眉下垂和眉间纹的加重，甚至改变求美者的面容。在这一章中，我们介绍了适应该手术的三类人群，但是在临床工作中很少有求美者属于非常典型的某一类型。

与单纯切除皮肤的上睑整形术相比，笔者更推荐重睑术（即"双眼皮"手术）来获得持久、平顺的上睑褶皱。在不过多切除上睑组织的前提下，移除松垂的上睑皮肤，并且为后期可能需要的眉上提手术留有余地。但是该手术可能会带来更为严重的眉下垂，手术难度较大。

若不做上睑成形术，优先的备选方案是就是额部除皱术＋皱眉肌切除的手术（改善眉间纹），还有颊部、下睑提升联合眦固定术。

通常来说，求美者会固执地认为这"只是个眼皮手术"或者"只是个简单的双眼皮手术"。他们很难理解为何看来如此"简单"的眼皮手术会出现意想不到的糟糕术后效果。

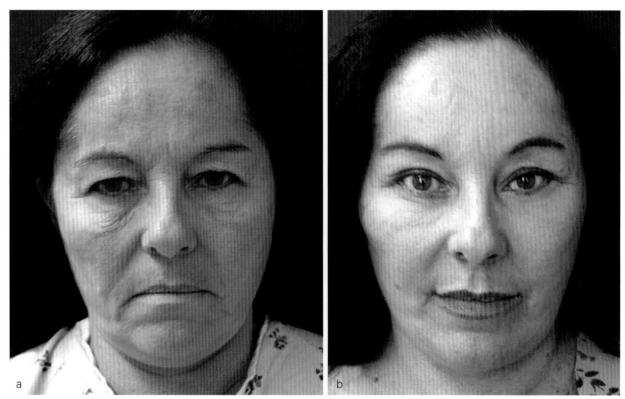

图 21.24　（a）一名 58 岁的女性求美者为自己的眼睛所严重困扰，特别是其松弛的上睑、低垂的眉、明显的眉间纹、被遮盖的上睑和睫毛，还有松垂多褶的下睑袋。同时她还对自己下垂的嘴角表示不满。该求美者的面容看起来很像在很久前做过单纯上睑皮肤切除成形术后的面容。（b）额部提升术、皱眉肌切除术、双平面眦固定术和多层次中面部提升术后 5 周的效果，求美者对眼周、额部和微笑唇的手术效果都很满意

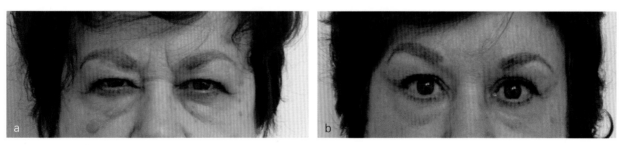

图 21.25　（a）该求美者有松解额肌的手术指征，可以看到夸张的眉间纹延伸至鼻背。（b）额部提升和皱眉肌切除术后 1 年，可以看到额部和眉间的所有皱纹都消失了，并且在没有进行任何眼睑成形术的前提下解决了上睑松垂的问题

　　作为外科医生，我们应该尽一切努力向求美者说明可能出现的情况，在求美者或家属不接受所推荐的联合术式时应该推迟手术。医生应亲自与求美者及其家属充分沟通手术细节并签字为证，说明术后可能出现眉下垂和眉间纹的加重。一旦术后确实发生了这种情况，应该尽快施行第二步的手术，包括额部提升和皱眉肌的切除。只谈上睑成形术的做法是不明智的，因为这不仅损害了医生的声誉，在求美者及其家属不接受后续手术时还可能会引起诉讼。最好是在第一时间就将必要的眉上提术与上睑成形术结合在一起。

　　综上所述，当求美者确实适合做单纯上睑成

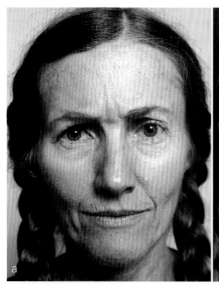
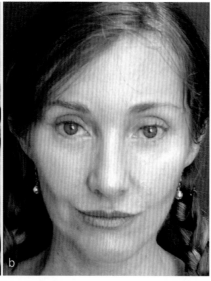

图 21.26 （a）中年女性求美者术前照，未接受过眼睑成形术。（b）非对称性额部提升术、皱眉肌切除术（眉弓处）、双平面眦固定术、中面部提升术和下睑成形术后 2 年，未接受任何上睑成形术。一般来说，最有效的"上睑整形手术"往往是额部提升术联合皱眉肌切除术，很少需要联合上睑成形术

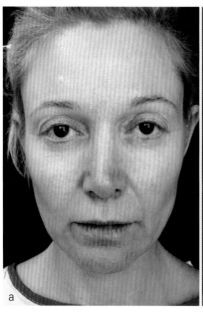
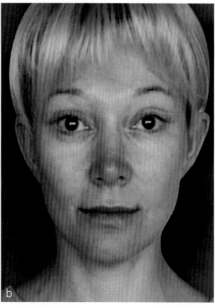

图 21.27 （a）62 岁的女性求美者未做过任何面部松解及手术，术前发现右侧眉较低。（b）进行了非对称性额部提升术后（右侧提升略多）后，双侧眉对称。她同时还接受了双平面眦固定术（右侧高于左侧）、下睑成形术和多层次中面部提升术

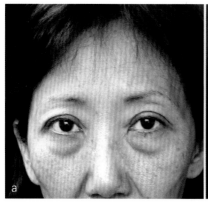
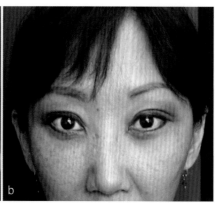

图 21.28 （a）十几岁时曾做过重睑术的求美者。（b）额部提升术（右侧高于左侧）和皱眉肌切除术后 1 年。虽然未做上睑成形术，但术后呈现出可爱的东方重睑形态。下睑成形术和多平面眦固定术提升了眼球和眶内容物的同时，矫正了求美者的上睑凹陷

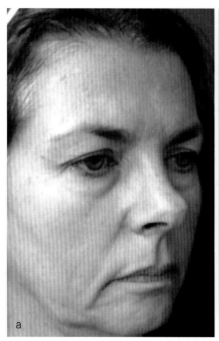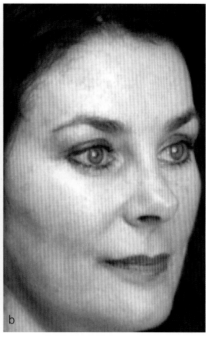

图 21.29 （a）中年女性求美者的术前照片，求美者无任何面部整形手术史。（b）额部提升术、皱眉肌切除术（未行上睑整形术），下睑成形术、眦固定术和中面部提升术后 1 年。虽然未做任何上睑成形术，但求美者术后眼周效果良好

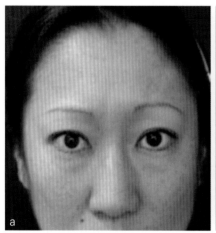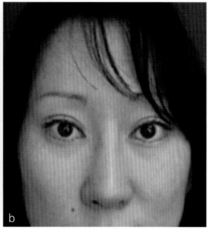

图 21.30 （a）东亚中年女性求美者，无任何眼睑或面部整形手术病史。可见适度上抬的眉（左侧略高于右侧），以及并不常见的皱眉肌凸出（通常情况下，高抬的眉会抵消皱眉肌的力量）。（b）额部提升（联合皱眉肌切除）、眦固定术和下睑成形术后 2 年。上睑未行手术。注意眉头轻微降低，眉型得到改善，眉间纹消失，以及通过额部提升术而呈现出来的可爱的重睑形态。鼻根部轻微垫高缓解了其内眦赘皮的程度，非对称性额部提升术后，眉头轻微下降，并有效缓解上睑松垂

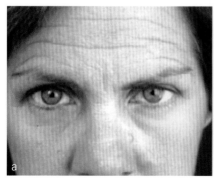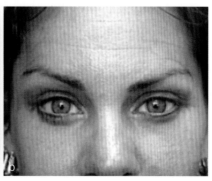

图 21.31 （a）50 岁女性求美者，无过眼周和面部手术史。（b）额部提升术联合皱眉肌切除术、多平面眦固定术、下睑袋成形手术和多层次中上颊部提升术后 9 个月。未行任何上睑成形术

形术时，术后就能够获得满意的效果。但是医生必须在术前对求美者进行严格检查，排除一切假象才能做出决定。只有这样，医生才能根据求美者的情况制订合理贴切的手术方案，用精准的手术技术自信地完成。

参考文献

[1] Flowers RS, Flowers SS. Diagnosing photographic distortion: decoding true postoperative contour after eyelid surgery. Clin Plast Surg 1993; 20: 387-392

[2] Flowers RS, Caputy GG, Flowers SS. The biomechanics of brow and frontalis function and its effect on blepharoplasty. Clin Plast Surg 1993; 20: 255-268

[3] Flowers RS, Lueprapai M. Blepharoplasty in the East Asian patient. In: Aston S, Steinbrech D, Walden J, eds. Aesthetic Plastic Surgery. New York: Saunders-Elsevier; 2009: 368-369

[4] Flowers RS. A Valentine anguloplasty. Presented at ASAPS annual meeting postgraduate courses entitled Perioral Wizardry, 2007-2012

22 下睑成形术

编写：William P. Chen　翻译：李杉珊　校对：邹翀　臧梦青

22.1 引言

随着年龄的增长，下睑结构会发生退变，包括皮肤松垂、下睑松弛、眶隔脂肪轻至中度的脱出。标准的经皮肤入路的下睑成形术可以改善上述情况。

22.2 经皮肤入路下睑成形术的标准步骤

1. 标记睫毛缘下切口线并缝牵引线；
2. 切开并分离皮肤；
3. 分离形成肌皮瓣；
4. 显露下睑脂肪团；
5. 通过眦固定术或眦成形术拉紧外眦；
6. 分离外侧脂肪团；
7. 切除肌皮瓣组织并行眼角固定；
8. 缝合切口。

22.2.1 第一步：标记切口线并做牵引线

应用黑色的护睑罩保护眼球，用亚甲蓝沿着下睑睫毛缘下方标记切口，切口线从内眦延伸到外眦，并继续向外下延伸 7~8 mm。用角针和 4-0 丝线于下睑缘中部缝一针作为牵引线（图22.1）。

22.2.2 第二步：切开并分离下睑皮肤

于下睑处用 15 号 Bard-Parker 手术刀做睫毛下外侧横切口，占睑缘的 25%~30%，并沿标记线向下外方延伸。之后用 Bovie 电刀的电切功能进一步加深切口，应用双极电刀进行操作可以控制

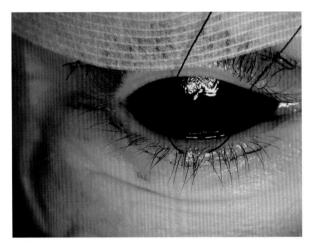

图 22.1　在下睑睫毛缘标记做下睑成形术的切口，图示为右下睑直立位

毛细血管的出血。在下睑板的外侧末端用拉钩拉开皮肤，用直剪由外向内在睑板前做皮下分离，可避免损伤下睑眼轮匝肌，不影响下睑的闭合机制。用该剪刀做下睑睫毛缘全层皮肤切口，操作时注意不要损伤睫毛根部，不要使掉落的睫毛进入伤口（图 22.2）。

22.2.3 第三步：肌皮瓣的分离

拉紧牵引线向上牵拉，用剪刀在下睑板下 2 mm 处眼轮匝肌下平面从外向内开始第二层的分离，注意防止改变损伤下睑板弧度。将 Bovie 电凝器置于最低的电切档，在下睑下缘下方 2 mm 处横断眼轮匝肌，此处正是下睑眶隔脂肪所处的位置。分离完成后，应用双极电凝进行止血（图22.3）。

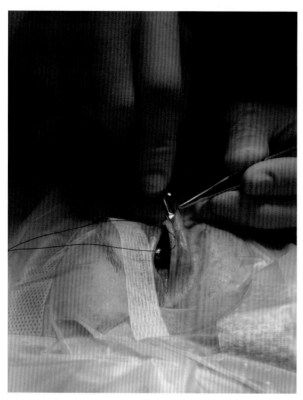

图 22.2　在睑板前区域掀起皮肤（左下睑）

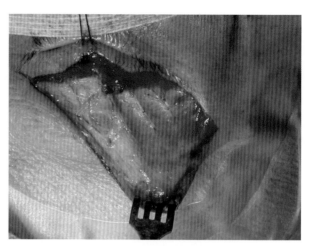

图 22.3　形成肌皮瓣，并向下牵拉

22.2.4　第四步：显露下睑脂肪团

下睑脂肪团在不压迫眼球的情况下可自行疝出，有时也可能被纤维隔膜或部分残留的眶隔所束缚。用钝头剪刀或电刀尖部划开这些薄弱障碍，即可分离和挑出中间部分的脂肪团。用剪刀或联合应用电刀仔细进行分离和切除，期间任何出血都应用双极电凝仔细止血，注意应先钳夹脂肪团处的血管，而后仔细止血。如果此时内侧脂肪团突出，也按上述步骤处理（外侧脂肪团在此步骤一般不会突出，可在下一步中和外眦一起处理）。

22.2.5　第五步：通过外眦固定术或外眦成形术拉紧外眦

下睑的横向松弛在术前就可观察到，在肌皮瓣掀起后即可被确认。原因通常是随着年龄的增长外眦韧带下支变长和变薄。若为轻度松

弛，可以用外眦固定术来修复，考虑其可能会随着年龄的增长愈加严重，推荐应用 5-0 Vicryl 缝合线（S-14 针）将外眦韧带做折叠缝合（图 22.4a）。进针位置可以是下睑板前外侧部分的眼轮匝肌、下睑板外侧或外眦韧带的纤维条索，固定位置为眶外侧结节内侧的眶骨膜（眶外缘内侧）。拉紧缝线可以恢复下睑的张力，并且会有轻微上提的效果（图 22.4b）。如果术前"牵拉试验"发现下睑松弛严重，并且在术中把下睑板提起时也观察到明显的多余组织，则可以通过外眦成形术来修复松弛。首先用剪刀或在电刀的电切模式下行下睑切开术（松解），双极电凝止血后切除 1~3 mm 的下睑板。注意避免切除过量，因为少量切除即可达到有效的缩短效果（图 22.5）。

接下来用 5-0 Vicryl 缝线从下睑板的下方进针，在睑板内走行，于下睑缘出针，注意不要从结膜缘或皮肤缘出针（图 22.6）。重新固定的位置位于眶外侧结节的上方，层次为眶外缘内侧面的骨膜，从内向外进针。拉紧缝线时，可能会感受到将睑板从眼球保护罩或眼球表面拉离带来的轻微抵抗。

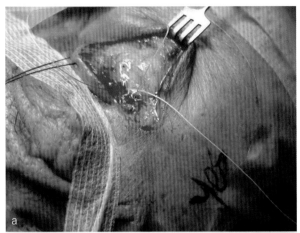

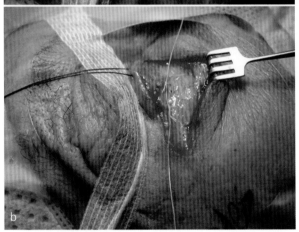

图 22.4　定位外眦缝合。（a）图示右睑：缝针初始穿过下睑轮匝肌或肌腱膜纤维组织。（b）图示折叠外眦韧带的缝线已经固定好并打好线结，但还未拉紧的状态

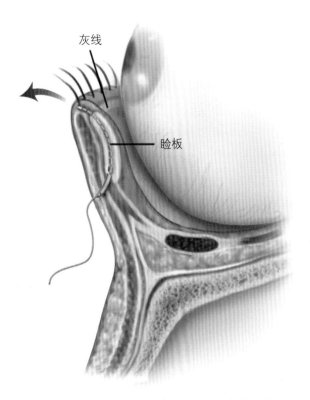

图 22.6　图示外眦再固定时，针在睑板内的走行

22.2.6　步骤六：识别外侧脂肪团

下睑恢复正常生理位置后，此时可以观察外侧间隙是否存在突出的外侧脂肪团。按前述的方法处理突出的脂肪。注意保留下外侧眶隔的弓形部，以防外侧脂肪团再次脱垂。外侧脂肪团与中间脂肪团是相连的，因此可以从眶隔膜弓状扩张部的任意一侧进入，而无须切断弓状扩张部。

22.2.7　步骤七：切除肌皮瓣并悬吊外眦

打开眶周的治疗巾，使眼睑周围不受任何物品的牵拉（鼻氧管此时可移除，因为掀开治疗巾后求美者可以自由呼吸）。将肌皮瓣回置于下睑处，多余的组织多位于眼睑后外 1/2~2/3 的位置，用亚甲蓝画线标记可切除的范围，切开皮肤后用剪刀或者电刀去除多余组织（图 22.7）。

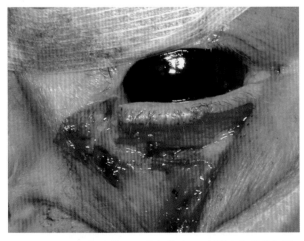

图 22.5　固定悬吊前，可见切除右下睑板边缘后的间隙

切缘用双极电凝止血，注意修剪外侧的猫耳畸形。用角针 4-0 丝线全层穿过外眦处的皮肤和眼轮匝肌，然后将其固定悬吊在外眦处的骨膜上，再从外眦处切口上缘处的皮肤穿出（图 22.8）。

如果在皮肤眼轮匝肌瓣下缘发现了多余的眼轮匝肌（因为最初做皮下分离时保留了睑板前的眼轮匝肌，并且肌皮瓣中的睑板前轮匝肌被向上提拉），则可以适当修薄凸出的眼轮匝肌。如果固定悬吊后下睑的皮肤肌肉瓣仍然较松弛，则可以在第一针的下方再悬吊一针。

22.2.8　步骤八：缝合切口

推荐应用 7-0 丝线连续缝合睫毛缘切口，只缝合皮肤。对于下外侧切口，可应用垂直褥式缝合或棒球缝合法，使深层的眼轮匝肌和皮肤更好地对合（图 22.9）。

22.3　特殊的下睑修整和泪沟凹陷的修复

22.3.1　通过扩大下睑成形术矫正

有时，我们可以看到求美者下睑脂肪的突出位于下睑袋的下半部分，笔者将它定义为"第二区"脂肪，通常会伴有突眼、颧骨低平（或眼眶眼球轴的容量不足，眼球偏向眼窝下缘）。此时，眶隔借眶颧韧带与下内侧眶缘紧密附着在一起，从而形成了泪沟凹陷畸形。临床表现为一条位于眶骨下内侧的弧形凹陷或沟槽，伴有眶下缘上部新月形的脂肪脱垂，脱垂量略小于下睑袋的上半部分（在睑板前和眶隔前间隙的上半部分）。对于此类求美者，使用上面介绍的标准下睑袋成形术很难彻底解决。要解决这类问题必须考虑逐步松解眶隔，跨过上颌骨前缘进行骨膜下分离，并将脂肪重置于骨膜下。该术式可被称为扩大下睑成形术[1, 2]，并且可以被进一步拓展为 McCord 和 Codner 所说颊部提升（中面部提升）联合下睑成形术[3]。

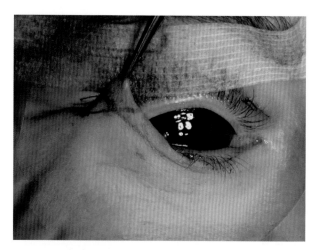

图 22.7　外眦提升固定后，肌皮瓣有重叠，亚甲蓝标记需要切除的组织量（右下睑）

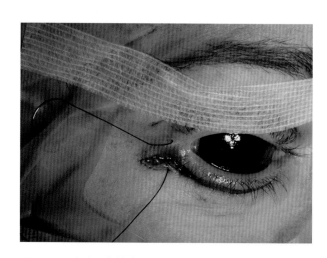

图 22.8　外眦固定缝合（右下睑）

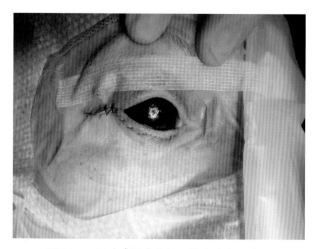

图 22.9　下睑成形术的切口缝合（右下睑）

此术式开始的步骤与之前步骤 1~3 所示一致。眶隔释放和脂肪重置的步骤如下：

掀起肌皮瓣并用 Blair 或 Senn 拉钩向下牵拉。使用可延展拉钩的保护模式牵开位于眼球下方像垫子一样的中间脂肪团，此时可用棉签或手指触到眶下缘，之后直接用电刀穿过下睑缩肌（囊睑筋膜）和眼轮匝肌下脂肪到达眶下缘骨面（图 22.10）。

抵达骨面后，在其中间部位的骨膜做长度为眶骨下缘 1/2~3/4 的切口，应用 Freer 撑开器仔细小心地在眶下缘血管神经束的两侧撑开眶骨膜，获得下颌骨前的内侧和外侧间隙，深度为 8~15 mm。此步骤有两个目的：首先，松解所有附着在眶下缘造成泪沟凹陷畸形的隔膜；其次，在骨膜下形成一个间隙。接着按前述步骤 4 那样分辨并且释放脂肪团，多余的眶隔脂肪团可以被移除。脂肪可以游离移植到眶骨膜下的间隙用于填充，最好的方式是形成带蒂的围裙样脂肪，并将其铺在骨膜下间隙中（脂肪可以在应用 Freer 撑开器悬挂组织的时候摆放就位）。隔膜被松解后，垫衬的脂肪使泪沟凹陷得以变浅，外眦悬吊和外侧脂肪团的处理与之前的步骤一样（步骤 5 和 6）。

在步骤 7 中，可以将肌皮瓣劈开形成 10~15 mm 的眼轮匝肌肌瓣，在此处可见浅表肌腱膜系统的腱膜成分和单独的皮肤成分。接着掀起下眼轮匝肌，并用 5-0 Vicryl 或 4-0 Polydek ME 2 针悬吊固定在外眦处。

接着像之前介绍的步骤 8 中一样缝合皮肤。Clinton McCord 医生用尼龙线或 PDS 线来固定形成下睑轮匝肌的弧线。因为求美者有着更强烈的修复诉求，他选择的固定点更靠上、靠外，位于颞浅筋膜。他推荐在垂直方向缝合下睑轮匝肌，而在趋于水平方向缝合皮肤层，这种分层闭合确保了有效的支持结构，还能保证眼轮匝肌和皮肤的矢量定向运动，并且有助于维持外眦的角度和睑裂的正常闭合机制，避免形成鱼嘴样睑裂畸形。对于要求不是那么高的求美者，肌皮瓣可以做一层缝合，向之前步骤 7 和 8 描述一致。

在眼科和整形外科的文献中，与上述步骤类似的一些术式也被称为眶隔复位。笔者比较推荐的术语则是眶隔释放。因为这一定义最能反映手术的本质：松解释放眶颧韧带和皮肤的粘连以及下睑眶隔和眶骨下缘的粘连，同时在骨膜下以游离或者带蒂的脂肪填充，部分填充泪沟畸形形成的凹槽。从这个意义上来说，眶隔并没有"复位"到任何新的位置。

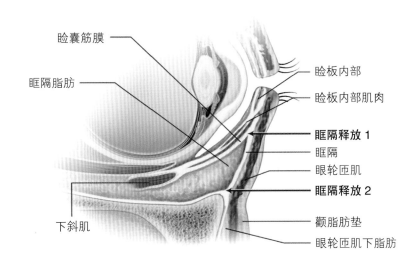

图 22.10　图中所示为下睑、穹隆部、下眶内容物的截面示意图，切取平面接近边缘

掌握这些基本技术和相关解剖后，就可以安全地实施下睑成形术了，根据求美者的不同特点进行个体化治疗。

参考文献

［1］McCord CD Jr, Codner MA, Hester TR. Redraping the inferior orbicularis arc. Plast Reconstr Surg 1998; 102: 2471-2479

［2］McCord CD Jr. The correction of lower lid malposition following lower lid blepharoplasty. Plast Reconstr Surg 1999; 103: 1036-1039, discussion 1040

［3］McCord CD, Codner MA. Lower lid blepharoplasty and midface lift. In: Eyelid and Periorbital Surgery. (2 vol). St. Louis, MO: Quality Medical Publishing; 2016

23 下睑成形术后并发症的预防与处理

编写：M. Douglas Gossman　翻译：李杉珊　校对：邹翀　王太玲

23.1 引言

上、下睑板在外眼角处融合形成外眦，该结构由肌肉和纤维状外眦韧带支持，是面部重要的美学标志（图 23.1）。外眦韧带的下支（即睑外侧韧带）锚定在眶外侧结节的内侧面（Whitnall 结节）（图 23.2），而相对较纤细的上支与眼轮匝肌相交叉。从功能上看，外眦除了支持下睑，还能有效防止眨眼时睑板内移。

年龄相关的退变会使外眦韧带的支持成分减少，特别是睑板韧带成分的减少会使下睑产生松弛。一些本不明显的松弛可能会在下睑成形术后变得明显，进而表现圆眼综合征、外眦异位和巩膜外露。除了形态改变，也有可能出现功能异常，如眨眼功能障碍和溢泪。大量文献报道了多种多样的问题，并提出了相应的诊断和治疗意见[1~8]。本章主要介绍这些并发症的预防和修复。

23.2 外眦形态学

一般来说，外眦的位置要高于内眦，因此骨性附着的眼睑是从内向外斜行向上的。除了少数情况，一般来说，用求美者年轻时的照片做对比可以看出年龄相关和外眦位置相关的改变。

23.3 下睑松垂的评估

下睑的形态和外眦的角度可以很好地说明眼

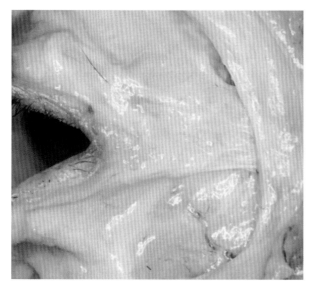

图 23.1　强健的外眦韧带复合体（睑外侧韧带）从睑板锚定至眶外侧缘

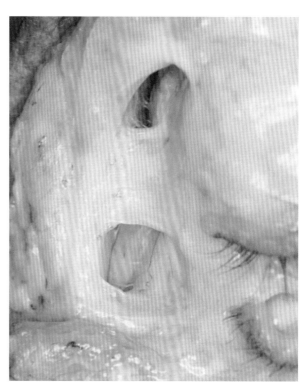

图 23.2　韧带在颧额缝的下缘、眶外侧缘后方 5~6 mm 处插入眶外侧结节（Whitnall 结节）

轮匝肌的张力和外眦腱的状态。新月形的下睑轮廓或下睑外侧边缘线的下降意味着前层组织的松弛，原因可能是眼轮匝肌的萎缩和韧带的撕裂（图23.3）。如果呈现 Frank 外翻（图23.4a）形态，或者将下睑向下扒开后下睑不能主动恢复（不眨眼的情况下），则说明肌肉和眼睑韧带都存在着严重的松弛（图23.4b）。水平眼裂的消失和外眦角的增宽表明外眦腱已与眶外侧缘分离。

上述下睑和外眦的形态改变，可在术前提示下睑松垂的存在，术中可进一步评估其发生的原因和程度。下睑缘嵴变薄提示睑板与外眦腱分离（图23.5）。横向外牵眼睑时如果眼睑最外侧仍

位于眼眶内，则说明松垂的程度较轻。如果眼睑外侧超过眶缘，则说明松垂的程度较重，下睑张力已经明显降低，应行外眦腱重建术和眼轮匝肌缩紧术（图23.6）。

23.4　下睑松弛的治疗

多种方法可以重建外眦腱的张力。Bick 睑板切除术可以增强外眼睑的张力，并且不会影响内眦的形态[8, 9]；但是其缩短了眼裂的水平长度，修复后的外眦有再松垂的风险。

睑板条悬吊技术在下睑最外端重建新外眦[10]，可以有效规避 Bick 法的缺点，但有可能造成上、

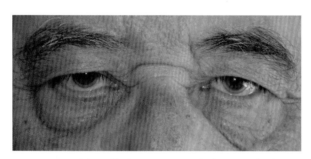

图23.3　下睑新月状畸形提示下睑皮肤的明显松弛和眼轮匝肌的萎缩

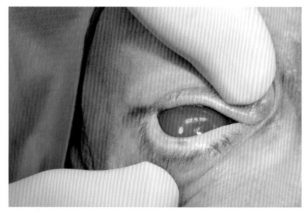

图23.5　下牵下睑，可见下睑缘嵴处变薄，提示外眦腱与睑板分离

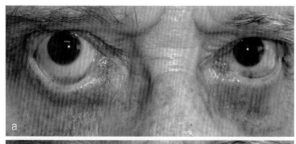

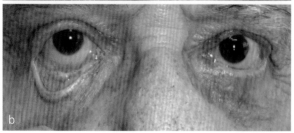

图23.4　（a）Frank 畸形提示睑板腱脱垂和眼轮匝肌完全萎缩。（b）下牵下睑，在不眨眼的情况下如发现其不能恢复至覆盖眼球的位置，则说明存在严重的下睑松弛

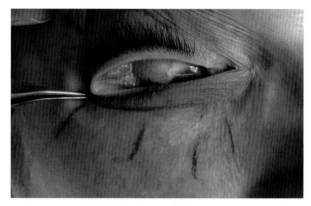

图23.6　横向外牵睑板，若其能超出眶外侧缘则说明眼轮匝肌和外眦腱复合体严重松弛

下睑的移位。另一种方法是直接将上、下睑板的最外侧端与 Whitnall 结节处的骨膜相连，这样既可以保持眼睑外侧相对正常的解剖学关系（详见后），还可以调整其与内眦的高度关系。

轻度松弛只需用缝线将睑板和 Whitnall 结节处的骨膜固定即可。中到重度的松弛应行睑板切除术，切除前应横向外牵下睑来确定切除量，操作时首先松解下睑板的骨性附着结构（包括外眦韧带后段、睑囊筋膜、眶隔），接着适度外牵下睑板，然后切除超出眶外缘内侧面的睑板（图 23.7）。

重建睑板与骨膜连接的方法是：用 5-0 尼龙线双线（爱惜康 S-22）或者 4-0 Polydek（Deknatel）首先穿过下睑板的最外端，接着穿过上睑板的最外端（图 23.8），然后在恰当的高度（一般来说略高于内眦韧带的位置）将外眦连续缝合固定至眶外侧结节表面的软组织（图 23.9）。注意朝向眶壁骨膜进针，从眶缘的软组织出针（图 23.10a）。

在眶外侧结节处定位缝合点，注意睑-球的正常解剖学位置。虽然软组织的量对于缝合固定来说通常是足够的，但是骨膜撕脱或萎缩可能影响固定的牢固性。在这种情况下，可在眶外侧壁朝向 Whitnall 结节处钻两孔来锚定外眦，应用 3-0 金属丝固定（图 23.10c）。

23.5 下睑成形术后外眦并发症的手术治疗

仔细分析下睑成形术后下睑和外眦部形态变化，有助于修复获得成功。

23.5.1 前睑板错位

未矫正到位的外眦腱松垂以及睑板和眶骨膜的连接不正常，可以解释大多数外眦形态的异常。若睑板固定在眶骨缘的位置偏前，或固定不牢靠，则可能造成睑球分离（图 23.10）。这种情况不但

可能导致外观不理想，还可能导致溢泪和 / 或干眼症。此时，如果骨膜组织仍然强韧，那么可再次将睑板固定在外侧结节处的骨膜上；如果骨膜

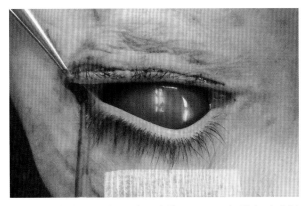

图 23.7　松解外眦与眶缘的连接后，需要切除部分睑板来重建眼睑的正常形态。根据横向牵拉睑板超出眶缘的程度来确定所需切除的量。睑板超出眶缘的量（图中电刀尖所示）即为切除的部分

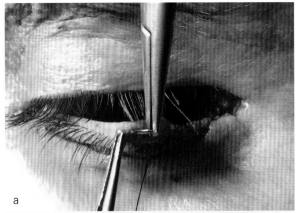

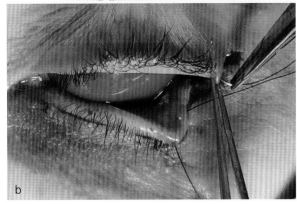

图 23.8　用 1/2 弧的 S-22 针（Ethicon）穿过下睑板末端，然后再穿过上睑板末端来重建外眦形态

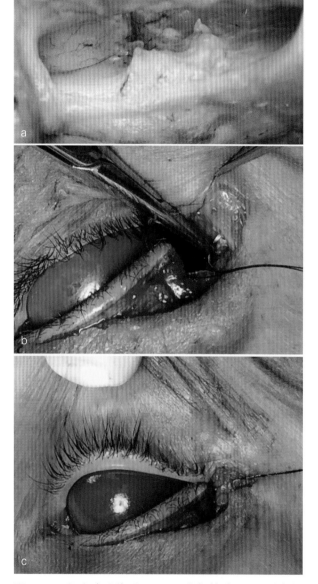

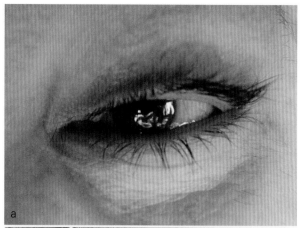

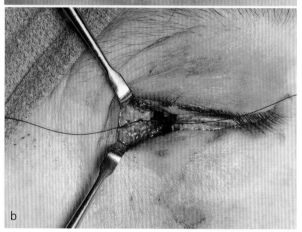

图 23.10 （a）在眶外侧结节处前将睑板固定在眶骨膜上，导致睑球分离。（b）如果位于眶外侧结节处的骨膜萎缩或已被破坏，则需要行直接的睑板—骨固定。在颧骨外侧钻两个孔，使其向内汇集在眶外侧结节处。用 3-0 的金属丝穿过睑板，而后在眶骨外侧拉紧并固定

图 23.9 （a）在眶缘后 5 mm、颧额缝稍下的眶外侧结节处定位，此处为上、下睑板附着在骨膜处的位置。骨膜的软组织为固定睑板提供了基础，并标志着上睑提肌腱膜侧角、Lockwood悬韧带和外直肌韧带的融合。（b）用S-22针在眶外侧结节的骨膜处做连续缝合。注意朝向眶壁进针，于眶缘软组织处出针。（c）打结前通过眼睑和眼球的位置关系来确认固定是否恰当

23.5.2 巩膜外露和外眦异位

下睑皮肤切除过度、术后睑板瘢痕性挛缩，以及术前未被察觉到的眶部低平（如高度近视、眼球突出、颧骨发育不全）等因素，可以使外眦异位的情况更加复杂。如果在垂直方向上未能充分松解下睑的挛缩，那么将无法重建新的外眦结构，因为紧绷下睑皮肤无法弥补眼眶的低平。

不管皮肤切除是否过量，下睑的外翻和外眦角度的增大都会在术后 6~8 周时发生，所以在此时测量下睑外翻的程度是错误的。对于确实发生了瘢痕性下睑外翻的严重病例，应在手术 12 个月

已经撕脱，则可用颧骨打孔的方法进行固定。眼轮匝肌缩紧术可以进一步稳定外眦和下睑的结构（图 23.11）[11]。

皮肤组织弹性恢复后再进行修复。

判断皮肤弹性是否已经恢复相对稳定的状态，需要每月进行随访，评估要一直持续到眼睑状态保持稳定为止。目的是让挛缩畸形随着时间的推移自行恢复。而对于少数没有自行恢复的求

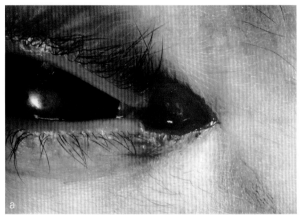

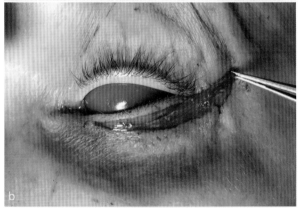

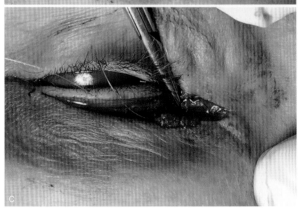

图 23.11 （a）调整睑板前组织结构，首先要从骨膜上将睑板松解，接着将其再固定在外侧结节的骨膜上。（b）将眼轮匝肌从睑板上和眶壁下外侧缘松解下来后向外侧牵拉。（c）用 6-0 PDS 线在眶外侧壁的内侧缘对应处褥式缝合肌肉。接着在外侧睑板附着点稍下的位置穿过骨膜，在肌肉表面打结以支撑下睑和外眦

美者，给他们充足的时间认真考虑和接受最终的修复方案。

对于出现轻到中度巩膜外露伴外眦异位以及因下睑皮肤切除过度而出现下睑外翻的少数求美者，可以应用睑板骨膜固定术辅以眼轮匝肌悬吊术矫正（图 23.12）。需要说明的是，该术式对重度巩膜外露的求美者无效。然而，如何确定巩膜外露的程度尚无定论，只能依靠经验区分。

对于重度挛缩的病例，则需要考虑增加皮肤的量，但是除非供区有足够的眼睑皮肤，否则植皮很少能达到该区域的美学要求。在供区的选择上，锁骨上中厚皮片在质地和颜色上更接近眼睑皮肤，耳后和耳前的皮肤对于眼睑来说太厚。

骨膜下中面部提升术通过眦穹隆暴露眶颧和眶上颌骨的连接，可以减轻垂直方向的皮肤张力，进而避免了植皮。该方法有较好的美学效果（图 23.13）。对于极重度皮肤缺损的求美者，外眦的位置可能通过手术得到矫正，但是巩膜外露的问题可能无法完全解决（图 23.14）。

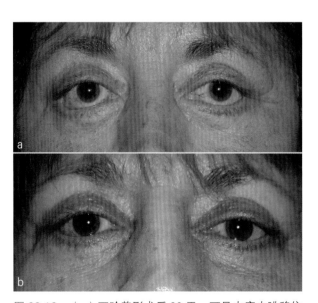

图 23.12 （a）下睑整形术后 90 天，可见中度内眦移位伴巩膜外露，以及垂直方向的下睑退缩。（b）通过拉紧睑板和眼轮匝肌悬吊术行外眦重置术，向之前所述那样固定下睑，支撑外眦。将超出眼睑外侧的眼轮匝肌从睑板上分离，并用 6-0 PDS 线重新定位在紧挨睑板固定线下方的眶外侧缘内侧的骨膜处

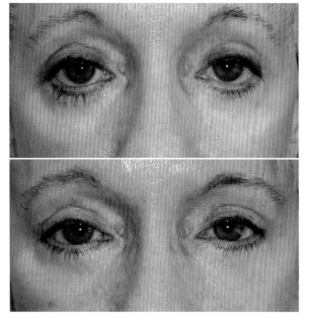

图 23.13　外眦固定术后行中面部提升术，可能缓解睑板和眼角浅层的牵拉，从而避免植皮

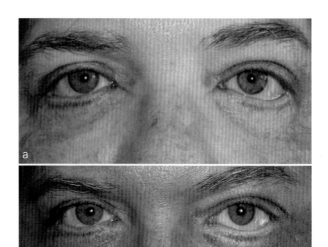

图 23.14　中面部提升术在恢复下睑的正常弹性结构后，弥补了下睑浅层的不足。对于严重病例，眼角的位置虽然可能得到改善，但是巩膜外露的现象无法完全解决

23.6　讨论

术前鉴别导致并发症的危险因素十分重要，要特别注意在术前和术中正确评估下睑张力，并根据情况决定是否需要行收紧术，以及应用何种术式（如睑板切除术、睑板骨膜固定术或眼轮匝肌悬吊术等）。正确处理外眦复合体可以相对简单地恢复下睑的正常生理形态，在行骨膜固定前先将上、下眦固定在一起可以减少并发症的发生，将外眦固定于眶外侧结节有助于维持正常的睑—球解剖关系。

除了注意观察眼睑张力，还应尽量避免伤口发生横向和纵向挛缩。虽然目前没有标准化的定量方法，但在下睑成形术中应尽量避免切除过多的皮肤。

术前可以通过夹捏试验来评估需要切除的皮肤量，但如果此时眼睑没有处于正常的生理位置则有可能出现误判（图 23.15），而且这种方法并没有考虑其他因素的干扰，如求美者年龄、眼轮匝肌和韧带的萎缩、眶骨低平以及干眼症等，上述因素都会影响皮肤切除的量。

术中容易出现误判的情况有，悬吊时过度牵拉皮肤、切除下睑皮肤时未被察觉到的下睑边缘移位（图 23.16），后者可能造成下睑皮肤的过度切除。在测量和切除的过程中，时刻保持牵引线张力，使下睑位于正常生理位置，可以有效避免这些错误的发生（图 23.17）。将皮肤在没有任何垂直和水平张力的情况下覆于眼轮匝肌表面，有助于判断所需的皮肤切除量，防止过度切除。

眼球在眼眶内的异常凸出（如高度近视、突眼症、颧骨发育不良）会显著增加巩膜外露的风险。在这种情况下，眼睑水平方向的过度紧缩可能会造成或加重巩膜外露。因此，对于有上述情况的求美者，皮肤切除更应该相对保守，并且严格遵循上述规则。对于患有干眼症或者年纪很大的求美者，要尽量少或不切除皮肤。

在制订手术方案时，应充分考虑那些有助于减少皮肤切除量的辅助手术，如脂肪重置、中面部提升、眼轮匝肌悬吊等[12~15]。这些措施可以减少并发症的发生，同时获得更自然的术后效果。

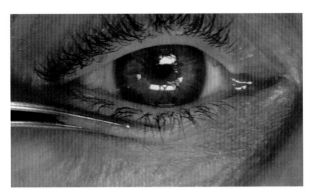

图 23.15 夹捏试验可以评估多余的下睑皮肤量，但是如果评估时下睑没有维持在正常的解剖位置上，可能会导致下睑皮肤的过度切除

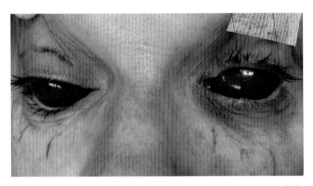

图 23.16 防护眼罩可造成下睑移位，也有可能导致术中过度切除皮肤。图示由于保护罩的压力使右下睑位置偏下。相比之下，左下睑由牵引线牵引至正确位置

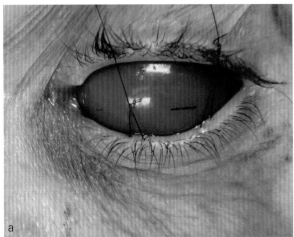

a

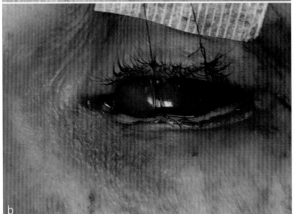

b

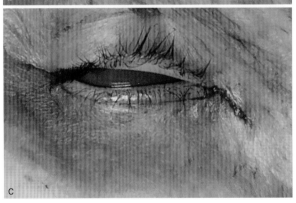

c

图 23.17 （a）在切除皮肤前，在防护眼罩上标记正常的下睑解剖位置。（b）在最终切除前，按预期切除的位置折叠皮肤，再次确认解剖位置，确保皮肤没有张力。（c）切除皮肤后，下睑仍处于正常解剖位置

23.6.1 致谢

感谢 Kathie J. Wolford, RN 为本章编写所做的工作。

参考文献

[1] McCord CD Jr, Shore JW. Avoidance of complications in lower lid blepharoplasty. Ophthalmology 1983; 90: 1039-1046

[2] McCord CD Jr, Ellis DS. The correction of lower lid malposition following lower lid blepharoplasty. Plast Reconstr Surg 1993; 92: 1068-1072

[3] Flowers RS. Canthopexy as a routine blepharoplasty component. Clin Plast Surg 1993; 20: 351-365

[4] Jelks GW, Glat PM, Jelks EB, Longaker MT. The inferior retinacular lateral anthoplasty: a new technique. Plast Reconstr Surg 1997; 100: 1262-1275

[5] Weber PJ, Popp JC, Wulc AE. Refinements of the tarsal strip procedure. Ophthalmic Surg 1991; 22: 687-691

[6] Maffi TR, Chang S, Friedland JA. Traditional lower

blepharoplasty: is additional support necessary? A 30 year review. Plast Reconstr Surg 2011; 128: 265-273

[7] Patipa M. The evaluation and management of lower eyelid retraction following cosmetic surgery. Plast Reconstr Surg 2000; 106: 438-459

[8] Hester TR Jr. The trans-blepharoplasty approach to lower lid and midfacial rejuvenation revisited: the role and technique of canthoplasty. Aesthet Surg J 1998; 18: 372-376

[9] Bick MW. Surgical management of orbital tarsal disparity. Arch Opthalmol 1979; 97: 2192-2196

[10] Hurwitz JJ, Mishkin SK, Rodgers KJ. Modification of Bick's procedure for treatment of eyelid laxity. Can J Ophthalmol 1987; 22: 262-265

[11] Anderson RL, Gordy DD. The tarsal strip procedure. Arch Ophthalmol 1979; 97: 2192-2196

[12] McCord CD Jr, Codner MA, Hester TR. Redraping the inferior orbicularis arc. Plast Reconstr Surg 1998; 102: 2471-2479

[13] Hamra ST. The role of the septal reset in creating a youthful eyelid-cheek complex in facial rejuvenation. Plast Reconstr Surg 2004; 113: 2124-2144

[14] Hamra ST. The zygorbicular dissection in composite rhytidectomy: an ideal midface plane. Plast Reconstr Surg 1998; 102: 1646-1657

[15] Hester TR, Codner MA, McCord CD. The "centro-facial" approach for correction of facial ageing using the transblepharoplasty subperiosteal cheek lift. Aesthet Surg J 1996; 16: 51-58

24　泪沟畸形的治疗

编写：Ramsey J. Choucair　翻译：李杉珊　校对：邹翀　王太玲

24.1　引言

泪沟最早由 Loeb[1] 和 Duke-Elder[2] 命名为鼻颊沟（nasojugal groove），之后在 1969 年由 Flowers[3] 命名为泪沟（tear trough），用来描述眼泪滑落时自内眦流到面颊部的自然轨迹。泪沟是与解剖结构和年龄相关的，天然存在的生理结构。很多原因可以导致泪沟畸形，根据泪沟畸形程度的不同，可选择不同的手术方法进行处理。

年轻时泪沟畸形可能看起来不甚明显；但是随着年龄的增长，下睑脂肪疝出、皮肤质地改变、颊部脂肪明显减少，这些因素都会使泪沟变得明显。随着年龄的增长，下睑菲薄的皮肤和匮乏的真皮下脂肪与颊部厚实的皮肤和饱满的皮下脂肪之间的差异，会使泪沟看起来更加明显。

明显的泪沟畸形经常使人看起来疲惫、阴郁、缺乏睡眠，与求美者本人真实的精力和精神状态不相符合。因此，求美者的治疗要求和期望值往往较高，外科医生也发展了多种术式来治疗泪沟畸形。

泪沟区域的面积小但却有着很重要的解剖学意义，因此在选择治疗方式和手术方案时要需要充分考虑求美者的软组织特点，并且结合眶周静态和动态的变化来选择术式。虽然泪沟畸形在原则上被限制在内侧眶缘，但是随着年龄的增长，中间和外侧的眶骨轮廓也会逐渐显现（如失去软组织覆盖而呈现骨骼化），会加剧泪沟畸形的程度，表现为眼眶的突出、眼窝深陷，使眼周从青春而饱满的状态转变为衰老、空洞、凹陷的形态，外观上看起来比泪沟畸形更加明显。

24.2　成因

泪沟畸形的形成与多种解剖学结构相关。Flowers 提出：颊部的下降、眼轮匝肌与上唇方肌内眦头之间的肌间隙、眶颧骨复合体的发育不全以及随年龄增长而出现的面部脂肪渐进性流失，是形成泪沟畸形的重要原因[3]。也有学者将泪沟畸形归因于皮下脂肪的丢失、眶周皮肤的变薄、颊部的下降以及上颌骨的发育不全[4]。

还有学者提出，泪沟正好位于眼轮匝肌、提上唇肌和提鼻翼肌所构成的肌三角中，随着年龄的增加，眶隔后脂肪的突出和颧骨前脂肪的下垂会使该区域的空虚更为明显[5]。Barton 等所描述的泪沟畸形三联征包括：①眶内脂肪突出，②眼轮匝肌紧密附着于弓状缘，③颧骨后缩[6]。Lambros 写道：事实上，随着时间的推移，睑—颊连接区的变化趋于稳定，我们所感知到的下降实际上是由于各组织变化的不同而表现出的相对下降，而不是睑—颊连接区本身发生了变化[7]。

有关泪沟的最新解剖学研究更精确地揭示了其成因。Wong 等描述了连接骨皮质与皮下的泪沟韧带[8]，韧带的一端插入皮肤，另一端沿泪沟的方向延伸至上颌骨，向外延伸为眼轮匝肌外侧韧带。泪沟内侧由泪沟韧带形成，外侧则由眼轮匝肌外侧韧带形成，上述结构表现的"拴系效果"是睑—颊连接区会随年龄发生发展的解剖学基础。Wong 等这样定义眶周韧带：泪沟韧带从内下方向外下方延续为眼轮匝肌支持韧带，而后继续向外侧移形成眶外侧筋膜增厚区，与上睑眶隔相连。

其他的解剖学研究[5]没有提出韧带的名称，但是明确提出眼睑和眼轮匝肌眶骨起源处的连接与泪沟凹陷形成有关，提出"眼轮匝肌睑部牢固地附着在眶骨上，而肌肉深面没有可分离的解剖学层面"[9]。另一个重要的区别是"眼轮匝肌下层"：若在泪沟区域进行分离，在技术上不可能解剖出骨膜上、肌肉下的层次；但是沿着睑—颊连接区进行分离，则可解剖出一条韧带样的粘连，通过眼轮匝肌支持韧带连接眼轮匝肌和骨。这些研究结果表明，随着年龄增长而出现的愈发明显的泪沟和睑颊连接凹陷的原因是皮肤的萎缩和皮下脂肪的减少，不太可能是与骨相连的韧带样结构出现了变化。这个观点也符合笔者的临床观察，眶隔前的皮肤比较菲薄且缺乏皮下脂肪，而泪沟下方皮肤较厚且皮下脂肪丰满，所以处于过渡区的泪沟会出现明显的凹陷。此外，许多求美者会在泪沟处出现皮肤颜色加深，使泪沟的轮廓更加明显。最后，从眶隔内侧疝出的脂肪也会加重泪沟的凹陷，当光照到下睑前方，凸出的下睑内侧投射到泪沟区域的阴影也会使其看起来更加明显。

部分学者对泪沟畸形进行了系统分类，并且给出了客观的评估方法[6, 10]，对泪沟凹陷程度的分层研究，以及沿睑颊连接处出现的渐进性容量损失，"阶梯"样外观是分析泪沟畸形时要优先考虑的问题。从眶内侧缘到颊部并延伸到眶外侧缘轮廓的明显下降是程度最重的畸形。一些其他的评定变量如色素沉着和皮肤表浅皱纹，与泪沟的深度不直接相关，但其出现可能会在视觉上加深泪沟。在分类时经常提到的标准是渐进性容量丢失，以及从内侧（仅泪沟）到外侧（睑颊连接处的凹陷）并延伸至眶外侧缘的凹陷。虽然有关泪沟畸形的分类研究对治疗方案的选择有一定的指导意义，但其仅强调了眶内侧区域的泪沟是与年龄相关的，选择治疗方案时还是需要充分考虑个体化因素。

24.3　治疗方案的选择

治疗泪沟畸形的关键是"填平"凹陷；若凹陷延伸至眶外侧缘，则提示睑颊连接处也需要容量填充。为达到这个目的，既可以通过手术进行容量填充，也可以通过注射的方法直接填充容量。不管应用何种方法，都会在一定程度上应用填充物。最理想的治疗方案是手术结合注射治疗。

最初用于"填平"泪沟的是局部脂肪或置入物。Loeb[2]应用局部脂肪移位"填补"泪沟凹陷，Flowers[3]则采用异体置入物和自体移植物来恢复泪沟区域的饱满外观。作为治疗泪沟畸形的先驱，上述方法虽然在理论和技术上均可行，但往往无法预测术后效果，而有可能达不到预期的效果，并且可能出现泪沟填平不足（如填平失败）和注射后局部肉眼可见的不平整。最近的解剖学研究更清晰地定义了泪沟畸形。然而，尽管对相关解剖有了更加深入的认识，采用手术治疗泪沟畸形仍会受该区域解剖结构的限制而出现一些并发症，表现为不可预知的瘢痕挛缩、睑异位、静态和/或动态轮廓不规则和泪沟矫正不足。

因为易于操作、恢复时间短并且无须手术，应用注射替代手术进行治疗越来越流行。目前"现成的"填充材料，如透明质酸产品，因具有安全性和可逆性已得到广泛应用。对于经验丰富的外科医生来说，自体脂肪注射仍然是一个很好的选择，虽然这一方法很难解决长期的静态和动态畸形。此外，注射时的盲视操作和有限的改善程度（只能对轻微的泪沟凹陷起到改善）也限制了人们对注射填充的狂热追捧。无论应用哪种方法治疗泪沟畸形，精确的解剖分析、过硬的注射技术以及个体化治疗方案的选择，对外观的矫正都是必不可少的。

24.3.1　注射疗法

注射填充材料可以矫正泪沟畸形容量的不足，是最常见的非手术治疗方法。自体脂肪和透明质酸填充剂已经成为许多外科医生治疗泪沟畸形的首选。对于轻度泪沟畸形，特别是皮肤质地良好、内侧脂肪突出较少的求美者效果较好[7, 10~13]。

泪沟的解剖特点是其位于较菲薄的眼睑皮肤和较厚颊部皮肤的交界处。注射填充技术可以有效填充泪沟的凹陷；然而，这需要精确的操作和精准的解剖学定位[14]。非手术疗法的最佳适应证是有较厚且光滑皮肤，泪沟处有明确凹陷且皮肤色素沉着较少的求美者，因为填充对皮肤颜色的改善不大[4]。而对于有明显的眶内侧脂肪突出求美者，单纯填充效果不佳。

24.3.2 透明质酸填充剂

注射填充材料的最佳解剖层面是有争议的。多数外科医生首选将玻尿酸填充至眼轮匝肌下层面，可以减轻皮肤表面不平整并避免出现结节。在真皮深层或皮下进行浅层注射的本质是加厚泪沟区域的浅层组织，可支撑菲薄的皮肤[15]。与深层注射相比，浅层注射需要很好的耐心和技巧才能避免表面的不平整，因而应用较少。解剖学研究一直认为眼轮匝肌层面和眼轮匝肌下层面的注射要优于浅表注射。透明质酸的注射层面可以是眼轮匝肌层和眼轮匝肌下层面，而脂肪的注射层面最好是眼轮匝肌下层面。

透明质酸填充只适用于治疗轻度的泪沟畸形。对存在严重眶隔脂肪疝出和整个眶区凹陷的求美者应采取手术治疗。笔者偏好将透明质酸注射到眼轮匝肌下层面，对于皮肤较厚的求美者也可以注射到眼轮匝肌层面。注射时从瞳孔中线开始向内侧进行，在泪沟的凹陷处进行注射，在深部应用27G钝针，在稍浅的肌肉层用32G针注射。很少需要进行真皮内注射，若需要操作时应格外谨慎，应少量注射。注射时要采取多通道活塞式交叉行进的注射方式，压力不能太大，以避免单个通道注射量过大而出现线性畸形。注射的量通常为0.2~0.5 mL，注射后进行按摩可以避免进一步的损伤。术后应冰敷12小时。

24.3.3 脂肪移植

自体脂肪移植填充泪沟和眶周凹陷的手术方式很多文献都有报道[12, 14, 16]。应用自体脂肪填充泪沟、眶下凹陷和颧区，可恢复面部的软组织容量。精确的注射层次和相对保守的注射量是避免发生并发症的关键。术中应注意脂肪注射的范围，一旦出现脂肪移位则需要手术切除。应用类固醇注射解决脂肪结节的做法可能引起软组织萎缩，因此不推荐这样做。

脂肪注射可以抬高整个眶区和颧区，重建中面部的塌陷并恢复下睑年轻的形态。颧区和眶下区所能填充的量比下睑和泪沟区的量要大，因为颧骨区域的脂肪注射可以使整个脸部明显年轻化。因此面部脂肪注射主要集中在颊部，向上可达到眶下缘。然而，如果在填充该区域时没有解决眶颧连接处和泪沟区域的凹陷，则会在视觉上加剧上述区域的凹陷。因此，在行颧颊部脂肪填充时，需要同时处理泪沟的凹陷，以避免颊部填充后下睑出现"台阶"样外观。

笔者推荐的脂肪制备和注射方法与Coleman[17]出版的书中介绍的一致，即多次少量（0.1~ 0.2 mL）的交叉隧道式注射法，以最大限度地提高脂肪的存活率。用带侧孔的20G钝针以轻柔的压力注射脂肪，可以避免栓塞的发生。泪沟的平均注射量为每侧0.3~0.9 mL，注意避免矫枉过正。脂肪注射的层次为眼轮匝肌下层面，术后需用手指进行顺滑和按摩。

脂肪注射还可以联合手术治疗一起进行[18-20]。可以在行下睑袋手术、眼轮匝肌悬吊术、脂肪重置术时，通过开放切口直接将脂肪注射进入眼轮匝肌或采用经皮注射的方法填充泪沟。

24.3.4 置入物的选择

异体置入物是治疗泪沟畸形的另一种选择。Flowers[21]发明了一种可"填充"泪沟凹陷的弹性硅酮。可根据眶颧骨发育程度的不同可以设计出不同的置入物。最常见的手术入路是经下睑袋皮肤切口，经口腔和结膜入路也是可行的。为取得良好的术后效果，手术中需要将置入物确切且精准地固定于眶下缘，注意避免损伤眶下神经。可能出现的并发症包括血肿、感染以及置入物轮廓明显。若通过下睑袋皮肤切口进行手术，则还可能出现下睑挛缩等并发症。

应用异体置入物矫正泪沟畸形的术后效果是可预见的并且是有据可循的，Yaremchuck 和 Kahn[22] 报道了使用置入物（多空聚乙烯）填充颧颊连接处容积的方法，可为塌陷的球眶关系提供支持，改善面部外观。将软组织重新悬吊在置入物上可以获得年轻化的眶周外观，并可减轻泪沟畸形。确切且精准地固定置入物可以预防并发症的发生，并且获得满意的效果。

自体置入物，如颅骨或髂骨移植也可用于矫正泪沟畸形；但与异体置入物相比，其术后效果的变数较大，更容易出现相关的病理状态。其他自体填充物，如帽状腱膜、筋膜和脱细胞真皮产品，也可被用于填充泪沟畸形。同异体置入物一样，无论是经开放的皮肤切口于直视下置入还是经隧道置入，术后都可能出现瘢痕挛缩，置入物也有可能出现肉眼可见的移位且很难矫正。

24.4 手术方法

尽量避免采用下睑或中面部手术来处理泪沟畸形和眶颧老化的问题，因为其往往会出现术后并发症，并且术后恢复期较长。泪沟畸形往往会延伸到眶下缘弓状缘下 4 mm，因此矫正泪沟和睑—颊畸形的手术往往需要延展到眶缘下[9]。Loeb 最先提出了用疝出脂肪填平泪沟的手术方法，其他学者也提出了另外一些可供选择的手术方式[6, 23]来填补或抚平泪沟畸形，并改善下睑的骨骼化外观。

不管何种手术方法，其主要原则都是通过巧妙地利用局部脂肪和眼轮匝肌来填充泪沟。眶下脂肪可以直接填入泪沟或通过眶隔携带（眶隔重置）。眼轮匝肌可被沿内侧缘松解，接着重新悬吊。手术的入路可以是经皮或经结膜的下睑缘切口。经皮入路可以使眼轮匝肌的提升更加有效，但由于术中进入中间层可能会引起术后中间层的挛缩，并可能继发下睑异位，后者往往很难解决。精细分离、确切止血和在悬吊眼轮匝肌时保证适当的张力，是预防并发症的关键。经皮入路行眶下脂肪处理和眼轮匝肌重新悬吊的风险—效益比值是最佳的。虽然与注射填充相比，手术的难度较大，但是不管是经皮还是经结膜手术所获得效果都要优于单纯注射，因此值得外科医生付出更多的努力来精准掌握该术式。

经结膜入路的手术可避免形成肌皮瓣，防止眼轮匝肌的去神经改变，减少瘢痕的形成[24, 25]。同时，可通过眶隔前或者眶隔后入路在睑颊连接处灼烧并松解弓状缘，适当切除下睑突出的脂肪球，并重置脂肪填充眶缘。为达到良好的手术效果，需要在术前判断可切除的脂肪量。重置的脂肪可直接缝合固定在眶缘下隔膜的后方，或者用经皮临时缝合技术固定于皮肤。可应用外眦固定术或外眦成形术来支撑下睑和拉紧眶隔前的眼轮匝肌。对于经皮入路手术，术前可应用夹捏试验确定所需切除的皮肤量。可应用化学剥脱术处理剩余的下睑皮肤，减少皮肤表面的细纹。术后可临时应用睑缘缝合术和 Frost 线来减轻术后球结膜的水肿。经结膜入路手术对眼轮匝肌的悬吊程度是有限的，因此其改善下睑外观和提高颧袋的能力也是有限的。

24.5 技术推荐

治疗中度至重度泪沟畸形，笔者推荐的手术要点包括：经皮睑缘切口，适当去脂，重置眶隔，提升并悬吊眼轮匝肌，外眦支持术。该术式是稳定的、安全的，可有效地使下睑轮廓年轻化，消除眶区的凹陷并改善泪沟畸形。术中有些关键步骤可以避免眼睑异位和挛缩，包括：①细致止血，避免血肿或血液聚积刺激产生的挛缩；②术中将Frost线置于下睑边缘使下睑维持轻柔向上的张力，术中时刻监测下睑的位置，将眶隔重置于眶缘时注意避免用力过紧；③牢靠的外眦支撑，通常采用外眦固定术，少数情况下可采用外眦成形术；④悬吊提升眼轮匝肌时要有足够的支撑和牢靠的固定；⑤皮肤切除要尽量保守，抬高眼轮匝肌可能对皮肤切除量产生误判，注意不要切除这些看起来"多余"的皮肤。

24.5.1 技术

1∶100 000肾上腺素加入局麻药中，沿睑缘切口（向外侧延伸8~10 mm）局部浸润麻醉满意后留置Frost缝线提拉下睑边缘，目的是防止眶隔重置时下睑收缩过紧，并能在分离时保持适当的张力。沿皮下进行剥离，注意保留睑板前8~10 mm完整的眼轮匝肌。该操作可以保留健康、功能正常的肌肉，有利于保持下睑的丰满和年轻化。

睑板下的分离从睑板前眼轮匝肌下开始，向下分离超过眶缘（图24.1）。向下延伸的程度取决于术前评估的需要悬吊和提升的眼轮匝肌的量（图24.2）。对于有颧袋或该区域较臃肿的求美者需要继续向下、向外，以最小的损伤到达该区域并进行提升。虽然颧袋的成因有待商榷，但是在颧骨最突出处上方提升眼轮匝肌似乎可以改善这种畸形。术中注意细致止血，任何眼轮匝肌下的出血都可导致中间层挛缩并继发下睑异位，影响手术效果。沿外眦区和眶外侧区域分离，显露眶外侧缘内侧面的骨膜，并在瞳孔水平行下睑外眦固定术。注意剥离时不要损伤骨膜。行外眦固定时，需要从内向外以水平褥式缝合的方法将外眦固定在眶外侧缘内侧面的骨膜上。

在直视下用电刀切开弓状缘并注意保护下斜肌，然后按术前评估的量去除多余的脂肪。外眦固定后，将眶隔平滑、牢固地重置在相应位置，确保没有因脂肪突出而产生的凸起（图24.3）。

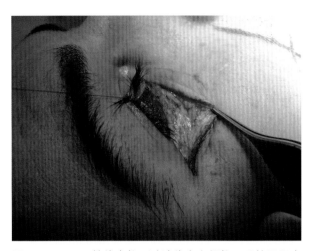

图 24.1　Frost 缝线牵拉下睑边缘向上提拉，眼轮匝肌皮瓣向下牵拉，注意保持睑板前肌肉的完整性（Ramsey J. Choucair, MD. 提供）

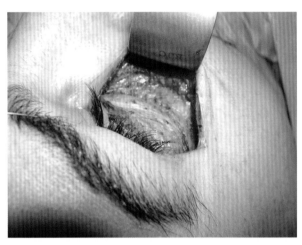

图 24.2　在眶下缘约 1 cm 处分离，可见下睑脂肪突出（Ramsey J. Choucair, MD. 提供）

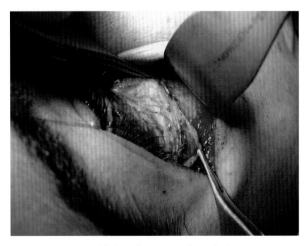

图 24.3　切开弓状缘，将眶隔压在眶缘处（Ramsey J. Choucair, MD. 提供）

注意要先固定外眦再行眶隔重置，重置前要保证 Frost 缝线向头侧牵拉，以避免过度拉紧。行外眦固定术时应用双针的不可吸收缝线（4-0或 5-0 Prolene）以水平褥式缝合的方式将外眦固定于眶外侧缘内侧骨面。缝合时先缝外眦韧带，然后挂住睑板外侧缘的一部分，再从内向外穿过眶外侧缘内侧的骨膜，将外眦塞入眶内。对于进行固定的最佳层次仍存在争论。笔者的喜好是在瞳孔水平进行缝合固定。在行外眦固定术时，因为没有破坏外眦韧带，所以很少发生矫枉过正的问题，也没有出现过永久性的过度提升问题；但采用眦成形术固定外眦时则要特别注意，因为新形成的外眦若提升过多，需要很长时间才能恢复。

固定外眦后就可行眶隔重置。对于泪沟畸形明显的求美者，要继续分离至眶内侧面，并且要松解泪沟上的部分眼轮匝肌，以保证眶隔能在眶内侧缘被重置。在泪沟形成的区域，用 5-0 可吸收薇乔线间断缝合，将睑板以最小的张力固定于眶缘（图 24.4，图 24.5）。接着，以下方为基底掀起外侧眼轮匝肌瓣，将其作为"操纵杆"来提升和悬吊眼轮匝肌（图 24.6）。在分离该菲薄肌肉瓣时注意不要损伤表面皮肤，因为该部分皮肤是需要保留的。

如果分离眼轮匝肌瓣时在眼轮匝肌下出现了死腔，需用 4-0 薇乔线缝合固定皮瓣与眶缘骨膜，关闭死腔。接着，将眼轮匝肌瓣缝合（4-0 薇乔线或 Monocryl 线）至眶外侧缘，固定下睑并提高颊部。在该步骤中切记不要试图通过过度提拉眼轮匝肌来改善整个下睑的轮廓，过紧的眼轮匝肌瓣和过高的颊瓣会影响对下睑皮肤切除量的判断。

在固定眼轮匝肌皮瓣后，切除下睑缘和外眦延伸处过多的皮肤。切除皮肤时要相对保守，可适当多保留一些皮肤，因为术后皮肤会有一定的收缩，因此少量睑板前眼轮匝肌和皮肤的冗余是可取的。应用 6-0 快速吸收肠线缝合下睑缘切口，应用 6-0 Prolene 缝合外眦处的延长切口。横向的眼睑缝合术可以缓解术后球结膜水肿。Frost 缝线

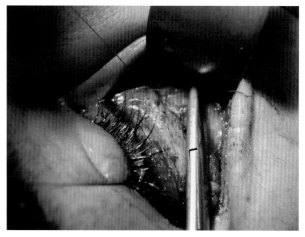

图 24.4　眶隔缝合到泪沟（Ramsey J. Choucair, MD. 提供）

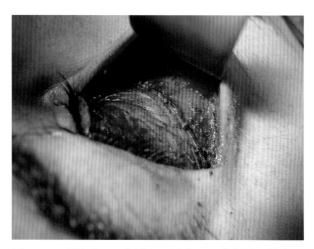

图 24.5　眶隔重置已完成，可见牢固、光滑的眶缘表面（Ramsey J. Choucair, MD. 提供）

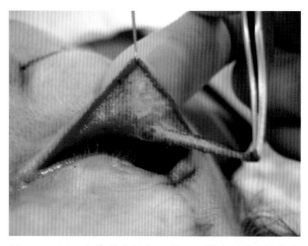

图 24.6　以下方为基底掀起眼轮匝肌瓣，以此皮瓣作为"控制杆"，提升固定颊部并重新悬吊眼轮匝肌（Ramsey J. Choucair, MD. 提供）

在术后很少应用，除非求美者术后出现了显著的下睑松弛。

虽然经皮肤入路手术术后很少出现结膜水肿，但需要向求美者说明不管采用哪种入路进行下睑手术，术后都有可能出现结膜水肿。应在术前充分向求美者说明该现象是无法避免的、经常发生的，并告知求美者降低水肿程度和缩短水肿周期的方法。修复手术仅限于二次外眦固定术、瘢痕松解，偶用下睑缘皮肤切除术。

以笔者的经验，采用皮肤入路解决泪沟畸形和睑颊凹陷的效果持久、稳定，并发症较少。图24.7~9分别对比了术前和术后1年的效果，采用

的术式包括外眦固定术、眶隔复位术、眼轮匝肌悬吊和相对保守的皮肤切除术。

根据泪沟畸形的严重程度因人而异地选择手术方法，同时还要考虑如下睑皮肤色素沉着、颊部脂肪量、眶下缘突出或凹陷程度等变量的影响。有多种治疗方法可以修复因泪沟畸形而表现疲惫且衰老的面容，治疗方案的选择也取决于求美者的期望值和外科医生对预期效果的判断。无论选择何种治疗方法，对眶周解剖结构的精准理解都有助于更有效地治疗泪沟畸形，可以同时提高求美者的满意度和医生的信心。

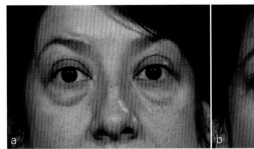
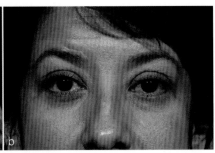

图 24.7　图示 46 岁女性求美者。（a）术前。（b）行经皮下睑袋成形术、眶隔重置术和眼轮匝肌重悬吊术后 12 个月的照片（Ramsey J. Choucair, MD. 提供）

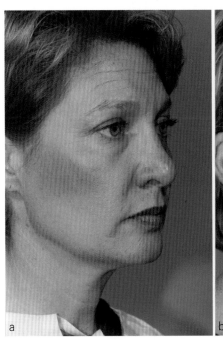
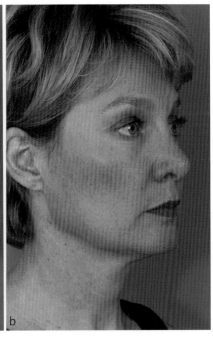

图 24.8　图示 49 岁女性求美者。（a）术前。（b）行经皮下睑袋成形术、眶隔重置术和眼轮匝肌重悬吊术后 12 个月的照片（Ramsey J. Choucair, MD. 提供）

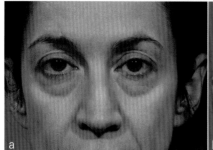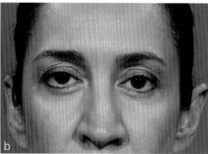

图 24.9　图示 50 岁女性求美者。（a）术前。（b）行经经皮下睑袋成形术、眶隔重置术和眼轮匝肌重悬吊术后 12 个月的照片（Ramsey J. Choucair, MD. 提供）

参考文献

[1] Loeb R. Fat pad sliding and fat grafting for leveling lid depressions. Clin Plast Surg 1981; 8: 757-776

[2] Duke-Elder S. The anatomy of the visual systems. In: System of Ophthalmology Series, Vol 2. St. Louis, MO: CV Mosby; 1961

[3] Flowers RS. The tear trough deformity and its correction. Essay presented at Annual meeting of California Society of Plastic Surgeons. Monterey, CA, c 1970

[4] Goldberg RA, McCann JD, Fiaschetti D, Ben Simon GJ. What causes eyelid bags? Analysis of 114 consecutive patients. Plast Reconstr Surg 2005; 115: 1395-1404

[5] Codner MA, Ford DT. Blepharoplasty. 6th ed. New York: Lippincott Williams & Wilkins; 2007

[6] Barton FE Jr, Ha R, Awada M. Fat extrusion and septal reset in patients with the tear trough triad: a critical appraisal. Plast Reconstr Surg 2004; 113: 2115-2123

[7] Lambros V. Observations on periorbital and midface aging. Plast Reconstr Surg 2007; 120: 1367-1377

[8] Wong CH, Hsieh MK, Mendelson B. The tear trough ligament: anatomical basis for the tear trough deformity. Plast Reconstr Surg 2012; 129: 1392-1402

[9] Loeb R, Saadeh PB, Boutros S, Thorne CH. Naso-jugal groove leveling with fat tissue. Clin Plast Surg 1993; 20: 393-401

[10] Hirmand H. Anatomy and nonsurgical correction of the tear trough deformity. Plast Reconstr Surg 2010; 125: 699-708

[11] Lambros VS. Hyaluronic acid injections for correction of the tear trough deformity. Plast Reconstr Surg 2007; 120 Suppl: 74S-80S

[12] Carraway JH, Coleman S, Kane MA, Patipa M. Periorbital rejuvenation. Aesthet Surg J 2001; 21: 337-343

[13] Lambros V. Fat injection for the aging midface. Oper Tech Plast Reconstr Surg. 1998; 5: 129-137

[14] Bucky LP, Kanchwala SK.. The role of autologous fat and alternative fillers in the aging face. Plast Reconstr Surg 2007; 120 Suppl 6: 89S-97S

[15] Kane MA. Treatment of tear trough deformity and lower lid bowing with injectable hyaluronic acid. Aesthetic Plast Surg 2005; 29: 363-367

[16] Coleman SR. Structural fat grafts: the ideal filler? Clin Plast Surg 2001; 28: 111-119

[17] Coleman SR. Facial recontouring with lipostructure. Clin Plast Surg 1997; 24: 347-367

[18] Trepsat F. Periorbital rejuvenation combining fat grafting and blepharoplasties. Aesthetic Plast Surg 2003; 27: 243-253

[19] Carraway JH. Volume correction for nasojugal groove with blepharoplasty. Aesthet Surg J 2010; 30: 101-109

[20] Hester TR Jr, Ashinoff RL, McCord CD. Managing postseptal fat in periorbital rejuvenation: anatomic intraorbital replacement using passive septal tightening.Aesthet Surg J 2006; 26: 717-724

[21] Flowers RS. Tear trough implants for correction of tear trough deformity. Clin Plast Surg 1993; 20: 403-415

[22] Yaremchuk MJ, Kahn DM. Periorbital skeletal augmentation to improve blepharoplasty and midfacial results. Plast Reconstr Surg 2009; 124: 2151-2160

[23] Hamra ST. Arcus marginalis release and orbital fat preservation in midface rejuvenation. Plast Reconstr Surg 1995; 96: 354-362

[24] Hidalgo DA. An integrated approach to lower blepharoplasty. Plast Reconstr Surg 2011; 127: 386-395

[25] Sullivan PK, Drolet BC. Extended lower lid blepharoplasty for eyelid and midface rejuvenation. Plast Reconstr Surg 2013; 132: 1093-1101

25　眶外侧区老化的处理

编写：Thomas A. B. Bell　翻译：李杉珊　校对：邹翀　王太玲

25.1　引言

Connell 医生强调，在行面部年轻化手术时要保持面部的和谐，同时尽量避免发生并发症。作为一名整形外科医生，要有将面部衰老整体化的能力，要知道什么样的外观、什么样的手术适合求美者。手术的目的是维持和恢复求美者的外貌，而不是去改变它。手术时应以求美者年轻时的老照片为蓝本，手术的目的不仅是使求美者在目前的年龄处于最佳状态，还要使求美者看起来正处于最佳的年龄。

面部衰老有很多共同特点。眶外侧区域的改变是衰老过程中最早出现的，如眶外侧区域出现的皱纹（鱼尾纹），以及眉外侧出现的一定程度的下垂。这些衰老的早期改变一般出现在三四十岁（图 25.1）。

眼轮匝肌外侧降肌的收缩可使眉外侧下降，且无相应的拮抗肌肉。眼轮匝肌的括约运动可导致面部皱纹，特别是在眶外侧区域（图 25.2）。有些面部衰老可能出现整个眉的下垂，此时求美者需要通过额肌的收缩来代偿性提眉。

25.2　眉下垂的代偿

通常情况下，额肌收缩可以提升眉的内侧和中间部分，而眉外侧没有提升肌。因此，眉外侧的下垂通常比内侧和中间部分更为明显，通过收缩额肌而代偿眉下垂，所导致的外观就是额部水平走行的皮肤褶皱。

如果眉出现整体下垂，可行全眉上提术。如果求美者只有眉外侧下垂或拒绝行全眉上提术，则可行单纯眉外侧上提术。以笔者的经验，许多四五十岁的求美者在行面部年轻化手术时并不需要行全眉上提术，此时只需通过颞部切口或颞部延长切口做皮下隧道到达眉外侧区域行眉外侧上提术。即使是行全眉上提术，也可以通过现有的面部或颈部提升术的颞部延长切口达到眼轮匝肌外侧，并重新悬吊覆盖其表面的皮肤。

悬吊可以将眶周皮肤与眼轮匝肌拉紧。这种皮肤的"重置"是持久改善眶外侧区域皱纹的关

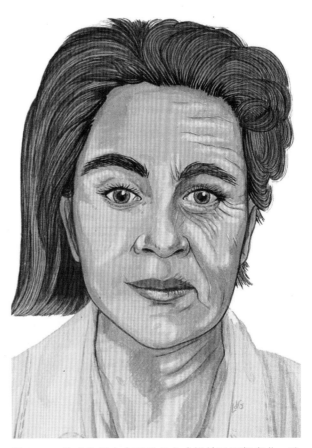

图 25.1　艺术家用左右对比的方式描绘了面部老化，注意左侧面部眉外侧的下垂，还有眶外侧区域的皱纹

335

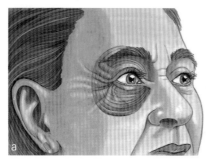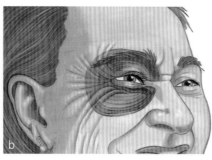

图 25.2　眼轮匝肌。（a）静止状态。（b）收缩状态。大而扁的括约肌会拉低眉外侧

键。单独悬吊可以改善鱼尾纹，而颞部悬吊则可以很好地解决眉下垂的问题。

25.3　眶外侧区域的老化

眶外侧区域的老化可用 3 个 D 来概括：

1. 萎缩（Deflation）：颞部失去饱满的形态，出现凹陷。

2. 下垂（Descend）：眉在重力和眼轮匝肌收缩的作用下出现下垂。

3. 退化（Deterioration）：随着胶原蛋白和弹性蛋白流失，眶周的皮肤会出现皱纹，而眶周的真皮较薄，因此皱纹更加明显。

眶外侧区域的皮纹走行与其下眼轮匝肌纤维的走形方向一致，随求美者年龄的增长而进展。眼轮匝肌的括约状收缩导致了眶外侧区域的放射状皱纹，年轻时皮肤本身可以收缩，随着时间的推移，皮肤随下层肌肉收缩而收缩的能力减退，松弛的皮肤以褶皱（鱼尾纹）的形态表现于皮肤。虽然可以通过神经调节物质（如肉毒毒素等）减少肌肉收缩，通过"皮肤护理"改善肤质，进而改善眶外侧区域的老化问题，但是最有效的、最持久的改善方式仍是皮肤—眼轮匝肌"重置"手术。术中在皮下层进行分离，将皮肤向上并同时轻微向后提拉，重新定位皮肤与其下肌肉的位置关系，使皮肤恢复紧绷的状态。

25.4　非手术法改善眶外侧区域的老化

在眶外侧区域老化的早期阶段，可以通过注射神经调节物质降低眼轮匝肌的收缩能力，从而减少皱纹。神经调节物质可以减少肌肉运动对皮肤弹性的影响，像是从日常的表情变化中"偷"到了时间。眶周的皮肤较薄，因而胶原蛋白和弹性蛋白流失很容使皮肤的弹性降低。也许可以通过各种剥脱术或激光疗法来改善皮肤的质地，但若没有"重置"皮肤与肌肉的关系，单独采用这些皮肤治疗方式效果欠佳。

25.5　手术法改善眶外侧区域的老化

· 经颞部切口的提眉术（全眉或者面部和颈部提升术后继发的眉外侧下垂）。

· 经面部提升术的颞部延长切口行提眉术。

手术重点是于眶外侧区域进行皮下分离，然后重新悬吊皮肤。图 25.3 显示了各种切口，图 25.4 显示了皮下剥离的范围。注意分离时要行透光试验，确保皮瓣的厚度一致。分离的界限上至眼轮匝肌外上，于肌肉表面进行分离，注意使其始终保持同一水平。有学者报道了提升、削薄或彻底离断眼轮匝肌破坏肌纤维的操作方法[1]。Tord Skoog 提出的掀起眼轮匝肌进行提升来矫正鱼尾纹的做法已经被摒弃，因为在重新缝合眼轮匝肌时有损伤面神经颞支的风险[2]。剥离向前可达到外侧，同时提升眉外侧和去除眶周的皱纹。可沿着鱼尾纹方向分离眼轮匝肌降眉肌的部分，该方法可以改善鱼尾纹并可避免复发，还可以削弱眉外侧降肌的力量，抑制并防止眉外侧下垂[3]。对该操作的进一步描述可参照 Connell 和 Sundine

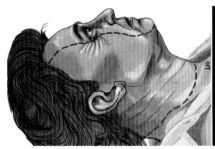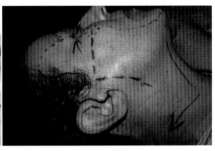

图 25.3　多种颞部切口。颞部切口的规划主要与原发际线的位置和预期发际线位置的改变有关

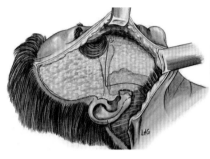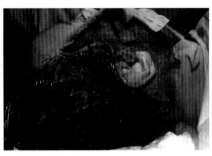

图 25.4　皮下剥离的范围，注意眼轮匝肌的位置，规划 SMAS 的切口

医师编写的面颈部提升内容（见第十二章）。如果没有全眉上提术的指征，那么可通过颞部切口或面颈提升术的颞部延长切口行眉上提术。如果涉及皱眉肌的运动，则可通过重睑切口应用内镜削薄皱眉肌。

25.5.1　注意事项

· 眶外侧区域的皮肤很薄。
· 皮肤缝合时要避免张力。
· 鱼尾纹很深的求美者手术效果欠佳。
· 注意眶外侧的轮廓和眶外侧软组织的饱满度。
· 为了使术后的轮廓看起来更自然，缝合之前可在预计分离的范围外再分离释放一部分皮瓣。

25.5.2　结果

图 25.5 为一位 56 岁老年女性术前和术后 1 年的照片。她接受了双侧上、下睑成形术，面部提升术和经颞部延长切口的颈部提升术。

图 25.6 中，注意观察术后眉尾的轻微提升，同时注意观察术后位于眼睑褶皱处小色素痣的位置变化。该色素痣位置的变化直接反映了眶外侧皮瓣悬吊后的效果。

图 25.7 示术前和术后的变化，注意眶外侧区域皱纹明显减少。在图 25.8 中，术后外眦处色素痣的位置出现了变化。

图 25.9 为 62 岁老年女性术前和术后一年的照片，她接受了双侧上、下睑成形术，面部提升术和经颞部延长切口的颈部提升术，以及眶外侧皮肤悬吊术。

图 25.10 示眶外侧皮肤悬吊术后可见皱纹（鱼尾纹）明显减少。在进行下睑手术的同时对下睑进行悬吊，注意观察下睑皮肤的变化。

图 25.11 为 58 岁老年女性术前和术后 1 年的照片。她接受了冠状切口眉上提术、双侧上下睑成形术、面部提升术、经颞部延长切口的颈部提升术。该求美者此处的皮肤以前就有痤疮瘢痕。

图 25.12 为术后 1 年微笑时的照片，可见眶外侧皮肤悬吊术后皱纹明显减少。

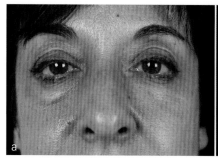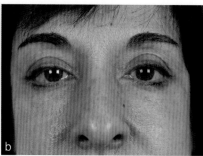

图 25.5　56 岁女性求美者。（a）术前照片。（b）术后 1 年的照片。她接受了双侧上、下睑成形术，面部提升术和经颞部切口的颈部提升

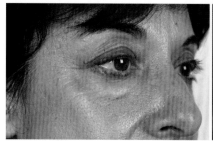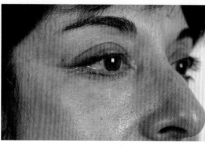

图 25.6　静息状态下可观察到眶外侧的黑痣较术前向后上移位，同时也可观察到术后眶外侧区域皱纹的减少

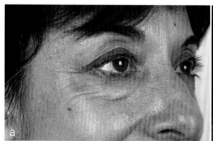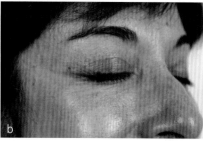

图 25.7　收缩眼轮匝肌，可见到眶外侧区域皱纹有所减少

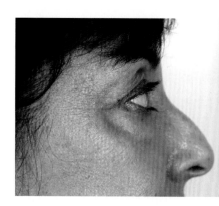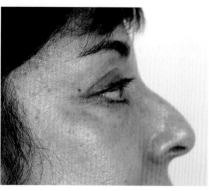

图 25.8　注意观察黑痣位置的变化

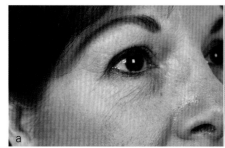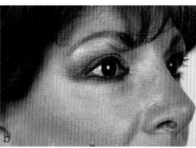

图 25.9 62 岁老年女性。（a）术前照片。（b）术后照片。她接受了上、下睑成形术，面部提升术和经颞部延长切口的颈部提升术。静息状态下可见眶外侧区域皱纹减少，眉外侧位置提升

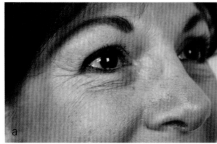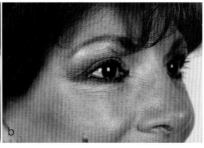

图 25.10 （a）动态下眶外侧区域。（b）皱纹有所减少

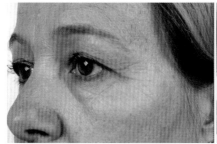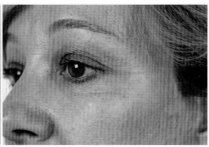

图 25.11 58 岁女性求美者，接受了冠状切口眉提升术、双侧上下睑成形术、经颞部延长切口的颈部提升术。图示为静息状态

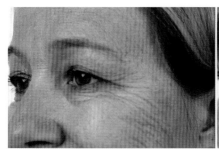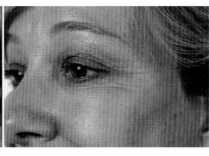

图 25.12 术后照片。在动态下可观察到眉外侧的位置有所提升，眶外侧区和颊部皱纹在行皮肤悬吊术后有所减少

25.6 小结

经颞部切口或面颈部提升术的颞部延长切口，在皮下层进行广泛的眶外侧区域皮下剥离，然后向上同时稍向后悬吊表面的皮肤，能很好地改善眶外侧区域的皱纹。皱纹的消失主要得益于皮肤的重置，重置消除了眼轮匝肌括约运动产生的皱纹。同时，这种向上向后的悬吊也解决了眉外侧下垂的问题。

参考文献

［1］Aston SJ. Orbicularis oculi muscle flaps: a technique to reduce crows feet and lateral canthal skin folds. Plast Reconstr Surg 1980; 65: 206-216

［2］Skoog, T. The aging face. In Skoog, T ed. Plastic Surgery. Stockholm: Almqvist & Wiksell International; 1974. pp.-300-331

［3］Connell BF, Marten TJ. Surgical correction of the crow's feet deformity. Clin Plast Surg. 1993; 20(2): 295-302